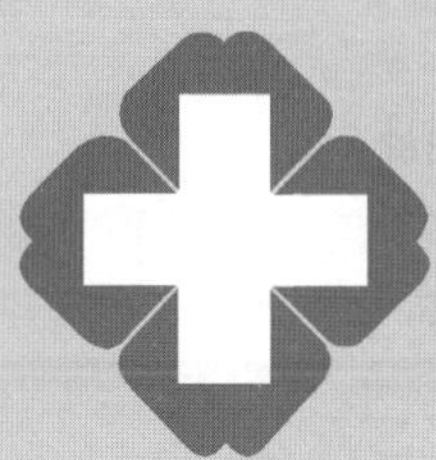

妇幼保健院

药事管理制度与规范

主　编　池里群　吕有标

副主编　文晓柯　万　菈　付　强

人民卫生出版社

·北　京·

图书在版编目（CIP）数据

妇幼保健院药事管理制度与规范 / 池里群，吕有标主编. —北京：人民卫生出版社，2022.6

ISBN 978-7-117-32824-1

Ⅰ. ①妇… Ⅱ. ①池…②吕… Ⅲ. ①妇幼保健－医院－药事管理 Ⅳ. ①R95

中国版本图书馆 CIP 数据核字（2022）第 019909 号

人卫智网	www.ipmph.com	医学教育、学术、考试、健康，购书智慧智能综合服务平台
人卫官网	www.pmph.com	人卫官方资讯发布平台

妇幼保健院药事管理制度与规范

Fuyou Baojianyuan Yaoshi Guanli Zhidu yu Guifan

主　　编：池里群　吕有标
出版发行：人民卫生出版社（中继线 010-59780011）
地　　址：北京市朝阳区潘家园南里 19 号
邮　　编：100021
E - mail：pmph @ pmph.com
购书热线：010-59787592　010-59787584　010-65264830
印　　刷：廊坊一二〇六印刷厂
经　　销：新华书店
开　　本：889 × 1194　1/32　　印张：18
字　　数：482 千字
版　　次：2022 年 6 月第 1 版
印　　次：2022 年 7 月第 1 次印刷
标准书号：ISBN 978-7-117-32824-1
定　　价：59.00 元
打击盗版举报电话：010-59787491　E-mail：WQ @ pmph.com
质量问题联系电话：010-59787234　E-mail：zhiliang @ pmph.com

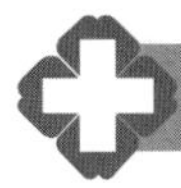

编　者（按姓氏笔画排序）

万　菈　湖北省妇幼保健院

文晓柯　湖南省妇幼保健院

方德平　深圳市宝安区妇幼保健院

孔祥华　焦作市妇幼保健院

石晓琳　西北妇女儿童医院

付　强　河南省妇幼保健院

付丽香　柳州市妇幼保健院

曲素欣　青岛市妇女儿童医院

吕有标　河南省妇幼保健院

刘兰兰　河南省妇幼保健院

刘振国　西北妇女儿童医院

池里群　北京市海淀区妇幼保健院

孙书娟　青岛市妇女儿童医院

李　根　四川省妇幼保健院

杨　卓　成都市第一人民医院

肖　萍　柳州市妇幼保健院

吴玮哲　广州市妇女儿童医疗中心

何艳玲 广州市妇女儿童医疗中心
张 海 上海市第一妇婴保健院
张 梅 郑州市妇幼保健院
张小文 焦作市妇幼保健院
张阳阳 焦作市妇幼保健院
张学会 江苏盛泽医院（江苏省妇幼保健院分院）
陆彩虹 柳州市妇幼保健院
陈 瑶 厦门大学附属妇女儿童医院
陈文文 成都市第一人民医院
范惠霞 山西省妇幼保健院
欧阳波 湖南省妇幼保健院
赵 萍 江苏省妇幼保健院
姚 尧 郑州市妇幼保健院
秦鹏飞 青岛市妇女儿童医院
顾中盛 江苏省妇幼保健院
郭惠娟 深圳市宝安区妇幼保健院
景秀荣 临汾市妇幼保健院
程 晓 郑州市妇幼保健院

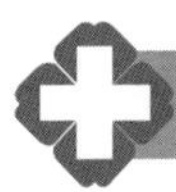

序

中国妇幼保健协会药事管理专业委员会组织编写的《妇幼保健院药事管理制度与规范》是妇幼保健机构药学部门工作人员在长期实践中依据国家的法律规定和相关规章制度，编制的一套相对比较完整的管理体系和标准操作规程，具有较强的科学性和实用性。它的出版将推动妇幼保健机构药学部门管理工作更加规范化、系统化、标准化、精细化，对于提升药学服务质量和水平、规范药学人员行为、保障医疗安全等，可发挥重要作用。

我国幅员辽阔，人口众多，经济社会发展差异性很大，各级妇幼保健机构发展亦不均衡。编撰一部适合各地、各级妇幼保健机构药学部门参考的《妇幼保健院药事管理制度与规范》不是一件容易的事情，好在本书编者均为我国妇幼保健机构资深的药学工作者，他们长期在妇幼保健机构药学部门一线默默耕耘，努力实践，积累了丰富的经验，为编写本书打下了坚实的基础。我坚信本书必将推动我国妇幼保健机构药学又好又快地发展，也必将是妇幼保健机构药学管理的宝典。

向参与本书编写的所有编者致以崇高敬意！

中国妇幼保健协会常务副会长、秘书长

2022年3月29日

前　言

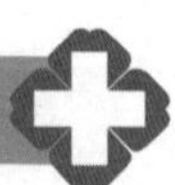

为加强妇幼保健机构药事管理，促进药物合理应用，保障广大妇女儿童的身体健康，根据《中华人民共和国药品管理法》《医疗机构管理条例》《医疗机构药事管理规定》等有关法律、法规内容，并结合《三级妇幼保健院评审标准（2016年版）》和《二级妇幼保健院评审标准（2016年版）》的要求，编写组组织编写了《妇幼保健院药事管理制度与规范》一书。

在编写过程中，编者在认真研究大量国内外医院药学的工作实践经验，广泛吸取和借鉴先进的医院药事管理研究成果，并在充分结合我国国情和现状的基础上进行了此书的编写工作。希望组织建立起一套适合我国国情的妇幼保健机构的药事管理理念、合理的管理模式、科学的管理方法、先进的管理技术及便捷的管理工具。在编写过程中，郑州大学第三附属医院暨河南省妇幼保健院郑倩南、李淑娟、刘俊雅药师负责书稿的校对工作，在此致以谢意。

诚然，书中有些内容对于一些医疗机构，尤其是妇幼保健机构，不一定具备普遍性，请读者在使用时结合本地区、本单位的情况，斟酌取舍参考。

因编者水平、能力所限，加之国家新的政策、法规、规范不断出台和编写时间仓促，书中难免存在错误或疏漏，诚请广大同道及读者给予批评指正。

编者

2022年4月

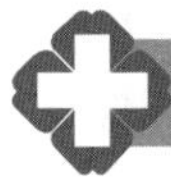

目　录

第一章 妇幼保健院药学部门组织架构

第一节 概 述

医院药学是以临床医师和患者为服务对象，涉及医院药品供应、制剂和药品检验技术、药事管理及临床药学等方面的工作的药学分支学科，是一门涵盖了医院药品、医务人员、用药行为在内的综合实践应用型学科，囊括了医院内所有涉药的工作内容，包括药事管理、药品采购、药品养护、药品调剂、药物制剂、临床药学、药物信息、药物经济学、药物警戒、科研教学等。它以提供合格药品、提升药学服务能力为内涵，以合理用药为使命。

妇幼健康是人类持续发展的前提和基础，这一健康指标是衡量现代社会经济发展和人类发展的重要综合性指标。中华人民共和国成立以来，我国的医疗卫生事业取得了长足发展；妇幼保健院自设立之日起就承担了与综合医院、其他专科医院不同的使命——为妇幼健康保驾护航。随着社会的发展，省/市/县（区）各级妇幼保健院提供医疗服务的范围也越来越宽；院内设置的医院药学部门也随之发生着巨大的变化。

一、妇幼保健院药学部门的变化

第一阶段：20世纪50—60年代，各级妇幼保健院设置药房或药械科，药学人员主要以配方发药以及部分避孕药具的管理为主，药学人员多以中等药学学校毕业生为主，被称为司药、调剂员。这一阶段是以单纯的采购、存储、调配为主，部门设置仅有库房、调剂药房。

第二阶段：20世纪70—80年代后期，为弥补上市药品的供应不足，部分省 / 市级妇幼保健院药学部门大力发展制剂品种。除开展药品调剂业务外，生产大输液、针剂等灭菌制剂及大批由医院验方研制的制剂品种，而县（区）级妇幼保健院仍停留在第一阶段。药学部门有更多的大学专科毕业生进入工作岗位。这一阶段妇幼保健院药学部门逐渐是以调剂、制剂为主。

第三阶段：20 世纪 90 年代到 2005 年前后，1994 年 9 月 2 日卫生部发布卫医发〔1994〕第 30 号“关于下发《医疗机构基本标准（试行）》的通知”，随后 1996 年又发布了《妇幼保健机构评审实施规范》和《三级妇幼保健机构等级评审细则》。医院等级评审与分级管理工作正式启动，开始按照医院的功能和相应的规模、技术建设、管理及服务质量等综合水平，将其划为一定级别和等次，从而进行标准化管理。医院药学部门的建设也随之得到较大的改变，大学本科毕业生逐渐进入工作岗位，制剂室逐渐退出医院，部分三甲妇幼保健院出现专（兼）职临床药师，药师开始走出药房，进入临床与医师、护师共同开展工作；药房的硬件条件得以改善，医院信息系统（hospital information system，HIS）得以普及，药品的调剂工作水平逐步提升。这一阶段妇幼医疗机构的药学部门发展明显滞后于综合医院，但得益于妇幼药师们的不断努力，这一阶段对临床药学的发展具有明显的转折作用。

第四阶段：2005 年至今，随着国家推进“临床药师规范化培训”工作，《麻醉药品和精神药品管理条例》《抗菌药物临床应用指导原则（2015 年版）》《处方管理办法》《医疗机构药事管理规定》《关于妇幼健康服务机构标准化建设与规范化管理的指导意见》《三级和二级妇幼保健院评审标准及实施细则》（2016 年版）、《关于加强药事管理转变药学服务模式的通知》《医疗机构处方审核规范》《关于加快药学服务高质量发展的意见》等一系列法规文件的出台；妇幼保健院药学部门迎来了日新月异的改变。

药学部门根据药事管理的法律、法规和规章，推进药学服务从“以药品为中心”转变为“以患者为中心”，从“以保障药品供应为中心”转变为“在保障药品供应的基础上，以重点加强药学专业技术服务、参与临床用药为中心”。促进药学工作更加

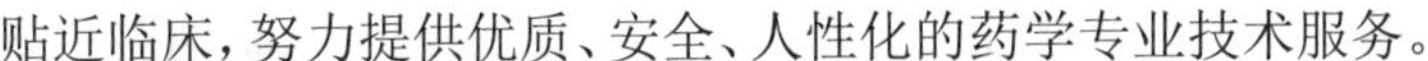

贴近临床，努力提供优质、安全、人性化的药学专业技术服务。

发挥管理职能，会同其他职能部门和临床科室，切实加强药品遴选、采购、处方审核、处方调剂、临床应用和评价等各环节的全过程管理。医院药学部门注重加强药学学科内涵建设，把药事质量管理与持续改进作为主要的工作重点；研究生学历人员进入了工作岗位，信息化、自动化程度越来越高，科研教学、医联体同质化等工作有序开展；疫苗及“预防艾滋病、梅毒和乙肝母婴传播”等专项药品逐渐转归药房管理。这一阶段的医院药学部门正面临有史以来巨大的挑战与机遇，药学部门的岗位设置也出现了新的不同（参见本章第三节）。

二、妇幼保健院药师的技能和职责

儿童、孕妇及哺乳期妇女均是用药的特殊人群，而妇幼保健院的就诊人群恰好由这些人群组成，这就需要妇幼保健院的药师们必须具备相应的知识和能力。

（一）药师的技能

医院药学是一门实践应用型学科。药师的技能是建立在不断学习和实践积累的基础上的。1999年，卫生部科教司下发了“关于实施医院药师规范化培训大纲的通知”，通知明确了药师在职规范化培训是培养药学人才、发展临床药学、促进临床合理用药的重要措施。但这一通知在各医疗机构并没有得到有效执行。

随着社会的发展，人民群众对健康需求的不断提高，药师技能的提升逐渐得到一致的认同；由于妇幼医疗机构的药师服务患者人群的特殊性，其技能的强化和知识体系的构建尤显重要。

1. 审核处方能力　是药师的基本技能之一。审核处方是确定合格处方的重要环节，需要药师知晓处方疾病的相关用药方案，掌握处方药品的适应证、用法用量、禁忌证、配伍禁忌等信息；尤其是儿童不同年龄、妊娠期、哺乳期特殊注意事项的掌握。

2. 调配处方能力　药师能够正确地准备合格处方所列的药品，包括药品的品规、数量的准确。

3. 发药及用药交代能力　是将正确的药品发放给正确的

患者，同时做好准确的用药交代，告知患者需要知晓的服药方法和相关注意事项。

4. 沟通与用药教育能力　需要药师具备一定的沟通能力和表达技巧，能够适时用易懂的语言或方式传递给知识的需求方。

5. 科研能力　需要药师具备一定的科研思维、掌握科研设计的方法，发现工作中的问题或不足，通过科研方法的运用予以解决。

6. 教学能力　需要药师具备教学能力，好的教学不仅是药师所知知识的传递，更是对自身知识的提炼和整合；具备教学能力的药师必将是一位优秀的药师。

（二）药师的职责

《医疗机构药事管理规定（2016 年版）》第三十六条、《中华人民共和国药品管理法》第六十九条和第七十三条对药师的工作职责进行了描述。

1. 负责药品采购供应、处方或者用药医嘱审核、药品调剂、静脉用药集中调配和医院制剂配制，指导病房（区）护士请领、使用与管理药品。

2. 参与临床药物治疗，进行个体化药物治疗方案的设计与实施，开展药学查房，为患者提供药学专业技术服务。

3. 参加查房、会诊、病例讨论和疑难、危重患者的医疗救治，协同医师做好药物使用遴选，对临床药物治疗提出意见或调整建议，与医师共同对药物治疗负责。

4. 开展抗菌药物临床应用监测，实施处方点评与超常预警，促进药物合理使用。

5. 开展药品质量监测，药品严重不良反应和药品损害的收集、整理、报告等工作。

6. 掌握与临床用药相关的药物信息，提供用药信息与药学咨询服务，向公众宣传合理用药知识。

7. 结合临床药物治疗实践，进行药学临床应用研究；开展药物利用评价和药物临床应用研究；参与新药临床试验和新药上市后安全性与有效性监测。

8. 其他与医院药学相关的专业技术工作。

第二节　妇幼保健院药学部门主要工作内容

自2005年以来，国家卫生行政管理部门在全国医疗机构先后开展了“医院管理年”“医疗安全百日专项检查”“医疗质量万里行”“全国抗菌药物临床应用专项整治”等专题活动。其目的就是以社会效益为最高准则，提高医院管理水平，把持续改进医疗质量和保障医疗安全作为医院管理的核心内容，为人民群众提供优质、高效、安全、便捷的医疗服务，不断满足人民群众日益增长的医疗卫生需求。在此阶段，医院药学部门也随之把工作重点放到贯彻实施《中华人民共和国药品管理法》《麻醉药品和精神药品管理条例》《处方管理办法》《医疗机构药事管理规定》《抗菌药物临床应用指导原则》《关于加强全国合理用药监测工作的通知》《中国国家处方集》《卫生部办公厅关于抗菌药物临床应用管理有关问题的通知》《关于加强药事管理转变药学服务模式的通知》《关于加快药学服务高质量发展的意见》和《关于印发医疗机构处方审核规范的通知》等法律、法规、规章和规范性文件，积极推进临床合理用药。

2005—2009年全国“医院管理年”活动对药事质量管理与持续改进方面的主要要求是：医院药事管理委员会科学、规范开展工作，履行职责，对药事管理质量及药学服务质量实施管理与控制；贯彻落实《处方管理办法》，加强处方规范化管理，实行按药品通用名处方，开展处方点评工作，登记并通报不合理处方；遵循《抗菌药物临床应用指导原则》，制定和完善《医院抗菌药物临床应用管理实施细则》，坚持抗菌药物分级使用。开展临床用药监控，对过度使用抗菌药物的行为及时予以干预；加强和规范医疗机构麻醉药品、精神药品管理，加强处方开具、使用、保存管理，保证正常医疗需要，防止流入非法渠道；落实《医疗机构药事管理规定》，医疗机构药学部门建立“以患者为中心”的药学服务模式，开展“以合理用药为核心”的临床药学工作。配备专职临床药师，参与查房和疑难病症会诊、个体化给药方案设计等临床药学工作。医疗机构按照《药品不良反应报告和监测管理办法》开展药品不良反应监测工作。

2009—2011 年“医疗质量万里行”活动中，药学部门的工作重点是：建立本机构药事管理组织，完善相关工作与管理制度并认真落实；贯彻落实《中国国家处方集》，制定本机构处方集，并认真组织培训、实施和评估工作，促进临床合理用药；认真落实处方点评制度，对处方实施动态监测及超常预警，对不合理用药及时予以干预；按照《抗菌药物临床应用指导原则（2015 年版）》的规定，建立健全抗菌药物分级管理制度，明确各级医师使用抗菌药物的处方权限，切实采取措施推进抗菌药物合理应用工作；以严格控制 I 类切口手术预防用药为重点，进一步加强围手术期抗菌药物预防性应用的管理。加强临床微生物检测、抗菌药物临床应用和细菌耐药监测工作，建立抗菌药物临床应用和细菌耐药预警机制；认真做好合理用药监测工作，按照监测工作方案的要求，认真、及时、准确地做好数据收集和上报工作；建立健全毒、麻、精、放等特殊药品的安全管理制度并认真落实；建立临床药师制，有明确的临床药师岗位职责和相应的临床药师工作与管理制度，明确其在医疗质量管理体系中的责任和任务并认真落实。

2016 年 8 月，国家卫生和计划生育委员会公布了《三级和二级妇幼保健院评审标准》（2016 年版）（国卫妇幼发〔2016〕44 号），同年 9 月公布了《三级和二级妇幼保健院评审标准实施细则》（2016 年版）（国卫办妇幼发〔2016〕36 号），完善了妇幼保健院评审评价体系，促进妇幼保健院加强自身建设和管理，更好地履行妇幼公共卫生职能，不断提高医疗保健服务质量和水平。医院药学部门作为医院重要的专业技术部门之一，今后的工作重点将放在遵循 PDCA（计划 - 实施 - 检查 - 改进）循环原理，在药事和药物使用管理持续改进方面，制订质量管理计划、组织实施、自我评价并不断提高，实现质量和安全的持续改进，促使医院药学学科的迅速发展。

药学部门布局设施和工作流程趋于合理，自动化信息化程度越来越高，管理趋于规范，为患者提供安全、及时、人性化的服务；建立突发事件药品供应与药事管理机制；建立“以患者为中心”的药学管理工作模式，开展以合理用药为核心的临床药学工作；制定、落实药事质量管理规范、考核办法并持续改进；建立临床药师制，开展临床药学工作。健全临床用药的监督、指导、评价制度；开展药物警戒工作，做好安全性监测、药品不良反应与药害事件的监测和报告、抗菌药物临床应用监测，协助做好细菌耐药监测；开设药师门诊、提供合理用药咨询服务，积极推广个体化给药方案；加强处方审核，落实处方点评制度，提高处方质量，保障合理用药；加强特殊药品的管理，包括麻醉药品、精神药品、医疗用毒性药品以及放射性药品的购置、使用与安全保管；提高患者与医师、护理人员对药学部门服务满意度。

医院药学从内容到任务涉及许多基础理论知识和现代应用技术，是一门系统的多学科交叉的新兴学科。医院药学的主要任务是以患者为中心，保证药品质量，保障患者用药安全、有效、经济。向患者提供优质的药学服务项目，是医院药学药事和药物使用管理持续改进的基本任务。主要工作内容有以下几个方面。

（一）药事管理

贯彻落实《中华人民共和国药品管理法》《医疗机构药事管理规定》，建立药事管理与药物治疗学委员会，根据国家及省级卫生行政部门法律、法规及规章，制定本医疗机构药事管理规章制度，对医院用药进行科学管理，使医院药学工作制度化、规范化、标准化，确保药学服务质量。

（二）药品供应

参加国家 / 省药品集中招标采购工作；规范药品供应目录管理，严把药品进院审核关；做好药品的在库养护。

（三）处方审核

药师运用专业知识与实践技能，根据相关法律法规、规章制度与技术规范等，对医师在诊疗活动中为患者开具的处方，进行合法性、规范性和适宜性审核，并做出是否同意调配发药决定的药学技术服务。

（四）药品调剂、发放

调配处方药品，做好用药交代；严格按照有关规定对麻醉药品、精神药品、终止妊娠或促排卵药品、高警示药品、易混淆药品、毒性药品、疫苗、“艾梅乙”专项药品以及营养药、激素类药品等进行管理，监督临床使用，履行保证患者安全、有效、经济用药的职责。配制自动化发药装置，对静脉药物集中开展调配，实施单剂量给药。

（五）用药咨询

用药咨询是药师利用药学专业知识和工具向患者、患者家属、医务人员以及公众提供药物信息，宣传合理用药知识，交流与用药相关问题的过程。用药咨询的服务对象可包括患者、患者家属、医务人员和健康公众等。用药咨询的方式包括面对面咨询、电话咨询和互联网咨询。用药咨询内容包括药品的名称、用法用量、疗效、用药注意事项、药物间相互作用、贮存方法、药品不良反应识别及处置，以及特殊剂型指导、患者用药教育和疾病的预防等。药师提供用药咨询服务时，应根据咨询问题及服务对象的不同，进行有针对性的解答。

（六）用药教育

对患者进行合理用药指导，为患者普及合理用药知识，目的是加强患者用药知识，预防药品不良反应的发生，提高患者用药依从性，并降低用药差错的发生率。用药教育方式应包括语言教育、书面教育、实物演示、可视听辅助设备用药教育、宣教讲座、电话或互联网教育等。对门诊发药窗口的患者，宜以语言教育、用药注意事项标签等方式实施用药教育。当发药窗口无法满足患者用药教育需求时，应引导患者至相对独立、适于交流的环境中，以语言、书面、实物演示、视频演示、互联网在线教育等方式做详细的用药教育。教育住院患者应于患者床旁以语言、书面、实物演示、视频演示等方式进行。社区公众可采取集中宣教讲座、科普视频宣教、电话或互联网用药教育等方式进行用药教育，对重点人群及特殊人群可开展专题专项用药教育。

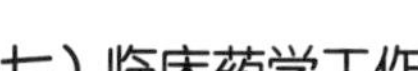

（七）临床药学工作

建立“以患者为中心”的药学工作模式，临床药师面向临床，全程参与临床用药，开展以合理用药为核心的临床药学工作，参与临床疾病的诊断、治疗，提供药学技术服务，维护患者用药权益。向医务人员提供药品信息，向患者提供药物咨询服务等，在药物治疗中发挥重要作用。主要通过药学门诊、药学查房、用药监护等方式实现。药学门诊是指医疗机构具有药学专业技术优势的药师对患者提供用药评估、用药调整、用药计划、用药教育、随访指导等一系列专业化服务。药学查房是指以临床药师为主体，在病区内对患者开展以安全、合理、有效用药为目的的查房过程，包括药师独立查房和药师与医师、护士医疗团队的联合查房。用药监护是指药师应用药学专业知识向住院患者提供直接的、负责任的、与药物使用相关的监护，以期提高药物治疗的安全性、有效性与经济性。

（八）居家药学服务

医疗机构为患者居家药物治疗提供个体化、全程、连续的药学服务和普及健康知识，开展用药评估、用药教育，帮助患者提高用药依从性，保障药品贮存和使用安全、合理，进而改进治疗结果。居家药学服务对象主要包括签约家庭医师服务的居民及易发生药物相关问题的重点服务人群。具体内容包括但并不限于以下内容：药物重整，药物治疗管理，用药咨询，用药教育，科普宣教，清理家庭药箱。

（九）医院制剂

紧密结合临床用药需求，完善技术操作规程和监督检查制度，有计划地生产无市售品种的医院制剂、补充剂型及品种。

（十）药品检验

建立健全药品检验规范和检验制度，对医院各类药品质量进行抽查检验，从制剂原料、配制、保管、购进药品验收、发放、请领、使用等各环节，实施全面质量管理，确保药品质量，保证用药安全。

（十一）药学信息工作

收集国内外药物信息资料，主要是药品生产、供应、使用以及疗效、毒副作用、配伍禁忌、用法、用量等。

（十二）药物警戒工作

监测医院用药差错及药品不良反应。开展血药浓度监测，药物基因检测等，为患者个体化用药提供支持。

（十三）科学研究

结合临床开展临床药学研究，药物安全、合理应用的研究；临床药理学研究；药品不良反应与药物相互作用的研究；药物利用评价、药效学、药动学、生物利用度等研究。结合医院情况主动承担医院药物临床试验的相关工作。

（十四）药学教育与培训

做好药师在职规范化培训，对临床医务人员进行药学信息培训；完成药学进修生、实习生带教及教学工作；对患者、人民群众尤其是妇女儿童人群进行安全用药科普教育。

（十五）药事应急

做好各类突发事件的药事应急预案管理，包括但不限于：突发公共卫生事件、火灾、停电、系统故障、调剂差错、设备故障、暴力事件等。

（十六）药事质控

开展药事质控，结合国家公立医院绩效考核指标，运用质控工具制订院、科两级质控指标，从药品、药师、医疗处方行为3方面明确基础、环节、终末3个维度的质控体系。

本节中列举的药学服务内容以二级、三级妇幼保健院为主，一级妇幼保健院（站、所）根据工作需要参照执行。

第三节　妇幼保健院药学部门组织结构

根据《中华人民共和国药品管理法》《医疗机构药事管理规定》《三级和二级妇幼保健院评审标准及实施细则》（2016 年版）、《医疗机构药学工作质量管理规范》等法律、法规、规章和规范性文件，一级、二级、三级妇幼保健院药学部门组织结构分别见图 1-1、图 1-2、图 1-3。

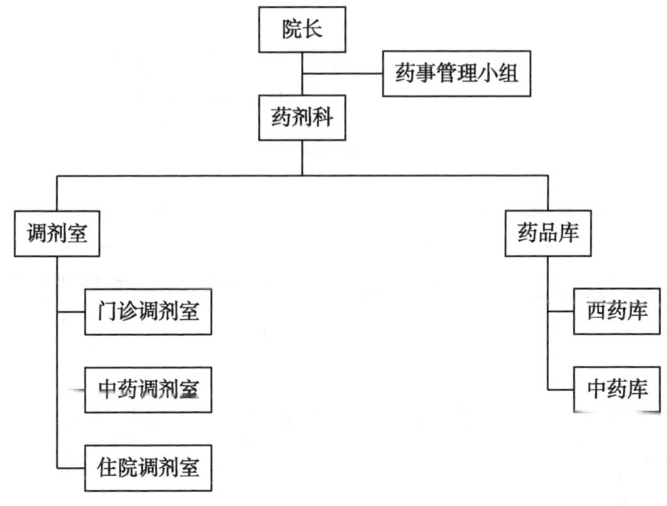

图 1-1　一级妇幼保健院药学部门组织结构

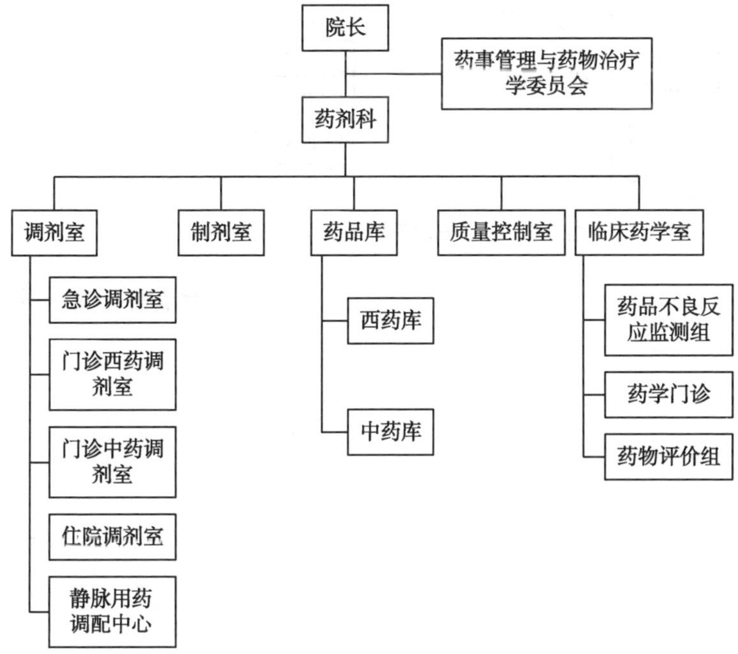

图 1-2　二级妇幼保健院药学部门组织结构

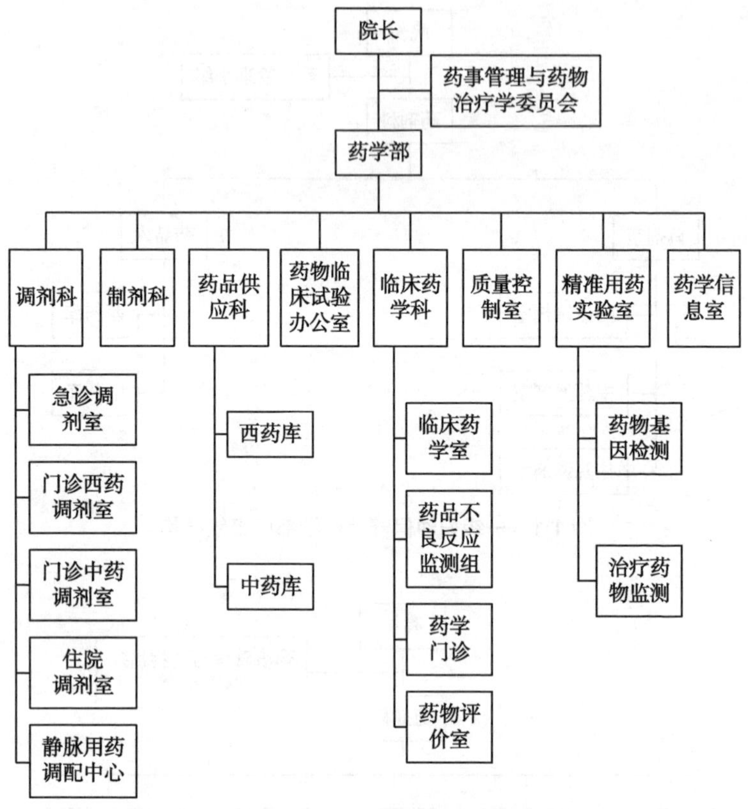

图 1-3　三级妇幼保健院药学部门组织结构

（吕有标　付　强）

第二章 妇幼保健院药事管理与药物治疗学委员会制度

第一节　医院药事管理与药物治疗学委员会章程

医院药事管理与药物治疗学委员会章程		文件编号	
编写者		版本号	
审核者		版本日期	
批准者		批准生效日期	

【目的】 指导医院药事管理与药物治疗学委员会工作。

【范围】 适用于医院药事管理与药物治疗学委员会开展各项工作。

【责任人】 医院药事管理与药物治疗学委员会委员。

【内容】

一、总则

根据《中华人民共和国药品管理法》《中华人民共和国执业医师法》《处方管理办法》和《医疗机构药事管理规定》等法律法规和管理条例的有关规定，医院成立医院药事管理与药物治疗学委员会。为规范医院药事管理与药物治疗学委员会的各项管理制度，特制定本章程。

医院药事管理与药物治疗学委员会既是医院药事管理和药品管理的监督权力机构，也是对医院药事等重要问题做出决定的专业技术组织，日常工作由药学部门负责。

二、组织机构和工作制度

（一）组织机构

1. 医院药事管理与药物治疗学委员会由具有高级技术职称的药学、临床医学、护理和医院感染管理、医疗行政管理等人员组成。

2. 医院药事管理与药物治疗学委员会设主任委员 1 名，由院长担任。副主任委员 2 名，分别由药学和医务部门负责人担任。委员若干名，秘书（兼职）1 名。

3. 医院药事管理与药物治疗学委员会办公室设在药学部门，负责日常工作，药学部门主任兼办公室主任。

4. 医院药事管理与药物治疗学委员会下设“药品质量监督领导小组”“临床合理用药督导小组”“抗菌药物管理工作小组”“药品不良反应监测工作领导小组”和“特殊药品管理工作小组”。每个工作组设组长 1 名，副组长 1～2 名，组员若干名。各组长由医院药事管理与药物治疗学委员会委员兼任。

（二）工作制度

1. 医院药事管理与药物治疗学委员会至少每季度召开 1 次会议，每年召开会议不少于 4 次。每次参加会议人数不少于成员的 2/3。

2. 医院药事管理与药物治疗学委员会会议由主任委员或副主任委员主持。

3. 委员会办公室负责整理并提交药事管理与药物治疗学委员会会议议题及相关背景材料，报主任委员或副主任委员审批，确定会议议题。会议内容及资料由办公室负责记录与保存，保存时间不少于 5 年。

4. 讨论并投票，票数达到 50% 以上为通过。

5. 委员会办公室接受监审部等管理部门的监督，落实医院药事管理与药物治疗学委员会会议精神，对医院药事工作定期做阶段性分析、总结，并针对存在的问题采取有效措施予以解决。

三、委员的权利和义务

（一）委员的权利

1. 独立履行职责并对医院药事管理与药物治疗学委员会负责，不受任何单位和个人的干涉。

2. 对医院药事管理问题进行评议，提出意见和建议。

3. 对临床科室用药进行监督检查。

4. 提出或联署会议议案。

5. 参加医院药事管理与药物治疗学委员会会议，发表意见，参与讨论和表决。因故不能参加会议的，可以采取书面形式发表意见，参加表决。

6. 在医院药事管理与药物治疗学委员会闭会期间，监督药学部门的药事管理工作。

（二）委员的义务

1. 按时参加会议，并本着认真负责和科学公正的态度参与议题的讨论和决议的表决。

2. 对医院药事管理与药物治疗学委员会的有关议题和决议过程保密。

3. 委员有义务向医院药事管理与药物治疗学委员会举报任何单位或个人不公正、不廉洁行为。

4. 收集药事管理信息，征集有关意见，经过整理后提交给医院药事管理与药物治疗学委员会参考。

5. 学习有关法规知识，参加培训，不断提高药事管理水平和能力。

6. 积极宣传并带头落实医院药事管理与药物治疗学委员会各项决议。

第二节 医院药事管理与药物治疗学委员会工作职责

一、医院药事管理与药物治疗学委员会职责

医院药事管理与药物治疗学委员会职责		文件编号	
编写者		版本号	
审核者		版本日期	
批准者		批准生效日期	

【目的】 指导医院药事管理与药物治疗学委员会工作。

【范围】 适用于医院药事管理与药物治疗学委员会开展各项工作。

【责任人】 医院药事管理与药物治疗学委员会委员。

【内容】

1. 负责组织实施本机构的药事管理与药物治疗学管理工作。

2. 认真贯彻落实《中华人民共和国药品管理法》等国家药事法规，依据有关的法律、法规、规章，制定颁布本机构药事管理和药学工作的规章制度并监督实施。

3. 负责药品资料整理，制定本机构《药品处方集》和《基本用药供应目录》。

4. 确定药品遴选原则，建立药品遴选制度，审核本机构临床科室申请的新购入药品、调整药品品种或者供应企业和申报医院制剂等事宜，并对新药临床应用情况进行监督评价。

5. 讨论和分析临床合理用药情况、药物安全使用情况，对不合理用药的科室和个人提出改进措施与处理意见，指导临床合理用药。

6. 监督、指导麻醉药品、精神药品、医疗用毒性药品及放射性药品的临床使用与规范化管理。

7. 分析、评估药疗事故、严重用药差错和群体药物不良反

应等重大事件。

8. 对医务人员进行有关药事管理法律法规、规章制度和合理用药知识教育培训；向公众宣传安全用药知识。

二、医院药事管理与药物治疗学委员会常委会职责

医院药事管理与药物治疗学委员会常委会职责		文件编号	
编写者		版本号	
审核者		版本日期	
批准者		批准生效日期	

【目的】 指导医院药事管理与药物治疗学委员会常委会工作。

【范围】 适用于医院药事管理与药物治疗学委员会常委会开展各项工作。

【责任人】 医院药事管理与药物治疗学委员会常委会。

【内容】

1. 制定及修订医院有关药事管理工作的规章制度。

2. 向医务部、药学部门等相关职能部门汇报近期药事管理相关工作。

3. 对医院药品管理、使用、监测，引进新药，停用药品及临时采购药品等重要事项进行讨论并做出决议，重大决议公示。

4. 讨论决定临时购药申请审批原则及停止使用药品审批原则。

5. 讨论全院基本用药品种、范围，调整医院《药品处方集》和《基本用药供应目录》。

6. 组织讨论评价药品的临床疗效与不良反应事件。

7. 审核需申报的新制剂。

8. 研究制订防止用药事故和药源性疾病的措施，确保用药安全有效。

9. 分析临床合理用药，制订并落实处方点评和超常预警制

度及管理措施；制订不合理、不合格及超常处方干预措施。

10. 制订并落实抗菌药物合理使用管理措施。

11. 其他特殊事项。

三、医院药事管理与药物治疗学委员会成员职责

医院药事管理与药物治疗学委员会成员职责		文件编号	
编写者		版本号	
审核者		版本日期	
批准者		批准生效日期	

【目的】 指导医院药事管理与药物治疗学委员会成员工作。

【范围】 适用于医院药事管理与药物治疗学委员会成员开展各项工作。

【责任人】 医院药事管理与药物治疗学委员会成员。

【内容】

1. 主任委员

(1) 由医院院长承担，领导药事管理工作。

(2) 组织召开医院药事管理与药物治疗学委员会工作会议，对临床用药相关的重大问题提出讨论。

(3) 对医院药事管理与药物治疗学委员会讨论批准的新药签署终审意见。

(4) 对经医院药事管理与药物治疗学委员会审核通过的新制剂申请表签署审评意见。

(5) 对存在使用风险（发生药品质量事件、严重不良反应等）的药品，签署临时（紧急）停用意见。

(6) 审批临时急需购入的新药。

2. 副主任委员

(1) 由医务部主任、药学部门主任担任，协助主任委员做好全院药事管理工作，药学部门主任负责日常工作。

(2) 负责召集医院药事管理与药物治疗学委员会工作会议，

对临床用药相关的重大问题提出讨论。

（3）按照医院新药申购要求，审核临床新药申请的资质，逐项审批临床科室提交的“购入药品审批表”，提交药事管理与药物治疗学委员会讨论审批。

（4）按照医院药品停用要求，对需淘汰药品进行审核，并编制《医院药事管理与药物治疗学委员会拟讨论遴选药品目录》，提交药事管理与药物治疗学委员会讨论审批。

（5）在医院药事管理与药物治疗学委员会工作会议上，介绍有关新药申请及需淘汰药品的审查意见。

（6）审核临时继续购入的新药，每半年汇总用药情况，并向医院药事管理与药物治疗学委员会报告。

（7）根据医院药事管理与药物治疗学委员会审批结果，组织购入药品，并对药品质量全程负责。

（8）向临床科室反馈医院药事管理与药物治疗学委员会决议及有关情况。

（9）对存在使用风险（发生药品质量事件、严重不良反应等）的药品，提出停用申请。

3. 常委

（1）由院长，主管院长，医务部主任，药学部门主任，临床专家，及医保、信息、科研、护理等部门负责人组成。

（2）参加医院药事管理与药物治疗学委员会工作会议，制定本院有关药事管理工作的规章制度。

（3）对临床用药相关的重大问题提出意见和建议。

4. 委员

（1）由临床科室在岗副主任医师以上人员、医技科室主任（含副主任）、药学部门二级科室主任组成。

（2）参加医院药事管理与药物治疗学委员会全体工作会议，对临床用药相关的重大问题提出意见和建议。

（3）按照新药购入的要求，对需引进新药的“购入药品审批表”进行逐项讨论并投票。

（4）遵循公平、公正和诚实信用的原则，行使委员的职责。

第三节　药品管理工作组构成与职责

一、抗菌药物管理工作组构成与职责

抗菌药物管理工作组构成与职责		文件编号	
编写者		版本号	
审核者		版本日期	
批准者		批准生效日期	

【目的】 指导抗菌药物管理工作组工作。

【范围】 适用于抗菌药物管理工作组开展各项工作。

【责任人】 抗菌药物管理工作组。

【内容】 抗菌药物管理工作组由医院医务部、药学部门、感染性疾病相关科室、临床微生物、护理、医院感染管理等部门负责人和具有相关专业高级技术职称的专业人员组成。由医务部、药学部门、检验科、感染性疾病相关科室和院感办等部门共同负责日常管理工作。

1. 医务部职责

（1）建立健全抗菌药物临床应用管理工作制度和监督管理机制。

（2）负责医务人员抗菌药物处方权、处方点评管理。

（3）负责医务人员抗菌药物管理相关法规政策和专业技术培训。

2. 药学部门职责

（1）制定抗菌药物供应目录。

（2）制定抗菌药物临床应用技术性文件并组织实施。

（3）开展临床药学服务，具体实施处方点评，对临床科室抗菌药物应用进行技术指导。

（4）对本机构抗菌药物临床应用情况进行监测、分析、评估、上报，并提出干预和改进措施。

（5）开展患者抗菌药物合理使用宣教。

3. 检验科职责

（1）制定标本采集和运送规范。

（2）制订标本质量标准及质量目标，定期向相关科室反馈标本质量。

（3）对常见病原微生物的耐药性进行动态监测，定期公布监测数据。

（4）负责监测院内多重耐药菌分布情况。

4. 感染性疾病相关科室职责　参与对临床科室抗菌药物临床应用进行技术指导，参与抗菌药物临床应用管理工作。

5. 院感办职责

（1）对医院的清洁、消毒、灭菌与隔离、无菌操作技术、医疗废物管理等工作进行监督并提供指导。

（2）负责多重耐药菌感染防控，制订相应管控措施。

二、特殊药品管理小组构成与职责

特殊药品管理小组构成与职责		文件编号	
编写者		版本号	
审核者		版本日期	
批准者		批准生效日期	

【目的】 指导特殊药品管理小组工作。

【范围】 适用于特殊药品管理小组开展各项工作。

【责任人】 特殊药品管理小组成员。

【内容】 特殊药品管理小组由医院医务部、药学部门、护理部和保卫部组成。

1. 特殊药品管理小组职责

（1）积极宣传和认真贯彻执行麻醉药品和第一类精神药品管理的有关法律、法规，定期对涉及麻醉药品和第一类精神药品的管理人员、药学人员、医护人员进行有关法律、法规、专业知识、职业道德培训和考试工作。

（2）建立麻醉药品和第一类精神药品的采购、验收、储存、保管、发放、调配、使用、质量管理、不良反应报告、报损、销毁、丢失及被盗案件报告等制度，制定各岗位人员职责。负责全院麻醉药品和第一类精神药品供应、保管、使用及安全管理工作。

（3）审批核准各病区（各科室）麻醉药品、第一类精神药品储备品种与数量。监督考核医院各病区（各科室）对麻醉药品、第一类精神药品使用管理各项制度的执行情况，做好检查记录，及时纠正存在的问题和隐患，并将考核结果纳入各科室的绩效考核中。

（4）负责处理特殊管理药品突发事件。

（5）每季度至少召开 1 次工作会议，并以书面形式向药事管理与药物治疗学委员会汇报。

2. 各部门职责

（1）药学部门：负责全院麻醉药品和精神药品采购、验收、保管、发放、调配及专用处方审核和管理工作；负责使用过的麻醉药品和第一类精神药品空安瓿及废贴的回收销毁工作；负责药品库和各调剂室麻醉药品和精神药品的管理；为临床提供麻醉药品和精神药品介绍、使用咨询；配合医务部组织的相关法律法规、专业知识培训和考试工作；配合医务部、护理部、保卫部处理麻醉药品和精神药品使用、保管过程中出现的问题及事件上报。

（2）医务部：负责医师麻醉药品和精神药品处方权的审批及签名备案工作；负责麻醉药品和精神药品备用基数审定和备案工作；负责麻醉药品和第一类精神药品“购用印鉴卡”和“计划申报表”的办理；负责患者麻醉和第一类精神药品使用诊断证明的审核办理工作；组织医、护、药学人员进行培训和考试；考核本院各科室对麻醉药品和精神药品使用管理情况。

（3）护理部：负责各临床科室麻醉药品和精神药品的保管和使用工作；监管临床科室回收使用过的麻醉药品和第一类精神药品空安瓿、废贴；对麻醉药品和第一类精神药品的使用进行及时、准确登记。

(4) 保卫部：负责麻醉药品和精神药品保管设施、设备的安全检查；负责夜间医院值班的巡视和保卫；参与协调解决医患之间用药纠纷；处理麻醉药品和精神药品在使用与管理过程中出现的问题（报损、丢失、被盗等）和事件。

第四节 医院用药供应目录管理制度

一、药品的遴选、引进和淘汰制度

药品的遴选、引进和淘汰制度		文件编号	
编写者		版本号	
审核者		版本日期	
批准者		批准生效日期	

【目的】 指导药品的遴选、引进和淘汰工作。

【范围】 适用于开展药品的遴选、引进和淘汰各项工作。

【责任人】 医院药事管理与药物治疗学委员会成员。

【内容】

1. 遴选原则

(1) 入选药品应符合安全、有效、经济、适宜的原则，并遵循“一品两规”要求。要充分考虑药品的安全性，临床治疗效果，兼顾药品价格，满足不同需求的人群。

(2) 参考《国家基本药物目录》品种，保证临床使用基本药物的比例。

(3) 保证本院重点专科品种齐全，基本满足临床科室的需求。

(4) 重点遴选药品范围

1) 国家批准生产的一类新药。

2) 增加新适应证的化学药品，并且新增适应证无替代药品。

3) 按照合理用药的原则（如序贯疗法等）补充剂型的不足。

4) 支持本院重点专科建设，开展新项目、提高治疗手段所必需的药品。

5）配合医改及降低药品收入比例的低价格药品。

6）补充医保、新型农村合作医疗（简称新农合）备药率不足的问题，入选的药品一般应是兼顾医保、新农合的药物。

7）《国家基本药物目录》内的必备药品。

2. 程序与方法

（1）新药是指本院未使用过的药品。本院已使用过的药品改变给药途径、剂型、规格，或因各种不良事件停用1年以上的药品亦按新药管理。

（2）各临床、医技科室可以根据实际用药情况，经过缜密调查、认真研究，综合考虑各项因素，慎重提出新药的采购申请。

（3）新药申请须由具有主任医师职称者负责填写“新药临床应用申请表”（简称“新药申请表”），由临床科室主任签字同意。申请表内容包括药品基本信息、申购理由等。

（4）申请表交药学部门确认表格填写无误、内容完整后，在表格上标注申请编号和受理日期。药学部门凭医院“新药申请表”对已受理的申请进行筛查。药学部门审查结束后，在“新药申请表”注明明确结论。

（5）药学部门将“新药申请表”汇总报药事管理与药物治疗学委员会讨论决定。医院药事管理与药物治疗学委员会定期召集会议进行讨论遴选，并以无记名投票方式决定新药是否进入医院。通过的品种由药学部门根据临床需要安排进入医院各调剂室使用。

3. 药品淘汰

（1）严格执行法定淘汰，对国家药品监督管理局撤销批准文号的药品，按规定淘汰，不得使用。

（2）在用药品，如符合以下条件者，报送医院药事管理与药物治疗学委员会讨论予以淘汰。①药品虽然有效但毒副反应大，对患者有不可逆转的危害性；②药品虽有一定疗效，但有一定的毒副反应，且目前已有较好的药品可以代替；③药品无疗效或疗效不确定，较长时间药厂不生产，医师也不用的；④虽然已进入医院药品目录，但长期（6个月）不用的。

(3) 省统一招标采购落标品种，按规定予以淘汰，不再使用。

(4) 对于在临床使用过程中严重违反医院有关行业规定所涉及的药品，由监察科向医院药事管理与药物治疗学委员会主任委员报告，主任委员有权做出停止使用的决定。

二、临时购药制度

临时购药制度		文件编号	
编写者		版本号	
审核者		版本日期	
批准者		批准生效日期	

【目的】 指导临时购药工作。

【范围】 适用于开展临时购药各项工作。

【责任人】 临床医师、药品库药师。

【内容】

1. 临时购药原则上以抢救或治疗必需品种为主，且本院无此品种或无替代品种。申请科室需有明确的病例对象和疗程需求量，医师认真填写“临时购药申请单”(下简称“临购申请单”)各项内容，必须经所在临床科室主任签名同意。

2. 临购申请单首先经药学部门药品库办公室核对是否是本院新药或有无药理作用类似品种；由药品库办公室交药学部门主任审核后，药品库办公室通知临床申请者拿回临购申请单；再由临床申请医师提交分管院长批准后，方可执行采购。临购品种不纳入医院药品目录内。

3. 临时购药如需长期使用，由临床科室主任提交正式申购申请，通过医院药事管理与药物治疗学委员会同意后方可采购。急需品种由临床科室主任提出书面申请，药学部门主任核实，再由临床科室主任提交主管院长批准后，可予以采购。此类品种由药品库办公室做好记录并收集资料，统一提交医院药事管理与药物治疗学委员会讨论。会议通过品种可纳入医院药品目录正常采购，如有超过“一品两规”的药理作用类似品种，则被替换品种退出医院药品目录。

4. 急、会诊需临时购药的，可先予采购，并在 3 个工作日内补办手续。

5. 凡临时申购的药品，无特殊原因，应按所申请量用完。药品购进后药学部门药品库应第一时间通知临床申请科室及时使用，因超过 3 个月不用或造成过期、失效或其他损失的，均由申请科室负责经济损失，药学部门应及时向上级主管领导汇报，当年内暂停该药品的再次申购。

三、医院药品停用审批程序

医院药品停用审批程序		文件编号	
编写者		版本号	
审核者		版本日期	
批准者		批准生效日期	

【目的】 指导医院药品停用审批工作。

【范围】 适用于开展医院药品停用审批工作。

【责任人】 医院药事管理与药物治疗学委员会成员。

【内容】

1. 为保持医院基本药品目录品种在合理范围内，引导临床合理用药，规范药品停止使用管理机制，进一步落实医院“进药放开，采购透明，全程监督”的药品管理原则，有效控制药品费用增长，在引进新药满足临床治疗需要的同时，通过建立规范的药品停止使用的管理机制，保持合理的基本药品目录品种范围，引导临床合理用药，特制定本管理办法。

2. 药品停止使用原则　凡发生下列情况之一的药品，应停止在医院使用。如需再次引进使用，须经医院药事管理与药物治疗学委员会常委会讨论决定，并按照购入新药的程序重新审批。

（1）药品生产或经营企业违规经营，被有关行政部门公布处理的药品。

（2）国家药品监督管理局通报的发生严重药品不良反应，或经国家有关部门发布药品不良反应警戒的药品。

（3）质量存在一定问题，很可能导致药物不良事件发生的药品。

（4）相同给药途径的同成分药品，副作用大、疗效差及用量较小的品种。

（5）不同品规的药品，保留其中日治疗费用低且最常用的1～2种药品，停用其余品种。

（6）购入医院后3个月从未被使用的药品。

（7）半年常规用量不到100包装单位的药品（短缺药品及临床必需的无可替代品种除外）。

（8）其他情况需停止使用的药品。

3. 药品暂停使用原则　凡发生下列情况之一的药品，应暂停使用，暂停时间不少于3个月，恢复使用时间由医院药事管理与药物治疗学委员会常委会讨论决定。

（1）定期监测中，销售金额及日治疗费用排名靠前的药品，动态监测中发现用量发生明显异常变化，且与临床收治疾病的变化不相适应的药品，停用以上药品后对临床治疗影响不大。

（2）因反复违规用药被各级医疗保险中心通告并拒付药费，拒付情况对于医院医疗保险管理影响较大的药品。

（3）出现质量可疑问题，临床暂时不能正常使用的药品。

（4）发生国家通报的可疑不良反应，可能影响临床用药安全的药品。

（5）涉及违反医疗、物价、行风等相关法规的纠纷和投诉事件的药品。

4. 停用药品的认定　医院药事管理与药物治疗学委员会对停止或暂停使用药品提出书面申请前，应充分听取相关临床科室的意见。有关药品不良反应问题由医院药事管理与药物治疗学委员会药物警戒及药品不良反应监测组负责认定；有关药品质量问题由医院药事管理与药物治疗学委员会药品质量与安全组认定；药品用量动态监测数据由药学部门提供；医疗保险药费拒付情况由医疗保险办公室负责提出意见；有关用药纠纷和投诉由医患关系办公室调查处理。

5. 停用药品的审批程序　药学部门作为医院药事管理与药物治疗学委员会的常设机构，负责对明确符合上述条件应该停止或暂停使用的药品提出书面申请，经医院药事管理与药物治疗学委员会常委会和监督小组审核后，报医院办公会审批，执行停止或暂停使用，并将执行情况定期通报药事管理与药物治疗学委员会。

若出现特殊情况，应紧急叫停使用相关药品，报医务部和主管院领导。

6. 其他　对于药学部门难以认定，或临床科室提出有争议的品种，应由医院药事管理与药物治疗学委员会常委会裁定，提出停止或暂停使用意见。

本管理办法自发布之日起执行，由药学部门负责解释。

四、国家基本药物优先使用规定

国家基本药物优先使用规定		文件编号	
编写者		版本号	
审核者		版本日期	
批准者		批准生效日期	

【目的】 指导国家基本药物优先使用工作。

【范围】 适用于开展国家基本药物优先使用各项工作。

【责任人】 临床医师。

【内容】 为了进一步规范基本药物使用和管理，保障人民群众基本用药，根据原卫生部等九部委《关于建立国家基本药物制度的实施意见》和本省市相关规定，结合医院实际，制定本规定。

1. 为积极推进国家基本药物制度，保障人民群众用药，减轻医药费用负担，医师和药剂人员要执行国家基本药物优先使用的原则。

2. 对国家基本药物和省补充基本药物的遴选原则是，新药遴选时优先选择基本药物，保证基本药物配备率符合规定，并根据医院基本药物使用情况逐步调整。

3. 对于国家和省动态调整新增补基本药物品种和临床新需求的再次新增品种，在满足“一品两规”的情况下，由医院药事管理与药物治疗学委员会根据医院基本药物使用品种及数量达标情况和医院及科室合理用药情况提出意见，交主管业务院长批准执行。

4. 凡国家基本药物和省补充目录药物必须全部在“省药品采集监督管理平台”上采购，采购价不得高于网上最高价限。

5. 药学部门要定期公示基本药物价格，接受公众监督。

6. 根据临床科室实际用药情况，细化各科室基本药物用药品种比和用药金额比，实行科主任责任制，确保全院基本药物使用比例达标。

7. 医院药事管理与药物治疗学委员会和相关专家对基本药物使用情况实施监控，按季度通报各临床科室基本药物用药品种比和用药金额比。

8. 实行处方点评制度，由医院药事管理与药物治疗学委员会和相关专家定期对基本药物处方进行跟踪检查、统计分析，定期公布点评结果。及时干预不合理用药行为，对使用比例不达标的科室和严重不合理用药的医师进行通报批评，并由业务院长对医师和科主任进行诫勉谈话。

9. 药学部门应定期组织对临床医师和药师进行基本药物优先、合理使用相关知识培训。

10. 加强临床药师的培养，发挥临床药师在参与临床药物治疗和规范临床用药行为的作用，促进优先使用国家基本药物。

11. 优先使用国家基本药物情况列入科室绩效考核范围，并对不达标科室进行相应的处罚、通报批评。由于特殊情况或特殊患者等因素影响未达标者，结合处方点评酌情扣减。

第五节 处方管理制度

一、医院处方管理办法实施细则

医院处方管理办法实施细则		文件编号	
编写者		版本号	
审核者		版本日期	
批准者		批准生效日期	

【目的】 指导医院处方管理工作。

【范围】 适用于开展医院处方管理各项工作。

【责任人】 医师、药师。

【内容】

1. 处方的定义 处方是指由注册的执业医师和执业助理医师在诊疗活动中为患者开具的，由药学专业技术人员审核、调配、核对，并作为患者用药凭证的医疗文书。处方包括病区用药医嘱单。

2. 处方内容

（1）前记：包括医疗机构名称、处方编号、费别、患者姓名、性别、年龄、门诊或住院病历号，科别或病区和床位号、临床诊断、开具日期等。可添列特殊要求的项目。麻醉药品和第一类精神药品处方还应当包括患者身份证明编号，代办人姓名、身份证明编号。

（2）正文：以 Rp 或 R 标示，分列药品名称、剂型、规格、数量、用法用量。

（3）后记：医师签名或者加盖专用签章，药品金额以及审核、调配，核对、发药药师签名或者加盖专用签章。

3. 处方颜色

（1）普通处方的印刷用纸为白色。

（2）急诊处方印刷用纸为淡黄色，右上角标注“急诊”。

（3）儿科处方印刷用纸为淡绿色，右上角标注“儿科”。

（4）麻醉药品和第一类精神药品处方印刷用纸为淡红色，右上角标注“麻、精一”。

（5）第二类精神药品处方印刷用纸为白色，右上角标注“精二”。

4. 处方管理

（1）医院对处方的开具、调剂、保管及处理等过程进行全程监督管理。

（2）医师开具处方和药师调剂处方应当遵循安全、有效、经济的原则。

（3）处方书写要求

1）患者一般情况、临床诊断填写清晰、完整，并与病历记载相一致。

2）每张处方限于一名患者的用药。

3）字迹清楚，不得涂改；如需修改，应当在修改处签名并注明修改日期。

4）药品名称应当使用规范的中文名称书写。

5）患者年龄应当填写实足年龄，新生儿、婴幼儿写日龄、月龄，必要时要注明体重。

6）西药和中成药可以分别开具处方，也可以开具一张处方，中药饮片应当单独开具处方。

7）开具西药、中成药处方，每一种药品应当另起一行，每张处方不得超过5种药品。

8）药品用法、用量应当按照药品说明书规定的常规用法用量使用，特殊情况需要超剂量使用时，应当注明原因并再次签名。此外，医师、药师不得自行编制药品缩写名称或使用药品代号。书写药品名称、剂型、规格、剂量、用法、用量等信息时要准确规范，药品的用法也必须使用规范的中文、英文等字体书写，不得使用“遵医嘱”“自用”等含糊不清的字句。

9）除特殊情况外，应当注明临床诊断。

10）开具处方后的空白处画一条斜线以示处方完毕。

11）处方医师的签名式样和专用签章应当与院内医务部、药学部门留样备查的式样相一致，不得任意改动，否则应当重新登记留样备案。

（4）处方权管理

1）处方权的获得：经注册的执业医师或执业助理医师，由本人提出处方权申请，经科主任签字同意后，交医务部按规定审核合格后授予处方权。同时在医务部与药学部门签名留样或者专用签章备案后，方可开具处方。

2）医院应当按照有关规定，对执业医师和药师进行麻醉药品和精神药品使用知识和规范化管理的培训。执业医师经考核合格后，由本人提出处方权申请，经科主任签字同意后，交医务部按规定审核合格后授予麻醉药品和第一类精神药品的处方权，药师经考核合格后取得麻醉药品和第一类精神药品调剂资格。

3）医师取得麻醉药品和第一类精神药品处方权后，方可开具麻醉药品和第一类精神药品处方，但不得为自己开具该类药品处方。

4）试用期人员开具处方，应当经执业医师审核、并签名或加盖专用签章，方可生效。

5）进修医师经科室和医务部考核合格后授予相应的处方权。

（5）处方的开具

1）医师应当根据医疗、预防、保健需要，按照诊疗规范，药品说明书中的药品适应证、药理作用、用法、用量、禁忌、不良反应和注意事项等开具处方。

2）开具医疗用毒性药品、放射性药品的处方应当严格遵守有关法律、法规和规章的规定。

3）根据医院医疗工作的特点，编写药品处方集。

4）医院按药品通用名称购进药品。同一通用名称药品不细分规格和剂型，不分制剂和对药效无影响的盐根、酸根，注射剂型和口服剂型各不得超过 2 种，处方组成类同的复方制剂 1～2 种。因特殊诊疗需要使用其他剂型和剂量规格药品的情

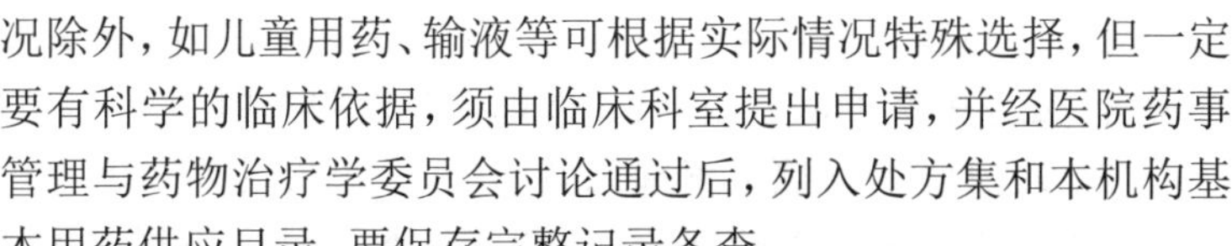

况除外，如儿童用药、输液等可根据实际情况特殊选择，但一定要有科学的临床依据，须由临床科室提出申请，并经医院药事管理与药物治疗学委员会讨论通过后，列入处方集和本机构基本用药供应目录，要保存完整记录备查。

5）医师开具处方必须使用药品通用名称、新活性化合物的专利药品名称和复方制剂药品名称。医师可以使用由国家卫生健康委员会公布的药品习惯名称开具处方。

6）处方开具当日有效。

7）处方一般不得超过 7 日用量；急诊处方一般不得超过 3 日用量；对于某些慢性疾病、老年疾病或特殊情况，处方用量可适当延长，但医师应当注明理由。

8）医疗用毒性药品、放射性药品的处方用量严格按照国家有关规定执行。

9）医师按照《麻醉药品和精神药品临床应用指导原则》开具麻醉药品、第一类精神药品处方。

10）门（急）诊癌症疼痛患者和中、重度慢性疼痛患者需长期使用麻醉药品和第一类精神药品的，首诊医师应当亲自诊查患者，建立相应的病历，要求其签署“知情同意书”。病历中应当留存下列材料复印件：二级以上医院开具的诊断证明；患者户口簿、身份证或者其他相关有效身份证明文件；为患者代办人员身份证明文件。

11）麻醉药品注射剂仅限于医疗机构内使用，需要长期使用麻醉药品和第一类精神药品的癌症疼痛患者和中、重度慢性疼痛患者，须由医务人员出诊至患者的家中使用。

12）为门（急）诊患者开具的麻醉药品注射剂，每张处方为一次常用量；控缓释制剂，每张处方不得超过 7 日常用量；其他剂型，每张处方不得超过 3 日常用量。第一类精神药品注射剂，每张处方为一次常用量；控缓释制剂，每张处方不得超过 7 日常用量；其他剂型，每张处方不得超过 3 日常用量。哌甲酯用于治疗注意缺陷多动障碍，每张处方不得超过 15 日常用量；哌甲酯缓释剂每张处方可开至 30 日量。第二类精神药品一般每张处方不得超过7日常用量；对于慢性疾病或某些特殊情况的患者，处方用量可以适当延长，医师应当注明理由。

13）为门（急）诊癌症疼痛患者和中、重度慢性疼痛患者开具的麻醉药品、第一类精神药品注射剂，每张处方不得超过3日常用量；控缓释制剂，每张处方不得超过15日常用量；其他剂型，每张处方不得超过7日常用量。

14）为住院患者开具的麻醉药品和第一类精神药品处方应当逐日开具，每张处方为1日常用量。对于需要特别加强管制的麻醉药品，盐酸二氢埃托啡处方为一次常用量，仅限于二级以上医院内使用；盐酸哌替啶处方为一次常用量，仅限于医院内使用。

15）长期使用麻醉药品和第一类精神药品的门（急）诊癌症患者和中、重度慢性疼痛患者，应每3个月复诊或者随诊一次。

16）医师不得为自己和家人开具麻醉药品、第一类精神药品处方。

（6）处方的调剂

1）取得药学专业技术职务任职资格的人员方可从事处方调剂工作。药师取得麻醉药品和第一类精神药品调剂资格后，方可调剂麻醉药品和第一类精神药品。

2）药师调剂处方必须有药师签名或者专用签章式样应当在本机构留样备查。

3）具有药师以上专业技术职务任职资格的人员负责处方审核、评估、核对、发药以及安全用药指导；药士从事处方调配工作。药师应当凭医师处方调剂处方药品，非经医师处方不得调剂。

4）药师应当按照操作规程调剂处方药品：认真审核处方，准确调配药品，正确书写药袋或粘贴标签，注明患者姓名和药品名称、用法、用量，审核包装；向患者交付药品时，按照药品说明书或者处方用法进行用药交代与指导，包括每种药品的用法、用量、注意事项等。

5）药师应当认真逐项检查处方前记、正文和后记书写是否清晰、完整，并确认处方的合法性。

6）药师应当对处方用药适宜性进行审核。审核内容包括：规定必须做皮试的药品，处方医师是否注明过敏试验及结果的判定；处方用药与临床诊断的相符性；剂量、用法的正确性；选用剂型与给药途径的合理性；是否有重复给药现象；是否有潜在临床意义的药物相互作用和配伍禁忌；其他用药不适宜情况。

7）药师经处方审核后，认为存在用药不适宜时，应当告知处方医师，请其确认或者重新开具处方。药师发现严重不合理用药或者用药差错，应当拒绝调剂，及时告知处方医师，并应当记录，按照有关规定报告。

8）药师调剂处方时必须做到“四查十对”：查处方，对科别、姓名、年龄；查药品，对药名、剂型、规格、数量；查配伍禁忌，对药品性状、用法用量；查用药合理性，对临床诊断。

9）药师在完成处方调剂后，应当在处方上签名或者加盖专用签章。

10）药师应当对麻醉药品和第一类精神药品处方，按年、月、日逐日编制顺序号，仔细核对麻醉药品、第一类精神药品处方，签名并进行登记，对不符合管理规定的麻醉、精神药品处方，不得调剂。

11）药师对于不规范处方或者不能判定其合法性的处方，不得调剂。

（7）监督管理

1）医院依法加强对本机构处方开具、调剂和保管的管理。

2）建立处方点评制度，填写处方评价表，对处方实施动态监测及超常预警，登记并通报不合理处方，对不合理用药及时予以干预。对出现超常处方 3 次以上且无正当理由的医师提出警告，限制其处方权；限制处方权后，仍连续 2 次以上出现超常处方且无正当理由的，取消其处方权。

3）医师出现下列情形之一的，取消处方权：被责令暂停执业；考核不合格离岗培训期间；被注销、吊销执业证书；不按照规定开具处方，造成严重后果的；不按照规定使用药品，造成严重后果的；因开具处方牟取私利。

4）未取得处方权的人员及被取消处方权的医师不得开具处方。未取得麻醉药品和第一类精神药品处方资格的医师不得开具麻醉药品和第一类精神药品处方。

5）除治疗需要外，医师不得开具麻醉药品、精神药品、医疗用毒性药品和放射性药品处方。

6）未取得药学专业技术职务任职资格的人员不得从事处方调剂工作。

7）普通处方、急诊处方、儿科处方保存期限为 1 年，医疗用毒性药品、第二类精神药品处方保存期限为 2 年，麻醉药品和第一类精神药品处方保存期限为 3 年。处方保存期满后，经医疗机构负责人批准、登记备案，方可销毁。

8）按照麻醉药品和精神药品品种、规格对其消耗量进行专册登记，登记内容包括发药日期、患者姓名、用药数量。专册保存期限为 3 年。

二、处方点评管理制度

处方点评管理制度		文件编号	
编写者		版本号	
审核者		版本日期	
批准者		批准生效日期	

【目的】 指导处方点评工作。

【范围】 适用于开展处方点评各项工作。

【责任人】 处方点评小组成员。

【内容】

1. 总则

（1）规范医院处方点评工作，提高处方质量，促进合理用药，保障医疗安全，根据《中华人民共和国药品管理法》《中华人民共和国执业医师法》《医疗机构管理条例》和《处方管理办法》等有关法律、法规、规章，制定本制度。

（2）处方点评是根据相关法规、技术规范，对处方书写的规范性及药物临床使用的适宜性（用药适应证、药物选择、给药途径、用法用量、药物相互作用、配伍禁忌等）进行评价，发现存在或潜在的问题，制订并实施干预和改进措施，促进临床药物合理应用的过程。

（3）处方点评是医院持续医疗质量改进和药品临床应用管理的重要组成部分，是提高临床药物治疗水平的重要手段。医院应当建立健全系统化、标准化和持续改进的处方点评制度，开展处方点评工作，并在实践工作中不断完善。

（4）医院应当加强处方质量和药物临床应用管理，规范医师处方行为，落实处方审核、发药、核对与用药交代等相关规定；定期对医务人员进行合理用药知识培训与教育；制订并落实持续质量改进措施。

2. 组织管理

（1）医院处方点评工作在医院药事管理与药物治疗学委员会（组）和医疗质量管理委员会领导下，由医院医疗管理部门和药学部门共同组织实施。

（2）医院应当根据本机构的性质、功能、任务、科室设置等情况，在医院药事管理与药物治疗学委员会（组）下建立由医院药学、临床医学、临床微生物学、医疗管理等多学科专家组成的处方点评专家组，为处方点评工作提供专业技术咨询。

（3）医院药学部门成立处方点评工作小组，负责处方点评的具体工作。

（4）处方点评工作小组成员应当具备的条件：

1）具有较丰富的临床用药经验和合理用药知识。

2）具备相应的专业技术任职资格：二级及以上医院处方点评工作小组成员应当具有中级以上药学专业技术职务任职资格，其他医院处方点评工作小组成员应当具有药师以上药学专业技术职务任职资格。

3. 处方点评的实施

（1）医院药学部门应当会同医疗管理部门，根据本机构诊疗科目、科室设置、技术水平、诊疗量等实际情况，确定具体抽样方法和抽样率，其中门（急）诊处方的抽样率不应少于总处方量的 1 方；且每个月点评处方绝对数不应少于 100 张；病房（区）医嘱单的抽样率（按出院病历数计）不应少于 1%，且每个月点评出院病历绝对数不应少于 30 份。

（2）医院处方点评小组应当按照确定的处方抽样方法随机抽取处方，并按照“处方点评工作表”对门（急）诊处方进行点评；病房（区）用药医嘱的点评应当以患者住院病历为依据，实施综合点评，点评表格由医院根据实际情况自行制订。

（3）三级以上医院应当逐步建立健全专项处方点评制度。专项处方点评是医院根据药事管理和药物临床应用管理的现状和存在的问题，确定点评的范围和内容，对特定的药物或特定疾病的药物（如国家基本药物、血液制品、中药注射剂、肠外营养制剂、抗菌药物、辅助治疗药物和激素等临床使用及超说明书用药、肿瘤患者和围手术期用药等）使用情况进行的处方点评。

（4）处方点评工作应坚持科学、公正、务实的原则，有完整、准确的书面记录，并通报临床科室和当事人。

（5）处方点评小组在处方点评工作过程中发现不合理处方，应当及时通知医疗管理部门和药学部门。

（6）有条件的医院应当利用信息技术建立处方点评系统，逐步实现与医院信息系统的联网与信息共享。

4. 处方点评的结果

（1）处方点评结果分为合理处方和不合理处方。

（2）不合理处方包括不规范处方、用药不适宜处方及超常处方。

（3）有下列情况之一的，应当判定为不规范处方：

1）处方的前记、正文、后记内容缺项，书写不规范或者字迹难以辨认的。

2）医师签名、签章不规范或者与签名、签章的留样不一致的。

3）药师未对处方进行适宜性审核的（处方后记的审核、调

配、核对、发药栏目无审核调配药师及核对发药药师签名，或者单人值班调剂未执行双签名规定）。

4）新生儿、婴幼儿处方未写明日龄、月龄的。

5）西药、中成药与中药饮片未分别开具处方的。

6）未使用药品规范名称开具处方的。

7）药品的剂量、规格、数量、单位等书写不规范或不清楚的。

8）用法、用量使用“遵医嘱”“自用”等含糊不清字句的。

9）处方修改未签名并注明修改日期，或药品超剂量使用未注明原因和再次签名的。

10）开具处方未写临床诊断或临床诊断书写不全的。

11）单张门（急）诊处方超过 5 种药品的。

12）无特殊情况下，门诊处方超过 7 日用量，急诊处方超过 3 日用量，慢性疾病、老年疾病或特殊情况下需要适当延长处方用量未注明理由的。

13）开具麻醉药品、精神药品、医疗用毒性药品、放射性药品等特殊管理药品处方未执行国家有关规定的。

14）医师未按照抗菌药物临床应用管理规定开具抗菌药物处方的。

15）中药饮片处方药物未按照“君、臣、佐、使”的顺序排列，或未按要求标注药物调剂、煎煮等特殊要求的。

（4）有下列情况之一的，应当判定为用药不适宜处方：

1）适应证不适宜的。

2）遴选的药品不适宜的。

3）药品剂型或给药途径不适宜的。

4）无正当理由不首选国家基本药物的。

5）用法、用量不适宜的。

6）联合用药不适宜的。

7）重复给药的。

8）有配伍禁忌或者不良相互作用的。

9）其他用药不适宜情况的。

（5）有下列情况之一的，应当判定为超常处方：

1）无适应证用药。

2）无正当理由开具高价药的。

3）无正当理由超说明书用药的。

4）无正当理由为同一患者同时开具2种以上药理作用相同药物的。

5. 点评结果的应用与持续改进

（1）医院药学部门应当会同医疗管理部门对处方点评小组提交的点评结果进行审核，定期公布处方点评结果，通报不合理处方；根据处方点评结果，对医院在药事管理、处方管理和临床用药方面存在的问题，进行汇总和综合分析评价，提出质量改进建议，并向医院药事管理与药物治疗学委员会（组）和医疗质量管理委员会报告；发现可能造成患者损害的，应当及时采取措施，防止损害发生。

（2）医院药事管理与药物治疗学委员会（组）和医疗质量管理委员会应当根据药学部门会同医疗管理部门提交的质量改进建议，研究制订有针对性的临床用药质量管理和药事管理改进措施，并责成相关部门和科室落实质量改进措施，提高合理用药水平，保证患者用药安全。

（3）将处方点评结果纳入相关科室及其工作人员绩效考核和年度考核指标，建立健全相关的奖惩制度。

6. 监督管理

（1）医院对开具不合理处方的医师，采取教育培训、批评等措施；对于开具超常处方的医师，按照《处方管理办法》的规定予以处理；一个考核周期内5次以上开具不合理处方的医师，应当认定为医师定期考核不合格，离岗参加培训；对患者造成严重损害的，按照相关法律、法规、规章给予相应处罚。

（2）药师未按规定审核处方、调剂药品、进行用药交代或未对不合理处方进行有效干预的，医院应当采取教育培训、批评等措施；对患者造成严重损害的，依法给予相应处罚。

（3）医院因不合理用药对患者造成损害的，按照相关法律、法规处理。

第六节 药物临床应用制度

一、抗菌药物临床应用分级管理办法

抗菌药物临床应用分级管理办法		文件编号	
编写者		版本号	
审核者		版本日期	
批准者		批准生效日期	

【目的】 指导抗菌药物临床应用分级管理工作。

【范围】 适用于开展抗菌药物临床应用分级管理各项工作。

【责任人】 临床医师、医务部。

【内容】 根据《抗菌药物临床应用指导原则》(国卫办医发〔2015〕43号)、《抗菌药物临床应用管理办法》(卫生部令第84号)等文件精神，为进一步加强医院抗菌药物分级管理，促进抗菌药物临床合理使用，有效遏制细菌耐药，合理控制医疗费用，保证医疗质量和医疗安全，结合医院抗菌药物临床应用实际情况，特制定本办法。

1. 本规定所称抗菌药物是指对细菌具有抑制或杀灭作用的药物。主要用于细菌、真菌、支原体、衣原体、立克次体、螺旋体及部分原虫等病原微生物所致的感染性疾病的药物。

2. 医务部、药学部门、院感办负责医院抗菌药物临床应用的监督管理。

3. 医院药事管理与药物治疗学委员会负责对全院抗菌药物临床应用进行指导和督查。医院设立抗菌药物管理工作小组并指定专(兼)职人员，负责具体管理工作。

4. 医院抗菌药物临床应用实行分级管理。根据安全性、疗效、细菌耐药性、价格等因素，将抗菌药物分为3级，即非限制使用级、限制使用级与特殊使用级，具体划分标准如下。

(1) 非限制使用级：经长期临床应用证明安全、有效，对病原菌耐药性影响小，价格相对较低的抗菌药物。

（2）限制使用级：经长期临床应用证明安全、有效，对病原菌耐药性影响较大，或者价格相对较高的抗菌药物。

（3）特殊使用级：具有明显或者严重不良反应，不宜随意使用；抗菌作用较强，抗菌谱广，经常或过度使用会使病原菌过快产生耐药的；疗效、安全性方面的临床资料较少，不优于现用药物的；新上市的，在适应证、疗效或安全性方面尚需进一步考证、价格昂贵的抗菌药物。

5. 医院主要负责人是本院抗菌药物临床应用管理的第一责任人，其主要职责是根据本院抗菌药物管理的目标、任务和要求，组织制订工作计划并组织实施。

6. 医务部负责对本院医师和药师进行抗菌药物临床应用知识和规范化管理的培训，医师经本机构培训并考核合格后，方可获得相应的处方权。

7. 经考核后具有高级专业技术职务任职资格的医师，可授予特殊使用级抗菌药物处方权；具有中级以上专业技术职务任职资格的医师，可授予限制使用级抗菌药物处方权；具有初级专业技术职务任职资格的医师，可授予非限制使用级抗菌药物处方权。

药师经培训并考核合格后，方可获得抗菌药物调剂资格。

8. 按照省级卫生行政部门制订的抗菌药物分级管理目录，制订本院抗菌药物供应目录，并向核发“医疗机构执业许可证”的卫生行政部门备案。医院抗菌药物供应目录包括采购抗菌药物的品种、品规。未经备案的抗菌药物品种、品规不得采购。

9. 严格控制本院抗菌药物供应目录的品种数量。同一通用名称抗菌药物品种，注射剂型和口服剂型各不得超过 2 种。具有相似或者相同药理学特征的抗菌药物不得重复列入供应目录。

10. 医院建立抗菌药物分级管理的技术支撑体系

（1）加强临床药师队伍建设。配备临床药师参与抗菌药物临床应用工作，对抗菌药物临床应用提供技术支持，指导临床

合理使用抗菌药物。

（2）加强检验科临床微生物室建设，配备微生物专业技术人员。

（3）为一线医师提供抗菌药物临床应用相关专业知识培训。

（4）结合抗菌药物临床应用管理的相关要求，与 HIS、电子病历、临床路径管理相结合，开发应用包括抗菌药物在内的临床用药监测电子信息系统，实现抗菌药物分级管理监测的自动化、信息化。

11. 临床选用抗菌药物应遵循《抗菌药物临床应用指导原则》。预防感染、治疗轻度或者局部感染应当首选非限制使用级抗菌药物；严重感染、免疫功能低下合并感染或者病原菌只对限制使用级抗菌药物敏感时，可以选用限制使用级抗菌药物；严格控制特殊使用级抗菌药物的使用。

特殊使用级抗菌药物会诊人员由具有抗菌药物临床应用经验的感染性疾病科、呼吸科、重症医学科、微生物检验科、药学部门等具有高级专业技术职务任职资格的医师和抗菌药物等相关专业临床药师担任。

因抢救生命垂危的患者等紧急情况，医师可以越级使用抗菌药物，处方量应当限于 1 日用量。

越级使用抗菌药物应当详细记录用药指征，并应当于 24 小时内补充完成越级使用抗菌药物的必要手续。

12. 门（急）诊使用抗菌药物应遵循以下原则

（1）根据适应证优先选用《国家基本药物目录》和《中国国家处方集》目录药品。

（2）门（急）诊患者需使用抗菌药物治疗的，原则上只能选择非限制使用级抗菌药物。如因病情需要使用限制使用级抗菌药物的，应经具有中级及以上专业技术职务任职资格的医师同意，并在处方上加签名才能使用。

（3）门（急）诊治疗中不得使用特殊使用级抗菌药物。

（4）门（急）诊抗菌药物的使用，应以口服或肌内注射为主，制定并严格控制门诊患者静脉输注使用抗菌药物比例。需要通过静脉输液或静脉推注进行治疗的，原则上应收住院或留门诊观察室使用。

13. 应当对以下抗菌药物临床应用异常情况开展调查，并根据不同情况做出处理。

（1）使用量异常增长的抗菌药物。

（2）半年内使用量始终居于前列的抗菌药物。

（3）经常超适应证、超剂量使用的抗菌药物。

（4）企业违规销售的抗菌药物。

（5）频繁发生严重不良事件的抗菌药物。

14. 医务部应当对临床科室和医务人员抗菌药物使用量、使用率和使用强度等情况进行排名并予以内部公示；对排名后位或者发现严重问题的医师进行批评教育，情况严重的予以通报。

15. 抗菌药物管理机构应当定期组织相关专业技术人员对抗菌药物处方、医嘱实施点评，并将点评结果作为医师定期考核、临床科室和医务人员绩效考核依据。

16. 医务部应当对出现抗菌药物超常处方 3 次以上且无正当理由的医师提出警告，限制其特殊使用级和限制使用级抗菌药物处方权。

17. 医师出现下列情形之一的，应当取消其处方权。

（1）抗菌药物考核不合格的。

（2）限制处方权后，仍出现超常处方且无正当理由的。

（3）未按照规定开具抗菌药物处方，造成严重后果的。

（4）未按照规定使用抗菌药物，造成严重后果的。

（5）开具抗菌药物处方牟取不正当利益的。

18. 药师未按照规定审核抗菌药物处方与用药医嘱，造成严重后果的，或者发现处方不适宜、超常处方等情况未进行干预且无正当理由的，应当取消其药物调剂资格。

19. 医师处方权和药师药物调剂资格取消后，在 6 个月内不得恢复其处方权和药物调剂资格。

20. 本办法由医务部、药学部门负责解释。

二、药品动态监测和超常预警制度

药品动态监测和超常预警制度		文件编号	
编写者		版本号	
审核者		版本日期	
批准者		批准生效日期	

【目的】 指导药品动态监测和超常预警工作。

【范围】 适用于开展药品动态监测和超常预警各项工作。

【责任人】 药学部门。

【内容】 为进一步加强医院药品临床应用监测，提高医疗质量，遏制医疗服务过程中乱开药、开高档药、开大处方等不正之风，遏制药品回扣，降低群众医药费用负担，规范药品使用，特制定医院药品动态监测和超常预警制度。

1. 工作原则　建立健全药品使用动态监测及超常预警工作制度，有计划、有重点、连续性地进行监测，掌握药品使用动态，分析药品使用合理性，查找用药中的异常现象，建立药品动态用量发布渠道和超常预警公示渠道，做好监测和超常预警公示记录。

2. 动态监测对象　本院内使用的所有药品均为动态监测对象，其中抗菌药物、新药及中成药为重点动态监测对象。

3. 药学部门负责每个月对使用数量、总金额排名前 10 位的药品（重点是抗菌药物，溶媒及电解质类药物不在统计范围之内）和单品种使用金额波动幅度 $>30\%$ 的药品进行排序统计，重点实施监控。按科室、医师进行综合分析，上报药事部门及纪检监察部门。

4. 药事部门负责根据药品用量动态，对超常用药现象进行原因分析，提出整改建议，提交医院药事管理与药物治疗学委员会讨论，并在科主任会议上进行反馈。

5. 根据每个月药品使用动态监测结果与分析情况，具体措施如下。

（1）预警：近2个月内用量及使用金额排名前3名和院内个别科室异常使用情况被列入预警、监控的药品，医院应在医院药事管理与药物治疗学委员会上提出口头预警并密切监测，对药品供应商予以警示。

（2）限量采购：对连续3个月药品使用量增长幅度过大、临床又必须使用的品种，经医院药事管理与药物治疗学委员会讨论，报分管院领导批准，限制该品种的采购量。

（3）暂停使用：①对药品用量连续3个月使用排名前3位的针剂（抗菌药物另计）、抗菌药物前3名、口服药品（包括中成药）前3名的药品，经医院药事管理与药物治疗学委员会讨论，报分管院长批准，报纪检监察部门备案后，予以暂停使用；②对有投诉举报的药品，在调查期间暂停使用；③医院药事管理与药物治疗学委员会对前10名的药品中连续3个月出现超常增长、有可疑促销行为的品种，经报分管院长批准及纪检监察部门备案后，对药品供应商给予严重警告，并暂停使用。

（4）停用：对有违规行为的一经发现，立即停用该药品，库存药品一律退货。对违规行为及时上报院纪检监察部门，由院纪检监察部门根据有关规定处理。

（5）处方监控：药学部门以抽查的方式，对单张处方金额大于500元的“大处方”、普通门诊处方用量超过7日和慢性疾病处方超过1个月用量的处方进行调查统计分析并进行院内公开点评，对于开具违规处方的医师根据医院处方点评制度进行处罚。

（6）对特殊患者需申请采购目录外药品，临床科室必须写明预计需使用的数量，报分管院领导批准后，药学部门只能按临床申请该患者需要用量采购，药学部门不得扩大采购用量用于其他患者。

6. 不合理用药的评价结果与医师和科室的绩效考核挂钩。

（1）对发现超常使用药品的相关科室或医师，首先由医院纪检监察部门进行警示谈话。

（2）对不合理用药比例（抽查病历中该医师用药不合理病

历数与抽查病历数之比）排在前 10 名的医师，经医院药事管理与药物治疗学委员会批准后，在科主任会议上进行内部通报并以书面形式通知本人。

（3）对用药明显不合理或不合理比例较高的医务人员，必要时在专业技术职务评聘方面予以缓评 1 年、低聘。有关医师对评价结果有异议时，可向医院药事管理与药物治疗学委员会申请复议。进行复议时须抽取该医师近 3 个月的全部病历进行检查。

7. 各种途径发现的违规行为，由医院纪检监察部门对涉及相关药品的临床科室和医务人员予以警示，并与绩效考核挂钩；对以上问题严重者，由医院纪检监察部门根据有关规定处理。

三、药品不良反应与药物群体不良事件监测报告管理制度

药品不良反应与药物群体不良事件监测报告管理制度		文件编号	
编写者		版本号	
审核者		版本日期	
批准者		批准生效日期	

【目的】 指导药品不良反应与药物群体不良事件监测报告管理工作。

【范围】 适用于开展药品不良反应与药物群体不良事件监测报告管理各项工作。

【责任人】 医务人员、医务部、药学部门。

【内容】 根据《中华人民共和国药品管理法》和《药品不良反应报告和监测管理办法》，为了加强药品管理，做好药品的安全监测工作，保证患者用药的有效和安全，建立药品不良反应报告和监测管理制度。

1. 医院设立药品不良反应报告办公室，办公室设在药学部门，负责日常相关工作及保存报告档案。

2. 临床科室发现药品不良反应事件，填写“药品不良反应/事件报告表”并上报药学部门。药品不良反应报告办公室对报告表进行整理、分析、汇总，向临床医师提供药品不良反应处理意见，通过网络向国家药品不良反应监测系统报告，另外负责转发上级下发的药品不良反应信息材料。

3. 药学部门定期将收集的药品不良反应信息反馈给临床科室，以便做好防范措施。

4. 上报药品不良反应报告应按照《药品不良反应报告和监测管理办法》所规定的时限执行。新的和严重的药品不良反应15日内报告；死亡病例立即报告；其他药品不良反应30日内报告。有随访信息的，应当及时报告。

5. 医护人员发现药品群体不良事件后，应当立即报告医务部和药学部门，经分析确认后应及时报药品监督管理部门、卫生行政部门和药品不良反应监测机构等主管部门。

6. 医院发现药品群体不良事件后应当按突发公共卫生事件处理，积极救治患者，迅速开展临床调查，分析事件发生的原因，暂停药品的使用等紧急措施。

7. 在药品不良反应报告和监测过程中获取的个人隐私应当予以保密，医院任何个人或科室无权私自对外发布药品不良事件的情况或资料。

8. 对于成功上报的药品不良反应，给予上报人表彰和奖励。

四、超说明书用药管理制度

超说明书用药管理制度		文件编号	
编写者		版本号	
审核者		版本日期	
批准者		批准生效日期	

【目的】 指导超说明书用药管理工作。

【范围】 适用于开展超说明书用药管理工作。

【责任人】 各临床科室、医务部、药学部门。

【内容】依据《中华人民共和国药品管理法》《医疗机构药事管理规定》《中华人民共和国侵权责任法》《药品说明书和标签管理规定》及《处方管理办法》，为加强药事管理工作，促进临床合理用药，保障临床用药的安全性、有效性、合理性及医师自身安全，避免不必要的纠纷，特制定本管理规定与程序。

1. 超说明书用药的定义　超说明书用药又称“药品说明书外用法”“药品未注册用法”，是指药品使用的适应证、剂量、疗程、途径或人群等未在药品监督管理部门批准的药品说明书记载范围内的用法。

2. 超说明书用药的原则

（1）为保障患者安全，原则上临床用药不得超出药品说明书规定的范围。

（2）在临床工作中，需超说明书用药时必须同时具备以下条件：

1）在影响患者生活质量或危及生命的情况下，无合理的可替代药品和疗法。但必须充分考虑药品不良反应、禁忌证、注意事项，权衡患者获得的利益大于可能出现的风险，保证该用法是最佳方案。

2）用药目的必须仅仅是患者的利益，而不是试验研究。

3）超说明书用药应当有必要的科学依据、会诊意见、充分的临床实践和相关文献、研究报道。

4）医师应告知患者治疗步骤、预后情况及可能出现的危险，患者知情同意。

5）超说明书用药须经医院药事管理与药物治疗学委员会及伦理委员会批准。

3. 超说明书用药的审批流程　临床科室向医院药学部门提交“超说明书用药申请表”，并附超说明书用药方案、风险应急预案以及超说明书用药依据。超说明书用药的依据通常为循证医学证据，包括国内外说明书、政府文件、RCT 的系统评价或 meta 分析文献、其他对照试验、病例观察文献、指南、专家共识等，并附上相关资料（如治疗指南、专家共识、循证医学证据等），经医院药事管理与药物治疗学委员会及伦理委员会审核同意，报医务部备案，目录保留在医务处和药学部门。确无时间提前申请的，可在抢救结束后补交申请资料。

4. 监督管理

（1）医院药事管理与药物治疗学委员会负责医院临床药物治疗管理与指导，并会同伦理委员会负责超说明书用药审批。

（2）医务处、门诊办公室负责临床超说明书用药的监管。

（3）药学部门负责超说明书用药的追踪分析评价，提供专业技术的支持。

（4）未经许可擅自超说明书用药的医师，视情节轻重予以处罚；对擅自超说明书用药造成不良后果者，将视同责任事故处理。

（5）药师未按照规定审核、调剂处方药品，造成不良后果的，按照医院相关规定予以处罚。

五、住院患者自带药品管理制度

住院患者自带药品管理制度		文件编号	
编写者		版本号	
审核者		版本日期	
批准者		批准生效日期	

【目的】 指导住院患者自带药品管理工作。

【范围】 适用于开展住院患者自带药品管理工作。

【责任人】 医务人员。

【内容】 药品作为特殊商品，其质量关系到患者的生命安全，医务人员很难凭肉眼判断患者自带药品真伪、来源是否合法、储存是否得当及质量是否合格。为保证患者用药安全，特制定本管理制度。

1. 住院患者自带药品指在住院期间患者使用本人或家属带入本医疗机构内而非本院药学部门供应的药品。

2. 住院患者治疗需要的药品均由药学部门供应，原则上不得使用患者自带药品。仅在病情确实需要且经临床科室主任同意的情况下使用，并在医嘱中注明“自带”。

3. 存在下列问题之一的自带药品一律不得使用

（1）不能说明合法来源和提供购买发票（需附有药品清单）的。

（2）标签不清晰、包装不完整、外观不合格、没有法定说明书或说明书不完整的。

（3）过期的或变质的。

（4）国产药品无国药准字号或进口药品未标明进口药品注册证号的。

（5）根据药品说明书需特殊贮藏条件如冷藏、冷冻、避光等，但患者未按要求贮藏保存的。

（6）存在其他不适宜使用的问题的。

4. 自带药品必须在患者或家属在场的情况下，由当班医师、当班护士核对药品名称、剂型、规格、药品标签、药品外包装、外观（形状、澄明度）、说明书、储藏条件及有效期、批号、批准文号等，核对合格的药品方可使用。

5. 自带药品由患者住院病区护士负责保管，按药品说明书规定的储存条件储存，否则不予使用。医院员工不得保管核对不合格的药品，亦不能给患者使用。

6. 患者提供的自带药品仅供患者本人使用，他人不得使用。

（万　莅）

第三章 妇幼保健院药学部门岗位职责、工作制度、标准操作规程

第一节 药学部门各岗位职责

明确的岗位职责是管理的基石，也是落实绩效考核制度的基础。各岗位只有在明确分工的基础上团结协作，才能保证各项工作顺利开展。

一、药学部门主任职责

药学部门主任职责		文件编号	
编写者		版本号	
审核者		版本日期	
批准者		批准生效日期	

【目的】 保证药学部门各项工作的顺利推进，药品使用、管理符合国家卫生主管部门要求。

【范围】 药学部门主任工作的所有环节。

【责任人】 药学部门主任。

【内容】

1. 在院长 / 分管院长领导下，负责领导、管理药学部门的工作；药学部门主任是药学部门药学服务质量与安全管理和持续改进第一责任人；负责制订药学部门的工作计划并组织实施和督促检查，按期总结汇报。

2. 依据国家、地方的相关法律法规，结合本部门的实际情况，组织制定药学部门的各类工作制度、技术操作规程和岗位

责任制，并组织实施及监督检查。

3. 制订药品经费预算和审核药品采购计划，报上级主管领导审批，审批后负责组织落实。

4. 组织和指导药学部所属各部门的工作，经常检查、督促各部门执行法律法规和工作情况，解决工作中出现的问题和重大技术问题。

5. 定期督促和检查特殊药品的管理及使用，指导科室人员认真执行各项规章制度和技术操作规程，严防发生差错事故。

6. 经常深入临床科室，了解需要，征求意见，主动供应。参加特殊患者的查房和病历讨论，积极参与危重患者的抢救。

7. 组织全科人员进行业务学习、技术业务考核和开展科研工作，抓好人才培养和药师的继续教育；组织及指导药学院校学生实习和医疗单位药剂人员进修的技术指导工作。

8. 负责对药学部门全体人员的考核、奖惩、调动和职务晋升等工作提出意见建议。

9. 协助医疗机构负责人做好医院药事管理与药物治疗学委员会的日常工作。

二、药学部门副主任职责

药学部门副主任职责		文件编号	
编写者		版本号	
审核者		版本日期	
批准者		批准生效日期	

【目的】 保证药学部门各项工作的顺利推进，药品使用、管理符合国家卫生主管部门要求。

【范围】 药学部门副主任工作的所有环节。

【责任人】 药学部门副主任。

【内容】

1. 在药学部门主任的领导下，积极协助主任做好部门的各项工作和任务。

2. 其他各项参照主任职责执行。

三、各室、组负责人职责

各室、组负责人职责		文件编号	
编写者		版本号	
审核者		版本日期	
批准者		批准生效日期	

【目的】 保证医院药学部门各室、组的工作顺利开展，确保药品供应保障和质量安全，促进临床合理用药。

【范围】 药学部门各室、组工作的所有环节。

【责任人】 药学部门各室、组全体人员。

【内容】

1. 在药学部门主任的领导下，负责本室、组的工作。

2. 依据规定和要求，结合本室、组的任务，制订相关的工作计划，并组织实施和检查。

3. 督促检查本室、组的人员认真执行各项规章制度及岗位责任制情况；负责安排本室、组人员工作岗位，并处理本室、组内重要问题。

4. 了解和掌握本室、组内药品供应、摆发、保管和质量等情况，及时制订药品采购供应计划；经常深入临床，与医护人员沟通药品使用情况，保证临床安全合理用药。

5. 监督检查本室、组内特殊药品和贵重药品的管理；督促检查上报各类统计报表、账目等。

6. 负责本室、组内的工作错误和差错的记录与处理；应负责及时向部门领导汇报重大事故。

7. 负责组织本室、组人员的业务学习和岗位练兵工作；考核及检查劳动纪律情况。

8. 具体组织安排与带教实习生和进修生。

四、主任/副主任(中、西)药师职责

主任/副主任(中、西)药师职责		文件编号	
编写者		版本号	
审核者		版本日期	
批准者		批准生效日期	

【目的】 明确主任/副主任(中、西)药师的工作职责和工作范围,促进药学部门各项工作的顺利开展,推进合理用药工作,加强科研教学工作。

【范围】 主任/副主任(中、西)药师的所有工作内容。

【责任人】 主任/副主任(中、西)药师。

【内容】

1. 在药学部门主任的领导下,负责指导本部门各项业务技术工作和制定各项技术操作规程。

2. 指导和参与复杂的药品调剂、制剂和药品质量控制方面的技术工作。

3. 督促检查毒、麻(精)、限制、贵重药品使用管理以及药品检验鉴定工作。

4. 指导和参与科研工作,组织解决技术上的重大疑难问题和相关实验,并负责审核相关的技术实验报告。

5. 经常深入临床科室,参加临床查房,了解用药情况,征求用药意见,介绍新药,必要时参加院内疑难病例会诊及病例讨论。

6. 负责收集整理药物不良反应报告,并视严重程度及患者病情,配合临床对症处理和救治;参加用药咨询服务工作。

7. 担负教学工作,指导进修生、实习生学习。做好科内各级人员业务培训、提高工作。

五、主管(中、西)药师职责

主管(中、西)药师职责		文件编号	
编写者		版本号	
审核者		版本日期	
批准者		批准生效日期	

【目的】 明确主管(中、西)药师的工作职责和工作范围，落实药学部门各项工作，推进合理用药工作，加强带教工作。

【范围】 主管(中、西)药师的所有工作内容。

【责任人】 主管(中、西)药师。

【内容】

1. 在药学部门主任和上级药师的领导与指导下进行各项工作。

2. 负责指导本部门的技术人员对药品调配、制剂、中药材的加工炮制等工作。

3. 负责药品及制剂的质量检验、鉴定等工作，保证药品(材)和制剂的质量符合规定要求。

4. 检查和参与特殊药品、贵重药品及其他药品、制剂的使用、管理工作，发现问题及时处理并向主任或上级药师汇报。

5. 积极参加科研工作；负责收集整理药物不良反应报告；深入临床科室，了解用药情况，介绍新药。

6. 参加临床的查房、病历讨论，参与临床合理用药工作；参加用药咨询服务工作。

7. 担任业务教学和进修生、实习生的带教等工作，组织下级技术人员的业务学习和考核。

六、药师(中、西)职责

药师(中、西)职责		文件编号	
编写者		版本号	
审核者		版本日期	
批准者		批准生效日期	

【目的】 明确药师（中、西）的工作职责和工作范围，落实药学部门各项工作，保证药品质量安全，促进合理用药，加强带教工作。

【范围】 药师（中、西）的所有工作内容。

【责任人】 药师（中、西）。

【内容】

1. 在药学部门主任和上级药师的领导与指导下进行各项工作。

2. 参加药品调配、制剂、药品质量检验及药品采购供应等工作。认真执行各项规章制度和技术操作规程，严防差错事故的发生。

3. 以患者为中心，面向临床，积极与临床医护人员沟通，了解用药情况，配合临床医疗，保障药品供应。

4. 检查毒、麻、限制、贵重药品和其他药品的使用、管理情况，发现问题及时研究处理，并向上级报告。

5. 积极参加科研工作，收集药物不良反应报告，参加用药咨询工作。

6. 负责本部门各种仪器设备的使用保养工作。

7. 担任进修生、实习生的带教工作；组织指导药士和其他人员的技术业务学习和工作。

七、药士(中、西)职责

药士（中、西）职责		文件编号	
编写者		版本号	
审核者		版本日期	
批准者		批准生效日期	

【目的】 明确药士（中、西）的工作职责和工作范围，落实药学部门各项工作，保证药品质量安全，促进合理用药。

【范围】 药士（中、西）的所有工作内容。

【责任人】 药士（中、西）。

【内容】

1. 在药学部门主任和上级药师的领导与指导下进行各项工作。

2. 按照分工，负责药品的采购、保管、请领、摆发、统计、回收、下送、管理账目和处方调配，以及制剂配制、质量检测等具体工作。

3. 认真执行各项规章制度和技术操作规程，严防差错事故的发生。

4. 负责检查、校正和保养各类仪器设备。

5. 在上级药师的指导下，深入临床，了解用药情况，征求临床意见，不断改进药品供应工作等。

6. 指导辅助人员的工作和学习。

八、临床药师职责

临床药师职责		文件编号	
编写者		版本号	
审核者		版本日期	
批准者		批准生效日期	

【目的】 明确临床药师的工作职责和工作范围，保证临床药学工作顺利开展，促进合理用药。

【范围】 临床药师的全部工作内容。

【责任人】 临床药师。

【内容】

1. 在药学部门主任的领导下，以患者为中心，遵循药物临床应用指导原则、临床诊疗指南和循证医学原则，积极参与临床合理用药工作。

2. 定期参加临床查房、会诊和病历讨论，参与临床药物治疗方案的拟订与实施，对药物治疗提出建议。

3. 深入临床了解药物应用情况，进行治疗药物监测，设计个体化给药方案。

4. 认真做好药品不良反应监测上报和血药浓度监测工作，并有详细的工作记录和报告。

5. 为医师、护士和患者提供药物咨询服务与正确给药、用药知识；为临床做好抗菌药物、抗肿瘤药物、肠外营养药物等的合理用药服务工作。

6. 对全院用药情况进行监测、评估和预警；承担抗菌药物使用的培训、调查、统计、分析、上报等工作。

7. 及时有效地收集和评估临床医师、护士和患者对药学服务的效率、质量评价、意见反馈等，并组织持续改进。

九、各工作岗位职责

各工作岗位职责		文件编号	
编写者		版本号	
审核者		版本日期	
批准者		批准生效日期	

【目的】 明确药学部门各工作岗位的工作职责和工作范围，落实药学部门各项工作，保证药品质量安全，促进合理用药。

【范围】 药学部门各岗位的全部工作内容。

【责任人】 各岗位工作人员。

【内容】

1. 调剂岗位职责

(1) 负责各调剂室的处方调配和病区医嘱用药的摆发工作。

(2) 严格遵守各项规章制度和操作规程，做到“四查十对”。

(3) 调配处方时，应认真核对处方内容，尤其是药品名称、规格和剂量。

(4) 对错误的和不规范的处方，应拒绝调配，及时与处方医师联系，说明错误原因，进行更改，处方医师应在更改处签名。

(5) 药品发出前应经过双人核对，检查调配品种、数量、药品标示、包装质量等，调配人与核对人均须在处方上签名后方可发药。

（6）调配人员发药时应主动向患者或其家属交代药品用法及注意事项。

（7）处方中遇有“急”或“抢救”字样，应及时准确地快速调配。遇有毒、麻、精神药品应按照国家有关规定，严格执行。

（8）发现差错事故应立即报告，积极采取挽救措施，不得隐瞒或借口推脱责任。

2. 药品采购岗位职责

（1）在药学部门主任的领导下，负责药品、医疗用消毒药品和化学试剂的采购工作。

（2）药品采购必须从正规主渠道购进，严格按照招标品种目录进行采购。对特殊紧缺且临床不可缺少的品种，必须经药学部门主任及主管院长批准后方可购买。

（3）采购药品的计划，必须由药品库保管员根据所需提供，经药学部门主任、主管院长签字后方能执行，不得私自购进。招标药品严格按招标程序进行，不能随意更改。

（4）应及时与药品库保管员和各调剂室的负责人沟通，了解掌握药品供应、药品质量和供应质量等情况，遇有质量的问题药品或对质量有可疑的，应进行如数退换，及时处理过期或近期失效药品。

（5）对采购药品的付款，应经药学部门主任、财务科长、院长共同研究决定后，方可按事先讨论好的计划办理，采购员不得私自给公司或厂家付款。

（6）建立短缺药品登记簿，积极组织对抢救急需药品的采购供应，以保证急救抢救治疗的需要。

（7）不得利用职务之便吃、拿、卡、要，不得收受回扣。

3. 药品库保管岗位职责

（1）在药学部门主任的领导下，负责各级药品库药品的保管供应工作。

（2）根据药品库存和使用情况，制订药品采购计划，报药学部门主任、主管院长审批后，交采购执行。

（3）严把药品入库质量关，对入库药品应认真验收登记，核

对品名、规格、数量、产地、有效期、包装质量等，发现问题及时通知采购人员，联系退货。对不符合要求的药品应拒绝入库。建立有效期药品登记簿、药品缺药登记簿。

（4）对药品按药品性质、剂型实行分类管理，定位存放保管；特别是加强对特殊药品的管理。保持库房内通风，温度、湿度应符合规定，防止药品变质失效。

（5）麻醉药品、精神药品及医疗用毒性药品按国家各类药品管理办法进行严格管理。

（6）建立药品分类明细账簿，定期对库存药品盘点，并做详细登记。发放药品时要实行“先进先出”及“近期先用”的原则。

（7）保持库内干净整洁，不得在库房内做与保管工作无关的事情，不得将非库房人员带入药品库，应配备灭火器等消防器材。

4. 制剂岗位责任

（1）在药学部门主任的领导下，主要负责院内临床和门（急）诊治疗所需的各种制剂配制工作。

（2）领料、配制、洗瓶、分装等各环节必须严格遵守各项规章制度和操作规程。

（3）领取原材料时应仔细核对名称、规格、数量、批号；生产所用毒、麻及贵重药品，必须由双人核对验收，专人保管，专用账卡。

（4）配制前，应认真阅读了解所配制剂的处方组成、配制方法和操作规程，掌握其中的注意事项，认真填写配制单和投料单，准确计算投料量。

（5）配制时，应认真核对原辅料名称和规格，按配制量准确称量。

（6）配制过程应经过双人核对，包括原辅料名称和称量等，并在配制单的相应项下签名。

（7）配制好的制剂中间品，必须进行质量检测，合格后方能进行分装入库。

（8）配制期间，配制人员不得离开岗位；配制完毕进行清场，做好清场记录及签名。

5. 药检室岗位责任

（1）在药学部门主任的领导下，负责自制药品、生产所用原辅料及原材料的检验工作，包括化学分析、中间体检查、生物检测。负责本单位药品的质量监督和检验工作。

（2）检品应按照《中国药典》标准、部颁标准、地方标准严格操作。

（3）按《中国药典》及有关资料配制试剂、指示剂、缓冲液、培养基、标准溶液。对需要特殊贮存条件的均按要求贮存。标准溶液定期标定，并有详细的配制、标定记录。

（4）收到检品后，核对标签和送检申请单。对个别品种实行抽样，抽样应具有代表性。详细做好检验记录，不得随意涂改，并根据主管部门要求保存。

（5）检验报告经双人核对，写出检验结果签名后发出。对不合格药品提出调整意见，由制剂人员调整后重新检验。所有检品都必须留样，填写留样记录。

（6）定期检查蒸馏水、注射用水，及时了解水质变化，定期对制剂室生产环境进行沉降菌检测，保证制剂质量。

（7）按操作程序使用各类分析仪器，做好使用记录。精密贵重仪器由专人负责和使用，按要求对仪器进行保养、清洗，定期检查仪器性能。各种仪器说明书及使用和维修档案应妥善保管，及时排除故障。

（8）做好易燃、易爆及强酸、强碱等危险物品的管理以及有毒物品的管理。使用或产生有害气体的实验应在通风橱中进行，有毒物品的废弃物不得随意倾倒，以防污染环境。

（9）妥善保存菌种，做好菌种的传代接种工作，以保证药品微生物检查中对照试验的准确性以及鉴定检验中得到的有待定性的菌株。

（10）重视制剂临床反应，对临床中出现的不良反应，及时查找原因。

（11）建立健全质量标准，开展科研工作。

（12）负责实习生、进修生的实习指导工作。

6. 临床药学实验室岗位职责

（1）在部门主任的领导下，以临床服务为宗旨，集科研教学为一体，结合临床需要开展血药浓度监测，开展药动学、生物利用度等研究工作。

（2）遵守和执行本部门的工作规程、规章制度。

（3）认真如实地做好样品检测和记录，根据监测数据制订个体用药方案。

（4）深入临床，观察患者状况和所测结果、个体用药结果的相依性，必要时建立相关患者的药历。

（5）对临床各科室提出的药物咨询问题，应认真查阅资料，给出正确、较完善的回答。

（6）做好仪器使用记录，按要求对仪器进行保养、清洗，定期检查仪器性能。各种仪器说明书及使用和维修档案应妥善保管，及时排除故障。

（7）结合临床开展新剂型、新制剂等研究工作。

（8）承担院校药学专业学生实习、教学及进修人员的培训工作。

7. 药学信息咨询服务岗位责任

（1）应该认真负责，掌握国内外药学发展的动向，负责药学情报资料的收集、分类整理工作。

（2）及时收集药品说明书、新药介绍等相关药品信息资料，并分类保存。

（3）负责及时收集临床药物用药情况，收集整理药物不良反应报告。

（4）收订和保管药学及相关专业的报刊、会议论文和图书文献等资料，并登记建档。

（5）承担临床用药咨询服务工作，并做好登记记录。

（6）积极、主动地向药学部门和临床提供药品使用相关资料信息，为科研、教学和治疗用药等提供优质的服务。

8. 静脉用药调配中心审方岗位职责

（1）认真审核用药医嘱，重点是药物使用剂量、相互作用及配伍禁忌。

（2）熟练掌握常用药品的适应证、禁忌证、相互作用等知识。

（3）熟悉静脉用药调配中心系统软件和审方软件的使用与日常维护操作。

（4）发现不合理医嘱及时与临床医师沟通，进行调整并做好记录，定期收集、整理不合理医嘱情况，与相关科室进行沟通反馈，逐步降低不合理医嘱比例。

（5）承担静脉用药调配中心内部培训和外来进修人员带教工作。

9. 静脉用药调配中心摆药岗位职责

（1）根据医嘱单/摆药汇总单认真进行摆药。

（2）严格执行摆药规程。

（3）熟悉常用药品的存放位置。

（4）摆药过程中严格落实核对制度，确保摆药准确无误。

（5）承担静脉用药调配中心内部培训和外来进修人员带教工作。

10. 静脉用药调配中心配药岗位职责

（1）根据医嘱单/配药单认真进行药品调配。

（2）严格执行调配规程，不得私自调整配药顺序。

（3）熟悉常用药品的配制要求及操作规程。

（4）配制过程中要对医嘱进行再次把关，发现明显异常的医嘱须同审方药师进行确认后再行配制。

（5）配制过程中严格落实核对制度，确保配制准确无误。

11. 静脉用药调配中心成品核对、分装岗位职责

（1）认真检查成品输液澄明度、有无瓶塞脱屑等异物及是否存在漏液等问题。

（2）根据瓶签扫描结果对成品输液进行分装。

（3）根据科室汇总单查对总数，确保分装无误。

（4）按照约定时间将成品封箱，移交给配送人员。

12. 静脉用药调配中心配送岗位

(1) 认真检查成品包装箱封条或上锁状态。

(2) 根据约定时间按时将成品送至各病区。

(3) 与交接人员当面清点数量后，在交接登记表上签字。

(4) 发现问题及时与静脉用药调配中心值班人员联系。

第二节 药学部门工作制度

一、基本工作管理制度

(一) 药学部门管理制度

药学部门管理制度		文件编号	
编写者		版本号	
审核者		版本日期	
批准者		批准生效日期	

【目的】 加强药学部门的规范化管理和内涵建设，促进医院药学发展，提高药学服务质量和临床药物治疗水平，明确药学部门的专业技术职责和管理职能。

【范围】 适用于妇幼机构开展的日常工作。

【责任人】 药学部门全体人员，主要责任人为药学部门主任。

【内容】

1. 在院长及分管院长领导下，严格贯彻执行《中华人民共和国药品管理法》《医疗机构药事管理规定》《处方管理办法》等法律、法规，负责医院药事管理和药学专业技术服务工作。

2. 负责医院药事管理与药物治疗学委员会的日常工作。

3. 建立健全医院药品质量管理体系，完善并落实药品购进、验收、贮存、养护、调配及使用等环节的质量管理制度，做好质量跟踪工作，明确各环节中工作人员的岗位责任，确保药品质量与安全。

4. 严格按照有关法律、法规、规章的相关规定，对麻醉药品、精神药品、医疗用毒性药品、放射性药品、药品类易制毒化学品等特殊管理的药品实施规范化管理和临床使用监督。

5. 了解和掌握药品使用管理情况，根据医院医疗、保健、科研、教学的需要，依照“医院基本用药目录”每个月编制药品采购供应计划，保障临床用药的正常供应。

6. 开展处方审核、药品调配以及安全用药指导工作。药师应当严格执行《医疗机构处方审核规范》，认真审核处方和用药医嘱；准确调剂药品，调剂药品时应严格做到“四查十对”；发出药品时应当告知患者用法用量和注意事项，指导患者合理用药。

7. 开展“以患者为中心”“以合理用药为核心”的临床药学工作，组织药师参与临床药物治疗，提供药学专业技术服务。负责收集和上报医院发生的药品不良反应；参与会诊、查房、疑难病例讨论，建立药历，做好用药咨询工作，协助医师制订个体化给药方案，确保患者用药安全、有效。

8. 医院制剂严格按照《中华人民共和国药品管理法》及其实施条例等有关法律、法规规定执行。医院制剂仅限本院内使用，不得在市场销售；特殊情况下，经国务院或者省、自治区、直辖市人民政府的药品监督管理部门批准，可以在指定的医疗机构之间调剂使用。

9. 结合临床开展药物相互作用、合理用药、个体化药物治疗等方面的药物应用研究；开展药物临床试验研究工作。

10. 实行药学部门全面质量控制管理，建立健全药学部门各科(室)的药事质量考核及奖惩制度并实施。

11. 加强药学专业技术人员医德医风教育和药学专业“三基”(基本理论、基础知识、基本技能)的培训考核。

12. 承担医药院校学生实习、药学专业技术人员进修的教学任务及在职人员培训和基层单位的技术指导工作。

13. 开展继续教育和学术交流活动。

（二）药学部门值班管理制度

药学部门值班管理制度		文件编号	
编写者		版本号	
审核者		版本日期	
批准者		批准生效日期	

【目的】 规范药学部门值班管理，保障医院药品供应和药学服务工作的有序开展。

【范围】 适用于药学部门各部门值班管理工作。

【责任人】 药学部门全体人员，主要责任人为药学部门主任。

【内容】

1. 严格执行医院相关管理制度，药学部门各部门负责人按照工作需要，负责安排本部门的排班工作，确保日常及应急情况下药品供应和药学服务的保障工作。

2. 药品调剂室实行 24 小时值班。

3. 各部门值班人员应遵守劳动纪律，按部门排班表值班，准时到岗，未经允许不得私自调换班。因故不能值班时，应提前 1 个工作日报部门负责人批准。不履行请假手续未如期到岗值班者，按旷工论处，上报医院人事部门。

4. 各部门值班人员值班期间应严格遵守各项操作规程，防止差错事故发生。

5. 临床药师应严格遵守会诊制度，保持通讯畅通，随时注意会诊事宜，确保能够为临床治疗团队提供及时、专业的药学服务。

6. 各部门值班人员应执行首问负责制，积极配合临床解决药品相关问题。如遇不能处理的重大、紧急、疑难问题，值班人员应及时报告部门负责人，必要时向药学部门负责人或医院总值班人员报告。

7. 各部门值班人员值班期间应认真巡视、排查各种安全隐患，注意防火、防盗和节约能源等。

8. 各部门值班人员值班期间禁止串岗、脱岗，禁止娱乐活动，禁止会客闲谈。

9. 节假日、晚间等非正常工作时间的听班人员，应保持24小时通讯畅通，负责临时、应急、疑难事项的处理。

（三）药学部门考勤管理制度

药学部门考勤管理制度		文件编号	
编写者		版本号	
审核者		版本日期	
批准者		批准生效日期	

【目的】 规范药学部门人员出勤管理，严肃劳动纪律，确保科室各项工作有序开展。

【范围】 适用于药学部门考勤管理工作。

【责任人】 药学部门全体人员，主要责任人为药学部门主任。

【内容】

1. 严格依照医院考勤制度和请销假制度进行每个月考勤管理及上报工作。

2. 请销假按照医院请销假制度，由本人递交申请，逐级审批，不得打电话或托他人办理。凡未批先走、托人代请或无故超假，均按旷工处理。

3. 严格遵守劳动纪律，不得迟到、早退、脱岗、串岗。

4. 工作期间不准做与工作无关的事情，不得聚众聊天、会客、带小孩等。

5. 考勤填报工作由药学部门主任指定专人负责，按月汇总，按时上报医院人事部门。

（四）药学人员岗位轮换制度

药学人员岗位轮换制度		文件编号	
编写者		版本号	
审核者		版本日期	
批准者		批准生效日期	

【目的】 为促进医院药学发展，全面培养和锻炼药学人员业务能力，提升药学人员整体素质，优化药学专业人才梯队。

【范围】 适用于药学部门各岗位轮换工作。

【责任人】 药学部门全体人员，主要责任人为药学部门主任。

【内容】

1. 药学人员岗位轮换遵循的原则

(1) 优化结构，提高整体素质的原则。

(2) 发挥特长，因材施用的原则。

(3) 培养复合型人才的原则。

(4) 关心爱护员工，构建和谐科室的原则。

(5) 重点岗位定期轮换的原则。

2. 药学人员岗位轮换工作应充分对药学人员的专业、年龄、工作年限、职称、特长、个人工作经历、业务能力水平等因素进行综合评估，达到不断优化科室各部门人员结构、提高药师整体素质、优化药学专业人才梯队的目的。

3. 结合科室工作需要，青年药师应适时在药学部门各岗位轮转工作一定时间，充分了解各岗位的工作特点，为工作中的协调、配合打好基础。

4. 根据科室的人才培养方向和对药师工作能力的考察，本着发挥药师个人特长、因材施用的原则，进行岗位轮换，充分调动员工的主观能动性。

5. 为有效应对复杂多变的日常工作，提升应急事件的处置能力，有意识地安排药学人员岗位轮换，培养复合型的药学专业人才，做好科室的人才储备工作。

6. 为提高各部门负责人对科室业务工作的全面了解和对全局性问题的把握判断能力，各部门的负责人可在不同部门间横向轮换。

7. 对于年资较长的药师，岗位轮转完成后，可根据自身专业特长、进修培训方向及工作需要安排相对固定的岗位。

8. 根据医院纪检监察部门相关制度规定，重点岗位药学人员应定期进行岗位轮换。

（五）药学人员健康体检管理制度

药学人员健康体检管理制度		文件编号	
编写者		版本号	
审核者		版本日期	
批准者		批准生效日期	

【目的】 规范药学人员健康体检管理，保证药学人员的身心健康，保障患者的用药安全。

【范围】 适用于药学部门药学人员健康体检管理。

【责任人】 药学部门全体人员，主要责任人为药学部门主任。

【内容】

1. 医院从事药品质量管理、验收、养护、贮存等直接接触药品岗位的人员应当进行岗前及每年度健康检查，并建立健康档案。

2. 患有以下疾病的药学人员不得从事直接接触药品的工作：

（1）传染病、皮肤病以及其他有可能污染药品的疾病者。

（2）辨色力检查不合格者，不得从事药品验收、养护、调剂工作。

（3）精神异常者。

3. 药学人员每年常规健康体检由药学部门提出申请，与医院负责体检相关科室沟通确定体检项目等事项，集中体检，不得有漏检行为或找人替检行为，一经发现将严肃处理。

4. 药学部门主任负责将药学人员健康体检结果报告主管院长及人事部门，并对健康体检不合格人员及时予以调换岗位。

5. 健康体检不合格人员所患疾病经治疗痊愈后，欲重返原岗位的，需经本人提出申请，出具医院体检合格证明，由医院相关部门进行审核确认，最后提交药学部门安排。

6. 药学部门负责建立药学人员健康档案，内容至少包括以下内容：

（1）每位药学人员的健康状况和每年度健康体检的原始材料。

（2）健康体检不合格的员工治愈康复后，医院所出具的体检合格证明。

（六）药学人员继续教育与业务培训制度

药学人员继续教育与业务培训制度		文件编号	
编写者		版本号	
审核者		版本日期	
批准者		批准生效日期	

【目的】 规范药学人员继续教育与业务培训工作，不断提高药学人员整体素质及业务水平，更好地开展药学服务工作。

【范围】 适用于药学人员继续教育与业务培训工作。

【责任人】 药学部门全体人员，主要责任人为药学部门主任。

【内容】

1. 药学专业技术人员有义务不断提高自身素质，加强专业知识学习，了解和掌握本专业的发展趋势和动向。

2. 药学部门负责人指定专人负责药学部门年度继续教育和业务培训计划，并推进落实。

3. 药师个人每年须达到继续医学教育学分管理规定的专业技术人员继续教育学时数量或学分要求。

4. 药学部门每年有计划地选派药学人员参加临床药师、处方审核药师等规范化培训及国家、省（市）级继续教育项目。

5. 药学部门业务培训应按照年度培训计划定期举行，内容涵盖职业道德、药事法规、规章制度、质量管理、专业知识、工作技能、应急预案等，并做好培训记录。

6. 药学部门业务培训由主管药师职称以上的药学专业人员参与授课。

7. 药学部门业务培训考核，根据培训内容的不同可选择闭卷考试、口试及现场操作等考核方式，考核结果留档保存。

8. 新进药学人员应按计划完成医院、科室两级岗前培训并通过考核。由所在部门指定专人负责带教。

9. 鼓励药学人员参加专升本、本升研的在职教育。

10. 药学人员参加规范化培训、继续教育、科室业务培训的考核结果或取得规定的继续教育学分情况，将作为科室有关岗位人员聘用的主要依据，并作为员工年终考核、职称晋升和评优评先的重要参考依据。

（七）药学人员服务礼仪管理制度

药学人员服务礼仪管理制度		文件编号	
编写者		版本号	
审核者		版本日期	
批准者		批准生效日期	

【目的】 规范药学人员服务行为，强化服务礼仪，树立药师良好的职业形象，提高药学服务质量和水平，给患者带来优质的就医体验。

【范围】 适用于药学人员服务礼仪管理。

【责任人】 药学部门全体人员，主要责任人为药学部门主任。

【内容】

1. 药学工作是医院医疗工作的重要组成部分，药学服务质量和药师形象直接关系到医院的整体服务质量和医院的形象。

2. 药学人员应爱岗敬业，尽职尽责；强化服务意识，改善服务态度，树立以患者为中心的服务理念，全心全意为患者服务。

3. 药学人员应着干净整洁的工作服上岗，佩戴清晰的工作牌；站姿、坐姿、举止文明；仪容仪表端庄、大方。

4. 药学人员应使用文明用语、态度和蔼、亲切自然地接待患者，不得以貌取人，不得使用让人感觉不被尊重的语言。

5. 药学人员应热情耐心地回答患者的问题，尽可能地为患者提供帮助；对老、幼、残障患者和孕产妇给予特殊照顾；不推卸责任，不推诿患者。

6. 药学人员在工作中应注意尊重和保护患者的隐私。

7. 药学人员应不断提高个人的专业素质，以严谨、科学的态度服务于患者，为患者提供安全、有效、专业的药学服务。

（八）药学部门投诉建议处理管理制度

药学部门投诉建议处理管理制度		文件编号	
编写者		版本号	
审核者		版本日期	
批准者		批准生效日期	

【目的】 规范药学部门投诉建议处理和管理，保证投诉建议的及时受理，有效处理并化解矛盾，促进药学服务质量和水平的持续提升。

【范围】 适用于药学部门投诉建议处理和管理工作。

【责任人】 药学部门全体人员，主要责任人为药学部门主任。

【内容】

1. 药学部门投诉建议主要是指患者及其家属、医院医护人员、管理部门人员等提供的对药学服务和药事管理的不满意，以来信、来电、来访等方式向医院或药学部门反映问题，提出意见、建议和要求的行为。

2. 药学部门投诉建议处理实行“首诉负责制”。对投诉人直接向药学部门投诉的能够当场协调处理的，药学部门尽量当场协调解决；对无法当场解决协调处理的，药学部门应主动引导投诉人到医院指定的投诉管理部门投诉，药学部门需积极配合医院投诉管理部门进行处理。

3. 投诉建议处理工作应当贯彻“以患者为中心”“服务临床”的理念，遵循合法、公正、及时、便民的原则，充分体现对投诉人的尊重、理解和关怀。

4. 被投诉部门工作人员应当对投诉人热情接待，认真听取投诉意见，核实相关信息，如实记录投诉人反映的情况。投诉接待人员应当耐心、细致地做好解释工作，稳定投诉人情绪，避免矛盾激化。

5. 投诉建议处理应当尊重投诉人依法享有的隐私权、知情权、选择权等。

6. 投诉建议经核实，应做到有错必究、有错必改。投诉处理结果及时反馈投诉人，征得投诉人的谅解及认可。

7. 药学部门各部门应建立投诉建议登记本，定期对投诉建议情况进行归纳分类和总结分析，在本部门内讲评，对发现药学服务中存在的薄弱环节，制订改进措施并落实。

8. 药学部门应定期召开全科室投诉建议分析会议，分析产生投诉的原因，提出针对性的改进方案，并督促落实。

9. 药学部门应组织开展投诉防范与处理相关培训，对药学人员加强医患沟通技巧的培训，注重人文关怀，提高医患沟通能力，有效化解矛盾纠纷。

10. 患者给予表扬或投诉的情况均纳入药师个人日常及年终考核工作。

（九）药学部门安全管理制度

药学部门安全管理制度		文件编号	
编写者		版本号	
审核者		版本日期	
批准者		批准生效日期	

【目的】 规范科室安全管理，强化科室人员安全意识，保证公共财产和人身安全。

【范围】 适用于药学部门全面安全管理工作。

【责任人】 药学部门全体人员，主要责任人为药学部门主任。

【内容】

1. 严格执行医院安全管理规章制度。药学部门主任是科室安全管理第一责任人，全面负责药学部门安全管理工作。其他各部门负责人为各部门安全管理第一责任人，负责本部门安全管理工作。各部门指定专人兼任部门安全员，具体负责本部门安全工作，确保部门内安全用电、用水、防火、防盗和特殊药品管理等安全管理工作。

2. 严禁药学部门人员在科室内会客、抽烟。非药学部门人员，未经许可不得随意进入药学部门。

3. 严格执行毒、麻、精神、易制毒及危险药品管理相关规定，防止发生中毒、失窃、燃烧、爆炸等事件。

4. 易燃、易爆、易腐蚀等危险品须按规定贮存，并集中于危险品库中保存，各部门不得大量存放。

5. 药学部门各部门仪器、器械、电器设备应由专人负责管理和养护，严格按照操作规程使用，如发现使用异常及时请有关部门检修。

6. 药品冷藏设备严格用于需冷冻或冷藏贮存的药品存放，不得放入私人物品。

7. 药学部门应充分配备消防灭火器材，定期检查更换，妥善保管。药学部门全体工作人员应熟练掌握灭火器材的性能和使用方法。

8. 药学部门各部门应加强部门钥匙管理，部门负责人为本部门钥匙第一负责人，可另外指定专人留存备用钥匙。

9. 药学部门各部门每日下班前应全面检查安全情况，离岗前确保计算机、空调、饮水机等电器设备及门、窗、水、电处于关闭状态。

10. 药学部门各部门安全员应定期进行安全自查，及时消除安全隐患，如发现问题及时报有关部门解决。

11. 科室质量与安全管理小组每个月检查各部门的安全情况，发现隐患应督促立即整改或向有关部门报告解决。

二、药品调剂科(室)工作制度

(一) 药品调剂科(室)工作管理制度

药品调剂科(室)工作管理制度		文件编号	
编写者		版本号	
审核者		版本日期	
批准者		批准生效日期	

【目的】 规范药品调剂科（室）处方审核、药品调剂、药品咨询、药品日常管理等工作，保障患者用药安全。

【范围】 适用于药品调剂科（室）开展各项工作。

【责任人】 药品调剂科（室）工作人员，主要责任人为药品调剂科（室）负责人。

【内容】

1. 药品调剂科（室）工作包括收方、处方（医嘱）审核、调配、核对、发药、药品请领核对、分装、处方分类登记、处方保管、药品管理等方面。

2. 药品调剂科（室）应配备与药品调配工作相适应、依法经资格认定的药学技术人员，负责处方的审核、调配工作。处方审核工作应由取得药师及以上药学专业技术职务任职资格，具有3年及以上门（急）诊或病区处方调剂工作经验，接受过处方审核相应岗位的专业知识培训并考试合格的药师承担；核对发药由药师及以上药学专业技术人员承担；药士从事处方调配工作。

3. 药品调剂科（室）调配药品的工具、设施、包装用品以及调配药品的区域，应当符合卫生要求及相应的调配要求。

4. 门（急）诊药品调剂室应实行大窗口或者柜台式发药。

5. 调剂室内工作环境应卫生整洁。调剂台面、药品柜应保持清洁整齐，药品有序定位摆放，各类药品警示标示要醒目、清晰。

6. 药品调剂科（室）工作人员应着装整洁、文明上岗、热情服务、礼貌待人。

7. 药师收方后，应对处方或者用药医嘱的合法性、规范性、适宜性进行严格审核，审核通过后，方可进入调配发药环节。

8. 经药师审核后，认为存在用药不适宜时，应当告知处方医师，建议其修改或者重新开具处方；药师发现不合理用药，处方医师不同意修改时，药师应当作好记录并纳入处方点评；药师发现严重不合理用药或者用药差错时，应当拒绝调配，及时告知处方医师并记录，按照有关规定报告。

9. 药师调剂处方时应遵守调配技术规范和操作规程，做到“四查十对”，发出药品时应当告知用法用量和注意事项，指导患者安全用药。

10. 麻醉药品、精神药品、毒性药品等特殊管理药品处方调剂按国家相关管理规定执行。

11. 为保障患者用药安全，除药品质量原因外，药品一经发出，不得退换。

12. 药品调剂科（室）应设立药品咨询台（或窗口），为患者提供药学咨询服务。

13. 严格按照相关管理制度，做好高警示药品、易混淆药品、终止妊娠、促排卵药品、贵重药品的日常管理工作。

14. 强化药品效期管理，严禁过期失效药品发出。

15. 定期检查临床各科室急救等备用药品的管理情况，发现问题及时解决并上报。

16. 按照《处方管理办法》，对处方进行分类登记，分别存放。处方存放期满上报医院统一销毁。

（二）药品调剂科（室）值班管理制度

药品调剂科（室）值班管理制度		文件编号	
编写者		版本号	
审核者		版本日期	
批准者		批准生效日期	

【目的】 规范药品调剂科（室）值班管理，保障医院药品调剂服务工作的有序开展。

【范围】 适用于药品调剂科（室）值班管理工作。

【责任人】 药品调剂科（室）全体人员，主要责任人为药品调剂科（室）负责人。

【内容】

1. 急诊调剂室、住院调剂室实行24小时值班制。

2. 药品调剂科（室）负责人负责科学合理地安排本部门正常工作时间及非正常工作时间的排班工作。

3. 值班人员应遵守劳动纪律，准时到岗，未经允许不得私自调换班。因故不能值班时，应提前1个工作日报部门负责人批准。不履行请假手续未如期到岗值班者，按旷工论处，上报科室考勤专管员。

4. 值班人员值班期间应严格遵守各项技术规范和操作规程，防止差错事故发生。夜间值班，岗位只有一人的情况下，采用单人双次复核查对和两次签名形式。

5. 值班人员应保持通讯畅通，执行首问负责制，积极配合临床解决药品相关问题。如遇不能处理的重大、紧急、疑难问题，值班人员应及时报告部门负责人，必要时向药学部门负责人或医院总值班人员报告。

6. 值班人员值班期间应认真巡视、排查各种安全隐患，注意防火、防盗和节约能源等。

7. 值班人员值班期间禁止串岗、脱岗，禁止娱乐活动，禁止会客闲谈。

（三）药品调剂科（室）交接班制度

药品调剂科（室）交接班制度		文件编号	
编写者		版本号	
审核者		版本日期	
批准者		批准生效日期	

【目的】 规范药品调剂科（室）交接班管理，保障药品调剂工作连续、高效、有序开展。

【范围】 适用于药品调剂科（室）交接班管理工作。

【责任人】 药品调剂科（室）全体人员，主要责任人为药品调剂科（室）负责人。

【内容】

1. 药品调剂科（室）接班药师应该提前15～30分钟到达岗位，与当班药师执行各项工作的交接。

2. 接班药师接班时必须与当班药师当面进行各项工作交接，不准无序口头交接班。

3. 接班药师须认真清点核对毒、麻、精神等特殊药品，各类重点管理药品的账物相符性，并与当班药师共同在交接班记录上签字确认。

4. 当班药师必须向接班药师交代在本次值班期间所发生的紧缺药、近效期药品，更换批号药品（如青霉素类等）、新到的药品等信息，以及其他需要特殊注意或交接的事项。

5. 交接班双方需认真填写交接班记录，双方签名确认，视为交接完毕。交接班记录严禁出现空项现象。

6. 接班药师未到岗前，当班药师不得擅离岗位。

7. 当班药师应保证环境整洁，清理当班所有垃圾。夜班药师负责打扫生活区域卫生。

（四）药品调剂科（室）药品分装管理制度

药品调剂科（室）药品分装管理制度		文件编号	
编写者		版本号	
审核者		版本日期	
批准者		批准生效日期	

【目的】 规范药品调剂科（室）药品分装行为，确保分装药品的质量与安全，保障患者用药安全。

【范围】 适用于药品调剂科（室）药品分装管理工作。

【责任人】 药品调剂科（室）全体人员，主要责任人为药品调剂科（室）负责人。

【内容】

1. 分装药品是指所发出药品最小单元的包装上不具备原生产企业包装所标注的药品名称、规格、用法用量、有效期等内容的药品。

2. 药品调剂科（室）应在符合卫生条件的药品分装场所进行药品分装工作，并配置专门的药品分装工具，如药勺、药刀、药袋、医用手套等，定期消毒，保持清洁卫生。

3. 从事药品分装的药学人员，需建立健康档案，每年进行一次健康体检，体检不合格的人员不得从事药品分装工作。

4. 药品分装应采用即用即分的原则，防止过量分装积压变质。

5. 每次每种药品的分装工作结束后，须及时清理工作台。严禁两种药品（药袋）或同种但不同规格的药品（药袋）同时出现在一个分装工作台上。

6. 药品分装前，需检查药品的包装及外观质量，凡发现质量可疑或外观性状不合格的药品，不得分装。

7. 用于分装药品的外包装需注明药品名称、规格、数量、用法用量、原包装的批号、有效期和分装日期等。分装包装数量要准确无误。

8. 药品调剂科（室）应建立药品分装记录，内容包括药品名称、规格、生产批号、有效期、数量、分装日期、分装人及复核人等内容。

9. 药品分装完毕后对分装器具进行消毒、归位，清理分装场所。

（五）处方审核管理制度

处方审核管理制度		文件编号	
编写者		版本号	
审核者		版本日期	
批准者		批准生效日期	

【目的】 规范处方审核工作，促进临床合理用药，保障患者用药安全。

【范围】 适用于药品调剂科（室）处方审核工作。

【责任人】 处方审核药师，主要负责人为药品调剂科（室）负责人。

【内容】

1. 处方审核是指药学专业技术人员运用专业知识与实践技能，根据相关法律法规、规章制度与技术规范等，对医师在诊疗活动中为患者开具的处方，进行合法性、规范性和适宜性审核，并做出是否同意调配发药决定的药学技术服务。

2. 审方药师是处方审核工作的第一责任人。

3. 从事处方审核，需具药师及以上药学专业技术职务任职资格且有 3 年及以上门（急）诊或病区处方调剂工作经验，接受过处方审核相应岗位的专业知识培训并考核合格。

4. 所有处方（包括电子、纸质处方和病区用药医嘱单），均需审核通过后才可进入划价收费和调配环节。

5. 应积极推进处方审核信息化，采用信息化审核与人工审核相结合的方式完成处方审核工作。

6. 处方审核依据　国家药品管理相关法律法规和规范性文件，药品说明书，临床诊疗规范、指南，临床路径，《中国国家处方集》等。

7. 结合实际，由医院药事管理与药物治疗学委员会充分考虑患者用药安全性、有效性、经济性、依从性等综合因素，参考专业学（协）会及临床专家认可的临床规范、指南等，制定适合本院的临床用药规范、指南，为处方审核提供依据。

8. 处方审核流程

（1）药师接收待审核处方，对处方进行合法性、规范性、适宜性审核。

（2）若经审核判定为合理处方，药师在纸质处方上手写签名（或加盖专用印章）、在电子处方上进行电子签名，处方经药师签名后进入收费和调配环节。

（3）若经审核判定为不合理处方（包括不规范、用药不适宜、超常处方），由药师负责联系处方医师，请其确认或重新开具处方，并再次进入处方审核流程。

9. 药师发现不合理用药而处方医师不同意修改时，药师应当作好记录并纳入处方点评；药师发现严重不合理用药或者用药差错时，应当拒绝调配，及时告知处方医师并记录，按照有关规定报告。

10. 处方审核的具体内容严格参照《医疗机构处方审核规范》执行。

11. 医院药事管理与药物治疗学委员会和医疗质量管理委

员会领导下设立处方审核质量管理小组或指定专（兼）职人员，定期对本院处方审核质量开展监测与评价，包括对信息系统审核的处方进行抽查，发现问题及时改进。

12. 建立并实施处方审核全过程质量管理机制，促使审核过程可追溯、有反馈、有改进，并保存好相应的记录。

13. 建立处方审核质量监测指标体系，对处方审核的数量、质量、效率和效果等进行评价。至少包括处方审核率、处方干预率、处方合理率等。

14. 医院应组织对从事处方审核的药师进行定期培训和考核。从事处方审核的药师应当积极接受继续教育，不断更新、补充、拓展知识和能力，提高处方审核水平。培训内容应当包括以下内容：

（1）相关法律、法规、政策，职业道德，工作制度和岗位职责，本岗位的特殊要求及操作规程等。

（2）中、西药基本理论、基础知识和基本技能。

（3）其他培训，如参与临床药物治疗、查房、会诊、疑难危重病例、死亡病例讨论以及临床疾病诊疗知识培训，参加院内、外举办的相关会议、学术论坛及培训班等。

（六）处方调剂管理制度

处方调剂管理制度		文件编号	
编写者		版本号	
审核者		版本日期	
批准者		批准生效日期	

【目的】 规范处方调剂行为，保证处方调剂质量，保障患者用药安全。

【范围】 适用于药品调剂科（室）处方调剂工作。

【责任人】 药品调剂科（室）全体人员，主要责任人为药品调剂科（室）负责人。

【内容】

1. 取得药学专业技术职务任职资格的人员（以下简称药师），

方可从事处方调剂工作。

2. 药师应参加医院组织的药事法律法规、抗菌药物、麻醉药品和精神药品等合理用药知识及规范化管理培训并考核合格后，在医院取得相应处方调剂资格。

3. 药师签名或者专用签章式样应当在医院留样备查。

4. 从事处方审核工作的药师，应符合《医疗机构处方审核规范》第五条的要求，即“取得药师及以上药学专业技术职务任职资格；具有3年及以上门（急）诊或病区处方调剂工作经验，接受过处方审核相应岗位的专业知识培训并考试合格”。

5. 药师及以上药学专业技术职务任职资格的人员负责核对、发药以及安全用药指导；药士从事处方调配工作。

6. 处方审核药师应当认真逐项检查处方前记、正文和后记书写是否清晰、完整，并确认处方的合法性；应对处方适宜性进行审核，认为存在用药不适宜时，应当告知处方医师，请其确认或者重新开具处方。

7. 药师应当凭审核通过的医师处方调剂药品，未经审核的处方不得调配。

8. 药师应当按照操作规程调剂处方

（1）药师调剂处方时必须做到“四查十对”：查处方，对科别、姓名、年龄；查药品，对药名、剂型、规格、数量；查配伍禁忌，对药品性状、用法用量；查用药合理性，对临床诊断。

（2）准确调配药品，在药袋或粘贴标签上正确书写药品名称、用法、用量；向患者交付药品时，按照药品说明书或者处方用法进行用药交代与指导，包括每种药品的用法、用量、注意事项等。住院药品调剂室对注射剂按日剂量配发，对口服制剂药品实行单剂量调剂配发。

9. 处方调配后应经严格核对后方可发出。

10. 药师应当对调剂完成后的麻醉药品和第一类精神药品处方，按年、月、日逐日编制顺序号。

11. 药师在完成处方调剂后，应当在处方上签名或者加盖专用签章。

12. 麻醉药品、精神药品、医疗用毒性药品、放射性药品的处方应当严格遵守有关国家法律、法规的规定进行调剂。

13. 除麻醉药品、精神药品、医疗用毒性药品和儿科处方外，不得限制门诊就诊人员持处方到药品零售企业购药。

（七）急救等备用药品管理制度

急救等备用药品管理制度		文件编号	
编写者		版本号	
审核者		版本日期	
批准者		批准生效日期	

【目的】 规范医院急救等备用药品的管理，确保患者需要时得到及时抢救和治疗，保证临床用药安全。

【范围】 适用于全院急救等备用药品管理工作。

【责任人】 药品调剂科（室）及临床各科室药品专管员，主要责任人为药学部门主任及临床各科室护士长。

【内容】

1. 急救等备用药品是指按照实际需要贮存于临床科室，供临床急救和治疗的备用药品。急救等备用药品按照“四定管理”（定点放置、定人保管、定量供应、定期检查）。

2. 急救药品目录中的品种及数量由医务、护理、药学等多部门共同商讨制订，可根据实际日常工作需求再做调整。

3. 临床科室可根据本科室诊疗需求，在本院确定的科室备用急救药品品种目录基础上，确定本科室所需的急救药品品种及数量，填写“急救等备用药品领用申请表”（表 3-1），经临床科室主任、科室护士长、护理部主任、药学部门主任、医务保健部主任、主管院长审批后，至药学部门办理领用手续。

4. 临床科室急救等备用药品品种及数量清单应与申请表相符。

5. 临床科室应指定专人负责科室急救等备用药品管理，确保急救等备用药品账物相符、定期检查药品效期及质量状况，确保处于合格的紧急备用状态。

6. 各科室急救药品应固定存放于急救车 / 箱内。药品摆放应按要求统一定位、统一粘贴标签，确保药品名称、规格醒目可见。备用药品应严格按药品说明书规定要求贮存。

7. 临床科室建立急救等备用药品交接班记录，逐班交接，确保药品品种、数量账物相符，药品效期及质量状况处于合格的紧急备用状态。

8. 临床科室建立"急救等备用药品基数登记本"，近效期药品应有明显标记并优先使用。距药品有效期小于 3 个月的急救药品退回药学部门调换更新批号。

9. 药品调剂科（室）建立各临床科室急救等备用药品调换登记表并详细记录。回收的近效期急救等备用药品统一由药学部门汇总，按照医院相关规定进行报损、销毁处理。

10. 急救等备用药品使用后，应及时由医师开具处方 / 医嘱，至药品调剂科（室）领取补充，并完善相关药品信息变更登记。

表 3-1 急救等备用药品领用申请表

□急（抢）救药品 □备用药品 □麻醉、第一类精神药品 □第二类精神药品 □其他

说明：此申请表一式两份，药品供应室一份存档，领用科室一份留存。

序号	药品通用名	规格	单位	数量	备注
					申请理由： □基数申请 □增补品种 □基数更改

科室护士长签名：		日期：
科室主任签名：		日期：
护理部主任签名		日期：
药学部主任签名：		日期：
医务保健部主任签名：		日期：
主管院长签名：		日期：

11. 急救等备用药品中含有特殊药品、高警示药品的，须严格执行相关管理规定。

12. 由医务、护理、药学等部门联合，定期检查临床科室急救等备用药品管理情况，发现问题，及时督促整改。

（八）药物咨询管理制度

药物咨询管理制度		文件编号	
编写者		版本号	
审核者		版本日期	
批准者		批准生效日期	

【目的】 深化药学服务，规范药品咨询行为，指导患者合理用药，保障患者用药安全。

【范围】 适用于药学部门药品咨询工作。

【责任人】 药品咨询药师，主要责任人为药学部门主任。

【内容】

1. 门（急）诊药品调剂室应设立药品咨询窗口或咨询台，为患者提供药品咨询服务。

2. 从事药品咨询服务的药师应具备中级或中级以上专业技术职称，具有扎实的药学理论基础和较高的药学专业水平，具备良好的语言表达能力和沟通技巧。

3. 为患者提供药品咨询服务时，药师应热情主动、耐心细致，不得推诿患者。

4. 药师在药品咨询中应该记录患者咨询的重点和相关因素；收集咨询者的背景资料，如姓名、住址、职业、联系电话等；清楚、简洁地询问一些与本次咨询相关的问题；必要时可向咨询者询问一些相关信息，便于理解咨询意图；把握咨询的问题，搞清楚咨询者所关注的焦点和咨询目的；重复叙述咨询内容，或强调可疑之处以避免误解。

5. 药师在药品咨询工作中，可借助药品说明书；公认权威的综合性药物学工具书，如《临床用药须知》《新编药物学》《现代临床药物学》，*Martindale: The Complete Drug Reference*（《马丁代尔大药典》), *AHFS Drug Information*(《美国医院处方集服务处：药物信息专辑》)；专业的临床合理用药软件等，为患者提供翔实的药品咨询内容和依据。

6. 简单的咨询可立即答复。遇到疑难问题无法立即解答时，可留下患者联系方式，查阅清楚后再及时答复患者。

7. 建立药品咨询档案

(1) 每次药品咨询服务应建立咨询记录，详细记录患者的提问及药师的解答，并及时将咨询记录整理归档。

(2) 定期整理归档的药品咨询记录，形成标准化的药品咨询记录并采用易于检索的方法保存，以便需要时便捷地调用和供药师业务培训学习之用。

(九) 药品调剂差错管理制度

药品调剂差错管理制度		文件编号	
编写者		版本号	
审核者		版本日期	
批准者		批准生效日期	

【目的】 加强药品调剂差错的管理，减少并防止药品调剂环节差错的发生，保障患者用药安全。

【范围】 适用于药品调剂差错管理工作。

【责任人】 药品调剂科(室)工作人员，主要责任人为药品调剂科(室)负责人。

【内容】

1. 药学人员在处方审核、药品调剂、分装、领用、贮存、保管等工作中造成的药品浪费及造成患者用药差错、损失或伤害的，均属于药品调剂差错。

2. 药品调剂差错分为调配、发药时产生的药品品种、规格、数量差错，用法用量错误、账物不符、统计差错、药品管理差错等。

3. 药品调剂差错报告与处理

(1) 发现或接到反映药品调剂差错时，药学人员须立即核实相关的处方和药品。药品调剂差错核实后，药学人员应按照医院药品调剂差错应急预案处理并上报部门负责人。药品调剂科（室）负责人及时上报给药学部门主任。

（2）药品调剂科（室）负责人积极组织，根据药品调剂差错后果的严重程度，分别采取不同的处理措施。对于情节较轻的，立即予以纠正，积极主动到病房或患者家中更换、致歉、随访，取得谅解；对于情节严重，可能对患者造成不良后果者，除采取上述措施外，应请相关医师及时救治，药学部门负责人还应逐级上报医院主管领导，研究相应解决方案。

（3）药品调剂差错处理完毕，应对差错进行彻底调查，分析并登记记录。

4. 药品调剂差错登记管理　药品调剂差错可分为内部差错和出门差错进行分类登记。药品调剂差错登记由各部门负责人监督执行，并每个月汇集上报药学部门。

（1）内部差错：简称内差，是指在药品调配过程中发生的，经本人或其他药学专业人员核对时发现并及时更正，未发生后果的差错。内差只需登记时间、差错经过。

（2）出门差错：简称外差，是指调配过的药品已发出，由本人、护士、患者或者医务保健部等管理部门发现并反馈的差错。外差登记内容应注明差错时间、差错经过、差错分析及处理措施，当事人签字或盖章，科室处理意见等。

5. 药品调剂差错分析与改进措施

（1）药学部门设专人负责定期汇总药品调剂差错，对发生差错的原因、情节及处理结果等进行分析。

（2）药学部门定期针对汇总分析结果组织科室讲评、讨论，共同查找发生药品调剂差错的原因，从中吸取教训，制订防范措施，引导药学人员继续教育，修订不合理的工作流程或操作规程并督导执行。防止或减少类似调剂差错的再次发生。

6. 药品调剂差错日常防范管理

（1）药品调剂室管理方面

1）强化标准的药品调配操作规程的培训，保证每位药师熟知工作中需注意的操作要点。

2）药品调剂严格执行“四查十对”。药学部门质量控制小组定期进行督导检查，并在科室质量控制会上通报。

3）合理安排人力资源，工作高峰时适当增加药品调剂人员；科学排班，避免由于疲劳而导致的药品调配差错。

4）药品供应科（室）与药品调剂科（室）加强沟通协调，及时做好药品异动信息的警示提醒。

5）发生药品调剂差错后，及时在部门内组织差错分析、讨论，制订改进措施并推动实施；确保部门所有工作人员知晓改进措施，避免类似差错发生。

（2）药品贮存方面

1）药品的摆放应有利于药品调配，分类、定位摆放。

2）药师紧缺的情况下，也只允许受过训练并被授权的工作人员往药架上摆放药品。所有药品必须遵照有效期先进先出的原则，确保药品标签与药架上的标签一一对应。

3）易混淆药品（如看似、听似、多规等）需张贴醒目的警示标识，并严格按照相关管理制度分开摆放。

（3）处方审核、调配过程

1）调配前认真审核处方，有疑问可咨询上级药师或电话联系处方医师。

2）调配齐一张处方的所有药品后再调配下一张处方，以免发生混淆。

3）粘贴用药标签时再次与处方逐一核对。

4）调配完成后应再次核对处方。如果核对人发现调配错误，应将药品退回调配人提醒其注意，并做内差登记。

5）分装药品打开包装后，应及时做好分装登记。

（4）核对发药过程

1）通过呼叫姓名或由取药者叙述处方患者姓名，必要时查看就诊卡信息等多种途径确认患者的身份后，以确保药品发给相应的患者。

2）对照处方逐一向患者交代每种药品的使用方法，可帮助发现并纠正调配及发药差错。

3）对理解用药标签有困难的患者或老年人，需耐心仔细地说明用法用量并辅以用药标签。

4）在药品咨询服务中，需确认患者或其家属已了解所有药品的用法用量。

7. 药品调剂差错责任认定

（1）发生药品调剂差错当事人延报（距发生调剂差错时间超过24小时）、协助延报，对于能够追回差错药品并且没有出现不良后果者，给予批评教育处理。

（2）对于因瞒报或漏报，最终导致严重后果的，或已经出现不良后果者，依据相关规定及情节轻重追究相应责任。

（3）发错药品种类、数量的，由调配、核对发药人员共同承担责任。

（4）发错患者的，由核对、发药人员承担责任。

（5）发出药品存在配伍禁忌的，由处方审核、核对、发药人员共同承担主要责任；调配人员承担次要责任。

（6）发出过期变质药品的，由调配、核对、发药及药品质量管理员共同承担责任。

（7）因分装错误导致的调剂差错由分装人员承担责任。

（十）退药管理制度

退药管理制度		文件编号	
编写者		版本号	
审核者		版本日期	
批准者		批准生效日期	

【目的】 加强退回药品的管理，规范退药流程，保障患者用药安全。

【范围】 适用于药品调剂科（室）退药管理工作。

【责任人】 药品调剂科（室）全体人员，主要责任人为药品调剂科（室）负责人。

【内容】

1. 医师、药师有责任告知患者《医疗机构药事管理规定》

中“为保障患者用药安全，除药品质量原因外，药品一经发出，不得退换”的相关规定。

2. 凡在医院就诊后，医师依据病情开具处方，在本院药品调剂科（室）购药后出现的问题，购药7日以内，有下列情况的可予以退药且开方医师无责：

（1）药品质量存在问题的。

（2）出现明显的药品不良反应的（有药品不良反应/事件报告表）。

（3）患者因病情变化门诊转住院，需要调整治疗方案的。

（4）患者在住院期间死亡，未使用完的药品。

3. 有下列情况的退药需开方医师负责：

（1）处方药品与患者所患疾病有禁忌的。

（2）超过规定剂量和疗程开药的。

（3）自费药品，未充分告知患者，导致患者费用不能报销的。

4. 退药程序

（1）门（急）诊患者退药程序

1）患者须持购药凭证（处方或发票），开方医师开具并签字的退药单、医院门诊办公室（或医务保健科）签字、因发生药品不良反应退药的由医师填写的药品不良反应/事件报告表和所退药品，到药品调剂科（室）交给药师审查。

2）药师审查上述资料齐全，通过药品信息系统核对所退药品批号无误，查看药品外包装无破损后，在退药单上签字，并经所在部门负责人签字后，收回药品。

3）患者凭药师签字的退药单去收费处办理退费手续。

4）需特殊贮存条件存放的药品（如需冷藏、冷冻的药品等）不予退药。

（2）住院患者退药程序

1）处方医师填写退药单签字确认，提交临床科室主任和护士长签字，交予护士。

2）护士按退药单上的药品逐一清点，带药品到药品调剂科（室）。

3）属于药品不良反应退药的，由医师或护士填写“药品不良反应/事件报告表”。

4）药品调剂科（室）药师根据退药申请单，清点药品，通过药品信息系统核对所退药品批号无误，查看药品外包装无破损，在退药单上签字，收回药品，退药处理。

5. 退回药品一律禁止重新销售。

（1）因药品质量所致退药的，所退药品费用由药品供应科（室）负责联系生产企业负担。

（2）因患者出现药品不良反应所致退药的，所退药品按报损处理。

（3）因医师责任出现的退药情况，发生费用由开方医师个人承担。

三、药品供应科（室）工作制度

（一）药品供应科（室）管理制度

药品供应科（室）管理制度		文件编号	
编写者		版本号	
审核者		版本日期	
批准者		批准生效日期	

【目的】 规范医院药品采购、验收、保管、养护、供应、账务管理等工作，保证药品质量与安全，保障临床用药的正常供应。

【范围】 适用于药品供应科（室）开展的各项工作。

【责任人】 药品供应科（室）工作人员，主要责任人为药品供应科（室）负责人。

【内容】

1. 药品供应科（室）负责依据国家相关法律、法规，认真完成全院药品的采购、验收、保养、养护、供应、账务管理等日常工作。

2. 药品保管人员应根据医院《基本用药供应目录》和临床需要、库存量等编制月度采购计划。月度采购计划经药学部门

主任、主管院领导及院长审批后，交药品采购人员按照计划实施采购。药品保管人员应对药品库存实施动态监测，根据药品实际使用情况，科学控制库存量，做到不积压、不断药。

3．药品保管人员对购入药品应根据药品发票、随货同行单验收，药品验收必须按药品验收制度执行。对怀疑有质量问题或确有质量问题的药品应及时与药品配送企业联系，尽快解决，并同时向科主任报告。

4．药品储存应当符合药品说明书标明的条件；按照药品属性和类别分库、分区、分垛存放，并实行色标管理。麻醉药品、精神药品、医疗用毒性药品、放射性药品应当严格按照相关行政法规的规定存放，并具有相应的安全保障措施。

5．药品供应科（室）应严格执行药品养护管理制度，并采取必要的控温、防潮、避光、通风、防火、防虫、防鼠、防污染等措施，保证药品质量。药品养护人员定期对储存药品进行检查和养护，监测和记录储存区域的温湿度，维护储存设施设备，并建立相应的养护档案。药品效期养护，应严格按照近效期药品管理制度执行。

6．药品出库必须凭各部门领单发放。药品发放应当遵循“先进先出、近效期先出”的原则。缺货药品及时安排采购，并通知相应部门，货到及时送达。

7．药品供应科（室）每季度（或每个月）盘存1次，做到账务相符，相符率达100%。

8．药品会计应严格遵守《中华人民共和国会计法》和医院财务制度的有关规定，做好药品收、发、存、调价、报损、盘存及应付账款管理等各项财务工作，每个月及时上报医院财务部门。

9．药品供应科（室）负责新药及临时采购药品的资格审查、资质留档及基本信息的维护工作。

10．药品供应科（室）应根据相关制度要求做好应急药品的储备及管理，确保应急药品处于应急状态。一旦接到上级指示要求启动药品应急预案时，应按照相关要求立即建立绿色通道，积极做好应急药品的供应保障。对应急事件发生时捐出或捐入的药品数量和质量进行认真审核并做好记录。

11. 药品供应科（室）负责医院药品召回工作。

（二）药品采购管理制度

药品采购管理制度		文件编号	
编写者		版本号	
审核者		版本日期	
批准者		批准生效日期	

【目的】 明确药品采购工作要求，加强药品集中采购管理、规范药品采购行为。

【范围】 适用于医院药品采购管理工作。

【责任人】 药品供应科（室）工作人员，主要责任人为药品采购人员、药品供应科（室）负责人。

【内容】

1. 医院临床使用的药品应当由药学部门统一通过省级药品集中采购平台进行网上采购，禁止其他科室和医务人员自行采购。药品供应科（室）指定专人负责药品网上集中采购工作。

2. 药品供应科（室）必须从具有药品生产、经营资格的企业购进药品。购进药品应当查验供货单位的“药品生产许可证”或者“药品经营许可证”和“营业执照”、所销售药品的批准证明文件等相关证明文件，并核实销售人员持有的授权书原件和身份证原件。

3. 新药及临时采购药品经医院审批完成后，药品供应科（室）应按照首营品种相关要求认真审核药品的合法性，索取加盖供货单位公章原印章的药品生产或者进口批准证明文件复印件，审核无误的方可采购。药品首营资料归入药品质量档案。

4. 药品供应科（室）应严格控制药品品种的增减，每年调整率不得大于总品种数的5%。若需调整采购品种，应优先选购符合医院临床需要的国家基本药物品种。

5. 特殊药品采购应严格按照特殊药品相关管理制度执行。

6. 药品保管人员应根据医院《基本用药供应目录》和临床

需要、库存量等编制月度采购计划。采购计划须符合85%以上药品库存周转率少于10～15日的要求。月度采购计划经药学部门主任、主管院领导及院长审批后，交药品采购人员按照计划实施采购。

7. 药品供应科（室）购进药品时应当索取、留存供货单位的合法票据，并建立购进记录，做到票、账、货相符。合法票据包括税票及详细随货同行单，随货同行单必须载明供货单位名称、药品名称、生产厂商、批号、数量、价格等内容，票据保存期不得少于3年。

8. 严禁未经批准私自采购药品或擅自从证照不全、未经批准的进货渠道采购药品，严禁擅自更换药品生产厂家。

9. 在采购活动中，严禁个人、集体以任何形式向药品供货单位索取、收受药品回扣。

（三）药品验收入库管理制度

药品验收入库管理制度		文件编号	
编写者		版本号	
审核者		版本日期	
批准者		批准生效日期	

【目的】 明确药品验收入库工作要求，规范药品验收行为，保证药品质量和安全。

【范围】 适用于医院药品验收入库工作。

【责任人】 药品供应科（室）工作人员，主要责任人为药品保管人员、药品供应科（室）负责人。

【内容】

1. 药品的验收入库工作由药品供应科（室）药品保管人员具体负责。药品保管人员应熟悉药品管理相关的法律、法规及药学专业知识。

2. 医院购进药品应当逐批验收，并建立真实、完整的药品验收记录，防止不合格药品入库。

3. 药品验收记录应当包括药品通用名称、生产厂商、规格、剂型、批号、生产日期、有效期、批准文号、供货单位、数量、价格、购进日期、验收日期、验收结论等内容。验收人员应当在验收记录上签署姓名和验收日期。中药材验收记录应当包括品名、产地、供货单位、到货数量、验收合格数量等内容。中药饮片验收记录应当包括品名、规格、批号、产地、生产日期、生产厂商、供货单位、到货数量、验收合格数量等内容。实施批准文号管理的中药饮片还应当记录批准文号。验收不合格的应当注明不合格事项及处置措施。

4. 验收记录必须保存至超过药品有效期1年，但不得少于3年。

5. 医院接受捐赠的药品、从其他医疗机构调入的急救药品等，也必须逐批验收，并建立真实、完整的药品验收记录。

6. 药品到货时，收货人员应当核实运输方式是否符合要求，并对照随货同行单（票）和采购记录核对药品，做到票、账、货相符。随货同行单（票）应当包括供货单位、生产厂商、药品的通用名称、剂型、规格、批号、数量、收货单位、收货地址、发货日期等内容，并加盖供货单位药品出库专用章原印章。

7. 冷藏、冷冻药品到货时，应当对其运输方式及运输过程的温度记录、运输时间等质量控制状况进行重点检查并记录。不符合温度要求的应当拒收。

8. 验收人员对符合收货要求的药品，应当按品种特性要求放于相应的待验区域，或者设置状态标志，通知验收。冷藏、冷冻药品应当在冷库内待验。特殊管理的药品应当按照相关规定在专库或者专区内验收，必须货到即验，至少双人开箱验收，清点验收到最小包装，验收记录双人签字。

9. 验收药品应当按照药品批号查验同批号的检验报告书。检验报告书应当加盖其质量管理专用章原印章。检验报告书的传递和保存可以采用电子数据形式，但应当保证其合法性和有效性。

10. 验收人员对每次到货药品进行逐批抽样验收，抽取的样品应当具有代表性。

（1）同一批号的药品应当至少检查一个最小包装，但生产企业有特殊质量控制要求或者打开最小包装可能影响药品质量的，可不打开最小包装。

（2）破损、污染、渗液、封条损坏等包装异常以及零货、拼箱的，应当开箱检查至最小包装。

（3）外包装及封签完整的原料药、实施批签发管理的生物制品，可不开箱检查。

11. 验收人员应当对抽样药品的外观、包装、标签、说明书以及相关的证明文件等逐一进行检查、核对；验收结束后，应当将抽取的完好样品放回原包装箱，加封并标示。

12. 药品有效期在半年之内的应拒收，短缺药品可适当放宽。

13. 验收合格的药品应当及时入库；验收不合格的不得入库，应暂存于退货区并及时做退货处理。

（四）药品储存管理制度

药品储存管理制度		文件编号	
编写者		版本号	
审核者		版本日期	
批准者		批准生效日期	

【目的】 规范药品储存管理，保证科学、合理地储存药品，确保药品质量与安全。

【范围】 适用于医院药品储存管理工作。

【责任人】 药品供应科（室）工作人员，主要责任人为药品保管人员、药品供应科（室）负责人。

【内容】

1. 药品储存区域内、外环境均应保持整洁，无污染源；内墙、屋顶光洁，地面平整，门窗结构严密；有可靠的安全防护措施；具备温、湿度控制设备，有冷藏、防潮、避光、通风、防火、防虫、防鼠、防盗、防污染等措施，保证药品质量与安全。

2. 药品储存区域实行色标管理。待验区、退货区——黄色；合格区、中药饮片零货称取区、待发药品区——绿色；不合格品区——红色。

3. 药品储存区域具备确保药品与物料储存要求的温湿度条件：常温区域10～30℃，阴凉区域不高于20℃，冷藏区域2～8℃，库房相对湿度为35%～75%。

4. 严格按照药品说明书标示的储存条件储存药品。

5. 搬运和堆码药品应当严格按照外包装标示要求规范操作，堆码高度符合包装图示要求，避免损坏药品包装。

6. 药品按批号堆码，不同批号的药品不得混垛，垛间距不小于5cm，与库房内墙、顶、温度调控设备及管道等设施间距不小于30cm，与地面间距不小于10cm。

7. 药品与非药品、外用药与其他药品分开存放。化学药品、生物制品、中成药和中药饮片分别储存、分类定位存放；易燃、易爆、强腐蚀性等危险性药品应当另设仓库单独储存，并设置必要的安全设施。

8. 麻醉药品和第一类精神药品设立专库或者专柜存储。专库应当设有防盗设施并安装报警装置；专柜应当使用保险柜。专库和专柜实行双人双锁管理。

9. 拆除外包装的零货药品应当集中存放。

10. 按药品批号及有效期远近依序存放，不得混放。有效期小于6个月的近效期药品应放置醒目的近效期警示牌标识。

11. 药品名称相似、外包装相似等易混淆药品要分开存放，粘贴易混淆药品警示牌标识。

12. 对于长期储存的滞销药品，要提醒药品采购员及时处理，不得长期占用仓库。对已经报废或有质量问题的不合格药品严格存放于不合格药品专区，及时进行处理。

13. 储存药品的货架、托盘等设施设备应当保持清洁，无破损和杂物堆放。

14. 药品储存区域不得存放与储存管理无关的物品。

15. 药学部门质量控制人员应每个月对药品供应科（室）、各药品调剂科（室）药品储存管理工作进行质量督导检查，发现问题及时提出改进建议。

（五）药品养护管理制度

药品养护管理制度		文件编号	
编写者		版本号	
审核者		版本日期	
批准者		批准生效日期	

【目的】 规范药品养护管理，确保药品质量。

【范围】 适用于医院药品养护工作。

【责任人】 药品养护人员，主要责任人为药品供应科（室）负责人、药品调剂科（室）负责人。

【内容】

1. 药品供应科（室）、药品调剂科（室）均应设专人负责药品养护工作。药品养护人员应熟悉药品管理相关法律、法规及药学专业知识，经岗位培训考核合格，熟悉所有药品的养护要求。

2. 药品养护应贯彻“预防为主”原则，药品养护人员定期对储存药品进行养护，监测和记录储存区域的温、湿度，维护储存设施设备，并建立相应的养护档案。

3. 药品养护人员每日上午、下午定时监测和记录药品储存区域的温、湿度。发现有异常情况立即采取相应的温、湿度调节措施，如开窗通风、闭窗防湿、空调降温等并记录采取措施后的温、湿度情况。

4. 药品养护人员应定期检查并保证药品存储区域控温、防潮、避光、通风、防火、防虫、防鼠、防污染等措施执行到位，环境、设施设备保持清洁卫生。

5. 药品养护人员应定期检查储存药品严格依照药品说明书储存条件（如冷藏、避光等）存放情况，保证储存药品的安全有效。

6. 药品养护人员应对新进药品、易变质药品、近效期药品以及滞销药品进行重点养护。

7. 药品养护人员在养护中发现的药品质量问题，要及时向各部门负责人报告处理并采取相应措施。

8. 药学部门质量与安全管理小组应每个月对药品供应科

(室)、药品调剂科(室)药品养护管理工作进行质量督导检查，发现问题及时提出改进建议。

(六)药品出库管理制度

药品出库管理制度		文件编号	
编写者		版本号	
审核者		版本日期	
批准者		批准生效日期	

【目的】 规范药品出库发放管理工作，确保出库药品质量，保证临床用药质量与安全。

【范围】 适用于医院药品出库发放管理工作。

【责任人】 药品保管人员，主要责任人为药品供应科(室)负责人。

【内容】

1. 药品出库应当遵循“近效期先出、双人复核”的原则。

2. 药品出库时，药品保管人员应按照药品请领单，在医院药品管理系统中进行出库操作，制作药品出库单。药品出库单内容应包括药品的通用名称、剂型、规格、数量、批号、有效期、生产厂商、出库日期和出库人与复核人签名等内容。

3. 药品出库单应保存至超过药品有效期1年，但不得少于3年。

4. 药品保管人员按药品出库单发货，发货完毕在出库单上签字，将货交给复核人员复核。

5. 复核人员按照药品出库单上的药品品种、批号、数量等信息，对出库药品进行逐一核对。整件药品应检查包装是否完好；拆零拼箱药品应逐批号核对，由复核人员进行拼箱加封。复核无误后方可发出。

6. 出库复核与检查中，如发现以下问题应停止发货，并报告药品保管人员处理。

(1) 药品包装出现破损、污染、封口不牢、衬垫不实、封条损坏等问题。

（2）包装内有异常响动或者液体渗漏。

（3）标签脱落、字迹模糊不清或者标识内容与实物不符。

（4）药品已超过有效期。

（5）有退货通知、药品监督管理部门通知要求召回或药品生产、经营企业主动召回的药品。

（6）其他异常情况的药品。

7. 麻醉药品、第一类精神药品出库时，应由药品调剂科（室）部门负责人及相关专管人员到药品供应科（室）领取。出库时药品保管人员、复核人员双人进行复核签字，领用人双人清点，清点无误后签收。

8. 冷藏、冷冻药品装箱出库应符合以下要求：

（1）药品冷藏箱在使用前应达到相应的温度要求。

（2）应当在冷藏环境下完成冷藏、冷冻药品的装箱、封箱工作。

（3）应当监测并记录运输过程中药品冷藏箱内的温度数据。

（七）药品退货管理制度

药品退货管理制度		文件编号	
编写者		版本号	
审核者		版本日期	
批准者		批准生效日期	

【目的】 规范药品退货管理，保证药品退货环节的质量与安全。

【范围】 适用于医院药品退货管理。

【责任人】 药品保管人员，主要责任人为药品供应科（室）负责人。

【内容】

1. 医院药品退货工作由药品供应科（室）具体负责，要求药品配送企业按照药品配送合同规定予以限期退货。

2. 有下列情况之一的作为退货处理：

（1）根据药品验收制度验收结论为不合格的药品。

（2）药品包装破损或污染、无法正常销售的药品。

(3) 存在滞销的药品。

(4) 药品监督管理部门通知要求召回或药品生产、经营企业主动召回的药品。

(5) 临床使用过程中发现有质量或其他问题的药品。

3. 退货药品应严格存放于退货区。

4. 药品退货处理

(1) 按合同购进的药品在验收中发生质量问题或其他不符合采购合同的情况可直接拒收，由药品配送企业办理相关手续。

(2) 各药品调剂科(室)负责人指定专人每个月对所在科(室)的药品进行梳理，掌握近效期药品动态及破损、污染药品情况，按照相关退货程序将需退货药品退至药品供应室。药品供应科(室)负责人对上述情况进行核实并与药品配送公司联系，予以退货。

(3) 对于药品监督管理部门通知要求召回或药品生产、经营企业主动召回的药品；全院各科室应在规定时间内将库存药品退回至药品供应科(室)，药品供应科(室)负责人应及时与药品配送企业联系，办理退货手续。

(4) 退货药品应退回原药品配送企业。

(5) 退货中已付货款部分，由药品采购员、药品会计共同确定，根据财务管理制度处理。

(八) 药品库存周转评估管理制度

药品库存周转评估管理制度		文件编号	
编写者		版本号	
审核者		版本日期	
批准者		批准生效日期	

【目的】 科学管理药品库存，定期评估药品储备及周转情况，降低医院药品成本。

【范围】 适用于医院药品库存周转评估及管理。

【责任人】 药品保管人员，主要责任人为药品供应科(室)负责人。

【内容】

1. 在保障临床药品供应的前提下，利用科学的管理方法对药品库存周转进行评估，合理降低医院药品成本。

2. 采用库存周转率进行药品库存周转评估管理的重要工具。库存周转率可以科学地反映存货管理水平的高低。库存货周转率小，表示存货量适度，存货积压和价值损失的风险相对降低，存货所占资金使用效应高，变现能力和经营能力强。

3. 库存周转率计算方法　库存周转率 = 销售金额 / 平均库存金额。平均库存金额 =（期初库存金额 + 期末库存金额）/2。

4. 药品库存周转率管理目标　85% 以上药品库存周转率少于 10～15 日。急救药品、短缺药品除外。

5. 每个月对药品库存周转率指标进行评估，分析药品储备情况、药品供应短缺或滞销情况，有分析报告并提出改进措施，促使药品库存周转率指标处于合理范围，实现药品库存的科学化管理，有效控制医院药品成本。

第三节　药学部门标准操作规程

一、调剂科（组）标准操作规程

（一）门（急）诊调剂室前台审核发药标准操作规程

门（急）诊调剂室前台审核发药标准操作规程		文件编号	
编写者		版本号	
审核者		版本日期	
批准者		批准生效日期	

【目的】 为了使门（急）诊调剂室前台审核发药规范化、流程化，提高发药质量，杜绝差错，保证患者用药安全、合理、有效，特制定本标准操作规程。

【范围】 适用于门（急）诊调剂室前台审方发药操作全过程。

【责任人】 门(急)诊调剂室前台药师。

【内容】

1. 接收处方信息 进入HIS，前台药师输入本人工号及密码，进入发药窗口界面；后台药师进入配药系统打开对应的配药窗口，自动接收医院系统传送处方信息。

2. 审核处方

(1) 前台药师接收电子处方信息/纸质处方后，依据《处方管理办法》审核处方的完整性、合法性及用药适宜性。按照“四查十对”原则，核对处方中患者信息、临床诊断、用法用量、配伍禁忌、用药合理性是否存在不适宜情况。

(2) 经药师审核后，认为存在用药不适宜时，应当告知处方医师，建议其修改或者重新开具处方；药师发现不合理用药，处方医师不同意修改时，药师应当作好记录并纳入处方点评；药师发现严重不合理用药或者用药差错时，应当拒绝调配，及时告知处方医师并记录，按照有关规定报告。

3. 药品核发

(1) 前台药师接收到后台调配药品后，先依据患者姓名、年龄核实患者身份，核对药品名称、规格及数量，是否与处方或者用药须知单的内容相符。

(2) 前台发药过程中若发现后台调配药品出现错误，应将药品退回配药人员，并及时更正。

(3) 对于需要特别关注的药品，应在用药须知单上用醒目的签字笔标明注意事项；对于儿童小剂量药品应标明几分之几的剂量。

(4) 发药过程中，前台药师应对患者或者家属进行用法用量与注意事项、特殊药品保存条件等用药指导；耐心解释或解答患者的询问与要求；如无法详细答复患者，应告知患者前往咨询窗口获得帮助。

(5) 交付药品时应再次确认患者身份，然后将用药须知单交付于患者，告知患者药品已全部发放，请其按照用药须知单上的用法用量服用，并核对药品种类及数量。

（6）发出麻醉药品、第一类精神药品及贵重药品，应要求患者（患者家属）或者护士在药品专册登记本上签字确认已取。

（7）完成发药后，前台药师应及时在 HIS 界面进行发药确认操作。

（8）患者离开后检查台面是否有患者遗漏的用药须知单、药品等物品，如有遗漏及时通知患者取回，进行下一个患者的药品核发。

（二）门（急）诊调剂室后台调剂标准操作规程

门（急）诊调剂室后台调剂标准操作规程		文件编号	
编写者		版本号	
审核者		版本日期	
批准者		批准生效日期	

【目的】 为了使门（急）诊调剂室后台调剂规范化、流程化，调剂工作有章可循，减少配药差错，保证患者用药安全，特制订本标准操作规程。

【范围】 适用于门（急）诊调剂室后台调剂作业全过程。

【责任人】 门（急）诊调剂室后台调剂药师。

【内容】

1. 进入 HIS，输入本人工号及密码，进入调配处方程序，登录对应的配药台窗口，接收医院系统处方信息，打印用药须知单。

2. 按照用药须知单的信息调配药品，如有自动配药机，关联机器点击对应的处方配药按钮，调配完毕后检查药品的有效期及外观是否正常，将药品放入对应的药筐中。如高警示药品应在外包装上粘贴“高警示药品”标识贴；需要冰箱保存的药品，应粘贴药品储存温度提示贴等。

3. 调配贵重药品应在贵重药品专册登记本上登记，填写用药患者姓名、用药数量并把登记本放入对应的药筐中。登记字迹应清晰，以备查看。

4. 调配时应每次单张处方调配，不得同时进行多名患者的处方调配。

5. 调配完毕，应再一次核对药品种类、数量及规格，核查药品调配是否正确。高警示药品的标识贴和冷链温度提示贴是否粘贴完整。

6. 核查完毕后，将用药须知单放入药筐中送至前台药师处，严禁将不同患者的药品和用药须知单混放在同一药筐中，然后在后台设备上确认已完成调配。

（三）门（急）诊调剂室麻醉药品、第一类精神药品调剂标准操作规程

门（急）诊调剂室麻醉药品、第一类精神药品调剂标准操作规程		文件编号	
编写者		版本号	
审核者		版本日期	
批准者		批准生效日期	

【目的】 加强门（急）诊调剂室麻醉药品和精神药品的管理，保证麻醉药品和第一类精神药品的合理、安全使用，防止流入非法渠道，特制定本操作规程。

【范围】 适用于门（急）诊调剂室麻醉药品、第一类精神药品的调剂作业全过程。

【责任人】 门（急）诊调剂室药师。

【内容】

1. 审核处方

（1）进入 HIS，前台具有麻醉、精神药品调剂权的药师输入本人工号及密码，进入发药窗口界面；后台药师进入配药系统打开对应的配药窗口，自动接收医院系统传送处方信息。

（2）前台药师检查患者递交的纸质处方是否为规范的麻醉、第一类精神药品专用的红色处方笺。检查纸质处方和电子处方是否填写完整，内容包括患者姓名、性别、年龄、身份证号、病历号、科别、诊断及药品名称、规格、数量、用法用量、医师签字盖章等。如需他人代领，还应填写代领人的姓名及身份证号。

（3）检查纸质处方内容与电子处方是否一致，医师签章是否与 HIS 显示一致。

（4）按照《处方管理办法》的要求，根据诊断及药品剂型，审核药品用法用量是否超出规定使用剂量、使用天数；以及审核药品性状与临床诊断是否合理。

（5）对于不合格处方应拒绝调剂，必要时提前与医师联系，并引导患者返回医师处重新开具处方。

2. 调配药品

（1）收到纸质处方后，按处方逐条调配药品，仔细核对药名、规格、数量。

（2）如发现处方不合格，应告知前台药师，并停止该处方的调配工作。

（3）按照《处方管理办法》的要求，为门（急）诊患者开具的麻醉药品和第一类精神药品注射剂每张处方为一次常用量；控缓释制剂每张处方不得超过 7 日常用量；其他剂型每张处方不得超过 3 日常用量。盐酸哌替啶处方为一次常用量，药品仅限于医疗机构内使用。哌甲酯用于治疗儿童多动症时，每张处方不得超过 15 日常用量。为门（急）诊癌症疼痛患者和中、重度慢性疼痛患者开具的麻醉药品、第一类精神药品注射剂每张处方不得超过 3 日常用量；控缓释制剂每张处方不得超过 15 日常用量；其他剂型每张处方不得超过 7 日常用量。

（4）审核合格处方后，由具有麻醉药品调配权的药师到麻醉药品、第一类精神药品的保险柜拿取相应数量的药品，并在处方上记录药品的批号和在调配人处签字，填写专册登记本的内容，并将登记本与药品放入对应的药筐中送至前台药师处。

3. 核发药品

（1）发药操作可参考“门（急）诊调剂室前台审核发药标准操作规程”。

（2）发药时应再次核对处方信息及调配人是否签字、是否将批号写在处方上。审核无误后，发药时要求取药人在处方取药人处和麻醉药品、第一类精神药品的专册登记本取药人处签字确认已取。注射剂型由注射室护士陪同患者领取，空安瓿由护士送回调剂室统一保存、销毁。如有残余量，在纸质红色处方正面残余量处由两名参与救治的医务人员填写并签名。

（3）发药结束后，应将纸质的红色处方和专册登记本交由后台药师填写完整，并对处方按年、月、日逐日编制顺序，装订保存。

（四）门（急）诊调剂室二级库管理标准操作规程

门（急）诊调剂室二级库管理标准操作规程		文件编号	
编写者		版本号	
审核者		版本日期	
批准者		批准生效日期	

【目的】 为了二级库规范化操作、合理化储药，提供质量保证、供应稳定的药品，特制定本标准操作规程。

【范围】 适用于门（急）诊调剂室二级库管理作业全过程。

【责任人】 门（急）诊调剂室二级库组织管理人员。

【内容】

1. 药品入库

（1）药品请领应在保障供应的前提下压缩库存量，二级库管理员根据HIS的库存量和日消耗量，制订领药计划。每周规定时间向药品库发出入库申请单，特殊情况下特殊处理。

（2）药品请领单经审核后及时发送至药品库，保证药品库订货周期，保障调剂室药品稳定供应。

（3）接收药品时，二级库管理人员与药品库人员均应到场。应仔细核对药品请领单和药品库出库单的内容是否相符。如药品名称、规格、数量、批号、效期。检对药品效期是否符合本院药品入库规定（大于6个月效期），不符合之处应立即提出并说明原因。接收药品后，如有已请领但未到货的药品和缺货未请领的药品，应及时通知调剂室组长，有责任向前台窗口药师说明情况。在未到货期间应及时跟踪药品库采购情况，保障药品及时供应。

（4）核对无误后签收并及时在 HIS 中进行入库操作，操作完毕后将药品请领单交回调剂室组长留存。

（5）药品放入二级库时，应先检查在库的药品批号、有效期，然后将药品适当拆分上架，做到先进先出、近效期先出。

2. 环境管理

（1）二级库管理人员必须严格遵守医院的各项管理制度，定期清扫二级库环境，药品包装保持清洁，无灰尘、无污物，及时处理废弃纸箱、输液贴、编织袋等杂物。二级库内不得进行与药品养护无关的工作。

（2）药品码放应遵守国家及医院相关规定，摆放应整齐有序，不得靠墙和直接贴地。存在不同批号时应及时分垛，并注明先用批号。

（3）二级库温度、湿度应符合药品储存要求。二级库管理员应定期检查在库药品的储存条件，每日定时对库内温度、湿度进行登记，条件允许下与手机设备相连，可动态及时监控温度、湿度的情况。如库内温度、湿度超出规定范围，应及时采取调控措施（空调、抽湿器、加湿器），并予以记录。

（4）做好库房安全管理工作，不堵塞消防通道，保障消防设备正常完好。严禁在库房内吸烟。做好防鼠、消杀等工作，维护好药品。

（5）无相关配套设施情况下，麻醉药品、精神类药品等特殊管理药品和冷链药品（冷藏一般为 2～8℃，冷冻 0℃以下）不应在二级库中存储，如有则必须按药品存放的规定管理。

（6）每季度与门诊调剂室一并进行药品盘点工作，相关流程参考“门诊调剂室盘点标准操作”，实现 HIS 在线库存的药品数目、批号与账目相符。

3. 药品出库

（1）二级库管理员每日收集调剂室窗口药品使用情况和调剂室的库存量，制订请领单，然后按照药品“近效期先出”的原则，将药品出库装车，方便窗口药工上药操作。

（2）当药品更换厂家、规格、包装时，应将旧药品使用完毕再将新药品出库。

（3）二级库药品实行账卡登记原则，药品出入库须填写药品账物卡，保证账物相符。

（4）根据调剂室窗口需求，二级库出库应避免过少造成窗口缺药、过多造成药品积压，提高药品整体的周转率。

（五）门（急）诊调剂室盘点标准操作规程

门（急）诊调剂室盘点标准操作规程		文件编号	
编写者		版本号	
审核者		版本日期	
批准者		批准生效日期	

【目的】 为加强门（急）诊调剂室库存药品的科学规范管理，提高账物相符率，建立完善的盘点制度，特制定本标准操作规程。

【范围】 门（急）诊调剂室盘点作业全过程。

【责任人】 门（急）诊调剂室药师。

【内容】

1. 首先按医院计财科的规定，门（急）诊调剂室每季度进行药品盘点。

2. 盘点当日，调剂室组长先组织人员清点二级库的药品存量，将各种药品的实际数目登记于纸上并交回调剂室保存，以便与盘点表复核。二级库清点完后原则上将不再出库，如需出库请及时划减实际数目。

3. 盘点开始前，调剂室人员应将调剂室内多点存放的药品归类统一后集中放回原药架上。盘点当日 17:30 进行封账，药品信息管理员按照打印盘点表的步骤调出当季的门（急）诊调剂室盘点表，前台药师发药后将不在 HIS 中确认发药操作。

4. 调剂室成员以双人为一组领取盘点表，按照盘点表上药品的顺序对药架上实物进行盘点，盘点时看清药品的名称、规格、单位、数量，检查有无漏盘的情况。

5. 各小组最后盘点过程中，需将二级库的药品数量、调剂室药架上的药品数量填入盘点表中，填写过程中应注意看清药品的名称、规格、单位、数量。如有摆药机还应机器统计摆药机上的药品数量。三者合计后为盘点实物数目，检查与账面库存数是否一致，如有误请及时复核实物，必要时向调剂室组长反映情况，查找原因。

6. 盘点完毕后，各组在盘点表上双人签字确认并交回给药品信息管理员。然后安排调剂室人员陪同计财科对盘点单的实物数目抽查核验。如无异议，药品信息管理员在 HIS 上进行盘点结存操作，并打印盘点单装订成册。

（六）门（急）诊调剂室退药标准操作规程

门（急）诊调剂室退药标准操作规程		文件编号	
编写者		版本号	
审核者		版本日期	
批准者		批准生效日期	

【目的】 为加强药品质量管理，保证患者用药安全，规范退药程序，特制定本退药标准操作规程。

【范围】 适用于门（急）诊调剂室退药操作全过程。

【责任人】 门（急）诊调剂室药师。

【内容】

1. 评估与处理

（1）当患者要求退药时，当班药师应礼貌接待，耐心倾听患者退药原因并判断退药情况。

1）药品未取：凭相应的票据到医师处提出退药要求，经医师审核同意签字后并在 HIS 上操作退药申请，药师在票据上注明未取字样并签字即可退药。

2）药品已取：首先判断退药原因是否符合医院规定的退药要求，如符合按退药流程操作，如不符合应耐心仔细向患者说明情况。

（2）药品属于特殊商品，根据卫生部 2011 年《医疗机构药事管理规定》第二十八条规定：为保障患者用药安全，除药品质量原因外，药品一经发出，不得退换。如当班药师不能确认是否符合退药规定，应及时请示组长处理，如组长不在，应请示上级领导指定的其他负责人处理。

（3）首先查看患者取药时的处方、发票和清单是否一致，然后检查药品完整性、有效期、储存条件、生产批号是否属于本院药品批号等。

1）核查退药原因是否符合以下规定，如属实可退回调剂室：①需要召回的药品符合药品召回条件；②药品有明显的质量问题；③患者用药后出现过敏反应或不可预知的不良反应，无法继续使用该药，并且医师在 HIS 上已填写“药品不良反应 / 事件报告表”并上报的；④调剂的药品已接近有效期，在超过有效期后仍不能使用完的药品；⑤由于药师不当行为导致的药品问题。

2）如遇到以下情况，药师可明确拒绝退药并向患者解释说明情况：①需退回药品非本院发出的药品；②由于患者不遵循药师交代的保管方法，而出现质量问题（如药品破损、包装破损、说明书破损等）的药品；③拆零片剂及无法保证冷链完整性的需冷藏的药品；④应避光保存但已打开包装的药品；⑤属于麻醉药品和第一、二类精神药品的；⑥其他特殊情况。

（4）在处理过程中应及时与相关科室医师联系沟通。

（5）遇特殊情况或问题，应及时向临床科室主任、医务部或行政总值班汇报并请示。

2. 操作

（1）当班药师经核查认定药品可退后，收取退回的药品及时转入不合格药品区，然后引导患者前往缴费窗口开具缴费发票和医师处申请操作退药。

（2）医师审核同意后，应在 HIS 中操作退药申请并在相应的缴费发票上签名。

（3）药师在 HIS 上的退药界面查找患者退药信息，核对医师所申请退药与患者所退药品名称、规格、数量、生产批号是否一致，确认无误后点击退药按钮，并在发票上签名并注明“药未取”字样。

(4) 患者凭医师、药师签字发票到退费处办理退款。

(七) 门(急)诊调剂室网络系统故障、停电应急标准操作规程

门(急)诊调剂室网络系统故障、停电应急标准操作规程		文件编号	
编写者		版本号	
审核者		版本日期	
批准者		批准生效日期	

【目的】 为及时应对网络突发故障、停电，提高调剂室对突发事件的处理能力，维持正常的药学服务，特制定此应急标准操作规程。

【范围】 适用于门(急)诊调剂室发生网络系统故障、停电时应急操作全过程。

【责任人】 门(急)诊调剂室全体人员。

【内容】

1. 网络系统故障应急预案

(1) 前台窗口系统故障：单台机器发生网络故障，当值人员应及时与信息科联系排除故障。同时，当值人员应更改发药窗口。备班人员一方试着排除故障，一方与义工、保卫部门联系，请求安排人员前来维持秩序，做好对患者的解释引导工作，保证前台窗口的正常发药。

(2) 报到机系统故障：指定某个前台窗口进行人工帮助患者报到，同时与信息科联系排除网络故障，备班人员做好对患者解释引导工作，保证前台窗口发药正常秩序。

(3) 摆药机系统故障：摆药机网络发生故障，机器无法与HIS对接时，当值人员通知信息科排除故障，同时呼叫后备人员支援，启动手工调配药品。

(4) 调剂室所有系统发生网络故障：调剂室系统无法接收

处方信息，时间超过5分钟。张贴“系统故障暂停发药，谢谢您的理解”紧急告示牌，同时做好故障升级（超过30分钟）的准备。当值人员与义工、保卫部门联系，请求安排人员前来维持秩序，做好对患者的解释安抚工作。即刻启动“手工收方发药”模式，由相应人员引导患者“交方取药”。无论纸质处方还是清单，药师凭盖有收费处专用收费章的凭证可调配发药，并按患者的病历资料指导患者用药。

（5）所有在网络系统故障期间收到的纸质处方/清单，应单独存放，待网络系统恢复后统一进行出库操作。

2. 停电应急预案

（1）接到医务部总务科通知启动停电应急预案后，即刻启动手工划价模式，将多个前台窗口改为手工划价窗口，并在相应的窗口上张贴“划价窗口”“因停电请手工划价，谢谢您的理解”的告示牌。

（2）划价药师依据每个月更新备份的《医院药品目录价格表》为患者处方划价，同时由相应工作人员引导患者前往收费处缴费。

（3）指定一个前台窗口改为收方窗口，剩余的前台窗口为发药窗口，药师为凭盖有收费处专用收费章的处方调配药品，然后审核发药。

（4）所有在停电期间收到的纸质处方单独存放，待电路恢复后在HIS上统一出库操作。

（八）门（急）诊调剂室药品分装标准操作规程

门（急）诊调剂室药品分装标准操作规程		文件编号	
编写者		版本号	
审核者		版本日期	
批准者		批准生效日期	

【目的】 为满足临床治疗需要和不同层次患者的用药情况，降低药品分装的风险，保证患者用药安全，特制定本标准操作规程。

【范围】 适用于门(急)诊调剂室药品分装作业全过程。

【责任人】 门(急)诊调剂室药师。

【内容】

1. 按照医院协定处方的内容，根据各临床科室用药量，从药架上取出需要分装的药品。

2. 双人核对药品的名称、规格、剂量、批号、有效期。

3. 在药品分装登记表上登记分装日期、药品的名称、规格、生产批号、生产厂家、有效期并双人核对签字。

4. 分装药品前，检查分装药盒与药品是否对应。如对应后，在复核人监督下将需要分装的药品倒入分装盒内，然后进行机器(人工)分装。同一药品不同批号不得混合分装。

5. 倒入药品时应检查倒入药品的片型是否完整，是否出现变质、变色。片型不完整的、变色、变质药品应挑出不得分装。大量出现变色、变质等情况应向主管组长汇报，暂停使用该批次药品。

6. 在分装袋上依次注明药品名称、规格、数量、药品批号、生产厂家、分装日期、分装效期。分装后的药品效期不得长于药品原效期。片剂的分装效期，原则上是分装日期后半年时间。

7. 双人复核分装袋上内容与药品是否一致，并再次核对分装药品规格、数量及分装效期。

8. 药品分装完毕后，将分装药品放入专用的分装箱中保存。将废弃包装清理干净，并将分装盒与分装工具清洁干净以备下次再用。

(九) 门(急)诊调剂室药物咨询服务规程

门(急)诊调剂室药物咨询服务规程		文件编号	
编写者		版本号	
审核者		版本日期	
批准者		批准生效日期	

【目的】 为更好地服务于门(急)诊医护及患者，解决药学疑问，提供更优质的药学服务，特制定本药物咨询服务规程。

【范围】适用于门（急）诊调剂室药物咨询服务全过程。

【责任人】门（急）诊调剂室咨询药师。

【内容】

1. 首先在门（急）诊调剂室设立专门的药物咨询窗口，制订“药物咨询记录本”，由资深药师提供药物咨询服务。

2. 每日工作开始时，要有饱满的精神及良好的情绪，着装整齐得体。与咨询者交流时态度文明、礼貌，语速适中。与患者沟通时要有目光交流、点头微笑，体现对患者的关爱。

3. 当接到咨询电话或面对咨询者时应主动问好微笑，首先要仔细倾听咨询者的问题，记录每一个要点及相关点，从询问中获得被咨询药品名称、数量，咨询的目的等。

4. 回答咨询者问题前应向咨询者确认其咨询内容无误，其次询问患者的症状、疾病方面的问题，以及有无过敏史和用药史。

5. 回答时，若已知问题能够当场答复的马上回答；若不能当场答复需要查阅资料或者需要请教时，应礼貌表示歉意，并留下咨询者的联系方式，告知咨询者将会在规定时间内联系给予解答。超过药师回答范围的问题，应礼貌地建议通过其他医务人员给予回答。

6. 回答应依据药品说明书、《中国药典》(2020 年版)、专家共识、指南等权威资料，结合相关诊断和药物性状进行解答。

7. 针对不同咨询对象（如患者、医师、护士或公众），从不同角度有所侧重地向其提供药物信息，即根据咨询者的知识层面，有针对性、有侧重地回答问题。解答问题时应科学严谨、通俗易懂，注意交流技巧，保护咨询者隐私。

8. 如遇到因超医嘱剂量服用或出现药物不良反应的咨询问题，应安抚患者并嘱咐其根据临床症状及时前往就近医院就医，同时在 HIS 填写不良事件或不良反应报告表，并报告科室的药品不良反应监测人员。

9. 患者离开后，及时填写完整“药物咨询记录本”，并做好咨询分类（药品用法用量、药品不良反应、配伍药物间的相互作用、药品的储存方法及有效期、药品的注意事项、药品的适应证和药理作用、特殊人群用药问题等)。“药物咨询记录本”内容包括接待时间、临床诊断、就诊号、相关问题摘要、回答内容、咨询者的资料和电话号码等。

10. 按照规定整理咨询资料,定期进行汇总分析,以便找出咨询者关注的问题或需要药师提升改善的能力。可着力改善药学工作流程,提高药学服务质量。

(十)24小时工作制调剂室调剂标准操作规程

24小时工作制调剂室调剂标准操作规程		文件编号	
编写者		版本号	
审核者		版本日期	
批准者		批准生效日期	

【目的】 为保障临床24小时用药需求,提供全天候的药学服务,特制定本标准操作规程。

【范围】 适用于24小时工作制调剂室调剂作业全过程。

【责任人】 24小时工作制调剂室药师。

【内容】

1. 首选急诊等调剂室实行24小时工作制。

2. 当班药师应在工作开始前登录HIS,输入本人工号及密码,进入相应的发药程序,开始接收医院系统的处方信息。

3. 当接收到电子处方/纸质处方时,依据《处方管理办法》审核处方的完整性、合法性及适宜性。如存在问题,药师有权拒绝调剂并在纸质处方上标明存在问题,必要时先提前电话联系医师说明情况,然后引导患者找到开具处方的医师,请其确认或重新开具处方。

4. 按照电子处方/纸质处方调配药品,检查药品有效期、外观质量是否正常。如调配冷链药品、高警示药品,还应在药品外包装上分别粘贴冷链保存提示贴和高警示药品标识贴。

5. 调配麻醉药品和第一类精神药品应确认处方上患者病案号、身份证号或者代办人身份证号等特殊登记信息的完整性后,方可调配药品。

6. 调配完毕后，应再次核对药品种类、数量和规格是否准确。

7. 依据患者姓名、年龄核实患者身份，然后按照“四查十对”原则核对发药，并打印“用药须知单”交付于患者，指导患者用药和知晓注意事项。药品发放完毕后在HIS界面进行发药确认操作。

8. 发放麻醉药品与第一类精神药品，首先收取纸质红色处方，确认处方上患者登记信息的完整性和处方的适宜性。同时在处方上登记药品批号，要求取药人在处方取药人处和麻醉药品、第一类精神药品的专册登记本取药人处签字确认已取。注射剂型由注射室护士陪同患者领取，空安瓿由护士送回调剂室统一保存、销毁。如有残余量，在纸质红色处方正面残余量处由两名参与救治的医务人员填写并签名。发放完毕后对纸质红色处方按年、月、日逐日编制顺序，装订保存，并填写完整专册登记本的内容。

9. 发放贵重药品时应要求领药人在“贵重药品使用登记本”上签字确认已取。

10. 每个班工作完毕后，与接班人按“交接班记录本”上的内容进行交班签字确认，如纸质红色处方数量、空安瓿数量、特殊药品的数量、贵重药品的数量等是否与计算机在库数量相符。

（十一）住院调剂室出院带药调剂标准操作规程

住院调剂室出院带药调剂标准操作规程		文件编号	
编写者		版本号	
审核者		版本日期	
批准者		批准生效日期	

【目的】 为进一步提高住院调剂室工作质量和药学服务水平，规范住院调剂室出院带药调剂，防止住院调剂室调剂差错事故发生，特制定本标准操作流程。

【范围】 适用于住院调剂室出院带药调剂作业全过程。

【责任人】 住院调剂室药师。

【内容】

1. 住院调剂室药师每天定时审核HIS中的出院带药医嘱，

确认无误后打印出相应的患者信息和药品信息、用法用量的标签。如发现医嘱存在问题应及时电话联系临床科室护士，要求对方通知临床医师更改医嘱或重新开具医嘱。

2. 药品调配人员登录调配系统，用 PDA 机器扫描标签上病区二维码获得相应的医嘱信息，按照医嘱信息逐条扫描药架条形码拿取药品。核对拿取药品种类、规格、数量一致后，将药品放入相应的病区药筐中。病区医嘱单调配完成后，将含有患者信息、药品信息、用法用量的标签放入药筐中，将药筐放置在相应病区的摆药区域。

3. 复核药师审核后发现有误，应及时要求调配药师重新操作调配。无误后将含有相应的患者信息、药品信息、用法用量标签粘贴于药品上。操作 PDA 机器上选择“复核”功能，扫描病区二维码，获得医嘱信息，逐个扫描药品标签，复核标签内容与调剂患者的药品种类、规格、数目是否符合。

4. 复核完毕后操作 PDA 机器上“药品出科”扫描病区二维码及病区药箱二维码，确认出科的药品。将药品放入相应的病区药箱上锁，待相应病区的工作人员前来交接领取。

（十二）住院调剂室毒性药品、麻醉药品、第一类精神药品调剂标准操作规程

住院调剂室毒性药品、麻醉药品、第一类精神药品调剂标准操作规程		文件编号	
编写者		版本号	
审核者		版本日期	
批准者		批准生效日期	

【目的】 为规范住院调剂室的毒性药品、麻醉药品、第一类精神药品（以下简称毒麻药品）管理，确保住院调剂室毒麻药品的调剂和管理符合相关法律法规，保障住院调剂室的毒麻药品质量安全，以及患者的用药安全，特制定本标准操作规程。

【范围】 适用于住院调剂室毒麻药品调剂工作全过程。

【责任人】 住院调剂室药师。

【内容】

1. 根据《处方管理办法》规定，医师开具毒麻药品一律使用临时医嘱。

2. 临床科室在领取毒麻药品时，应由具备毒麻药品处方权的医师在HIS上逐日开具临时医嘱和纸质红色处方，纸质处方应由医师本人签名、盖章，然后由培训考核合格、具有毒麻药品调剂权的药师调剂。

3. 住院患者的麻醉处方逐日开具，每张处方为1日常用量。盐酸哌替啶处方为1次常用量，仅限医疗机构内使用。

4. 使用毒麻药品后，病区护士打印毒麻药品领药单，会同对应的纸质处方、已使用药品的空安瓿或废贴，放于毒麻药品专用领药箱内，交到住院调剂室统一办理领药业务。

5. 接收到科室领药箱后，住院调剂室药师核对HIS中毒麻药品医嘱用法、用量是否适宜，并审核对应的纸质处方开具是否符合要求，纸质处方信息与医嘱是否相同。重点是清点空安瓿或废贴数量是否与领药品种及数量一致，以及检查纸质处方上是否存在缺项漏项，是否填写有残余液信息及医护人员的签字确认。

6. 纸质处方和领药单核对无误后，由培训考核合格、具有毒麻药品调剂权的药师进行调配操作，并在领药单和纸质处方上签字调配确认，然后交由另外一名药师进行第二次审核发药签字。审核发药过程中若发现单据、纸质处方不符合规定以及空安瓿或废贴数量不足等问题，不予发药，应及时通知科室更正后再办理领药。审核发放药品后，由病区护士核对并签字。

7. 如有破损，经毒麻药品管理人员查实后填写“毒麻药品破损情况登记本”，由当事人及见证人签字，破损药品的废物应放入利器盒，避免人员损伤。然后由住院调剂室组长填写报损申请，批复后进入HIS进行药品报损操作。

8. 各用药科室在操作中造成毒麻药品破损的，应第一时间通知相关领导和住院调剂室。情况核实后填写“临床意外损毁药品登记表”，持“破损药品和科室请领单”到住院调剂室办理补领手续，同时填写“毒麻药品破损情况登记本”。

9. 每日调配工作结束后，应清点毒麻药品纸质处方，在手工专用账册上统一出账并清点药品是否账物相符。调剂药师填写专用册本，并将纸质处方按照逐日、逐品种、逐个编号装订成册。

（十三）住院调剂室盘点标准操作规程

住院调剂室盘点标准操作规程		文件编号	
编写者		版本号	
审核者		版本日期	
批准者		批准生效日期	

【目的】 为了加强住院调剂室库存药品的科学规范管理，提高账物相符率，建立完善的盘点制度，特制定本标准操作规程。

【范围】 适用于住院调剂室盘点工作全过程。

【责任人】 住院调剂室药师。

【内容】

1. 首先按医院计财科的规定，住院调剂室应每季度进行药品盘点。

2. 盘点工作开始前应提前 1 周通知各住院科室，及时完成过期破损药品的报损工作。

3. 盘点当日，住院调剂室组长先组织人员清点二级库的药品存量，将各种药品的实际数目登记于纸上并交回住院调剂室保存，以便与盘点表复核。二级库清点完毕后原则上将不再出库，如需出库请及时划减实际数目。

4. 药品信息管理员按照打印盘点表的步骤调出当季的住院调剂室盘点表，住院调剂室成员以双人为一组领取盘点表，按照盘点表上药品的顺序对药架上实物进行盘点。盘点时核对药品的名称、规格、单位、数量，检查有无漏盘的情况，采取双人核对。

5. 盘点时应注意针剂的药品，按照针剂的药品目录进行人工盘点实物。

6. 片剂盘点时应注意盘点存放于单剂量分包机中的药片以及存放于配药台上的拆零药片，避免产生漏盘情况。

7. 统计盘点实物数目时，检查是否与账面库存数一致，如有误请及时复核实物，必要时向住院调剂室组长反映情况，查找原因。

8. 盘点完毕后，各组在盘点表上双人签字确认并交回给药品信息管理员。然后安排住院调剂室人员陪同计财科对盘点表的实物数目抽查核验。如无异议，药品信息管理员在 HIS 上进行盘点结存操作，并打印盘点单装订成册。

9. 住院调剂室在盘点日 17:00 经清点账物相符后，直接按封账库存盘点。

（十四）住院调剂室片剂调剂标准操作规程

住院调剂室片剂调剂标准操作规程		文件编号	
编写者		版本号	
审核者		版本日期	
批准者		批准生效日期	

【目的】 为进一步提高住院调剂室的工作质量和药学服务水平，规范住院调剂室片剂调剂操作程序，防止调剂差错发生，特制定本标准操作规程。

【范围】 适用于住院调剂室片剂调剂作业全过程。

【责任人】 住院调剂室药师。

【内容】

1. 登录 HIS 住院调剂室界面，接收病区医嘱信息，按照病区打印医嘱单。

2. 按照“四查十对”原则，逐条审核片剂医嘱信息，重点关注超剂量医嘱，发现医嘱存在问题后及时电话联系临床医师修改医嘱，采取更改后的用药剂量，或者将医嘱退回护士站。

3. 根据医院设定的可拆零分装药品目录，审核医嘱无误后，按医嘱信息需大规模集中摆药的，由单剂量自动分包机分装药品；少量摆药的，需在药袋上注明患者姓名、科室、住院号、药品名称、规格、数量、有效期与批号，然后由药师手工调配。

4. 药师按照药袋上的药品信息调配，调配完成后将药袋贴紧密封。需额外注意幼儿及新生儿的单次剂量，精准调配。单剂量自动分包机分包药品时按照科室顺序统一分包，将机器和人工分包好的药袋统一放置于摆药桌上相应的位置，以便核对。

5. 依据医嘱单，由另外一名药师负责审核工作，按照“四查十对”原则逐个核对药袋上的药品，核对信息包括患者科室、患者姓名、服药时间、药品名称、规格、数量，着重检查包装中药品是否串包、是否缺失、是否重复以及是否非整片药品加入。

6. 将核对无误的单剂量包装药品会同该科室其他手工调配药品放入相应科室药盒内，并将药盒放入正确的指定区域，待相应科室工作人员前来交接领取。

（十五）住院调剂室输液站调剂标准操作规程

住院调剂室输液站调剂标准操作规程		文件编号	
编写者		版本号	
审核者		版本日期	
批准者		批准生效日期	

【目的】 为进一步提高住院调剂室的工作质量和药学服务水平，规范住院调剂室输液站的调剂操作程序，防止调剂差错事发生，特制定本标准操作规程。

【范围】 适用于住院调剂室输液站调剂作业全过程。

【责任人】 住院调剂室全体人员。

【内容】

1. 规定住院调剂室输液站药品按病区汇总方式发药。

2. 每周固定时间登录 HIS 住院调剂室界面，接收病区医嘱信息，打印汇总单。

3. 按照“四查十对”原则逐条审核病区医嘱，发现医嘱存在问题后及时电话联系临床科室护士，要求对方做退药处理并通知临床医师重新开具医嘱，保障临床及时用药。

4. 审核无误后，进入 HIS 查询统计模块；选择“住院调剂室摆药查询”，设定时间范围，点击打印汇总单并及时记账。然后手工加 / 减去各病区以前未退回或欠输液站的药品数量，将该信息抄写到当日的汇总发药单上。处理好汇总发药单后安排调剂人员调配，待相应病区工作人员前来交接领取。

（十六）住院调剂室针剂调剂标准操作规程

住院调剂室针剂调剂标准操作规程		文件编号	
编写者		版本号	
审核者		版本日期	
批准者		批准生效日期	

【目的】 为进一步提高住院调剂室的工作质量和药学服务水平，规范住院调剂室针剂调剂操作程序，防止调剂差错发生，特制定本标准操作规程。

【范围】 适用于住院调剂室针剂调剂作业全过程。

【责任人】 住院调剂室药师。

【内容】

1. 规定住院调剂室的针剂调剂按科室汇总方式摆药。

2. 登录 HIS 住院调剂室界面，接收病区医嘱信息，打印领药单并及时记账。

3. 按照“四查十对”原则逐条审核病区医嘱，发现医嘱存在问题后及时电话联系临床科室护士，要求对方做退药处理并通知临床医师重新开具医嘱，保障临床及时用药。

4. 审核无误后，打印汇总领药单交由调配人员调配。调配前应核对科室领药筐无误，当科室领药筐不足需要使用其他药箱时，应在药箱上醒目位置标记清楚领药科室。调配时应仔细核对药品名称、规格、数量，注意“一品两规”及不同厂家的品种。调配过程中，检查药品的有效期及外观是否正常，将调配的药品放入相应科室领药筐内，调配完一种药品后，应再次核对药品种类、数量与规格并在汇总单上打勾确认。

5. 整张汇总单的药品调配完毕后，将领药筐放在指定的位置，并在汇总单上签字确认，由另一名药师核对药品确认无误，待相应科室工作人员前来交接领取。发放药品时，零散针剂应放于小药盒中并放置于领药筐内上层，防止药品在运送过程中破损。

（十七）住院调剂室退药标准操作规程

住院调剂室退药标准操作规程		文件编号	
编写者		版本号	
审核者		版本日期	
批准者		批准生效日期	

【目的】 为加强住院调剂室的药品科学规范管理，保证药品质量及患者用药安全，规范病区退药行为，特制定本退药标准操作规程。

【范围】 适用于住院病区退药作业全过程。

【责任人】 住院调剂室药师。

【内容】

1. 住院患者因正常停医嘱、撤销医嘱、出院等原因造成的针剂（包括贵重药）及中成药退药，应先与退药病房的申领单进行抵消，尽量避免实物退还；无法抵消者，检查退还药品的包装、有效期、数量，无误后确认退药单。

2. 所有口服药品原则上禁止退药，但如因医方责任给患者造成多记账的情况，应请医师或护士写明原因，允许病房打印退药单。退药流程如下：

（1）无实物退还的口服药退药：病房打印退药单—调剂人员在HIS中核对—核对无误后确认退药单—HIS自动减库存。

（2）有实物退还的口服药退药：①有完整包装、能确认批号或有效期合格品，收取退药并确认退药单；②没有完整包装、不能确认批号或有效期的药品，退还药品给申请科室。

3. 出院带药原则上不允许退药，但确系发生药物不良反应的情况可允许办理退药手续。流程为：请医师在HIS上填写“药物不良反应报告表”—收取患者手中药品并认真检查药品包装、有效期、储存条件等是否与本院药品相符—核对无误后通知病房打印退药单并发送至住院调剂室—住院调剂室确认退药单—患者直接到住院收费处办理退费手续。

4. 病房发现药品出现质量问题，需请当事人写明情况，护士长签字后，拿回住院调剂室。

（1）如药品尚未开封，住院调剂室收回此药品，及时给病房更换新的药品。

（2）如药品已配制，质量问题因护士操作有误造成，则由病房承担损失；若由未知原因造成，则联系采购员，由其与供应商联系进行处理。

（3）有内、外两层包装的药品，外包装完好而内包装破损的，可在调剂室更换新的药品。

5. 以下情况不予退药

（1）病房取药人员离开住院调剂室后发现药品外包装破损。

（2）病房所退药品有效期在 6 个月之内（特殊短效期或发出时效期小于 6 个月者除外）。

（3）药品包装不完整（如已开封、字迹不清、药瓶被涂抹不清等）。

（4）需特殊条件（如 2～8℃，需冷藏、冷冻等）保存的药品。

（5）出院患者因所带药品超量、医保无法报销而要求退药（由处方医师承担责任并负责解决）。

（十八）住院调剂室药物咨询服务规程

住院调剂室药物咨询服务规程		文件编号	
编写者		版本号	
审核者		版本日期	
批准者		批准生效日期	

【目的】 为加强住院患者用药教育，促进临床合理用药，提升药学服务质量，特制定本服务规程。

【范围】 适用于住院调剂室用药咨询服务作业全过程。

【责任人】 住院调剂室咨询药师。

【内容】

1. 负责用药咨询的药师应遵守医院相关规定，注重言语礼仪，与咨询者交流时文明、礼貌，语速适中。

2. 与咨询者通话时应主动问好，要仔细聆听咨询者问题，及时通过 HIS 查看患者的病例及用药情况等。仔细记录咨询者询问的每一个要点及相关要素，如药品名称（别名和商品名）、剂型及规格、用药途径、剂量及疗程、适应证、禁忌证、药品不良反应、药物相互作用、药品贮存方法、有效期及特殊人群患者用药注意事项等与药学相关的问题。

3. 回答时，如能够当场答复的问题应马上回答；如不能当场答复需要查证资料或请教，应礼貌表示歉意，并留下咨询者的联系方式，告知咨询者将会在规定时间内联系给予回复。超出药师回答范围的，应礼貌地建议通过其他医务人员给予回答。

4. 回答应依据药品说明书、《中国药典》(2020 年版)、专家共识、指南等权威资料，结合相关临床诊断和药物性质进行解答。

5. 针对不同咨询对象（如医师、护士、患者），从不同角度有侧重地向其提供用药咨询服务。特殊人群还应提示其用药过程中需注意的事项。回答问题应认真，注意交流技巧，互相尊重。

6. 每个月配合临床药师对住院患者进行用药宣教工作，及住院医嘱的处方点评工作。

7. 咨询宣教后及时完成记录，做好咨询内容分类。咨询记录本应记录接待时间、疾病诊断、住院号、患者姓名、科室、相关问题摘要、回答的内容等。

8. 定期对咨询内容进行汇总分析，找出咨询者的关注问题或需要药学人员急切提升的能力问题，并通过药讯、科室周例会等方式发布。努力丰富药学知识，致力提高药学服务质量，保障患者用药安全。

二、药品库标准操作规程

（一）常规使用药品采购标准操作规程

常规使用药品采购标准操作规程		文件编号	
编写者		版本号	
审核者		版本日期	
批准者		批准生效日期	

【目的】 为确保常规使用药品采购的规范化、科学化，为临床提供稳定的药品供应，特制定常规使用药品采购操作规程。

【范围】 适用于常规使用药品采购作业全过程。

【责任人】 药品采购专员。

【内容】

1. 根据各调剂室用药需求，药品库库管人员每周定期编制采购计划，通过 HIS 上传至采购员处。采购员首先对采购计划进行审核，如有疑问请求上级主管帮助解决。

2. 采购员审核采购计划后，由药学部门主任审核和分管院长审批，同意采购后，采购员开始采购流程。

3. 采购员通过“政府药品集中交易平台或采购平台”发送订单采购药品。必要时询问供应商及时回复无货品种和具体到货时间。采购员将无货品种告知库管员，将现有库存协调使用，确保临床用药。

4. “政府药品集中交易平台或采购平台”均无法正常供货的情况下，由药品库组长提出，采购员填写“药品阳光采购临时调用明细表”，报科主任和分管院长审批同意后，从招标目录中选择信誉、质量等较好的厂家或供应商处购进，并按照本院已有品种使用的厂家优先的原则，不定期汇总。

5. 长期无货品种或采购单价严重超出正常采购价格的品种，采购员应向供应商及生产厂家问明原因，同时要求供应商出具由厂家盖章的书面材料，并及时告知库管人员及科主任。

6. 原则上不新增供货商，如需增加，必须经药学部门主任、药品供应商遴选小组讨论批准后方可增加。采购员及库管员无权擅自增加新的购药渠道。

7. 库管人员按照采购计划验收药品，验收合格后将实物药品入库并在药品发票上签字，交发票于药品信息管理员进行信息录入。

（二）毒性药品采购标准操作规程

毒性药品采购标准操作规程		文件编号	
编写者		版本号	
审核者		版本日期	
批准者		批准生效日期	

【目的】 为规范医疗机构毒性药品的管理和使用，确保相关法律法规的贯彻落实，明确采购各环节的操作流程和责任权限，保证合理合法地购用药品，特制定本标准操作规程。

【范围】 适用于毒性药品采购作业全过程。

【责任人】 药品采购专员、库管员。

【内容】

1. 采购资格审定、采购计划制订及采购审批

（1）资格审定：具有药学专业学历的药品采购员及药品库库管员需到院办开具介绍信，将身份证复印件、签字留样加盖院章交予毒性药品批发企业留档备案。

（2）药品库库管员根据各调剂室的需求量，每周定期编制采购计划，通过HIS上传至采购员处。采购员首先对采购计划进行审核，如有疑问可请求上级主管帮助解决。采购员报科室主任审核和分管院长审批同意后，开始采购流程。

2. 购买入库

（1）购买：药品采购员按照常规使用药品操作进行毒性药品采购。

（2）验收：定点批发企业应由双人配送，药品到货后库管员必须货到即验，双人开箱验收、核对。要求注射剂验收至最小装量、单位，其他剂型验收至最小包装量。验收药品时要与采

购计划核对，检查品名、规格、数量、批号和有效期等。如验收时发现药品出现破损或数量缺少，及时与供应商联系，由供应商负责补足、调换。

（3）入库、登记：已验收合格的毒性药品应立即存放于毒性药品架，同时在专用账本、账卡上登记和双人签收发票，并交于药品信息管理员在HIS入库。

（4）保管与记录：严格按照《药品经营质量管理规范》（Good Supplying Practice，GSP）或相关规定的要求，毒性药品应专柜双锁并由专人保管，做到双人、双锁、专账记录。

（三）临时采购药品采购标准操作规程

临时采购药品采购标准操作规程		文件编号	
编写者		版本号	
审核者		版本日期	
批准者		批准生效日期	

【目的】 为规范药品临时采购行为，明确药品临时采购流程，保证药品采购合法合规，特制定本采购操作规程。

【范围】 适用于药品采购专员采购作业全过程。

【责任人】 药品采购专员。

【内容】

1. 因特殊临床需求，可以启动临时采购程序。临时采购应当由临床医师提出申请，科室主任组织召开科室管理小组会议讨论决定，填写"药品临时采购申请表"和"廉洁承诺书"，集体签名后向药学部门提出申请，由临床药师进行论证评估，药学部门主任审核和分管领导审批同意后方可采购。

2. 药品采购员接到申请单后，在HIS中建立采购计划并按照药品采购流程办理。

3. 采购员告知库管人员收货数量及需发送至的相应调剂室，到货后由库管员进行药品入库验收。

4. 库管员将药品实物入库，药品发票签字后交予药品信息管理员进行HIS信息录入。

5. 临时采购药品申请一次性有效，除特殊情况外，临时采购原则上为一个患者一个疗程的使用量。

6. 相应调剂室在领到药品入库后，及时电话通知申请科室开具医嘱。

7. 临时采购药品原则上只能给所申请的患者专人专用，不得用于其他患者。对提出申请而不使用的药品，申请用药医师需尽快通知调剂室，以便协调处置。部分无法办理退货的药品，则由申请科室负责。

（四）麻醉药品、第一类精神药品采购标准操作规程

麻醉药品、第一类精神药品采购标准操作规程		文件编号	
编写者		版本号	
审核者		版本日期	
批准者		批准生效日期	

【目的】 为规范医疗机构麻醉药品、第一类精神药品（以下简称为“麻精药品”）的使用和管理，确保相关法律法规的贯彻落实，明确采购各环节的操作流程和责任权限，保证合理合法地购用药品，特制定本标准操作规程。

【范围】 适用于麻醉药品、第一类精神药品采购作业全过程。

【责任人】 药品采购员、药品库库管员。

【内容】

1. 采购资格审定、计划制订及采购审批

（1）申办印鉴卡：药学部门按照法律法规向市卫生健康委员会申领“麻醉药品、第一类精神药品购用印鉴卡”，印鉴卡有效期为3年，到期前3个月向市卫生健康委员会提出更换申请。“麻醉药品、第一类精神药品购用印鉴卡”中医院法人代表、医疗管理部门负责人、药学部门主任、采购员等项目发生变更时，采购员应及时准备变更材料，经科主任、分管院长审批同意并加盖院章后，上报市卫生健康委员会办理变更手续。

（2）计划制订审批：麻精药品管理员依照每个月临床实际用量和各调剂室消耗量、库存量制订麻精药品采购计划。每次采购量不能超过药品库基数与库存量之差。采购计划必须报药学部门主任审核、分管院长批准后，由药品采购员实施采购流程。

2. 购买入库

（1）购买：药品采购员按照有关规定，凭“麻醉药品、第一类精神药品购用印鉴卡”及“麻醉药品和第一类精神药品采购明细表”向市定点批发企业购买麻精药品。订购时必须说明所采购的药品名称、剂型、规格、包装及数量等相关信息。

（2）验收：定点批发企业由两名专人、专车配送，麻精药品到货后库管员必须货到即验，双人开箱验收、核对并签字。要求注射剂验收至最小装量、单位，其他剂型验收至最小包装量。验收药品时要与采购计划核对，检查品名、规格、数量、批号和有效期等。如验收时发现药品出现破损或数量缺少，由供应商负责补足、调换。确认验收合格后，供应商配送人员及采购员在“麻醉药品、第一类精神药品购用印鉴卡”填写核售数并签字，并将加盖院章及采购员签字的“麻醉药品和第一类精神药品采购明细表”交配送人员。

（3）入库：已验收合格的麻精药品应立即存放于保险柜中，同时在专用账册、实物出入卡上登记和双人签收发票，并由药品信息管理员在 HIS 操作入库。

（4）建账登记：麻精药品的出入库须建立纸质专账，逐个记录出入情况。做到账、物、卡的数量及批号相符。

3. 统计上报

（1）为及时调控麻精药品采购计划，各部门麻精药品管理员应每个月清点所管辖的麻精药品并进行汇总、分析，报药品库库管员。

（2）药品库麻精药品管理员应每个月统计药品购用情况，认真填写“医疗机构麻醉药品、精神药品购用情况月统计报表”，上报科主任，接受上级主管部门的监督检查。

（石晓琳 姚 尧 郭慧娟）

第四章

妇幼保健院药学质量管理体系

药品是用于预防、治疗和诊断疾病的物质，药物治疗关乎患者生命安危，保证患者使用药品质量安全，对用药全过程进行全面质量管理，是医疗机构质量管理的中心工作。医疗机构应建立系统的药事管理体系，对药品质量、药品使用全过程实施可追溯的全面质量管理，持续质量改进，保证药品质量和患者用药安全。

一、药学质量管理体系组织架构

医院设立医院质量与安全管理委员会，药事管理与药物治疗学委员会为其分支委员会，药事管理与药物治疗学委员会下设药品质量监督领导小组。药学部门设立质量与安全管理小组，下属各部门设立质量监督管理员，形成三位一体，互相配合，层级管理的医院药事三级质量监督管理体系（图 4-1）。质量监督管理体系人员由院长，主管副院长，药学部门、医务部、护理部、质控部等相关行政职能科室主任、各临床科室主任、药学部门下属各部门质量管理人员等组成。

二、药学质量管理体系工作职责

（一）药品质量监督领导小组（决策层）工作职责

医院质量与安全管理委员会和药事管理与药物治疗学委员会及其下设的药品质量监督领导小组为医院药事质量监督管理的决策层，负责评估、监督、指导、管理药品质量和药事活动。

1. 制订医院药事质量与安全年度工作计划。

2. 建立健全药品质量管理相关文件、制度、流程、标准操

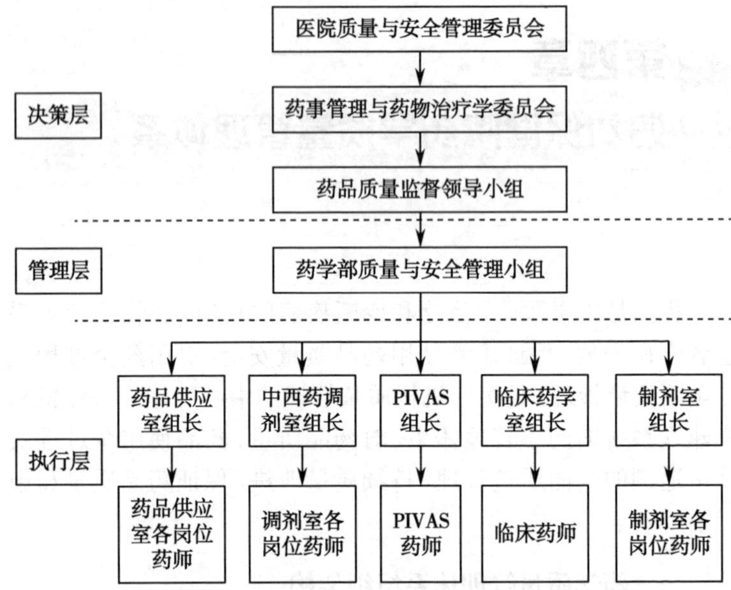

图 4-1 层级管理的医院药事三级质量监督管理体系

作规程等，并定期组织更新。内容应包括药品从采购到临床使用的各环节。

3. 定期开展质量控制与评价，对药品采购、验收、有效期、贮存、特殊管理药品、账物相符率、人员管理、医师处方和用药医嘱的适宜性、药品不良反应报告等情况进行检查，对存在的问题提出质量改进意见和建议，对改进意见的实施情况进行追踪检查，以提高药事管理质量，降低用药风险。

4. 对重大质量事件应立即启动调查和评估，查找环节流程等是否存在系统问题，分析原因，制订改进措施，跟踪评估改进效果，防范类似事件重复发生。

5. 采用统计数据、问卷调查、患者满意度等方法对药学部门的质量控制指标进行评估和分析总结，找出问题并制订改进措施。

（二）药学部质量与安全管理小组（管理层）工作职责

药学部门应当设立由药学部门主任和具备资质的人员组成

的质量与安全管理小组，负责药学部门的质量和安全管理。

1. 制订科室质量与安全工作计划。

2. 制定和落实相关质量管理制度，落实各部门负责药品质量的日常管理工作。

3. 制定各项工作的标准操作规程，督促检查各岗位人员执行药品质量管理规范。

4. 明确各岗位人员的质量管理责任，指导并监督药品采购验收、储存和使用全过程的质量管理工作。

5. 开展质量安全教育与培训工作。

6. 确立部门质量控制指标和评估方法，负责本科室质量改进项目、质量监督管理考核指标的控制及有效执行、具体实施。

7. 每个月召开科室质控小组活动，讨论监测数据、不良事件等，对本部门工作进行自查，分析原因、制订改进措施，并具体落实执行。

8. 每季度收集汇总本部门药品质量管理及药事管理相关问题、建议，按照 PDCA 质量持续改进方法进行问题分析并提出持续改进的措施。每季度撰写本部门质量检查总结分析报告，并上报药品质量监督领导小组。

（三）科室质量监督管理员（执行层）工作职责

药学部门各班组各岗位设立质量管理（兼职）人员，负责本班组本岗位的质量管理工作。

1. 负责执行和落实相关质量管理制度、规范及措施。

2. 负责教育和培训本班组本岗位人员掌握质量管理基本知识和基本技能，树立质量意识，鼓励人人参与质量管理。

3. 依据本部门质量监督管理考核指标对本部门工作进行自查和评分，对存在的问题提出改进措施并做好记录。

4. 负责每个月检查所存药品及临床备用药品的质量和储存条件，收集和反馈药品质量信息。针对每个月本班组本岗位质量检查结果，撰写本班组本岗位质量管理总结，上报科室质量管理小组。

5. 负责定期对本班组本岗位的工作质量进行自查，查找质量安全隐患，制订改进措施，持续改进工作质量。

6. 每季度收集汇总本班组本岗位的药品质量管理与药事管理相关问题及建议，按照PDCA质量持续改进方法进行问题分析并提出持续改进的措施。每季度撰写本班组本岗位质量检查总结分析报告，并上报科室药品质量管理小组。

三、质量与安全控制指标

依据《三级综合医院评审标准实施细则（2011年版）》《三级妇幼保健院评审标准实施细则（2016年版）》《国家三级公立医院绩效考核操作手册（2020版））》中的规定，医院对药事质量管理工作有明确的控制指标（表4-1），并定期对质量与安全控制指标的完成情况进行评估、检查。对监测结果记录和总结分析报告进行通报，并应有相应的整改措施、建议和对整改措施、建议的执行与采纳结果等。医院药事质量管理体系构成的指标可分为以下几类。

1. 医院药事管理与药物治疗学委员会　重大问题处理率、工作例次数、日常监管检查次数、基本药物供应目录调整率、严重或群体性药品不良事件发生率。

2. 在药品供应调剂方面，应以处方调配差错率、盘点符合率、药品供应情况、药品规范分类存放、药品效期管理、特殊药品管理、药品库存管理、库存药品周转率、药品报损率、满意度等为重点建立考核指标；对静脉用药调配中心，应以药品管理、药品调配供应完成情况、静脉用药调配管理等为重点；对制剂生产，应以自制制剂生产量、批记录、全检率、一次检验合格率等为重点。

3. 在临床药学方面，应以药品不良反应报告、治疗药物监测及基因检测、处方和医嘱合理性分析评价、合理用药咨询、临床药师工作考评体系等为重点；对科研教学，应以研究课题申报及完成情况、实验设备和试剂的日常管理、教学工作完成情况等为重点，建立考核指标。

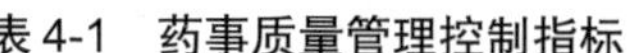
表 4-1　药事质量管理控制指标

序号	指标名称	目标值	监测周期	执行科室	考核科室
1	处方合格率	99%	月	药学部门	药学部门/医务部
2	“四查十对”双人复核率	≥80%	季	药学部门	药学部门/质控办
3	“四查十对”双签字率	100%	季	药学部门	药学部门/质控办
4	发出药品质量合格率	100%	季	药学部门	药学部门/质控办
5	出门差错率	≤0.01%	季	药学部门	药学部门/质控办
6	饮片分包误差	≤±5%	月	药学部门	药学部门/质控办
7	中西成药盘点误差	≤±0.3%	季	药学部门	药学部门/质控办
8	饮片盘点误差	≤±5%	季	药学部门	药学部门/质控办
9	药品（饮片）供应充足率	≥99%	季	药学部门	药学部门/质控办
10	中西成药年报损金额	≤1‰	年	药学部门	药学部门/质控办
11	饮片年报损金额	≤0.5‰	年	药学部门	药学部门/质控办
12	库存药品合格率	100%	季	药学部门	药学部门/质控办
13	库房发出药品质量合格率	100%	季	药学部门	药学部门/质控办
14	85% 以上的药品库存周转率	10～15 日	月	药学部门	药学部门/质控办
15	调剂室盘点账物相符率（贵重药品）	≥95%（100%）	季	药学部门	药学部门/质控办

续表

序号	指标名称	目标值	监测周期	执行科室	考核科室
16	特殊药品账物相符率	100%	月	药学部门	药学部门/质控办
17	药品库盘点账物相符率	100%	季	药学部门	药学部门/质控办
18	药品库、调剂室质量抽检合格率	99.8%	月	药学部门	药学部门/质控办
19	医保药品品种供应率	≥90%	季	药学部门	药学部门/质控办
20	基本药物占医院药品品种总数的百分比	≥30%	季	药学部门	药学部门/质控办
21	基本药物使用金额占药品总使用金额的百分比	≥30%	季	全院	医务部
22	药品价格正确率	100%	季	药学部门	医务部
23	取药窗口等候时间	≤10 分钟	月	药学部门	医务部
24	患者、临床医师和护士满意度	≥90%	半年	药学部门	医务部
25	全院药品收入占医疗总收入比例	≤30%	月	全院	药学部门/医务部
	各科药品收入占医疗总收入比例	药事管理与药物治疗学委员会确定	月	临床科室	药学部门/医务部
26	全院住院患者抗菌药物使用率	降低（<60%）	月	全院	药学部门/医务部
	各科住院患者抗菌药物使用率	医务部制订	月	临床科室	医务部
27	全院门诊患者抗菌药物处方比例	降低（<20%）	月	全院	药学部门/医务部
	各科门诊患者抗菌药物处方比例	医务部制订	月	临床科室	医务部

续表

序号	指标名称	目标值	监测周期	执行科室	考核科室
28	全院抗菌药物使用强度	(<40DDDs/每百人天)	月	全院	药学部门/医务部
	各科抗菌药物使用强度(每百人天)	医务部制订	月	临床科室	医务部
29	围手术期抗菌药物预防用药时机	术前0.5～1小时	月		药学部门/医务部
30	Ⅰ类切口手术患者预防使用抗菌药物比例	≤30%	月		药学部门/医务部
31	Ⅰ类切口手术患者预防使用抗菌药物时间	术前0.5～1小时	月		药学部门/医务部
32	药品不良反应(ADR)报告表	2份/科	月	临床科室	药学部门/医务部
33	临床科室退药金额	≤0.25%	季	临床科室	药学部门/医务部

四、科室质量与安全管理制度

<table>
<tr><td colspan="2">科室质量与安全管理制度</td><td>文件编号</td><td></td></tr>
<tr><td>编写者</td><td></td><td>版本号</td><td></td></tr>
<tr><td>审核者</td><td></td><td>版本日期</td><td></td></tr>
<tr><td>批准者</td><td></td><td>批准生效日期</td><td></td></tr>
</table>

【目的】 规范药学部门科室质量与安全管理，包括药品质量、岗位工作质量、安全生产工作质量管理。达到科室质量与安全工作全面监管，持续改进，保障科室安全运行。

【范围】 适用于科室质量与安全管理全过程。

【责任人】 科室全体人员。

【内容】

1. 药学部门下设科室质量与安全管理小组，负责科室质量与安全管理的持续改进，下属各部门设置部门质量与安全管理小组及管理员，负责本部门质量与安全持续改进，落实督查上级下达的质量与安全改进工作。

2. 药学部门每年初制订年度药品质量与安全管理工作计划，并指导下属部门制订各部门质量与安全管理工作计划。每个月组织药学部门质量与安全检查督导及分析整改。

3. 各部门对本部门质量与安全工作全面负责，建立“持续质量与安全管理改进记录本”和“质量与安全不良事件讨论记录本”。收集、汇总各级质量与安全工作意见及反馈，组织部门人员认真讨论分析，使用 PDCA 管理工具，持续改进落实，追踪改进效果。对部门发生质量与安全不良事件，及时进行原因分析，做好警示案例教育，避免类似事件的发生。

4. 有健全的各级药学人员岗位职责和各项工作的质量标准，技术操作规范，内容完善、实用、操作性强。

5. 药学人员严格执行各项质量与安全管理工作制度、标准工作流程。

6. 有药事管理突发事件等各项突发事件应急预案，每个月有计划地对药学人员进行培训，组织应急预案演练。掌握处理流程及原则。

7. 定期对科室人员进行安全知识培训与教育，不断强化安全意识，规范安全行为，科室人员培训率达到 100%，知晓相关知识（法律法规、规范、操作流程等）。

8. 加强科室人员职业安全与职业暴露防护知识培训，提高科室人员自我防护能力。

9. 各部门质量与安全管理人员要认真负责，严格按质控标准进行检查和督导，充分体现公平、公正原则，真实反映科室工作实际情况，为科室质量与安全管理提供可靠数据。

五、调剂差错预防管理制度

调剂差错预防管理制度		文件编号	
编写者		版本号	
审核者		版本日期	
批准者		批准生效日期	

【目的】 为药师提供药品调剂差错事故预防措施，减少和预防药品调剂差错事故的发生。

【范围】 适用于药品调剂各项工作。

【责任人】 药学部门全体工作人员。

【内容】

1. 药品贮存

(1) 各调剂室的药品存放必须有固定的货位，以利于调配。

(2) 不同厂家、不同规格的相同药品应间隔存放。

(3) 包装相似或名称相似的药品应间隔存放。

(4) 药品货位和盛放药品容器应有标签注明药品名称与规格。

(5) 只允许受过培训和训练的人员给药架补充药品，其他人员未经许可不得参与药品补充。

2. 药品调配

(1) 调配好一个处方的药品后再调配下一个处方。不可因强调速度而忽视调配的准确性。调配中完成配方的一个步骤前，无特殊情况不可进入下一步骤。

(2) 调配人调剂完毕应核对后交于发药人，发药人应仔细检查调配好的药品后再发给患者，不可相互依赖、麻痹大意。

(3) 如果处方调配错误，应将药品退回调配人，以示提醒。

3. 调剂室管理

(1) 调剂室所有药师都应在工作高峰时参加调剂工作，负有管理责任的员工应将管理性工作安排在非工作高峰时间。

(2) 调剂室负责人应经常提醒工作人员在调剂过程中的注

意事项和工作要点。

1）关键：你仔细审核处方了吗？你澄清所有模棱两可的问题了吗？收费正确吗？你正确进行处方确认了吗？你在处方上签字了吗？

2）调配：你仔细阅读处方了吗？你核对处方和药品上的标签了吗？你已正确调配所有的药品了吗？你给药品贴上正确的标签了吗？你对处方做最后的核对了吗？你在处方上签字了吗？

3）发药：你核对处方上的各个项目了吗？你核对处方和药品上的标签了吗？你确认患者的姓名、出生日期或身份证号等身份验证了吗？你给患者进行用药指导了吗？你在处方上签字了吗？

（3）保证值班人员的数量，杜绝因疲劳而导致的配方差错。

（4）定期召开工作会议，发布信息并接受工作人员的意见和建议，进行工作质量评价。

（5）及时让调剂室工作人员掌握新药信息和知识。

（6）定期对调配药品的工作流程进行审核和修订。

4. 差错事故的处理和报告

（1）严格按照《差错事故管理制度》进行处理和报告。

（2）发生差错事故的调剂室负责人应调查差错事故的经过和原因，应重点关注如下问题：调剂室是如何发现该差错的；确认差错发生的过程细节；确认导致差错发生的原因；差错是否对患者造成不良后果及如何解决；对杜绝再次发生该类差错的建议；发生差错的处方留存复印件。

六、用药差错与踪近错误管理制度

用药差错与踪近错误管理制度		文件编号	
编写者		版本号	
审核者		版本日期	
批准者		批准生效日期	

【目的】 规范发生用药差错和踪近错误的范围，分析差错原因，采取有效措施，减少药品差错发生，确保患者用药安全。

【范围】 适用于药品采购、供应、医嘱、转抄、调配、发放和使用等流程。

【责任人】 医院科室/部门、员工、实习学生、进修医护人员、患者、来访者。

【内容】

1. 定义

(1) 用药差错(medication error)：在药品采购、供应、医嘱、转抄、调配、发放和使用等流程的一个或多个环节出现错误，导致患者最终接受错误的药物治疗，称为用药差错。一般性用药差错是指患者因用药差错未造成伤害或伤害未涉及死亡或严重身体伤害或心理伤害的意外事件。严重用药差错是指因用药差错涉及死亡或严重身体伤害或心理伤害的意外事件。

(2) 踪近错误(near miss)：在药品采购、供应、医嘱、转抄、调配和发放等流程的一个或多个环节出现错误，但是该错误被发现并纠正，患者最终没有接受错误的药物治疗。

2. 用药差错和踪近错误遵循医院《不良事件报告管理制度》。

3. 各科室设用药差错和踪近错误管理员，负责管理本部门发生的用药差错和踪近错误的登记报告与改进工作。

4. 用药差错和踪近错误可发生在以下环节：

(1) 药品采购环节。

(2) 药品供应环节。

(3) 药品医嘱、转抄环节。

(4) 药品调配、发放环节。

(5) 药品使用环节。

5. 用药差错和踪近错误的报告程序

(1) 医院鼓励药品管理和使用流程相关的工作人员、患者及家属报告用药差错和踪近错误。

(2) 药品踪近错误，由当事人或管理员按医院不良事件报告制度要求上报。

（3）一般性用药差错，由当事人或管理员按医院不良事件报告制度要求上报，并同时报告科室负责人。

（4）严重用药差错，由当事人或管理员按医院不良事件报告制度规定上报，同时报告科室负责人，立即报告主管职能部门，并积极采取防止损害扩大的有效措施。

6. 用药差错和踪近错误事件处理原则

（1）在药品采购、供应、医嘱、转抄、调配、发放环节发生的踪近错误，必须立即采取退换、更改等有效更正措施。

（2）要密切观察已使用错误药品的患者，必要时迅速采取救治措施。门诊患者必要时住院救治。

（3）用药差错后果严重构成医疗事故的须立即上报主管部门。

7. 用药差错的控制和改进

（1）管理部门定期对用药差错和踪近错误事件进行统计、分析和总结。

（2）管理部门与发生用药差错和踪近错误的部门共同调查事件发生原因，回顾管理环节和系统流程，提出质量改进意见并制订改进方案，规定改进日期，限期落实。

（3）管理部门需检查改进措施落实情况。

（4）用药差错和踪近错误统计分析结果每个月公示。

（5）定期将用药差错和踪近错误事件汇总、分析、通报，对全体医务人员进行教育。

七、设备使用管理制度

设备使用管理制度		文件编号	
编写者		版本号	
审核者		版本日期	
批准者		批准生效日期	

【目的】 确保设备的安全正确使用。

【范围】 适用于医院设备使用的管理。

【责任人】 设备的使用和维护人员。

【内容】

1. 设备的使用前必须按照使用说明书制订操作规程和日常维护方法。使用人员需经过岗前培训，考核合格后方可使用设备，必须按操作规程操作，未掌握操作规程及不熟悉仪器性能者不得开机。使用科室须制定的《设备操作规程》《设备保养规范》《注意事项》及《应急防范措施》。

2. 万元以上的设备建立“设备使用记录本”，对开机情况、使用情况及出现的问题进行详细登记。

3. 使用科室至少配备 1 名设备管理员，负责设备使用安全的检测，及时发现处置安全事件，进行数据采集报告，配合安全事件调查、追踪和控制措施的落实。

4. 设备实行管理责任制，每台设备指定专人管理，负责监督设备的使用和维护，包括科室设备清单、各设备配件附件管理、设备的日常维护检查。如管理人员工作调动，应办理移交手续。

5. 操作人员在设备使用过程中不应离开工作岗位，如发生故障应立即停止使用、切断电源。因设备故障发生不良事件，应及时上报，同时在设备上悬挂“检修”标记牌，报修器械科，由技术人员负责检修，操作人员不得擅自拆卸或者检修，故障排除以后方能继续使用。

6. 操作人员应做好日常保养工作，保持设备清洁。使用完毕应将各种附件妥善放置，不能遗失。

7. 使用人员在下班前应按规定顺序关机，并切断电源、水源，以免发生事故。有故障的设备或需连续工作的设备，应做好交接班工作。

8. 大型或对临床诊断影响很大的设备，发生故障停机时应及时报告设备维修科室和分管院领导，并通知医务部门、临床科室停止开单，以免给患者带来不必要的麻烦。急救类设备要求每日进行安全检查，确保 100% 完好待机。除颤仪要求每日进行开机检查，并记录检查结果。

9. 使用科室与人员要精心爱护设备，不得违章操作，如违章操作造成设备人为责任性损坏，立即报告科室领导及设备维修科室，并按《固定资产管理制度》对责任人作相应的处理。

八、设备维护保养制度

设备维护保养制度		文件编号	
编写者		版本号	
审核者		版本日期	
批准者		批准生效日期	

【目的】 规范设备的检查、测试、维护、维修工作，并记录结果，确保设备安全使用与管理。

【范围】 适用于医院设备的维护与保养。

【责任人】 设备的使用、维护和维修人员。

【内容】

1. 在用设备应由专人使用和维护，使用人员应严格遵守操作规程和管理制度，认真填写“设备使用记录”和“设备维修维护记录”。

2. 设备施行三级保养制度

（1）一级保养：为设备的日常保养。由使用科室指定专人负责，主要内容为进行表面清洁，更换过滤器，紧固易松动的螺丝和零件，整理设备各类连线；检查仪器在使用过程中工作是否正常，检查设备零部、安全附件和标识是否齐全，有无破损；对设备进行基本参数校正，对不经常使用的设备每周进行开机测试。一级保养记录在“设备维护维修记录本”。

（2）二级保养：为预防性维护（preventive maintenance，PM），由设备维修科室工程师和科室专管人员共同完成，主要内容为定期进行设备内部清洁、技术参数校正、设备安全性检查。预防性维护的频率是通过对设备进行风险评估确定的。

1）设备风险评估，即对可能发生的危害进行识别和量化分析，根据设备的临床功能、有形风险、问题避免概率、事故历史

和监管部门要求等方面制订“设备风险评分表”，对每类设备进行风险评分，根据风险评分结果确定PM保养频次。

2）根据不同类型的设备制订PM记录单，记录维护结果，如发现存在故障或安全隐患，应及时予以维修和处理。设备维护完毕后粘贴PM标签。

（3）三级保养：为专业工程师维护，一般由厂家授权工程师执行。主要对设备进行专业测试、校准、质量控制以及设备内部复杂配件的更换。维护过程记录于厂家工单上，医院备份保留归档。

3．设备维修科室定期对设备保养情况和安全情况进行巡查，对设备的工作运行情况进行功能检查，针对巡查发现的问题及时提出改进意见，并形成报告。

4．设备出现问题或故障后的处理程序

（1）设备使用或管理人员发现设备故障后，应立即向设备维修科室报修，同时悬挂“检修”状态标识牌，禁止使用故障设备。如故障设备无备用机，从而影响患者治疗或诊断的，使用或管理人员应及时报告本科室负责人，并通知各临床科室停止开具检查单。

（2）设备维修科室工程师接到科室报修电话后，应及时予以响应和处理。维修完毕后，维修人员应详细填写维修记录单，并通知使用科室恢复使用。对急救设备应积极抢修，保证临床第一线需要，维修人员不得以任何理由拖延推诿。对无法解决或疑难的问题应及时汇报上级领导。

5．对保修期内或购置保修合同的设备，要主动掌握其使用情况。出现问题，及时与保修厂方联系，对维修结果做好相应的维修记录，并检查保修合同的执行情况。

6．医院资产设备由设备维修部门负责维修，未经设备维修部门同意，其他科室或个人不得自行维修或私自联系维修。

九、药品质量管理监测网管理制度

药品质量管理监测网管理制度		文件编号	
编写者		版本号	
审核者		版本日期	
批准者		批准生效日期	

【目的】 规范医院药品质量监督管理，加强对药品质量风险的监控，减少因药品质量问题造成的损害。

【范围】 适用于医院药品质量监督管理。

【责任人】 药品质量监督管理人员。

【内容】

1. 组织机构及职责

（1）医院药事管理与药物治疗学委员会下设药品质量监督领导小组，院长为组长，分管院长与药学部门负责人为副组长，医务、护理、临床科室及药学各下设部门负责人为组员。各药学部门设立药品质量控制员（简称质控员），各病区科室设立药品管理员，组成药品质量监测网，承担药品质量管理业务及责任。

（2）药学部门质量控制室负责日常的药品质量管理组织和药品质量管理监测网工作。

（3）质控员应服从部门负责人的日常管理，同时承担本部门药品质量管理的责任。

2. 药品质量控制员岗位职责

（1）负责本组内药品名称、规格、有效期、生产批号、批准文号、包装与标识物、外观、色泽、装量等日常质量监查，对有质量问题或可疑质量问题的药品及时上报。

（2）负责对药品质量问题的响应及处理，包括本部门所对应的临床科室和患者提出的质量反馈。

（3）负责汇总、分析、调查及通报质量有关问题，并落实药品质量监测网的处理意见，完成药品质量监测网会议传达，承担本部门质量管理培训工作。

（4）药学部门质量控制室作为质量控制的核心部门，承担药品质量问题的汇总及分析、医院制剂检验、质量问题调查及上报等日常业务。

（5）科室负责人对科室药品的质量承担管理职责。

3. 病区科室药品管理员岗位职责　负责病区备用药品、急救车药品的质量督导检查，负责对科室人员进行药品管理知识培训，及时上报有质量问题的药品及发现的药品质量管理隐患，落实上级巡查反馈药品质量管理问题的整改。

4. 药品质量问题的范围及处理原则

（1）药品质量问题包括药品入库验收、贮存、调剂，使用过程中，药师、患者或临床医务人员在药品本身及包装、标识、说明书等方面发现的缺陷或可疑问题。

（2）以患者用药安全为宗旨，严格落实药品在医院流通各环节的质量保证措施。

（3）发现药品质量问题，第一时间上报，充分发挥质量监测网的作用，加强与临床科室的沟通，及时处理质量问题。

（4）严重的质量问题及风险或由此引发的伤害，应向科主任及有关部门上报并采取应急措施。

（5）药品质量监控应以预防为主，对已经发生的质量问题，应认真处理及分析、记录、上报、差错分享，及时制订有效的改进措施。

（6）针对药品质量监测工作应开展内部和外部的质量控制，做到持续改进。

5. 药品质量监测的工作内容

（1）质控员对本部门药品进行抽检，日常经常组织本部门人员对药品质量情况进行检查并记录；及时关注临床使用过程中的反馈信息。

（2）重点抽检贵重药品，抽检量不得低于贵重药品品种的10%，抽检结果填写记录表，并每个月签字后报质控室。

（3）负责药品有效期管理，严格控制药品在有效期内使用。

验收药品时，对有效期等需要逐一核对。

（4）近效期药品需及时退库，药品的使用根据效期远近，遵守“近期先出”的原则。

（5）建立近效期药品记录表，可使用近效期药品警示牌等方式，公示近效期药品数量、有效期等，便于随时警示、核查；并在药品摆放位置放置明显标识。

（6）更换质控员时，要第一时间上报药品质量监测网办公室（质量控制室），按照岗位交接规定完成交接，新任质控员必须经培训、考核合格后方可担任。

（7）药品按其保存条件如冷藏、避光等放置，及时发现影响本部门药品质量的内外因素，及时解决，及时报告。

（8）每个月由病区药品管理员及药学部门质控员督导检查病区备用药品、急救车药品质量管理情况，履行监管职责。

（9）质控员发现本部门的药品有质量问题时应及时与质量控制室联系，立即停止使用并向部门负责人报告。

（10）药学部门质量控制室承担药品全面质量管理的组织和实施，以药品抽检、质量巡视、质量会议及培训等方式对药品进行全面质量管理。

（11）药学部门质量控制室对各部门药品实行抽检制度，质量控制室人员到各部门检查时，该部门质控员和负责人要陪同检查，及时解决药品质量问题。

（12）药学部门质量控制室依据客观实际，对存在质量问题的药品做出暂时停用、待查、退库、损耗等处理，填写反馈表，检查情况及时向科主任汇报。

（13）每季度召开一次药品质量检查工作总结会议，通报讨论药学部门药品和制剂质量状况，传达医院及上级下达的有关药品质量管理工作的方针、政策和法规，提出持续改进措施。

（14）药学部门质量控制室应根据质量问题的性质和特点，采取适宜方法进行核实和调查，其间应与药品供应企业开展有效沟通，获取正确、完整的资料，并做出判断及提出处理意见。

（15）做好质量问题的记录及资料归档。质控员 / 管理员应做好质量检查原始记录，药学部门质量控制室对突发或较特殊的质量问题应保存较完整的资料和记录，记录内容包括质量问题发生时间、质量问题描述、药品信息（名称、规格、包装、批准文号、生产批号、生产厂家等）、处理结果。

（16）每个月汇总质量问题上报例数，每季度汇总药品质量监督工作分析报告，向药事管理与药物治疗学委员会汇报。

（曲素欣　孙书娟）

第五章
妇幼保健院预防药学管理体系

预防药学是以预防疾病发生发展为目的，针对健康人群、高危人群和疾病患者研究开发疾病预防药物的学科，它是一个多系统的科学和工程体系。妇幼保健院的主要服务对象为妇女、儿童，其预防药学管理体系涉及孕前期、孕期、婴幼儿及儿童生长发育时期药物的使用，以预防相关疾病的发生发展以及避免潜在药源性伤害的发生为目的。

第一节　孕前期用药管理

一、孕前预防药源性伤害

从女性发育成熟到卵子受精时期为孕前期，这一时期使用药物一般比较安全，但要注意半衰期长的药物，它可能会影响胚胎的正常生长。孕前期用药不当会影响胎儿的发育及健康，此期用药要有明确的指征，病情得到控制后应及时停药。药物应选择疗效确切、副作用小的药物，避免使用尚未确定对胚胎、胎儿有无不良影响的新药。在服用对妊娠有影响的药物期间应注意避孕，停药后再妊娠，停药时间视药物在体内的代谢排泄时间而定，一些生殖毒性大的药物则需要停用更长时间。如一些激素类药物、某些抗生素、止吐药、抗癌药、安眠药、精神类药等会对生殖细胞产生不同程度的不利影响。因此，建议此段时间也应避免应用此类药物。

下面列举部分药物，孕前期应注意避免使用。

1. 利巴韦林　为常用的抗病毒药物。已经有充分的动物研究证实利巴韦林有明显的致突变和胚胎毒性（在低于人体用量的 1/20 时即可出现），本品会引起胎儿先天畸形或死亡，在治疗开始前、治疗期间和停药后至少 6 个月内，服用本品的男性和女性均应避免怀孕，可能怀孕者应采用至少 2 种以上避孕方式有效避孕，一旦怀孕应立即告知医师。

2. 异维 A 酸　用于重度难治性结节性痤疮的治疗。本品口服制剂可致出生缺陷，育龄期妇女及其配偶服药前、服药期间及停药后 3 个月应严格避孕。如服药期间发生妊娠，即使为短期服用，亦存在极高的导致严重出生缺陷的风险，应立即停药并进行进一步评估。尚无确切方法判断暴露于本药的胎儿是否受到影响。已证实的外部缺陷包括颅骨畸形、耳畸形（如无耳、小耳、外耳道细小或缺失）、眼畸形（如小眼畸形）、面部畸形、腭裂；内部缺陷包括中枢神经系统发育异常（如大脑畸形、小脑畸形、脑水肿、小头畸形、脑神经缺失）、心血管发育异常、胸腺发育异常、甲状旁腺发育异常；还有伴或不伴其他异常的智商评分低于 85 分、自然流产及早产发生风险增加的报道。

3. 维 A 酸　用于痤疮、扁平苔藓、白斑、毛发红糠疹和面部糠疹等，可作为银屑病、鱼鳞病的辅助治疗，也可用于治疗多发性寻常疣以及角化异常类的各种皮肤病。本品有致畸性，育龄期妇女及其配偶在口服本品前 3 个月、服用期间和服药后 1 年内应严格避孕。育龄期妇女服药前、停药后应做妊娠免疫试验。

4. 维 A 酸乳膏　虽然尚无人皮肤外用维 A 酸导致畸胎的证据，但育龄期妇女用药期间不宜受孕。

5. 米索前列醇　禁用于未采取有效避孕措施的育龄期妇女，禁用于孕妇或无法排除妊娠的妇女，或计划妊娠的妇女，妊娠期间使用可能引起胎儿不完全或完全流产，妊娠中使用与出生缺陷相关。

6. 避孕药　口服短效避孕药者，可在停药后至下一月经周期后怀孕；采用长效避孕针或皮下埋植避孕者，建议在停药后 6 个月再怀孕；采用宫内节育器避孕者应取出后 6 个月后再怀孕，以恢复子宫内膜的生理功能状态。

二、孕前预防药学

(一) 预防药物

1. 叶酸　循证医学证据表明，妊娠前补充叶酸或含叶酸的多种维生素可明显降低妊娠时胎儿神经管畸形的风险，也可减少脐膨出、先天性心脏病等发病风险。女性从计划妊娠开始，应进食富含叶酸的食物，最晚可从孕前3个月开始连续每日服用0.4mg叶酸。高危人群，如曾分娩过神经管畸形儿、患癫痫服用卡马西平治疗者，应每日服用4mg叶酸。以下是妇女增补叶酸的建议。

(1) 无高危因素的妇女：建议从可能怀孕或孕前至少3个月开始，每日增补0.4mg(证据强度及推荐分级：Ⅱ-1A)或0.8mg叶酸(证据强度及推荐分级：ⅠA)，直至妊娠满3个月。

(2) 有神经管缺陷生育史的妇女：建议从可能怀孕或孕前至少1个月开始，每日增补4mg叶酸，直至妊娠满3个月(证据强度及推荐分级：ⅠA)。鉴于国内没有4mg而有5mg叶酸剂型，亦可每日增补5mg叶酸。

(3) 夫妻一方患神经管缺陷或既往有神经管缺陷生育史的妇女：建议从可能怀孕或孕前至少1个月开始，每日增补4mg叶酸，直至妊娠满3个月(证据强度及推荐分级：Ⅱ-2A)。鉴于国内没有4mg而有5mg叶酸剂型，亦可每日增补5mg叶酸。

(4) 患先天性脑积水、先天性心脏病、唇腭裂、肢体缺陷、泌尿系统缺陷，或有上述缺陷家族史，或一、二级直系亲属中有神经管缺陷生育史的妇女：建议从可能怀孕或孕前至少3个月开始，每日增补0.8～1.0mg叶酸，直至妊娠满3个月(证据强度及推荐分级：Ⅱ-2A)。

(5) 患糖尿病、肥胖或癫痫的妇女：建议从可能怀孕或孕前至少3个月开始，每日增补0.8～1.0mg叶酸，直至妊娠满3个月(证据强度及推荐分级：Ⅱ-2A)。

(6) 正在服用可增加胎儿神经管缺陷风险药物的妇女：正在服用卡马西平、丙戊酸、苯妥英钠、扑米酮、苯巴比妥、二甲双胍、甲氨蝶呤、柳氮磺吡啶、甲氧苄啶、氨苯蝶啶、考来烯胺等药物的妇女，建议从可能怀孕或孕前至少 3 个月开始，每日增补 0.8～1.0mg 叶酸，直至妊娠满 3 个月（证据强度及推荐分级：Ⅱ-2A）。

（7）患胃肠道吸收不良性疾病的妇女：建议从可能怀孕或孕前至少 3 个月开始，每日增补 0.8～1.0mg 叶酸，直至妊娠满 3 个月（证据强度及推荐分级：Ⅱ-2A）。

（8）个性化增补：妇女如有以下情况，可酌情增加补充剂量或延长孕前增补时间。①居住在北方，尤其北方农村；②饮食中新鲜蔬菜和水果食用量小；③血液叶酸水平低；④ MTHFR 677 位点 TT 基因型；⑤备孕时间短。

对于高同型半胱氨酸血症妇女，建议每日增补至少 5mg 叶酸，直至血液同型半胱氨酸水平降至正常后再考虑受孕，且持续每日增补 5mg 叶酸，直至妊娠满 3 个月（证据强度及推荐分级：Ⅱ-3A）。

在建议增补叶酸的同时，应告知妇女多食用富含叶酸的食物，如绿叶蔬菜和新鲜水果；同时，养成健康的生活方式，保持合理体重，采取综合措施，降低胎儿神经管缺陷的风险（证据强度及推荐分级：Ⅱ-2A）。

2. 铁　孕前期良好的铁营养是成功妊娠的必要条件，孕前缺铁易导致早产、孕期母体体重增长不足以及新生儿低出生体重，故孕前女性应储备足够的铁供孕期利用。建议孕前期妇女适当多摄入含铁丰富的食物，如动物血、肝脏、瘦肉等动物性食物，以及黑木耳、红枣等植物性食物。缺铁或贫血的育龄期妇女可适量摄入铁强化食物或在医师指导下补充小剂量的铁剂（10～20mg/d），同时注意多摄入富含维生素 C 的蔬菜、水果，或在补充铁剂的同时补充维生素 C，以促进铁的吸收和利用，待缺铁或贫血得到纠正后再计划怀孕。

3. 碘　妇女围孕期和孕早期碘缺乏均可增加新生儿发生克汀病（又称呆小症）的危险性。因孕前和孕早期对碘的需要相对较多，除摄入碘盐外，建议至少每周摄入一次富含碘的海产食品，如海带、紫菜、鱼、虾、贝类等。

（二）预防接种

1. 风疹疫苗　风疹病毒 IgG 抗体阴性或未患过风疹也未接种过疫苗者对风疹病毒普遍易感，建议计划妊娠前接种风疹疫苗，接种后严格避孕 3 个月后复查抗体产生情况。风疹疫苗为减毒活疫苗，病毒有一定的活性，接种后需要一定时间病毒才能从人体清除，因此，注射疫苗后 3 个月内不宜妊娠。

2. 乙肝疫苗　无乙肝病毒感染也无保护性抗体者或与乙型肝炎患者有密切接触者，需接种乙肝疫苗，接种流程按照 0 个月、1 个月、6 个月的程序注射，待乙肝表面抗体呈阳性后妊娠较为安全。

3. 流感疫苗　《中国流感疫苗预防接种技术指南（2019—2020）》建议孕妇或准备在流感季节怀孕的女性接种流感疫苗，预防流行性感冒，提高身体免疫力，避免孕早期感染。孕妇可在妊娠任何阶段接种。

4. 宫颈癌疫苗　该疫苗说明书提示若女性已经或准备妊娠，建议推迟或中断接种，妊娠期结束后再进行接种。

第二节　孕期用药管理

一、孕期预防药源性伤害

（一）药物致畸敏感期

从受精到着床的 2 周时间为围着床期，此期被称为“全”或“无”时期。这一发育时期，如果药物导致大量胚囊细胞受损，会导致胚胎的死亡。如果只有少量细胞受损，不会影响其他胚囊细胞最终分化发育成为正常个体。

从第 3 周到第 8 周称为胚胎期，胚胎期是发生结构畸形的最关键时期，因为在该阶段完成器官发育。首先是心脏、脑开始分化发育，继而是眼、四肢、性腺与生殖器官等。由于各种器官、躯干、四肢在这短短的时间内迅速分化，所以极易受到包括药物毒性在内的各种致畸因素影响。一旦正在分化的器官受到

影响，就可能形成畸形，这段时期内药物毒性作用越早，发生畸形可能越严重。

从第 9 周至足月为胎儿期，胎儿期是系统发育时期，此期胎儿主要器官基本分化完成，并继续发育生长。这段时期药物致畸可能性大大下降。但很多器官的发育是贯穿整个孕期的，依然可能受到影响。

（二）妊娠药物危险分级

美国食品药品管理局（FDA）建立的妊娠期药物分类，是目前应用较为广泛的妊娠期药物评级系统，将药品分为 A、B、C、D、X 五个级别。

A 级：在设对照组的药物研究中，在妊娠首 3 个月的妇女未见到药物对胎儿产生危害的迹象（并且也没有在其后 6 个月具有危害性的证据），该类药物对胎儿的影响甚微。

B 级：在动物繁殖研究中（并未进行孕妇的对照研究），未见到药物对胎儿的不良影响。或在动物繁殖性研究中发现药物有副作用，但这些副作用并未在设对照的、妊娠前 3 个月的妇女中得到证实（也没有在其后 6 个月具有危害性的证据）。

C 级：动物研究证明药物对胎儿有危害性（致畸或胚胎死亡等），或尚无设对照的孕妇研究，或尚未对孕妇及妊娠动物进行研究。本类药物只有在权衡对孕妇的益处大于对胎儿的危害之后，方可使用。

D 级：有明确证据显示，药物对人类胎儿有危害性，但尽管如此，孕妇用药后绝对有益（例如用该药物来挽救孕妇的生命，或治疗用其他较安全的药物无效的严重疾病）。

X 级：对动物和人类的药物研究或人类用药的经验表明，药物对胎儿有危害，而且孕妇应用这类药物无益，因此禁用于妊娠或可能怀孕的患者。

2014 年 12 月，FDA 发布了一项指导草案，意在改变妊娠及哺乳期药物治疗的标签，包括删除令人费解且缺乏区分度的“ABCDX”妊娠安全性分类系统。由于该分类系统过于简单，并不能反映出有效的可用信息，未能有效地传递妊娠期、哺乳期及潜在备孕男女的用药风险，常令医疗决策者感到困惑，且会导致错误的用药处方。因此，FDA 确立妊娠哺乳期安全用药新规定：药品生产商需在其药品说明书中提供孕妇、哺乳期妇女药物风险及获益的详细相关信息。数千种药物需要根据最新的科学信息修订说明书，该项工程可能会持续数年，对药品将有更加完善的描述信息，使患者受益，也让医务人员及患者对治疗用药更有把握。

（三）孕妇常用药物对胎儿影响

见表 5-1。

表 5-1 孕妇常用药物对胎儿的影响

药名	给药孕期	不良影响
沙利度胺	早期	四肢长骨多处缺损、指（趾）畸形、短肢或无肢"海豹肢体畸形"，心脏、眼、耳、肾受损及锁肛
甲氨蝶呤	早期	无脑儿、脑积水、腭裂、流产
环磷酰胺	早期	四肢及外鼻畸形、腭裂、耳缺如
苯丁酸氮芥	早期	肾、输尿管缺损，腭裂
己烯雌酚	妊娠期	女胎青春期患阴道腺病，男性女性化、睾丸发育不良
雄激素	早期	女胎男性化
丙硫氧嘧啶	妊娠期	成骨迟缓、智力低下、甲状腺肿
甲巯咪唑	早期	长期应用致甲状腺功能低下
四环素	早期	手指畸形、先天性白内障、长骨发育不良
	后期	乳齿黄染
肾上腺皮质激素	早期	腭裂、无脑儿、并指畸形、死胎、成骨迟缓
苯妥英钠	妊娠期	腭裂、唇裂、心脏、骨骼发育不全
苯巴比妥	妊娠期	四肢畸形，肝、脑缺损
氯丙嗪	妊娠期	脑发育不良、视网膜病变
氯氮䓬	早期	腭裂、唇裂
甲丙氨酯	早期	先天性心脏病

续表

药名	给药孕期	不良影响
水杨酸类	妊娠期	肾畸形、中枢神经损害、发育障碍、新生儿紫癜、死胎
美克洛嗪	早期	唇裂、腭裂、小肢症、脑脊髓功能障碍
苯海拉明	妊娠期	唇裂
双香豆素	妊娠期	软骨发育不良、颅内出血、死胎
华法林	早期	小头畸形、大脑发育不良、先天性失明
氯喹	妊娠期	耳聋、脑积水、肾畸形、死胎
链霉素	妊娠期	耳聋

二、孕期预防药学

（一）预防药物

1. 叶酸　女性从计划妊娠开始，应进食富含叶酸的食物，最晚可从孕前 3 个月开始连续每日服用 0.4mg 叶酸，直至妊娠满 3 个月。高危人群，如曾分娩过神经管畸形儿、癫痫服用卡马西平治疗者，应每日服用 4mg 叶酸。详细内容见“孕前预防药学”部分。

2. 钙剂　从孕 18 周起胎儿骨骼和牙齿开始钙化，至分娩时新生儿体内约有 30g 钙沉积。这些钙主要在孕中期和晚期逐渐沉积于胎儿骨骼和牙齿中，孕中期每日需沉积钙约 50mg，孕晚期每日沉积增至 330mg。孕期钙营养缺乏，母体会动用自身骨骼中的钙维持血钙浓度并满足胎儿骨骼生长发育的需要，因此，孕期钙营养不足对母体健康的危害更加明显。尽管妊娠期间钙代谢发生适应性变化，孕妇可通过增加钙的吸收率来适应钙需要量的增加，但膳食钙摄入仍需增加 200mg/d，总量达到 1 000mg/d。每日补钙 1～2g 有预防妊娠期高血压的作用。

3. 铁剂　孕妇是缺铁性贫血的高发人群，孕期膳食铁摄入不足容易导致孕妇及婴儿发生缺铁性贫血或铁缺乏。随着妊娠的进展，孕妇血容量和红细胞数量逐渐增加，胎儿、胎盘组织的生长均额外需要铁，整个孕期额外需要600~800mg铁。孕中、晚期妇女应适当增加铁的摄入量，如动物血、肝脏、瘦肉等，并可在医师指导下补充小剂量铁剂。

4. DHA　联合国粮农组织专家委员会和国际围产医学会专家委员会建议，孕妇和哺乳期妇女每日摄入DHA不少于200mg。2013年中国营养学会也提出相同建议。可通过每周食鱼2～3餐且有1餐以上为富脂海产鱼，每日食鸡蛋1个，来加强DHA摄入。食用富脂海产鱼，亦需考虑可能的污染物情况。中国母婴DHA摄入水平、营养状况和相关干预性研究的证据较少。中国地域较广，DHA摄入量因地而异，宜适时评价孕期妇女DHA摄入量。若膳食不能满足推荐的DHA摄入量，宜个性化调整膳食结构；若调整膳食结构后仍不能达到推荐摄入量，可应用DHA补充剂。

（二）预防接种

1. 活病毒疫苗和减毒活病毒疫苗　麻疹、流行性腮腺炎、脊髓灰质炎减毒活疫苗，风疹、伤寒、牛痘、水痘-带状疱疹、黄热病等疫苗孕期禁忌接种。但是孕期不慎接种了活病毒疫苗和减毒活病毒疫苗的孕妇，没有必要建议其终止妊娠。

2. 灭活病毒疫苗　如流感疫苗比较安全，流感期间可以接种。

3. 狂犬病疫苗、甲型肝炎或乙型肝炎疫苗接种指征与非孕期相同。

4. 乙型脑炎疫苗的接种要慎重权衡接种与不接种对母儿的影响。

5. 孕期存在脊髓灰质炎感染风险时，可以考虑接种灭活脊髓灰质炎疫苗。

6. 灭活菌苗　脑膜炎双球菌和肺炎双球菌疫苗接种按照非孕期规定进行，霍乱和鼠疫疫苗孕期安全性不确定，接种应权衡利弊。

7. 被动免疫注射高效免疫球蛋白（乙型肝炎、狂犬病、破伤风、水痘）应在暴露后立即注射。麻疹和甲型肝炎易感者可以注射丙种球蛋白。有破伤风和白喉杆菌感染可能者应注射抗毒素。

8. 宫颈癌疫苗 妊娠期间应避免接种。

第三节 哺乳期用药管理

（一）哺乳期用药对婴幼儿的影响

1. 药物对母体乳汁分泌的影响 具有抗多巴胺作用的药物吩噻嗪、氟哌啶醇，神经镇静药舒必利、利培酮，抗高血压药物 α- 甲基多巴，刺激肠蠕动药物多潘立酮及盐酸甲氧氯普胺等，这些药物能增加催乳素的分泌，从而促进母乳产生。交感神经阻断药利血平也具有相同的作用。生长激素和促甲状腺激素释放激素能增加母乳量。苯丙胺、利尿药、雌激素及从麦角胺生物碱中提取的多巴胺受体激动剂，如溴隐亭、卡麦角林、麦角乙脲、麦角新碱、甲磺酸培高利特，均有抗催乳素作用，可以减少乳汁的分泌量。据观察，多种前列腺素既具有促进乳汁产生的作用，又可产生阻碍作用。乙醇和阿片类制剂能通过减少催产素的释放而引起泌乳减少。

2. 药物直接对哺乳婴儿的不良反应 药物对哺乳期婴儿主要考虑三方面影响：药物毒性大小；婴儿通过乳汁服用药物剂量的多少；婴儿生理特性及对药物的反应性。用药剂量愈大，引起不良反应的可能性愈大。加之新生儿的肝、肾功能发育不完全，消除药物的能力低于母体，更易发生蓄积。

（二）药物进入到母乳

有多种因素可影响婴幼儿通过母乳接触药物的程度。母乳喂养期间接触的药物量通常少于怀孕期间的胎儿。药物通过被动扩散从母体血浆进入母乳。产后第 1 周，腺泡细胞之间存在较大间隙，允许更多药物透过进入乳汁。最后，腺泡壁膨胀，限制了药物进入母乳。药物特异性因素也会影响药物进入母乳的量。相比于蛋白结合率高的药物，母体循环中蛋白结合率低的药物更容易扩散到母乳中。亲脂性药物通常以较高浓度渗透进入母乳。大分子药物（分子量 > 600Da）不容易扩散到母乳中，也不可能被检测到。然而，小分子药物（分子量 < 300Da）在血浆和母乳之间迅速达到平衡。

药物口服生物利用度是确定传给婴儿的药物剂量的另一个重要因素。然而，与成人相比，婴幼儿的药物生物利用度和吸收可能会有所不同。药物的半衰期也很重要，半衰期较短的药物不会在婴儿体内累积。一般来说，当为母乳喂养母亲选择药物时，理想的选择是那些蛋白质结合率高、亲水性强以及分子量 > 600Da 的药品。

（三）母乳中药物的毒性

对大多数药物而言，只有低于日常治疗量 3% 的极少量药物能够通过乳腺分泌进入乳汁，其毒性作用微乎其微。但是，还需要考虑其他方面的一些因素。首先，药物的体内代谢产物也可能产生一些药理作用；其次，半衰期长的药物可能会产生蓄积，尤其是在年幼或发育不成熟的新生儿体内。

在母乳中，大多数药物的浓度远远低于婴儿的治疗剂量，只有极少数药物检测达到毒性剂量。但是长期用药时，即使药物的相对剂量很低，仍可能由于其在婴儿体内的半衰期较长而导致药物蓄积，从而引起症状。因此，重复给药比单次用药时更要进行严密的监控。母亲用药观察到对婴幼儿的影响结果有抗生素使大便变稀；止痛药、麻醉药、镇静药、抗抑郁药、抗癫痫药等造成镇静作用；抗组胺药引发过敏反应。

对于年幼的婴儿，更需要严格考虑药物造成的毒副作用，如对出生不足 2 个月婴儿的监测，应比 2 个月以上的婴儿更为严格。新生儿及早产儿风险更高，不仅因为其清除药物能力较差，还由于其屏障功能（如血脑屏障）发育不完善。对于需要长期治疗的哺乳期妇女，更要关注其孩子的症状。

婴儿长期摄入含药母乳对其影响的临床经验很少。理论上，抗生素可能有特定的致敏作用；很多种类的化学物质可能增加变态反应的发生；精神类药物对孩子以后的行为及智力发育可能有负面的影响；潜在的致癌物质会增加孩子以后发生肿瘤的可能性。但是目前关于这些药物长期影响的研究仍然十分匮乏，尚无统一结论。

已发现的会对母乳喂养造成影响的药物有抗肿瘤药物，放射性核素，联合使用几种精神类或抗癫痫药物，含碘的造影剂、含碘的祛痰药、大量含碘的消毒剂。

（四）哺乳期用药原则

1. 为了婴幼儿的健康，哺乳期最好不要用药，特别是哺乳期禁忌和慎用的药物。

2. 哺乳期妇女因病情需要，有用药指征时需进行药物治疗，并选择疗效好的药物。

3. 选择进入乳汁量少的、对新生儿影响小的药物。

4. 用药途径以口服或局部最好，半衰期需短，避免持续释放，降低血浆中的高峰水平，从而减少婴儿的吸收量。

5. 要注意掌握服药时间。最好在哺乳后再服药或服药后立即哺乳，并尽可能推迟下次哺乳时间，以避免或减少婴儿通过乳汁服用药物。

6. 在应用药物剂量大或疗程长时，应检测婴儿血药浓度。

7. 若哺乳期妇女有疾病必须用药，又不能证实该药对婴儿是否安全，可暂停哺乳，改用泵吸奶，停药后可继续哺乳。

8. 注意婴儿个体差异。某些特异性体质如缺乏葡糖 -6- 磷酸脱氢酶（G-6-PD）的婴儿对一些氧化性药物可引起溶血、黄疸等。

第四节　儿童生长发育用药管理

一、儿童营养素补充

儿童生长发育迅速，对各种营养的需求增加。相对于蛋白质、脂肪、糖类三大营养素，维生素及矿物元素在人体内的含量有限，每日需要量仅以微克（μg）或毫克（mg）计，因而被称为微量营养素。但微量营养素在维持人体正常生理功能方面发挥着重要作用，是体内激素、酶的重要组成部分或催化剂。由于人体不能自身合成微量营养素，必须从外界获取。当各种因素使微量营养素的摄入长期不足时，就会产生各种缺乏症状。

目前，儿童蛋白质-能量缺乏所致的营养不良已显著减少，但微量营养素缺乏仍然在世界各地广泛存在，并且在发展中国家更为严峻。维生素 A、维生素 D、铁、锌、钙等的缺乏威胁着儿童的正常生长发育乃至儿童的生存。世界卫生组织（World Health Organization，WHO）将微量营养素缺乏定义为“隐性饥饿”。随着经济迅速发展，我国人群的饮食和生活方式也正在发生改变，儿童微量营养素缺乏已成为我国儿童主要的营养问题之一。现就儿童微量营养素的补充总结如下。

（一）维生素 A

1. 维生素 A 营养现状　维生素 A 的主要功能是维持视觉、上皮细胞完整，调节糖蛋白合成和细胞分化。维生素 A 缺乏时，可引起毛囊角化等皮肤黏膜改变，以及角膜软化、夜盲等眼部症状。亚临床型的维生素 A 缺乏则在出现以上症状前就已对人体免疫功能造成损害，使感染性疾病易感性上升，显著增加儿童患病率和死亡率。

在发展中国家中，维生素 A 缺乏仍然是威胁儿童健康和生存的主要因素之一。据 WHO 估计，全球约 33.3% 的 5 岁以下儿童血清视黄醇 < 0.7pmol/L，处于维生素 A 缺乏风险中。我国 2002 年的全国性调查结果显示，6 岁以下儿童中血清视黄醇 ≤0.7pmol/L 的检出率为 11.7%，属于轻到中度儿童维生素 A 缺乏地区。

2. 维生素 A 缺乏的预防　积极预防和干预妊娠、哺乳期妇女的维生素 A 缺乏。强调母乳喂养婴儿。当母乳不足或不能母乳喂养时，强调选择强化维生素 A 的配方奶。经常食用肝脏等富含维生素 A 的动物性食物，以及富含 β 胡萝卜素的绿叶蔬菜和橙色或黄色的水果蔬菜，有助于增加膳食维生素 A 的摄入量。强化维生素 A 或 β 胡萝卜素的食品也能增加维生素 A 的摄入。在维生素 A 缺乏高发地区，推荐预防性补充维生素 A

1 500U/d，或每 6 个月一次性口服 10 万～20 万 U 维生素 A。患麻疹、疟疾和结核病等感染性疾病以及慢性消耗性疾病时，应及早补充维生素 A。对于存在维生素 A 缺乏高危因素，并伴有反复感染或者难治性贫血的儿童，应高度警惕亚临床型维生素 A 缺乏的可能。

（二）维生素 D

1. 维生素 D 营养现状　维生素 D 的主要功能是维持人体内钙的代谢平衡以及骨骼形成。此外，由于维生素 D 受体广泛分布于人体各组织系统，维生素 D 活性形式 1，25-（OH）$_2$D 具有激素样作用。目前认为，维生素 D 具有广泛的生理作用，维生素 D 缺乏与人体免疫功能异常、心血管疾病、代谢性疾病、自身免疫性疾病、肿瘤等密切相关。

据估计，全世界 30%～50% 的儿童和成人的血清 25-（OH）D＜50nmoL/L（20ng/ml）。我国目前尚缺少较大样本的人群血清 25-（OH）D 水平的调查资料。

2. 维生素 D 缺乏的预防　鼓励孕妇增加户外活动，适量补充维生素 D 以维持血清 25-（OH）D＞75nmol/L（30ng/ml）。鼓励母乳喂养，并从婴儿出生数日内开始补充维生素 D 400U/d（10μg/d）。母乳不足或不能母乳喂养时，强调选择强化维生素 D 的配方奶，如果婴儿配方奶的摄入量不足可考虑补充维生素 D。长期临床经验证实，补充维生素 D 400U/d（10μg/d）是安全的剂量，并能有效预防儿童维生素 D 缺乏及佝偻病。

建议 0～1 岁的婴幼儿应至少补充维生素 D 400U/d（1U＝25ng），1 岁以上儿童，应至少摄入 600U/d 维生素 D，以使骨骼最大程度地获益。早产 / 低出生体重、双胎 / 多胎婴儿，出生早期应加大维生素 D 补充剂量，可给予维生素 D 800～1 000U/d（20～25μg/d），3 个月后改为 400U/d（10μg/d）；或选择特殊配方的早产儿配方奶，以及母乳强化剂等。增加户外活动有利于皮肤合成维生素 D，但考虑到紫外线对儿童皮肤的损伤，目前不建议 6 个月以下婴儿在阳光下直晒，儿童、青少年参加户外活动时也应注意防晒。

（三）钙

1. 钙营养现状　钙是人体内含量最丰富的矿物元素，足量钙摄入对维持儿童、青少年正常的骨矿物含量、骨密度，达到高骨量峰值，减少骨折风险至关重要。此外，钙离子还参与人体内多种生理功能，如血液凝固，维持心脏、肌肉、神经正常兴奋性，信号转导，以及膜的通透性等。研究表明，人体钙缺乏可增加各种慢性代谢性疾病的风险，如骨质疏松症、高血压、肿瘤、糖尿病等。

我国居民膳食钙摄入普遍偏低，其中11～13岁青少年膳食钙摄入达到中国居民膳食营养素参考摄入量中钙适宜摄入量（AI）的比例最低。而美国的调查数据也显示，人群膳食钙摄入达到AI的比例也以8～19岁儿童青少年最低。

人体钙的需要量受年龄、性别、遗传、饮食和生活方式、地理环境等多种因素的影响，人体内钙的代谢平衡复杂，目前还难以确定人体钙的实际需要量。

2. 钙缺乏的预防　鼓励母乳喂养，母乳是婴儿钙的优质来源。只要母乳充足，婴儿钙营养就足够；当因各种原因母亲不能哺乳或母乳不足，充分的配方粉喂养仍可提供充足的钙营养。

早产/低出生体重、双胎/多胎婴儿需额外补充钙，可采用母乳强化剂、特殊早产儿配方奶，或额外增加维生素D与钙补充剂。

当维生素D水平保持适宜时，青春期前儿童每日摄入500ml牛奶或相当量的奶制品大致可满足钙的需要。而青春期少年则需要每日摄入750ml牛奶，才能满足其快速生长对钙的需要。大豆制品、绿色蔬菜以及钙强化的食品可作为钙的补充来源。

（四）铁

1. 铁营养现状　铁是人体必需的微量营养素，参与血红蛋白和DNA合成以及能量代谢等重要生理过程。铁缺乏是指体内总铁含量降低的状态，包括铁减少期、红细胞生成缺铁期、缺铁性贫血3个发展阶段。大量研究表明，严重缺铁所导致的缺铁性贫血是造成早产和新生儿死亡的重要疾病因素，而即使是不伴贫血的轻微铁缺乏就已经对儿童的认知、学习能力和行为发育等造成不可逆转的损害。铁与维生素A、锌的代谢亦关系密切。

2. 铁缺乏的预防　积极预防和纠正妊娠母亲缺铁性贫血，减少妊娠糖尿病，降低早产率。研究证实，在新生儿出生时延迟结扎脐带2～3分钟，可显著增加储存铁，减少婴儿铁缺乏。提倡母乳喂养，如母乳不足或不能母乳喂养时，强调选择强化铁的配方奶。

婴儿4～6月龄后，应及时添加辅助食品。建议首选强化铁的婴儿食品或肉类、肝脏等富含血红素铁的动物性食物。发达国家铁强化婴儿配方奶和婴儿米粉等普遍使用，使婴儿铁缺乏和缺铁性贫血显著减少。

合理搭配饮食，增加富含血红素铁的肉类、肝脏等食物，以及富含维生素C的新鲜蔬菜、水果的摄入，是预防铁缺乏和缺铁性贫血的重要措施。强化铁的食品也有助于增加铁的摄入，预防铁缺乏。

建议早产/低出生体重婴儿预防性补充铁剂。从生后4周开始，母乳喂养婴儿补充元素铁2mg/(kg•d)，配方奶喂养婴儿补充元素铁1mg/(kg•d)，直至校正年龄1岁。

此外，对于婴儿和青少年等铁缺乏高危人群，应定期筛查血红蛋白浓度，积极纠正贫血。强调对缺铁性贫血的早期发现并积极纠正。

（五）锌

1. 锌营养现状　锌是人体必需的微量元素，几乎参与人体内所有的代谢过程。锌缺乏或不足时可导致儿童生长迟缓、免疫功能下降以及神经心理发育异常等。近十几年来，一系列在不发达国家中实施的大型前瞻性随机双盲对照锌补充研究揭示，补充锌对促进儿童生长，减少腹泻和肺炎等感染性疾病，以致降低儿童死亡率的有效性；同时也提示在不发达国家中儿童轻中度锌缺乏的普遍性。锌与铁代谢关系密切。

2. 锌缺乏的预防　提倡母乳喂养，母乳不足或不能母乳喂养时，强调选择强化锌的配方奶。婴儿4～6月龄后，应及时添加辅助食品。建议首选强化锌的婴儿食品，增加肉类、肝脏等富锌食物摄入是预防锌缺乏的重要措施。研究证实，腹泻时补充锌，有积极的预防和辅助治疗作用。WHO 推荐：腹泻患儿在继续口服补液盐治疗的同时口服补充锌。补充剂量为 6 个月以下婴儿元素锌 10mg/d；7 个月～5 岁 20mg/d，持续 10～14 日。另有专家推荐，存在锌缺乏高危因素的下呼吸道感染患儿，在抗生素治疗的同时补充锌。以药物或强化食品预防性补充锌时，必须考虑铁、锌、铜等各种矿物元素之间的相互平衡。有证据表明，常规剂量补充锌即可造成铜缺乏，并继发贫血。铁和锌之间的相互干扰则更为明显。

（六）DHA

婴幼儿 DHA 摄入量宜达到 100mg/d。母乳是婴儿 DHA 营养的主要来源，宜倡导和鼓励母乳喂养，母乳喂养的足月婴儿不需要另外补充 DHA。在无法母乳喂养或母乳不足情形下，可应用含 DHA 的配方粉，其中 DHA 含量应为总脂肪酸的 0.2%～0.5%。对于幼儿，宜调整膳食以满足其 DHA 需求。特别应关注早产儿对 DHA 的需求。欧洲儿科胃肠病学、肝病学和营养学会建议早产儿每日 DHA 摄入量为 12～30mg/kg；美国儿科学会建议出生体重不足 1 000g 的早产儿每日摄入量 ≥21mg/kg，出生体重不足 1 500g 者 ≥18mg/kg。

二、特殊健康状态儿童预防接种

1. 早产儿　早产儿可以接种各类疫苗（出生体重 <2.5kg 的早产儿接种卡介苗除外）。乙肝表面抗原（HBsAg）阳性或不详母亲所生的早产儿应在出生后 24 小时内尽早接种第 1 剂乙肝疫苗，接种之后 1 个月，再按 0 个月、1 个月、6 个月程序完成 3 剂次乙肝疫苗接种。HBsAg 阳性母亲所生早产儿，出生后接种第 1 剂乙肝疫苗的同时，在不同（肢体）部位肌内注射 100U 乙肝免疫球蛋白（HBIG）。危重早产儿应在生命体征平稳后尽早接种第 1 剂乙肝疫苗。

出生体重 <2.5kg 的早产儿，暂缓接种卡介苗。待体重 ≥2.5kg，且生长发育良好，可接种卡介苗。

2. 支气管哮喘　支气管哮喘不是预防接种的禁忌。哮喘

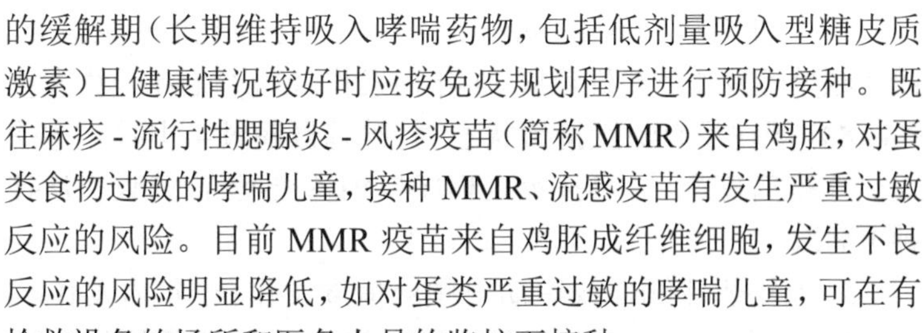

的缓解期（长期维持吸入哮喘药物，包括低剂量吸入型糖皮质激素）且健康情况较好时应按免疫规划程序进行预防接种。既往麻疹 - 流行性腮腺炎 - 风疹疫苗（简称 MMR）来自鸡胚，对蛋类食物过敏的哮喘儿童，接种 MMR、流感疫苗有发生严重过敏反应的风险。目前 MMR 疫苗来自鸡胚成纤维细胞，发生不良反应的风险明显降低，如对蛋类严重过敏的哮喘儿童，可在有抢救设备的场所和医务人员的监护下接种。

在哮喘急性发作（出现喘息、咳嗽、气促、胸闷等症状），尤其是全身应用糖皮质激素时（包括口服和静脉给药）应暂缓接种。根据美国免疫实施咨询委员会（Advisory Commitee on Immunization Practices，ACIP）的建议，停止全身应用糖皮质激素 1 个月，可正常接种。

3. 原发性免疫缺陷病　原发性免疫缺陷病（primary immunodeficiency disease，PID）患者原则上可接种灭活疫苗，与免疫功能正常者通常具有相同的安全性；然而，PID 患者的免疫保护强度和持久性会降低。PID 患儿是否可接种活疫苗，需根据不同的 PID 种类决定。

4. 食物过敏　食物过敏的儿童可以按免疫程序正常接种；有蛋类严重全身过敏反应史的儿童，应在医疗机构监护下接种流感疫苗。食物过敏的急性反应期（如并发哮喘、荨麻疹等）或接种部位皮肤异常（湿疹、特应性皮炎等），应暂缓接种。对蛋类过敏者禁忌接种黄热病疫苗。

5. 先天性心脏病　生长发育良好，无临床症状，心功能无异常（如左心室射血分数≥60%）；先天性心脏病（congenital heart disease，CHD）患儿介入治疗术后，复查心功能无异常；CHD 患儿外科术后 3 个月，复查心功能无异常，均可以接种。

伴有心功能不全、严重肺动脉高压等并发症的 CHD 患儿；复杂发绀（紫绀）型 CHD 患儿，需要多次住院手术者；需要专科评估的其他情形，如免疫缺陷、感染、严重营养不良、免疫抑制剂使用等的 CHD 患者，均需暂缓接种。

6. 湿疹　可以接种各类疫苗（避开湿疹部位）。

7. 热性惊厥（febrile seizures，FS） 对于单纯性热性惊厥，或非频繁性发作的热性惊厥（半年内发作<3次，且1年内发作<4次），既往没有惊厥持续状态（持续惊厥超过半小时），本次发热性疾病痊愈后，可按免疫程序接种各类疫苗，建议每次接种1剂次。

对于复杂性FS，或短期内频繁惊厥发作（半年内发作≥3次，或1年内发作≥4次），建议到专科门诊就诊，暂缓接种。

8. 癫痫 6个月及以上未发作的癫痫患者（癫痫已控制），无论是否服用抗癫痫药物，均可以接种所有疫苗。有癫痫家族史者可以接种疫苗。近6个月内有癫痫发作的患者暂缓接种。

9. 脑性瘫痪 脑性瘫痪患儿可以按免疫程序接种疫苗。

10. 新生儿颅内出血 新生儿时期Ⅰ级、Ⅱ级脑室周围-脑室内出血和蛛网膜下腔出血以及硬膜下出血患儿，如出血控制，生命体征稳定，应及时接种乙肝疫苗和卡介苗。

新生儿时期Ⅲ级、Ⅳ级脑室周围-脑室内出血患儿，有较明显的脑软化、空洞脑等异常改变，如存在进行性神经系统疾病的后遗症，应暂缓接种乙肝疫苗和卡介苗。

11. 婴儿黄疸 生理性黄疸、母乳性黄疸患儿身体健康状况良好，可按免疫程序接种疫苗。病理性黄疸患儿生命体征平稳，可正常接种乙肝疫苗。病理性黄疸患儿需及时查明病因，暂缓接种其他疫苗，建议前往专科门诊就诊。

12. 感染性疾病 急性感染性疾病痊愈后可接种各类疫苗。轻症急性感染性疾病者热退后可接种疫苗。急性感染性腹泻患儿暂缓接种口服减毒活疫苗。中度和重度的急性感染性疾病包括肺炎、脑炎、脑膜炎、心肌炎、严重腹腔感染、严重泌尿系统感染等患儿在疾病好转前暂缓接种疫苗。在疾病好转期，如有疫苗接种需求，建议前往免疫接种咨询门诊评估情况，决定是否接种。疾病完全恢复后，可以接种疫苗。

13. 肛周脓肿 按免疫程序接种，脊髓灰质炎疫苗基础免疫使用脊髓灰质炎灭活疫苗（inactivated poliovirus vaccine，IPV），痊愈后加强免疫可接种IPV或脊髓灰质炎减毒活疫苗（oral

poliomyelitis vaccine，OPV）。

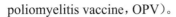

14. 免疫球蛋白 A（IgA）血管炎　IgA 血管炎（IgAV）患者在痊愈后，可接种各类疫苗。IgAV 患者使用免疫抑制剂治疗期间，暂缓接种减毒活疫苗。

15. 自身免疫性疾病　自身免疫性疾病（AD）缓解期可接种灭活疫苗。AD 急性期（活动期）暂缓接种各类疫苗。在使用激素、免疫抑制剂或靶向生物制剂治疗期间，应暂缓接种减毒活疫苗。

16. 肾脏疾病　不使用免疫抑制剂的肾脏疾病患者在无症状期可接种各类疫苗。使用免疫抑制剂的肾脏疾病患者在缓解期可接种灭活疫苗。不使用免疫抑制剂的肾脏疾病患者在症状发作期暂缓接种各类疫苗。

17. 白血病化疗　白血病化疗期间暂缓接种所有疫苗。化疗结束 6 个月后可接种灭活疫苗；化疗结束 12 个月后经过免疫功能评估，考虑接种减毒活疫苗。

18. 儿童贫血　根据患病类型采取不同的预防接种策略。轻度、中度缺铁性贫血不伴有其他症状者可以接种。重度缺铁性贫血和 / 或伴有肝脾大、心功能异常、合并感染等患儿暂缓接种。再生障碍性贫血进行免疫抑制剂治疗或造血干细胞移植治疗的患儿，需经专科评估后决定是否接种疫苗。轻度、中度贫血且无急性溶血表现的溶血性贫血患儿可以接种。重度、极重度贫血或有急性溶血表现的溶血性贫血患儿暂缓接种。失血性贫血暂缓接种。

19. 免疫抑制剂　以下情况可以接种：①正在接受免疫抑制剂治疗的患者可以接种灭活疫苗并无须中断免疫抑制剂治疗；但接受利妥昔单抗治疗的患者，应该在末次剂量 5 个月后进行接种。②对于孕晚期免疫抑制剂暴露的婴儿，按预防接种程序接种灭活疫苗、MMR 和水痘疫苗。③对于母亲接受免疫抑制剂治疗的母乳喂养婴儿，可接种各类疫苗，无须延迟。

以下情况暂缓接种：①减毒活疫苗需暂缓接种。②对于中断免疫抑制剂治疗安全的患者，需根据所用免疫抑制剂的药动学决定暂缓接种的时间。③大剂量糖皮质激素［泼尼松≥20mg/d

或 > 2mg/(kg·d)]治疗结束后 1 个月、非生物制剂类的其他免疫抑制剂治疗结束后至少 3 个月可以接种减毒活疫苗。生物制剂类免疫抑制剂尚缺少研究资料。

20. 静脉注射免疫球蛋白使用者　可以接种除含麻疹成分疫苗以外的其他疫苗。推迟含麻疹成分疫苗的接种至接受大剂量(2g/kg)静脉注射免疫球蛋白 8~9 个月后。

21. 遗传代谢病　根据疾病不同接种建议不同，详情可参考《特殊健康状态儿童预防接种专家共识之二十一——遗传代谢病与预防接种》。

22. 儿童肝病　慢性肝病轻中度肝功能异常、胆红素升高患者可以接种各类疫苗。肝硬化患者可以接种灭活疫苗。急性肝功能异常、肝病有出血倾向或肝衰竭患者暂缓接种各类疫苗。肝硬化患者禁忌接种减毒活疫苗。

23. 异体造血干细胞移植　移植后 1 年，免疫功能正常，可以接种各类灭活疫苗；移植后 2 年，无慢性移植物抗宿主病(graft versus host disease，GVHD)者，停用免疫抑制剂 3 个月，建议专科门诊评估免疫功能正常，可接种减毒活疫苗。慢性 GVHD 者、免疫功能不正常者暂缓接种各类疫苗。

24. 实体器官移植　实体器官移植(soild organ transplantation，SOT)受者在移植手术前若无接种禁忌，应尽可能多接种各类疫苗。SOT 受者在移植手术前间隔 2 周及以上接种灭活疫苗，在移植手术前间隔 4 周及以上接种减毒活疫苗。SOT 受者在移植手术 1 个月后即可接种灭活流感疫苗，6 个月后可接种各类灭活疫苗。长期使用低剂量免疫抑制剂的 SOT 受者暂缓接种，在 SOT 6 个月后经专科评估决定是否可接种水痘疫苗。SOT 受者在移植手术后禁忌接种除水痘疫苗外的其他减毒活疫苗。

25. 婴儿巨细胞病毒感染　巨细胞病毒(cytomegalovirus，CMV)感染无临床症状者及有后遗症但无 CMV 复制者可以接种。CMV 感染有临床症状及有后遗症且有 CMV 复制者暂缓接种。

(刘兰兰)

第六章 妇幼保健院药学应急管理体系

医疗机构关系人民生命健康，在各类突发事件中具有极其重要的作用，而完善的药学应急管理体系的建立，对于保障整个突发事件医疗工作的正常运行是不可或缺的一环。《妇幼保健院评审标准实施细则》中也明确提出医疗机构要建立完善的突发事件药事管理应急预案，药学人员需熟练执行。

实际工作中各环节应急预案的制订有利于药师在突发事件发生时快速确保人员、药品的安全，药品供应及时准确。因此有必要系统地构建本部门的药学应急管理体系。

本章节主要针对供应链各环节中涉及的人、药品的应急进行阐述以供读者参考，重点突出在实际工作中遇到的各种突发状况时员工或者部门应该掌握的应急机制。其中包括缺药、差错（潜在差错）、停电、系统故障、暴力事件、重大突发卫生事件等。消防应急预案可参照医院预案，在本章节中未予体现；章节中涉及的科室名称仅供读者参考。

第一节 药学应急管理体系

一、药学应急管理组织机构

药学应急管理组织机构包括医院药事管理与药物治疗学委员会和药学部门应急事件工作小组。

（一）医院药事管理与药物治疗学委员会及工作职责

1. 人员组成　医院成立由医院领导、业务主管部门及相关科室负责人组成的药事管理与药物治疗学委员会。

2. 工作职责

（1）制订、审核治疗及预防用药方案：包括一线人员、二线人员和其他医务人员的预防用药方案与突发事件治疗用药方案。

（2）制订相应的突发事件相关用药目录及突发事件抢救用药目录，审核紧急备用药品品种的剂型、数量等，审核一般性抢救用药目录，如呼吸衰竭用药，循环衰竭用药，肝肾功能不全用药，中毒抢救、水灾、火灾、地震等用药。

（3）制订、审核药物安全性监测方案。

（二）药学部门应急事件工作小组

1. 人员组成　药学部门成立由科室主任及采购、药品库、门（急）诊调剂室、住院调剂室、静脉用药调配中心、临床药学室等部门负责人组成的突发应急事件工作小组。

2. 工作职责

（1）做好急救药品的储备工作，健全急救药品的供给系统，随时准备执行应急药物保障任务。制订科室缺药、差错（潜在差错）、停电、系统故障、暴力事件、重大突发卫生事件等各类预案。

（2）由专人负责急救药品的管理。做好急救药品的储备、保管、定期养护和更换工作。供应库存药品和协调各调剂室抢救药品的调剂。

（3）应急小组成员应保持电话24小时畅通，以保证在发生突发事件时能第一时间投入抢救工作。

（4）加强药学人员及科室各类应急预案的知识培训，并定期演练。学习急救药品知识，为临床提供及时的咨询服务。

二、应急预案的启动

（一）公共应急事件

公共应急事件包括传染病、中毒抢救、水灾、地震、火灾等。当突发公共事件发生时，接到医院医务部或总值班通知，应启动应急预案。

（二）院内应急事件

院内应急事件包括停电、计算机网络故障、暴力伤医事件等。当发生此类事件时，应根据其性质、类别及严重程度，启动相应的应急预案。

（三）药学部门应急事件

药学部门应急事件包括缺药、差错（潜在差错）、人员班次错乱等。当发生此类事件时，应根据其性质、类别及严重程度，启动相应的应急预案。

三、应急工作要求

1. 人员安排　突发应急事件管理小组组长负责在突发应急事件中的人员调配、上传下达以及协调各种临时性问题。一旦进入应急响应状态，应保持通讯畅通。

2. 药品供应　由采购或药品库工作人员负责。主要任务：根据医院制订的治疗指南或专家组意见制订药品专项采购计划，从多渠道获取药品供应信息，考虑药物相互替代性，在采购过程中保证紧缺药品的供应；掌握中毒抢救、水灾、地震、火灾等医院非常备抢救药品调拨渠道和供应、调拨信息，保证迅速采购调运；供应库存药品和协调各调剂室抢救药品的调剂。

3. 药品调配　主要工作任务是：抢救用药的调配及其他与调配相关的临时性任务；如遇传染性疾病需设专门调剂室，并做好消毒工作；为临床提供用药信息，保障药品供应，做好患者的用药咨询和宣传工作。

4. 临床药学室　主要负责突发事件中药物信息、药物安全性方面的工作。及时收集整理药物信息，向临床反馈；ADR 监测、报表的收集与上报等。

四、应急药品管理

1. 建立应急药品目录，按目录贮备应急药品于急诊调剂室，见表 6-1。

2. 急诊调剂室组长负责管理应急药品的日常工作，组长休

表 6-1 应急药品目录清单

序号	药品名称	规格	单位	数量	序号	药品名称	规格	单位	数量
1	氨茶碱注射液	0.25g	支	10	20	注射用头孢唑林	0.5g	支	50
2	硫酸镁注射液	2.5g	支	20	21	注射用硝普钠	50mg	支	5
3	氯化钾注射液	1g	支	20	22	低分子右旋糖酐液	500ml	瓶	5
4	阿托品注射液	0.5mg	支	20	23	葡萄糖酸钙注射液	1g	支	20
5	多巴胺注射液	20mg	支	50	24	碳酸氢钠注射液	10ml	支	25
6	呋塞米注射液	20mg	支	30	25	地西泮注射液	10mg	支	10
7	肾上腺素注射液	2mg	支	20	26	创可贴		盒	1
8	硝酸甘油注射液	5mg	支	20	27	地西泮片	2.5mg	片	40
9	间羟胺注射液	10mg	支	10	28	甲硝唑片	0.2g	板	10
10	去甲肾上腺素注射液	2mg	支	10	29	复方磺胺甲噁唑片	co	板	5
11	去乙酰毛花苷注射液	0.4mg	支	10	30	多潘立酮片	10mg	盒	2
12	氨甲苯酸注射液	0.1g	支	50	31	盐酸小檗碱片	0.1g	瓶	2
13	缩宫素注射液	10U	支	30	32	呋塞米片	20mg	瓶	1
14	甘露醇注射液	250ml	瓶	10	33	马来酸氯苯那敏片	4mg	瓶	1
15	甲硝唑注射液	100ml	瓶	10	34	庆大霉素注射液	2ml	支	10
16	地塞米松注射液	5mg	支	40	35	0.9% 氯化钠液	250ml	袋	120
17	50% 葡萄糖注射液	20ml	支	40	36	5% 葡萄糖液	250ml	袋	120
18	利多卡因注射液	5ml	支	50	37	5% 葡萄糖氯化钠液	100ml	袋	100
19	尼可刹米注射液	0. 5g	支	10					

注：co 表示磺胺甲噁唑 0.4g，甲氧苄啶 80mg。

息时，由当班人员负责。

3. 应急药品实行封条管理，每个月查对后更换封条。急诊调剂室人员需人人知晓，按月轮流查对应急药品；每个月定期检查应急药品是否按照药品说明书要求进行储存及其有效期、是否变质等情况，对近6个月有效期的药品用近效期标识（如红三角）预警，并登记；近3个月药品及时更换，并填写更换后的有效期。

4. 突发事件需调用应急药品时，启动药品应急流程。

5. 应急药品调出后，对未使用完的药品办理退回手续；需报损的药品依照报损规程执行。

五、注意事项

（一）进入污染区的药品的处理

由于特殊需要进入污染区的药品，在传染病得到有效控制、污染区准备撤除时，应对污染区剩余药品进行消毒处理。污染区剩余药品消毒应在污染环境及房屋的终末消毒后进行。

剩余药品消毒方法采用0.2%～0.5%过氧乙酸溶液浸泡。消毒后的剩余药品为医用垃圾，可装入双层黄色垃圾袋，在指定区域处理，不得回收使用。污染区药品消毒销毁前，应进行账册登记，金额统计。

（二）进入半污染区的药品的处理

药品应尽可能不进入半污染区。由于特殊需要进入半污染区的药品，在传染病得到有效控制、半污染区准备撤除时，应对半污染区剩余药品进行消毒处理。进入半污染区的剩余药品的消毒应在所处环境及房屋终末消毒后进行，半污染区内药品外包装或者原包装消毒采用0.2%～0.5%过氧乙酸溶液擦拭。已打开原包装的口服药品不得回收使用。其余药品在外包装、原包装擦拭消毒后，经院感办检查批准后可继续使用。半污染区的药品消毒后，应进行账册登记，金额统计。

（三）积压药品的处理

阶段性防治传染病工作结束后，在保证药品的有效期内正常使用外，如存在积压药品，应及时全面统计，及时向供应商反馈积压药品信息，以避免盲目进货。库内待处理的积压药品，在盘点入账后与其他使用单位联系或与供应商协商，帮助联系使用。

过期失效后不得进行使用，并应建账统计，按照有关规定报损销毁。

第二节　药学部门突发事件应急预案

一、药学部门缺药调配应急预案

1. 目的　为确保药学部门各部门发生缺药后能迅速处理，每位员工知晓缺药调配应急处理流程，保证药学服务质量顺利完成，制订本预案。

2. 依据　医院《缺药管理制度》。

3. 适用范围　适用于药学部各调剂部门、药品库的应急处理。

4. 组织机构及职责

（1）组长：各部门负责人。

（2）成员：各部门工作人员。

（3）职责

1）调剂室当班人员：接病区临床用药需求，明确疗程、数量，通知本部门组长；药品到位后通知临床取药。

2）部门组长：通知药品库房明确药品是否可供；涉及药学部门各部门间调配的，由相关部门组长之间协调解决。

5. 处置原则

（1）如果是医院从未使用过的药品，请病区依照“临时用药流程”提交临时采购需求，部门组长接通知，根据情况联系采购；如果是医院现有的药品，调剂药师接到通知后，联系相关部门组长，实施部门间调配。

（2）采购接通知报主任同意后安排公司配送；节假日期间

部门组长落实部门值班人员依照药品入库验收规定对药品做好药品接收工作，并在随货同行单及发票上签字。票据在上班后第一个工作日交给库房完成系统入库工作；并及时通知病区记账。工作日期间参照正常入库流程执行。

（3）在调配过程中，相关部门组长同时做好系统转账工作，以便病区开具医嘱，并在工作日将病区使用申请交至中心。

6. 缺药调配应急流程图　见图6-1。

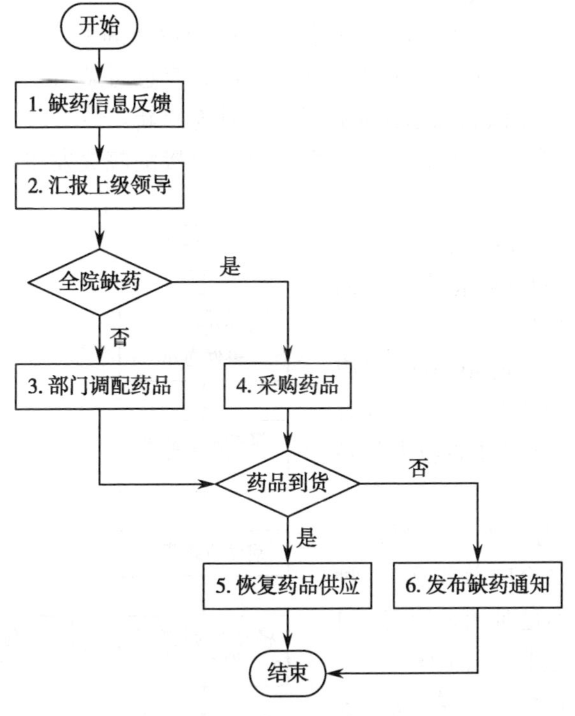

图6-1　缺药调配应急流程图

二、突发事件应急药品管理预案

1. 目的　为确保突发事件发生后能迅速调出应急药品，每位员工知晓应急药品处理流程，保证药学服务质量顺利完成，制订本预案。

2. 依据 医院《突发事件的药事应急管理预案》、科室《应急药品管理制度》。

3. 适用范围 适用于药学部急诊调剂室、采供组的应急处理。

4. 组织机构及职责

（1）组长：急诊调剂室、采供组组长。

（2）成员：急诊调剂室、采供组工作人员。

5. 处置原则

（1）员工知晓应急药品存放位置：急诊调剂室。

（2）急诊调剂室人员按月轮流查对应急药品，确保药品无过期、失效，按照应急药品目录及时补充更新。

（3）科主任或急诊调剂室当班人员接医院突发事件通知，启动该应急预案。

1）急诊调剂室当班人员15分钟以内将应急药品交给相关人员。

2）交接时填写两份“应急药品交接登记表”，双方签字，调剂室及急救人员各一份。

3）当班人员依照目录储备第二份应急药品，品种或数量不足时通知库房在1小时内完成补充工作。

4）应急工作结束后，凭“应急药品交接登记表”逐一验收交回药品，做好系统下账工作。

6. 突发事件应急药品管理流程图 见图6-2。

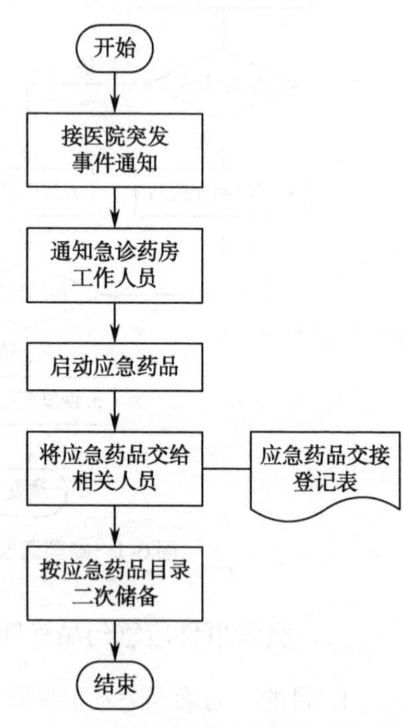

图6-2 突发事件应急药品管理流程图

三、特殊管理药品突发事件应急预案

1. 目的　加强医院特殊管理药品的监管，有效预防、控制和消除特殊管理药品突发事件的危害，保障公众身体健康和生命安全。

2. 依据　《中华人民共和国药品管理法》《麻醉药品和精神药品管理条例》《医疗用毒性药品管理办法》《放射性药品管理办法》及《易制毒化学品管理条例》。

3. 概念　本预案所称的特殊管理药品包括麻醉药品、精神药品、医疗用毒性药品、放射性药品及药品类易制毒化学品。

4. 适用范围　适用于特殊管理药品在销售、运输、储存、保管和使用等环节中，突发造成或者可能造成人体健康严重伤害和严重影响公众健康的社会问题的应急处理。

5. 处置原则

（1）特殊管理药品突发事件应急处理工作，坚持预防为主、常备不懈、反应及时、依法处置的原则。

（2）组织机构及职责

1）医院成立特殊管理药品突发事件应急处置领导小组：由分管院长任组长，医务部、药学部门主任任副组长，成员包括医疗管理、药学、护理及保卫等人员。职责为修订医院特殊管理药品突发事件应急处理预案；研究制订医院特殊管理药品突发事件应急处理工作措施和程序；负责医院特殊管理药品突发事件应急处理专业队伍的建设和培训；对医院依法处理特殊管理药品突发事件应急工作实施统一指挥、监督和管理，并及时向上级卫生行政部门、药品监督管理部门及其他相关部门报告。

2）医院应急领导小组下设办公室，由药学部门主任负责。职责为综合协调医院特殊管理药品突发事件的预警和日常监督管理工作；综合协调医院特殊药品突发事件信息的收集、分析、评估工作；负责对特殊管理药品突发事件的调查，必要时协助有关部门实施控制；组织实施应急领导小组的各项指令，提出应急处理建议和应急处理措施，协助解决应急处理中的具体问题；负责特殊管理药品突发事件应急处理情况的总结报告。

6. 预防与控制

（1）加强对特殊管理药品法律法规和特殊药品应急知识的宣传、培训，提高防范意识。

（2）加强特殊管理药品日常监管，制订和落实预防特殊管理药品突发事件责任制，一旦发现隐患和突发事故苗头，及时采取应对措施。

（3）加强特殊管理药品使用环节的监管，定期检查特殊管理药品使用执行有关法律法规的情况，使用环节的购进、运输、储存、保管、调配、使用情况，及其问题整改落实的情况；依法对使用特殊管理药品突发事件组织调查、确认和处理，并负责有关资料的整理和情况的综合汇报。

7. 报告与处理

（1）特殊管理药品突发事件，有下列情形之一的，应启动应急程序：

1）特殊管理药品滥用，造成 1 人以上死亡或者 3 人以上严重中毒。

2）麻醉药品、一类精神药品流失或被盗。

3）医疗用毒性药品中属剧毒物品流失、被盗。

4）发现麻醉药品、精神药品滥用成瘾人群。

（2）特殊管理药品突发事件应急处理按以下程序进行：

1）立即组织力量对报告事项调查核实，确定采取控制危害扩大的措施或者对现场进行控制。

2）立即向上级卫生行政部门、药品监督管理部门及其他相关部门报告。报告内容包括事故发生时间、地点、事故简要经过、涉及范围、死亡人数、事故原因、已采取的措施、面临的问题、事故报告单位、报告人和报告时间等。

3）采取必要的药品救治供应措施。

4）事故的分析、评估、研究应对措施。

（3）任何部门和个人都不得瞒报、缓报、谎报或者授意他人瞒报、缓报、谎报特殊管理突发事件。

8. 特殊管理药品突发事件应急流程图　见图6-3。

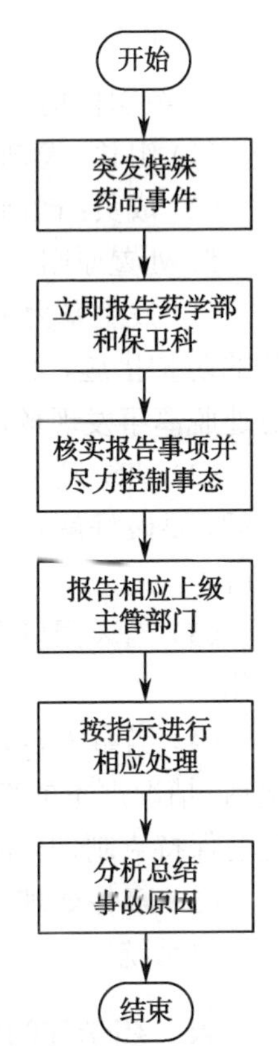

图6-3　特殊管理药品突发事件应急流程图

四、药学部门突发医院感染暴发应急预案

1. 目的　医院感染暴发时药学部门主要涉及职业暴露预防用药，为确保突发医院感染暴发事件后能迅速调出，每位员工知晓处理流程，保证药学服务质量顺利完成，制订本预案。

2. 依据　《医院感染暴发应急处置预案》、科室《应急药品管理制度》。

3. 适用范围　适用于药学部急诊调剂室、采供组、各分部调剂部门的应急处理。

4. 组织机构及职责

(1) 组长：急诊调剂室、采供组、各分部调剂部门组长。

(2) 成员：急诊调剂室、采供组、各分部调剂部门工作人员。

5. 处置原则

(1) 员工知晓职业暴露预防用药存放位置：急诊调剂室。

(2) 熟悉职业暴露处理流程，急诊调剂室药师接院感部通知后，凭专用处方给予调配并及时下账。

五、暴力伤医事件处置预案

1. 目的　为确保突发暴力事件发生后能迅速处理，每位员工知晓应急上报、处理流程，保证药学服务质量顺利完成，制订本预案。

2. 依据　医院《暴力伤医应急预案》。

3. 适用范围　适用于药学部门调剂部门的应急处理。

4. 组织机构及职责

（1）组长：调剂部门组长。

（2）成员：调剂部门工作人员。

5. 处置原则

（1）发生暴力事件时，员工应当及时采取合理合法、安全有效的防护措施，以保护自身生命财产安全，当事人尽最大可能迅速脱离事发现场，防止人身伤害。

（2）纠纷发生时，保持冷静，正确判断，对患者及其家属的误解，要做好解释工作，要富有同情心和爱心，努力争取互相谅解。

（3）当天同班人员主动替换当事人实施补位，避免纠纷扩大化。

（4）当事人告知组长并就近按动报警按钮，拨打保安值班电话，情况严重的直接打 110 报警，报告准确的位置，保安到场之前保持克制，尽量不要激怒对方造成不必要的伤害。

（5）事件处理完后，1 个工作日内当事人上报医院不良事件呈报系统。

六、药学部门突发信息系统故障、停电应急预案

1. 目的　为确保停电、信息系统故障突发事件发生后能迅速处理，每位员工知晓应急上报、处理流程，保证药学服务质量顺利完成，制订本预案。

2. 依据　医院《信息系统故障应急预案》。

3. 适用范围　适用于药学部调剂部门、采购组的应急处理。

4. 组织机构及职责

（1）组长：各部门组长。

（2）成员：各部门工作人员。

5. 处置原则　由科主任负责总体联络协调，与信息部保持联系，及时反馈沟通最新消息。

（1）当网络系统运行预期中断超过 30 分钟时，调剂部门转

入手工划价发药。采取手工划价，保证手工处方能够正常取药。

（2）各调剂部门员工应知晓应急灯、手工划价本、计算器放置的位置，突发停电或信息系统故障后取出使用，保证窗口发药工作正常进行。应急灯每季度充电一次、手工划价本每季度更新一次。

（3）联系后勤确认停电、系统故障时间。若停电时间预期超过30分钟（或根据本院试验验证数据确定），应及时转移冷链药品。转移药品至未停电部门或者由库房联系应急保障商业公司提供冷链物流支持。

（4）各调剂部门组长将手工处方的张数、金额、条目数汇总，及时报采供组库管，以调整出库的方式调账并备注说明；或调剂组以特殊出库方式出库报账并备注说明，手工处方留存备案。

（5）住院调剂室发药流程：调剂室工作人员保留好处方，对急需用药的患者采用先发药；待系统恢复运行后直接将未录入的住院患者处方补录至住院系统中。

6. 停电、信息系统故障应急流程图　见图6-4。

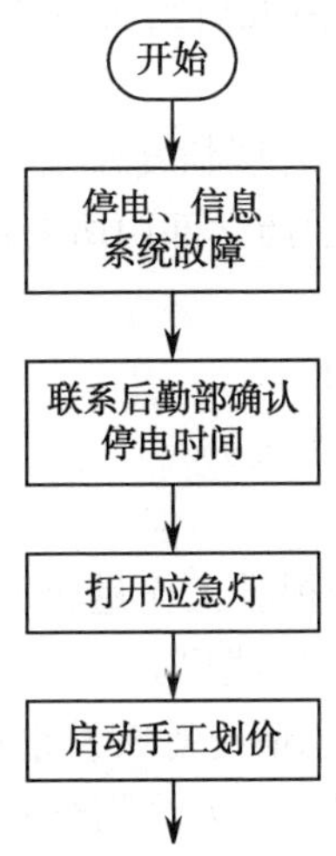

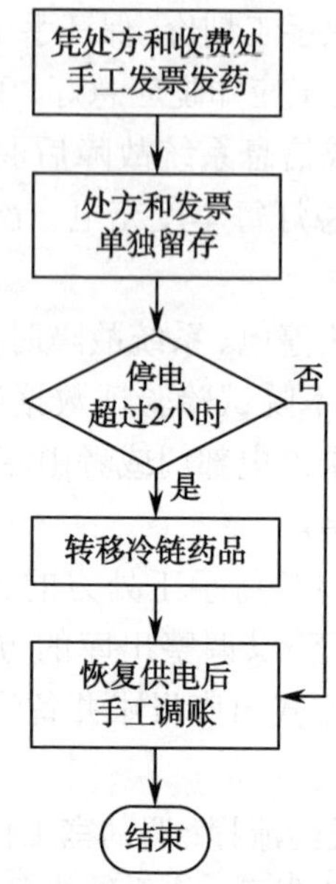

图 6-4 停电、信息系统故障应急流程图

七、员工排班应急预案

1. 目的　为应对在岗人员因突发事件无法及时保证在岗工作的情况。

2. 依据　医院《人事管理制度》。

3. 适用范围　适用于药学部门所有部门的应急班次处理。

4. 组织机构及职责

(1) 组长：各部门组长。

(2) 成员：各部门工作人员。

5. 处置原则

(1) 正常工作日组长根据工作量合理排班，除正常班次外，均需安排当日休息人员值二线班。

(2) 遇特殊情况、紧急情况等突发事件（包括突发公共卫生事件、灾害事故等），如遇工作人员临时病假、事假等，由二线班人员接替当日工作。

（3）当日二线班人员必须保持24小时通讯畅通。接到电话后1小时内必须赶到，不得以任何理由推诿。

（4）如不能被通知或通知后推诿者一律按医院及科室有关规定处理，所造成的一切后果由本人负责。

（5）二线班人员应班后，按照科室规定给予相应补假及绩效奖励。

第三节 用药差错和临界差错报告制度

1. 目的 规范用药差错和临界差错的管理，改进管理流程，有效控制差错发生。

2. 范围 适用于对用药差错及临界差错的上报、处理、控制和改进工作的管理。

3. 定义

（1）用药差错：指药物治疗过程中出现的任何可预防事件，导致用药不当或患者受损。用药差错可出现于处方、医嘱、药品标签与包装、药品名称、药品混合、配方、发药、给药、用药指导、监测及应用各环节或过程中。

（2）临界差错：是指药物治疗过程中及时发现并制止，未对患者造成伤害的差错，但继续实施可能带来不良后果。

4. 要求

（1）组织架构：医院质控部即为用药差错管理办公室，负责对用药差错和临界差错报告的收集、汇总。各科室负责对用药差错和临界差错的登记、上报及分析，科室质量管理小组负责针对本部门的用药差错和临界差错提出并落实改进措施。

（2）用药差错和临界差错报告程序

1）医院鼓励药品管理和使用相关的工作人员及患者或家属报告用药差错和临界差错事件。

2）在药品采购、供应、医嘱、转抄、给药、调配、发放等环节发生的一般性临界差错，由科室质量管理小组每个月月底通过“医疗安全（不良）事件上报”系统汇总上报。

3）在药品使用、发放环节发生的一般性用药差错（患者已使用错误药品但未造成伤害）、或严重的临界差错事件时（门诊患者、住院患者已取走错误药品），当事人必须立即报告科主任或护士长，并在“医疗安全（不良）事件上报”系统上报。

4）在药品使用、发放环节发生的严重用药差错（患者已使用错误药品且造成伤害），当事人除了立即报告科主任或护士长外，必须同时通过“医疗安全（不良）事件上报”系统上报。

5）患者使用错误药品造成重大损害或死亡等严重后果的，按照医院不良事件报告流程中警讯事件处理原则报告，并通过“医疗安全（不良）事件上报”系统上报。

（3）用药差错和临界差错处理原则

1）在药品采购、供应、发放、医嘱、转抄、调配、发放环节发生的临界差错必须立即采取退换、更正等有效措施更正。

2）要密切观察发生用药差错的患者，必要时迅速采取救治措施，院外患者必要时住院救治。

3）用药差错后果严重构成医疗事故的须立即报告质控部。

（4）用药差错控制与改进

1）科室质量管理小组定期对用药差错、药品出门差错率、临界差错进行统计、分析和总结。

2）科室质量管理小组与发生用药差错和临界差错的部门共同调查事件发生的原因、回顾管理环节和系统流程，提出改进意见并制订改进方案，规定改进日期，限期落实。

3）科室质量管理小组在1个月内检查改进措施落实情况。

4）定期通过科室联系会通报用药差错和临界差错事件情况，对医务人员进行教育。

（5）用药差错报表填报内容

1）患者情况：年龄、性别、诊断等。

2）差错情况：差错描述、差错类别、时间顺序、涉及人员及工作环境。

3）问题调查：①患者是否已用药（如未用药则填报临界差错报表）；②最初的差错是由哪类医务人员所致；③差错导致了

什么后果（例如死亡、损害类型、不良反应）；④采用了何种干预使患者未发生用药差错；⑤谁发现了差错；⑥差错发生于何时以及如何被发现；⑦差错发生在什么场所；⑧差错是否涉及其他工作人员；⑨是否向患者提供了咨询。

4）药品信息：药品的通用名与商品名、制药公司、药品剂型、药品规格、药品批号。

5. 相关文件　《处方管理制度》。

6. 附则　用药差错和临界差错处置流程图见图6-5，“用药差错和临界差错报告表”见表6-2。

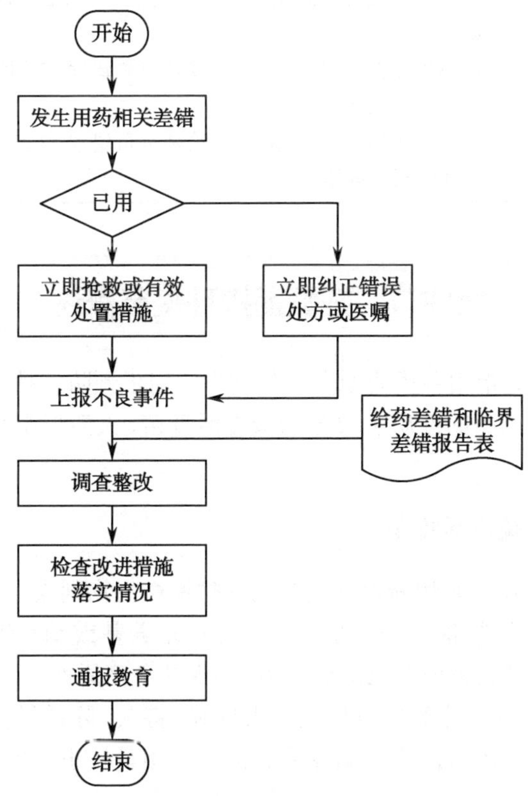

图6-5　用药差错和临界差错处置流程图

表 6-2 用药差错和临界差错报告表

××××××××医院用药差错和临界差错报告表　　　部门

发生日期	差错结果	发生人	发现人	患者信息	差错类型	登记人	登记日期

填表只填写代码。差错结果：A 接近差错；B 出门差错
发生人、发现人、患者信息、登记人等填写要翔实

差错类型：	A 医师：1 处方格式错误；2 配伍禁忌；3 用法错误；4 用量错误 B 药师：1 药品调配错误；2 发药对象错误；3 用法用量错误；4 审核失误 C 护士：1 给药对象错误；2 给药剂量错误；3 给药途径错误；4 给药时间错误

第四节　妊娠期接种疫苗概述

疫苗是指用各类病原微生物制作的用于预防接种的生物制品。按照产品的性质主要分为减毒活疫苗、灭活疫苗和基因重组疫苗。

一、减毒活疫苗

1. 来源　是用减毒或无毒的活病原微生物制成。

2. 传统制备方法　是将病原体在培养基或动物细胞中反复传代使其失去或明显降低毒力，但保留免疫原性。

3. 特点　这类疫苗免疫效果良好、持久，除诱导机体产生体液免疫外还可产生细胞免疫。活疫苗用量较小，免疫持续时间较长。

4. 缺点　活疫苗在体内存在具有潜在的恢复突变的危险。

5. 临床主要使用的活疫苗　卡介苗（预防结核病）、脊髓灰质炎疫苗（预防脊髓灰质炎）、麻疹减毒活疫苗、甲型肝炎减毒活疫苗、冻干水痘减毒活疫苗、乙型脑炎减毒活疫苗、风疹减毒活疫苗、腮腺炎减毒活疫苗、口服脊髓灰质炎减毒活疫苗。

6. 妊娠期应用　减毒活疫苗弱毒或无毒，孕妇注射活疫苗等于感染了活微生物，微生物有可能通过胎盘进入胎儿体内，虽然毒性已减弱，但不能保证胎儿不被感染。因此一般认为，孕妇应避免接种减毒活疫苗。

二、灭活疫苗（灭能疫苗或死疫苗）

1. 来源　选用免疫原性强的细菌、病毒、立克次体、螺旋体等为来源。

2. 传统制备方法　经人工大量培养，用物理或化学方法将其杀死后制成的疫苗。

3. 特点　这种疫苗已失去毒力，但仍保持其免疫原性，安全性最高。

4. 缺点　死疫苗进入人体后不能生长繁殖，对人体刺激时间短，要获得强而持久的免疫力，需要多次重复注射。

5. 临床主要使用的灭活疫苗　伤寒疫苗、百白破疫苗、百日咳疫苗、钩端螺旋体疫苗、斑疹伤寒疫苗、乙型脑炎等疫苗、狂犬病灭活疫苗、甲肝灭活疫苗、流感疫苗（全病毒灭活疫苗）、人乳头状瘤病毒（human papilloma virus，HPV）疫苗。

6. 妊娠期应用　孕妇接种灭活疫苗后一般不会造成胎儿感染，可以安全接种。

三、重组疫苗和基因疫苗（核酸疫苗）

1. 来源　借助基因重组技术而制备的疫苗。

2. 传统制备方法　这类疫苗可以使机体产生抗体，又对机体无不良反应。基因重组疫苗又分为重组抗原疫苗、重组载体疫苗、DNA 疫苗、重组活疫苗、杂交株活疫苗、基因缺失活疫苗等。

3. 特点 这类疫苗成分更加简单，稳定性好，大量的变异可能性很小，易于质量监控。

4. 缺点 理论上虽然与宿主DNA同源重组的可能性很小，但随机插入还是有可能的。持续长时间小剂量抗原的刺激可能导致免疫耐受，从而导致受种者对抗原的无反应性。但在迄今为止的实践中，尚未发现这些潜在的副作用。

5. 临床使用的重组疫苗和基因疫苗品种 基因重组乙肝疫苗、棘球蚴病（包虫病）基因重组疫苗、戊型肝炎基因重组疫苗等。

6. 妊娠期应用 一般可以使用。

四、部分疫苗妊娠期接种建议

安全性、潜在效应（是否对胎儿发育造成不良影响）、应急处理（疫情暴发、接触疫区）、妊娠期状况（是否增加母体负担）、必要性（潜在致命性危险）。

1. 乙型肝炎疫苗 在妊娠期间应用乙型肝炎免疫球蛋白+乙型肝炎疫苗可明显提高乙型肝炎病毒母婴垂直传播阻断率，对减少胎儿宫内感染率，降低婴儿慢性感染率和免疫失败率均有重要意义。

妊娠期接种建议：属于乙型肝炎感染高风险者应该注射乙肝疫苗。

2. 甲型肝炎疫苗 妊娠期因为内分泌改变和营养需求量增加，肝脏负担加重，抵抗甲肝病毒的能力减弱，极易被病毒感染。

妊娠期接种建议：在甲型肝炎流行区，孕妇接种甲型肝炎疫苗还是有必要的。已经受到或可能受到甲型肝炎感染的孕妇可以同时给予人血或人胎盘两种球蛋白。

3. 流感疫苗 孕妇是一个特殊群体，因生理状况特殊已成为流感高危人群，一旦感染流感很容易发展成为重症和危重症，同时可能诱发原有基础性疾病，甚至导致早产、胎儿窘迫、胎死宫内、孕产妇死亡，应给予高度重视。

近年来流感疫苗生产迅速发展，目前国际市场上的几种流感疫苗如下。

（1）三价裂解疫苗：由于流感是世界性疾病，常常由一个国家流行到另一个国家，以至于全世界。此疫苗是根据世界卫生组织由世界流感监测网而得到的适合世界各地的处方，供给厂家进行生产，并且在生产过程中保存了外部抗原、内部抗原，故其抗原性好，副作用小，是世界上较为先进的流感疫苗。

（2）亚单位疫苗：该疫苗仅有几种表面蛋白，避免产生无关抗原诱发的抗体，从而减少疫苗的副反应和疫苗引起的相关疾病。因此，此种疫苗较安全，副作用小，但抗原性较差，价格便宜。

（3）全病毒苗：既保存了内部抗原，又保存外部抗原，但其脂质层也未去除，故副作用较大（应对新型病毒采取手段）。

（4）减毒灭活疫苗：是由流感病毒通过减毒得到，生产过程简单，价格便宜。但由于流感病毒经常变异，等病毒减毒成功后常流行株已变异，故预防效果不理想。

被我国国家卫生健康委员会引进并在全国各城市防疫部门统一推广使用的流感疫苗属于三价裂解疫苗。临床制品包括甲型 H1N1 流感疫苗、甲型 H7N9 流感疫苗等。

妊娠期接种建议：在怀孕期间接种流感疫苗是安全的，目前并没有证据显示孕妇在妊娠期接种疫苗可导致胚胎发育异常。

特别指出，与季节性流感和历次流感大流行相似，甲型 H1N1 流感大流行过程中，孕妇感染甲型 H1N1 流感的风险增大。基于“疗效 - 风险”评估，无接种禁忌证的孕妇妊娠各期提倡接种流感疫苗。

鉴于怀孕 3 个月以内的孕妇因为胎儿情况还不稳定，最好避免注射流感疫苗。计划怀孕的女性最好在孕前 3 个月注射流感疫苗。最好选择灭活疫苗，免疫时效 1 年左右。

4．破伤风类（抗）毒素　我国新生儿破伤风发病率较高，病死率也很高，是威胁新生儿生命的一大因素。而对育龄期妇女免疫接种破伤风类毒素，可提高破伤风抗体水平及降低和消除新生儿破伤风发病，也是控制破伤风的主要措施。临床制品包括破伤风类毒素、伤风抗毒素（TAT）、破伤风免疫球蛋白（TIG）。

妊娠期接种建议：破伤风类毒素和破伤风抗毒素疫苗孕妇均可注射。长期未注射破伤风类毒素和百白破疫苗者，受外伤又可能感染破伤风时，应及时注射破伤风抗毒素以应急。无免疫力的孕妇应及时注射破伤风类毒素或百白破疫苗，以防止感染。倘若孕妇已感染破伤风，可用人血破伤风免疫球蛋白进行治疗。不宜使用破伤风类毒素以免引起不良反应。

5. 狂犬病疫苗　狂犬病是致命性疾病，发病后的病死率几乎为 100%。到目前为止，世界上仍未有一种有效治疗狂犬病的方法。临床品种包括冻干人用狂犬病疫苗、精制 VERO 细胞狂犬病疫苗、人狂犬病免疫球蛋白。

妊娠期接种建议：孕妇若被狗或其他动物咬伤，或在非流行区被疯狗或疑似疯狗的动物咬伤，唯一有效的预防手段就是接种狂犬病疫苗。合格的狂犬病疫苗不会对孕妇产生不良影响，也不会影响胎儿，未曾发现狂犬病疫苗引起流产、早产或致畸现象。无本品对动物生殖影响的研究资料。

6. 风疹疫苗　妊娠期感染风疹病毒可引起流产、早产，并通过胎盘传染给胎儿，胎儿生长受限或先天性风疹感染造成慢性风疹综合征患儿出生，可能会导致胎儿先天性畸形、先天性耳聋等，故妊娠期风疹病毒感染应予重视。

临床品种包括麻疹、腮腺炎和风疹活病毒疫苗 MMRⅡ（包括麻疹减毒株、腮腺炎病毒株、风疹减毒株）。

妊娠期接种建议：孕妇禁止接种风疹疫苗。对孕前女性常规做风疹病毒抗体测定，积极干预风疹病毒感染十分必要。准备怀孕的妇女在接种风疹疫苗后 3 个月内不宜受孕。注射时间，至少在孕前 3 个月。接种风疹疫苗诱导免疫者，抗体水平随时间延长而逐渐下降，大部分接种者的免疫保护可维持超过 16 年，小部分疫苗接种者无法应答或只产生低水平抗体。参考《孕前 TORCH 筛查专家共识》。

7. 水痘疫苗　水痘对孕妇和胎儿的危害都非常大，早孕期感染水痘可导致胎儿先天性水痘或新生儿水痘，甚至可能导致先天畸形的发生。如果怀孕晚期感染水痘可能导致孕妇患严重肺炎。临床品种包括冻干水痘减毒活疫苗。

妊娠期接种建议：孕妇禁止接种水痘疫苗。建议准备怀孕的女性至少应该在受孕前 3 个月注射水痘疫苗，免疫时效可达 10 年以上。

8. 带状疱疹病毒疫苗　妊娠期接种建议：孕妇禁止接种带状疱疹病毒疫苗。

9. HPV 疫苗　HPV 疫苗目前有 2 价 HPV 疫苗、4 价 HPV 疫苗和 9 价 HPV 疫苗。适用于预防由 16 型、18 型人乳头瘤病毒（HPV）所致的宫颈癌、宫颈上皮内瘤样病变（CIN1/2/3）和原位腺癌。

妊娠期接种建议：HPV 疫苗属于灭活疫苗，理论上不会对妊娠造成不良影响。

目前研究也未发现疫苗对孕妇和胎儿产生不良的影响。但各国指南均建议孕妇不要接种，如果接种后发现怀孕应停止后续接种，其他价次在分娩后继续进行。在中国香港，计划妊娠的妇女建议在全程接种后 1 个月再开始妊娠。

10. 肺炎球菌多糖（蛋白结合）疫苗　妊娠期接种建议：ACIP 建议为高危成人接种结合疫苗（在孕晚期进行接种）。尚未见有将结合疫苗用于孕妇的不良反应研究报道。

11. b 型流感嗜血杆菌结合及多糖疫苗　妊娠期接种建议：ACIP 建议为高危成人接种结合疫苗（在孕晚期进行接种）。母体接种该疫苗并不影响婴儿后续接种结合疫苗时的免疫应答反应。

12. 脊髓灰质炎病毒疫苗　口服脊髓灰质炎病毒疫苗（OPV）具有很高的抗体应答反应水平。OPV 是一种活疫苗，理论上具有感染胎儿并致后遗症的可能性。但在孕期使用 OPV 的研究表明，可将其用于大规模疫苗接种，因为没有证据显示该疫苗可致胎儿先天畸形或其他不良反应。

妊娠期接种建议：高危孕妇在孕晚期可进行接种。

13. 脑膜炎球菌结合及多糖疫苗 妊娠期接种建议：该疫苗是否能在孕妇中使用没有做进一步分析。必需时高危孕妇可在孕晚期进行接种。

14. 其他疫苗 目前在妊娠期接种的循证医学证据不足的疫苗有黄热病疫苗、伤寒疫苗、霍乱疫苗。

妊娠期接种建议：遵循很重要、有必要的原则。

五、药学部疫苗管理制度

1. 目的 规范本院疫苗入库验收、储存、发放流程，保证疫苗治疗，保障预防接种的安全性和有效性。

2. 适用范围 适用于本院疫苗储存、供应的管理。

3. 要求

(1) 疫苗入库验收：本院疫苗管理由药学部指定专职人员负责。管理人员接收疫苗，应索取疫苗冷链运输的时间、温度记录及加盖批发企业印章的由药品检验机构依法签发的生物制品每批检验合格或者审核批准证明复印件；对于进口疫苗，还应收取加盖批发企业印章的进口药品通关单复印件。

收货时应对疫苗品种、剂型、批准文号、数量、规格、批号、有效期、供货单位、生产厂商等内容进行验收，做好记录。符合要求的疫苗，方可接收。

(2) 疫苗储存：管理人员对验收合格的疫苗，应按照其温度要求储存于相应的冰箱中，并按疫苗品种、批号分类码放。

(3) 疫苗在库检查：管理人员每日上午和下午各一次对储存疫苗的冰箱温度及疫苗进行检查并记录，对冰箱温度超出疫苗储存要求时，应采取相应措施并记录。发现质量异常的疫苗，应当立即停止供应、分发和接种，并及时向上级领导报告。储存的疫苗因自然灾害等原因造成过期、失效时，按照《医疗废物管理条例》的规定进行集中处置。

(4) 疫苗分发：管理人员分发药品给各病区，应按照“先产先出、先进先出、近效期先出”原则进行供应或分发疫苗。各病区领取疫苗的护理人员应登记领取科室、疫苗名称及数量等，并使用专用冷藏箱或包运输疫苗。

（5）记录保存：疫苗的收货、验收、在库检查等记录应保存至超过疫苗有效期5年备查（参考2019年版《中华人民共和国疫苗管理法》第三十九条、第四十条）。

（李　根）

第七章 妇幼保健院药品管理

药品管理的目的是规范医院药品的管理和使用，保证患者用药的安全性、有效性、经济性和时效性。

一、药品短缺管理制度

药品短缺管理制度		文件编号	
编写者		版本号	
审核者		版本日期	
批准者		批准生效日期	

【目的】 及时应对药品短缺，最大限度地降低药品短缺对临床的影响。

【范围】 药学部门、临床科室。

【责任人】 药品采购员。

【内容】 药品短缺是指因药品生产企业及药品经营企业货源紧张、药品供应延误、药品紧急召回等导致药品供应无法满足临床需要。

1. 药品经营企业因不可控制因素造成药品短缺时，药品采购员应迅速了解医院药品库存，依据目前院内总库存余量估算预计使用天数，评估是否满足临床需要。

2. 若预计目前药品库存不能满足临床需求，药品采购员应及时向药学部门主任报告，并在医院内网上公布药品短缺信息，告知短缺药品名称、规格、缺货原因、预计缺货持续时间。同时第一时间通知药学部门各班组负责人。

3. 若属于临时性短缺，通过各药品调剂室之间互相调剂解决。

4. 药品经营企业货源紧张时，药品采购员应积极与药品经营企业联系以保证药品供应。对于供应非常紧缺的药品，医院必要时可采取应对措施（如限制科室、指定患者或病种等以控制使用）。

5. 药品经营企业药品供应延误时，药品采购员应敦促对方及时送货。

6. 因临床药品用量加大等情况导致药品短缺的，各药品调剂室应第一时间将缺药情况通知药品供应室，药品采购员及时与供应商联系，并在规定时间内送达。

7. 当在夜间发生急救药品短缺时，值班药师应立即与各药品调剂室的负责人联系调剂处理，如院内无货，则由药品采购员及时联系药品经营企业及时配送或外院调剂。

8. 当临床处理患者急需医院药品供应目录中未收录的药品时，按照《药品临时申购管理制度》执行，先安排药品采购，事后补办审批手续。

9. 药品供应恢复后，药学部门通过医院内网发布信息或电话告知临床医师。

10. 临床医师收到药学部门药品短缺信息后，及时调整用药选择，做好患者告知和解释工作。更换药物时注意用药监测，防范潜在的安全风险，避免医患纠纷发生。

11. 药品保管员需要定期审核药品库存低限的合理性，并适时调整，以确保临床用药的供给。

二、高警示药品管理制度

高警示药品管理制度		文件编号	
编写者		版本号	
审核者		版本日期	
批准者		批准生效日期	

【目的】 为加强高警示药品的管理，促进高警示药品的合理使用，减少差错事故和不良反应的发生。

【范围】 药学部门、临床各科室。

【责任人】 药学部门、临床各科室药品质量安全管理人员。

【内容】 高警示药品是指药理作用显著且迅速、易危害人体的药品，包括高浓度电解质、肌肉松弛药、细胞毒化疗药物等。高警示药品必须按品种和规格单独存放，并有醒目标识，以保证准确取用，确保临床用药安全。高警示药品使用前要进行充分安全性论证，有确切适应证时才能使用。高警示药品调配发放要实行双人复核，确保发放准确无误。新引进高警示药品要经过充分论证，引进后要及时将药品信息告知临床，促进临床合理应用。高警示药品存放处应有明显标识，见图 7-1。该标识用于医院高警示药品管理。可制成标贴粘贴在高警示药品储存处，也可嵌入电子处方系统、医嘱处理系统和处方调配系统，以提示医务人员正确处置高警示药品。由于高警示药品品种较多，为切实加强高警示药品的管理，拟采用“金字塔”式的分级管理模式，见图 7-2。

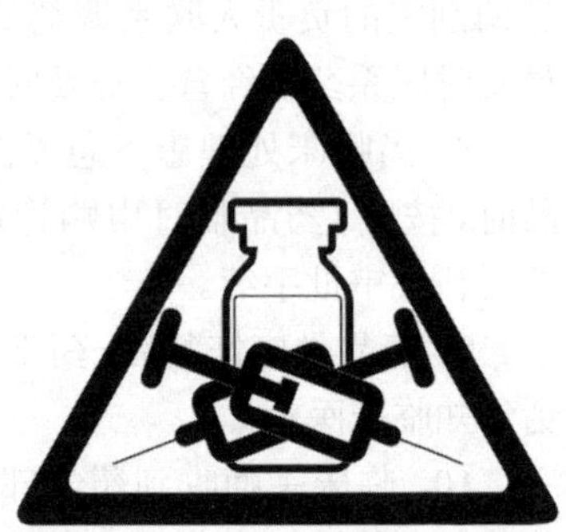

图 7-1 高警示药品专用标识

1. A 级高警示药品管理措施

(1) A 级高警示药品应有专用药柜或专区储存，药品储存处粘贴专用标识，有专人管理，并定期(每季度)核查备用情况。

(2) 病区除抢救车上可存放贴有明显标识的高浓度氯化钾注射液和氯化钠注射液以外，其他区域一般不得存放上述药品。

(3) 病区药品调剂室发放 A 级高警示药品须使用高警示药品专用袋，药品核发人、领用人须在专用领单上签字。

(4) 药学及护理人员调配和使用静脉用 A 级高警示药品时必须注明“高危”，由双人核对并签字。

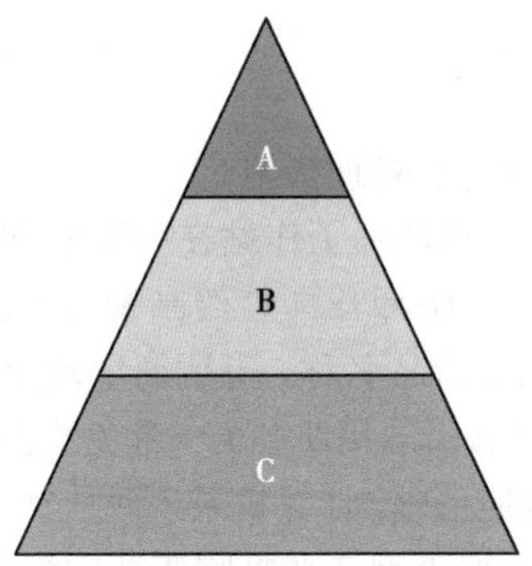

图 7-2　高警示药品“金字塔”式的分级管理模式图

注：A 级高警示药品是高警示药品管理的最高级别，是使用频率高、一旦用药差错患者死亡风险最高的高警示药品，必须重点管理和监护。B 级和 C 级高警示药品危险程度相对较低，亦须采取相应管理措施加强管理。

（5）临床科室应在药学研究部配合支持下，根据各自用药特点制定 A 级高警示药品使用标准浓度和调配操作规范；应严格按照法定给药途径和标准给药浓度给药。超出标准给药浓度的医嘱，医师须加签字。

（6）医师、护士和药师工作站在处置 A 级高警示药品时应有明显的警示信息；医师开具 A 级高警示药品处方时，应认真核对患者姓名、病历号、药品名称、药品剂量及给药途径等 5 项内容，严格按照说明书用法用量执行，避免给药途径和给药剂量的书写错误；字迹应清晰，计算机录入时应认真核对，如有疑问应及时向药品调剂室查询或拨打临床药师咨询电话，必要时须提醒护士注意。

2. B 级高警示药品管理措施

（1）药品库、药品调剂室和病区小药柜等药品储存处有明显专用标识。

（2）药学及护理人员调配和使用静脉用 B 级高警示药品时必须注明“高危”，由双人核对并签字。

（3）B 级高警示药品应严格按照法定给药途径和标准给药浓度给药。超出标准给药浓度的医嘱，医师须加签字。

（4）医师、护士和药师工作站在处置B级高警示药品时应有明显的警示信息。

3. C级高警示药品管理措施

（1）医师、护士和药师工作站在处置C级高警示药品时应有明显的警示信息。医师开具C级高警示药品时，应认真核对患者姓名、病历号、药品名称、药品剂量及给药途径等5项内容，严格按照说明书用法用量执行，避免给药途径和给药剂量的书写错误；字迹应清晰，计算机录入时应认真核对，如有疑问应及时向药品调剂室查询或拨打临床药师咨询电话，必要时须提醒护士注意。

（2）门诊药品调剂室药师在核发高警示药品时应向患者提供及时、准确和可靠的用药信息，必要时需粘贴警示标识，保证患者安全用药；护士核发C级高警示药品应进行专门的用药交代。

附件：高警示药品目录

高警示药品目录

A级高警示药品			
编号	药品名称	规格	剂型
1. 静脉用肾上腺素能受体激动药			
1	多巴胺注	20mg×10支	注射液
2	麻黄碱	30mg:1ml×10支	注射液
3	肾上腺素	1mg×10支	注射液
4	异丙肾上腺素	1mg:2ml×2支	注射液
5	去甲肾上腺素	2mg:1ml×10支	注射液
6	去甲肾上腺素	2mg:1ml×1支	注射液
7	甲氧明	10mg×1支	注射液
8	多巴酚丁胺	20mg:2ml×1支	注射液
2. 静脉用肾上腺素受体拮抗剂			
9	酚妥拉明	10mg×5支	冻干粉针
10	甲磺酸酚妥拉明	10mg:1ml×1支	注射液
11	拉贝洛尔	50mg×1支	注射液

续表

编号	药品名称	规格	剂型
3. 高渗糖，20% 或以上			
12	右旋糖酐 40 葡萄糖	500ml∶30g×1 瓶	注射液
13	右旋糖酐 40 葡萄糖	500ml×1 可立袋	注射液
14	50% 葡萄糖	20ml∶10g×5 支	注射液
15	50% 葡萄糖	20ml∶10g×1 支	注射液
4. 胰岛素，皮下或静脉用			
16	精蛋白生物合成人胰岛素	300U∶3ml×1 支	注射液
17	门冬胰岛素（笔芯）	300U×1 支	注射液
18	胰岛素	400U∶10ml×1 支	注射液
5. 硫酸镁注射液			
19	硫酸镁	2.5g∶10ml×1 支	注射液
20	硫酸镁	2.5g∶10ml×5 支	注射液
6. 浓氯化钾注射液			
21	氯化钾	1g∶10ml×1 支	注射液
7. 100ml 以上的灭菌注射用水			
22	灭菌注射用水	500ml×1 瓶	注射液
8. 硝普钠注射液			
23	硝普钠	50mg×1 瓶	冻干粉针
9. 磷酸钾注射液			
24	复合磷酸氢钾	2ml×1 支	注射液
10. 吸入或静脉麻醉药			
25	吸入用七氟烷	1ml×120ml	吸入剂
26	丙泊酚	200mg∶20ml×5 支	注射液
27	氯胺酮注	0.1g∶2ml×10 支	注射液
28	丙泊酚中 / 长链脂肪乳	0.2g∶20ml×1 支	注射液
11. 静脉用强心药			
29	乙酰毛花强心苷	0.4mg∶2ml×5 支	注射液
12. 静脉用抗心律失常药（如胺碘酮）			
30	胺碘酮	150mg×1 支	注射液
31	利多卡因	0.1g∶5ml×1 支	注射液

续表

编号	药品名称	规格	剂型
13. 浓氯化钠注射液			
32	10% 氯化钠	1g∶10ml×5 支	注射液
14. 阿片酊			
B 级高警示药品			
1. 抗血栓药，抗凝剂			
33	低分子量肝素	5 000U∶0.4ml×1 支	注射液
34	华法林钠	3mg×1 瓶	片剂
35	肝素钠	12 500U∶2ml×1 支	注射液
36	尿激酶	10 万 U×1 瓶	冻干粉针
2. 硬膜外或鞘内注射药			
3. 静脉用造影剂			
37	碘海醇	50ml×1 支	注射液
38	碘海醇	30g∶100ml×1 瓶	注射液
39	碘佛醇	20ml×1 支	注射液
40	六氟化硫微泡	59mg×1 瓶	注射用无菌粉末
4. 全肠外营养液（TPN）			
41	脂肪乳氨基酸（17）葡萄糖（11%）	1 440ml×1 袋	注射液
42	复方氨基酸（18AA-Ⅶ）	200ml×1 瓶	注射液
43	复方氨基酸（18AA）	250ml∶12.5g×1 瓶	注射液
44	脂肪乳氨基酸（17）葡萄糖（11%）	1 440ml×1 袋	注射液
5. 静脉用异丙嗪			
45	异丙嗪	50mg∶2ml×10 支	注射液
46	异丙嗪	25mg∶1ml×10 支	注射液
6. 依前列醇注射液			
7. 秋水仙碱注射液			
8. 心脏停搏液			
9. 注射用抗肿瘤药			
47	表柔比星	10mg×1 支	冻干粉针

续表

编号	药品名称	规格	剂型
48	多柔比星	10mg×1支	冻干粉针
49	吡柔比星	10mg×1支	冻干粉针
50	放线菌素D	0.2mg×1瓶	冻干粉针
51	多西他赛	20mg×1瓶	注射液
52	多西他赛	20mg∶0.5ml×1支	注射液
53	长春新碱	1mg×1瓶	冻干粉针
54	依托泊苷	0.1g×1支	注射液
55	博来霉素	15mg×1瓶	注射用无菌粉末
56	博来霉素	1.5万U×1瓶	注射用无菌粉末
57	表柔比星	10mg×1瓶	冻干粉针
58	顺铂	10mg×1支	冻干粉针
59	卡铂	100mg×1支	注射液
60	甲氨蝶呤	100mg×1瓶	冻干粉针
61	氟尿嘧啶	0.25g∶10ml×5支	注射液
62	吉西他滨	0.2g×1支	冻干粉针
63	卡培他滨	0.5g×12片	片剂
64	亚叶酸钙	100mg∶10ml×1支	注射液
65	昂丹司琼	8mg∶4ml×1支	注射液
66	美司钠	0.4g×1支	注射液
67	奥沙利铂	50mg×1支	冻干粉针
68	托烷司琼	5mg×1支	注射液
69	托烷司琼	5mg×1支	冻干粉针
10. 静脉用催产素			
70	垂体后叶素	6U∶1ml×10支	注射液
71	垂体后叶素	6U∶2ml×1支	注射液
72	卡贝缩宫素	100μg×1支	注射液
73	缩宫素	10U∶1ml×10支	注射液
11. 静脉用中度镇静药			
74	咪达唑仑	10mg∶2ml×1支	注射液
75	地西泮	10mg∶2ml×10支	注射液

续表

编号	药品名称	规格	剂型
12. 儿童口服用中度镇静药(如水合氯醛)			
76	10% 水合氯醛	250ml × 1 瓶	溶液剂
77	10% 水合氯醛	100ml × 1 瓶	溶液剂
13. 阿片类镇痛药，注射给药			
78	芬太尼	0.5mg : 10ml × 2 支	注射液
79	吗啡	10mg : 1ml × 10 支	注射液
80	哌替啶	50mg : 1ml × 5 支	注射液
81	芬太尼	0.1mg : 2ml × 10 支	注射液
82	瑞芬太	1mg × 1 瓶	冻干粉针
83	舒芬太尼	50μg : 1ml × 1 支	注射液
84	布托啡诺	1mg : 1ml × 1 支	注射液
85	瑞芬太尼	2mg × 1 瓶	冻干粉针
14. 凝血酶冻干粉			
86	白眉蛇毒血凝酶	1KU × 1 支	冻干粉针
87	血凝酶	2U × 1 支	冻干粉针
88	白眉蛇毒血凝酶	2KU × 1 支	冻干粉针
C 级高警示药品			
1. 口服降糖药			
89	格列齐特	30mg × 30 片	缓释片
90	二甲双胍	0.5g × 20 片	片剂
91	二甲双胍	0.25g × 48 片	片剂
92	阿卡波糖	50mg × 30 片	片剂
93	阿卡波糖	50mg × 30 片	片剂
94	吡格列酮	15mg × 7 片	片剂
2. 甲氨蝶呤片(口服，非肿瘤用途)			
3. 口服抗肿瘤药			
95	来曲唑	2.5mg × 10 片	片剂
96	托瑞米芬	60mg × 14 片	片剂
97	卡培他滨	0.5g × 12 片	片剂
98	昂丹司琼	4mg × 10 片	片剂

续表

编号	药品名称	规格	剂型
4. 脂质体药物			
99	紫杉醇脂质体	30mg×1瓶	冻干粉针
5. 肌肉松弛药，神经肌肉阻断剂			
100	维库溴铵	4mg×1支	冻干粉针
101	苯磺顺阿曲库铵	10mg×1瓶	冻干粉针
102	罗库溴铵	50mg×1支	注射液
6. 腹膜和血液透析液			
7. 中药注射剂			
103	丹参	10ml×1支	注射液
104	香菇多糖	1mg×1瓶	冻干粉针
105	柴胡注	2ml×10支	注射液
106	艾迪	10ml×1支	注射液

三、易混淆药品管理制度

易混淆药品管理制度		文件编号	
编写者		版本号	
审核者		版本日期	
批准者		批准生效日期	

【目的】 为加强易混淆药品的管理，减少差错事故，保证医疗安全，提高药学服务质量。

【范围】 药学部门、临床各科室。

【责任人】 药学部门、临床各科室药品质量安全管理人员。

【内容】 易混淆药品是指容易混淆造成用药差错的药品，包括外观相似（看似）药品、药名发音近似（听似）药品、一品多规的药品，以及由其他因素可能导致混淆的药品。

1. 本制度适用于药品库、各药品调剂室及病区药品的存放，使用过程中相似药品的管理。药品库、药品调剂室、药品应规划限定区域排位贮备，不同的品种、外观相似、读音相近等易导致混淆差错的药品，应采取安全有效的措施，设置识别标识、制订易混淆药品系列清单，药学人员应严格核查、复核储存和发出的药品，避免混淆差错的发生。易混淆药品标识见图7-3。

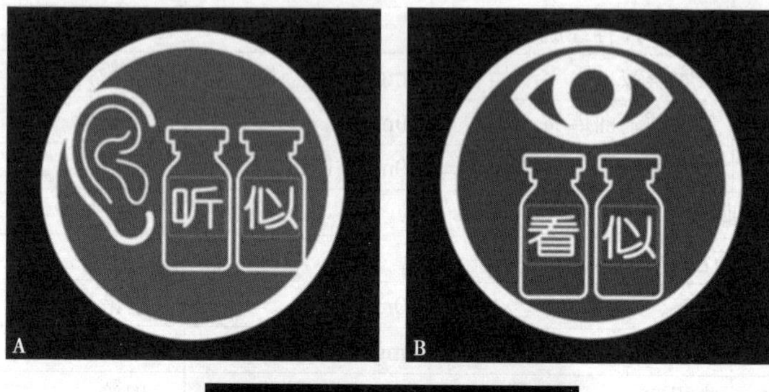

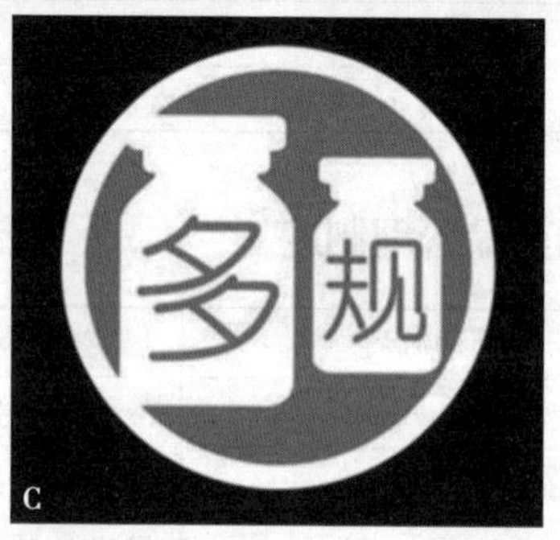

图7-3 易混淆药品标识(中国药学会药事管理专业委员会推荐)

A. 听似；B. 看似；C. 一品多规。

2. 相似药品分类 听似药品，品名相似药品、成分相同厂家不同的药品、规格不同的相同药品、剂型不同的相同药品；看似药品，包装相似药品。

3. 各部门要根据日常工作容易错发的药品，归纳制订出相似药品目录，通过在药品放置位置留置不同类型的醒目标志提醒药师、护士特别注意，保证药品调配、使用准确无误。

4. 对于相似药品，定期安排药师进行清点并建立记录，保证出现问题及时发现并纠正。

5. 对于品名相似的药品，如药效相同、品名相似的药品，在药品柜中分开放置并留置醒目标志特别注意；如药效不同、品名相似的药品，要分柜放置并留置醒目标志作为提醒。

6. 对于包装相似的药品，药品调剂室要双人复核调配，病区护士双人核对使用。如药效相同，包装相似的药品，在药品柜中分开放置并留置醒目标志；如药效不同，包装相似的药品，要分柜放置并留置醒目标志特别注意，标志要醒目。

7. 对于成分相同厂家不同的药品，在其放置的地方留置醒目标志，并在标志上标明产地以便区分。

8. 对于规格不同的相同药品，在其放置的地方留置醒目标志，并在标志上标明规格以便区分。

9. 对于剂型不同的相同药品，宜分柜放置并留置醒目标志予以注意。

10. 胰岛素类药品种类繁多，为了区分不同类型的胰岛素，要求把不同种类的胰岛素在冰箱分区放置，分别贴上常规胰岛素、混合胰岛素、短效胰岛素、中效胰岛素和长效胰岛素等标签。

11. 药学管理人员应恪尽职守，严格执行操作规程，定期检查，严格记录提示。易混淆药品应分类定位存放，不得凭感观印象随意摆放、领取、调剂、发药等，避免混淆差错发生的概率。

12. 药学人员必须严格执行操作规程，调剂药品必须做到“四查十对”，细心缜密、严防纰漏疏失、规避医疗风险。

13. 药学人员应学习掌握易混淆药品与鉴别知识，纠正各环节中可能的混淆差错，详尽核对复核，避免药品混淆使用。

14. 由于工作疏忽渎职造成医疗执业差错事故，将严查追究责任。

四、麻醉药品、精神药品管理制度

麻醉药品、精神药品管理制度		文件编号	
编写者		版本号	
审核者		版本日期	
批准者		批准生效日期	

【目的】 为加强和规范医院麻醉药品、精神药品管理，保证医疗使用安全，提高该类药品在接收、识别、储存、管控和分发过程中的安全性，消除安全隐患。

【范围】 涉及麻醉药品、精神药品采购、储存、调剂、使用和相关管理等部门。

【责任人】 药学部门、临床各科室药品质量安全管理人员。

【内容】 麻醉药品是指连续使用后容易产生生理依赖性、能成瘾癖的药品。精神药品是指直接作用于中枢神经系统，使之兴奋或抑制，连续使用能产生依赖性的药品。依据精神药品使人体产生的依赖性和危害人体健康的程度，分为第一类精神药品和第二类精神药品，第一类精神药品的管理与麻醉药品管理相同。

1. 机构设置与管理

（1）医院成立麻醉药品、精神药品管理小组，由主管药品业务副院长任组长，成员包括医务部、药学部门、护理部、保卫部等部门人员。药学部门指定专人负责麻醉药品、精神药品日常管理工作。医院对麻醉药品、第一类精神药品的采购、保管、调配和使用实行批号管理和追踪，必要时可以及时查找或者追回。对麻醉药品、第一类精神药品处方统一编号，计数管理，建立处方保管、领取、使用、退回、销毁管理制度。麻醉药品和精神药品只限于本院医疗、教学和科研使用，禁止非法使用、储存和转让。

（2）主治医师经考核合格的，由医务部批准授予麻醉药品和第一类精神药品处方权，并在医务部和药学部门签名留样备案后，方可在本院开具麻醉药品和第一类精神药品处方，但不得为自己开具该类药品处方。医务部应当将具有麻醉药品和第一类精神药品处方权的医师名单及其变更情况，报送市卫生健康委员会，并抄送市药品监督管理局。

（3）药师经考核合格后方可取得麻醉药品和第一类精神药品调剂资格，可在本院调剂麻醉药品和第一类精神药品。

2. 采购与保管

（1）药品库对麻醉药品、第一类精神药品实行专人管理，专

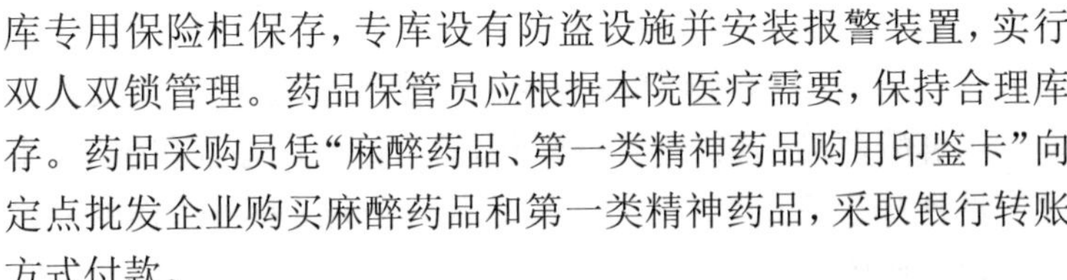

库专用保险柜保存，专库设有防盗设施并安装报警装置，实行双人双锁管理。药品保管员应根据本院医疗需要，保持合理库存。药品采购员凭“麻醉药品、第一类精神药品购用印鉴卡”向定点批发企业购买麻醉药品和第一类精神药品，采取银行转账方式付款。

（2）麻醉药品、第一类精神药品入库验收必须货到即验，双人开箱验收，清点验收到最小包装，验收记录双人签字。入库验收应当采用专簿记录，内容包括日期、凭证号、品名、剂型、规格、单位、数量、批号、有效期、生产单位、供货单位、质量情况、验收结论、验收和保管人员签字。在验收中发现缺少、缺损的麻醉药品、第一类精神药品，应当双人清点登记，报分管主任及主管院领导批准并加盖公章后，向供货单位查询、处理。

（3）对进、出专库的麻醉药品、第一类精神药品建立专用账册双人复核，逐笔登记，内容包括日期、凭证号、领用部门、品名、剂型、规格、单位、数量、批号、有效期、生产单位、发药人、复核人和领用人签字，做到账、物、批号相符。专用账册保存至药品有效期满后5年以上。人员交接时应仔细清点，交、接人员签全名。

（4）药品库设立独立的专柜储存第二类精神药品，并建立专用账册，实行专人管理。专用账册的保存期限应当自药品有效期满之日起不少于5年。

（5）发现麻醉药品或第一类精神药品丢失、被盗、被抢、被骗取或者冒领的情况，应立即报告分管副主任、科主任、医务部、保卫部、主管药品业务副院长，并立即向市卫生健康委员会、公安机关、药品监督管理局报告。

3. 调配与使用

（1）医师应当根据国家卫生健康委员会制定的临床应用指导原则，使用麻醉药品和精神药品。具有处方权的医师在为患者首次开具麻醉药品、第一类精神药品处方时，应当亲自诊查患者，要求其签署《知情同意书》，并为使用麻醉药品、第一类精神药品的患者建立相应的病历。病历中应当留存下列材料复印件：二级以上医院开具的诊断证明；患者户口簿、身份证或者其他相关有效身份证明文件；为患者代办人员的身份证明文件。并为门诊患者办理“麻醉药品专用发放卡”。医师应当要求长期使用麻醉药品和第一类精神药品的门诊癌症患者和中度、重度慢性疼痛患者，每 3 个月复诊或随诊一次，并将随诊或复诊情况记入病历。

（2）各药品调剂室麻醉药品、第一类精神药品实行专人负责管理，保持合理基数，专用保险柜双人双锁保管，并有警示标识，专用账册登记，班班交接，做到账物批号相符。

（3）药品调剂室设立麻醉药品和第一类精神药品专用发药窗口，由专人负责，调配人、核对人应仔细审查处方，签署全名。对不符合规定的处方，处方的调配人、核对人应当拒绝发药。领取时，使用专用有警示标识的盒子，凭处方领取。

（4）病区配备的少量麻醉药品和第一类精神药品基数，由专人负责，专柜双人双锁保管，专册登记，做到账物批号相符，并进行班班交接。存放药柜有警示标识。使用时应遵循近效期先用的原则，严防过期失效。护士长每周检查一次，药学部门指定专人每个月检查一次。

（5）门诊患者使用麻醉药品、第一类精神药品注射剂或者贴剂的，再次调配时，药品调剂室应当要求患者将原批号的空安瓿或者用过的贴剂交回。病区使用注射剂或贴剂时应收回空安瓿或废贴，核对批号和数量，并做记录，下次到药品调剂室领用时，应将空安瓿或废贴交回药品调剂室；注射剩余的药液必须双人核对药品剂量并签名，在使用登记本登记后由医院按规定程序销毁处理。

（6）药品调剂室收回的麻醉药品、第一类精神药品注射剂空安瓿、废贴，由专人计数，逐日记录，统一向医务部、保卫部申请销毁。经批准后由医务部、保卫部监督销毁。药品调剂室应有销毁记录，并有医务部、保卫部、药学部门人员签名备案。

（7）麻醉药品、第一类精神药品不得办理退药。患者不再使用麻醉药品、第一类精神药品时，剩余的麻醉药品、第一类精神药品应无偿退回医院，由医院按规定程序销毁处理。

（8）对过期、损坏、淘汰或遗弃的麻醉药品、第一类精神药品进行销毁时，应当向市卫生健康委员会提出申请，在其监督下进行销毁，并对销毁情况进行登记。

4. 处方管理

（1）医师应当使用右上角分别标有【麻】【精一】的淡红色专用处方开具麻醉药品和第一类精神药品，使用右上角标有【精二】的白色专用处方开具第二类精神药品。处方书写严格按照《处方管理办法》。麻醉药品、第一类精神药品处方内容除普通处方规定外，还必须有患者的身份证号及代办人的身份证号，处方签写全名。医师开具麻醉药品、第一类精神药品处方时，应在病历中记录。

（2）为门诊患者开具的麻醉药品、第一类精神药品注射剂，每张处方为一次常用量；控缓释制剂，每张处方不得超过 7 日常用量；其他剂型，每张处方不得超过 3 日常用量。盐酸哌甲酯用于治疗儿童多动症时，每张处方不得超过 15 日常用量。第二类精神药品一般每张处方不得超过 7 日常用量，对于慢性疾病或某些有特殊情况的患者，处方用量可以适当延长，医师应当注明理由。

（3）为门诊癌症疼痛患者和中度、重度慢性疼痛患者开具的麻醉药品、第一类精神药品注射剂，每张处方不得超过 3 日常用量；控缓释制剂，每张处方不得超过 15 日常用量；其他剂型，每张处方不得超过 7 日常用量。

（4）为住院患者开具的麻醉药品和第一类精神药品处方应当逐日开具，每张处方为 1 日常用量。出院带药参照门诊处方量执行。

（5）除需长期用药的门诊癌症疼痛患者和中度、重度慢性疼痛患者外，麻醉药品和第一类精神药品注射剂仅限于本院内使用。对于需要特别加强管制的麻醉药品，盐酸二氢埃托啡、盐酸哌替啶注射液处方为一次常用量，仅限于本院内使用。

（6）药品调剂室对麻醉药品、第一类精神药品处方应进行专册登记，内容包括患者（代办人）姓名、性别、年龄、身份证号、病历号、疾病名称、药品名称、规格、数量、处方医师、处方编号、处方日期、发药人、复核人。专册的保存期限应当在药品有效期满后不少于 2 年。第二类精神药品管理应当专人负责、专柜保存、专用账册、按月盘点，做到账物相符；发现问题及时报告上级；严格保管，合理应用，杜绝滥用。

(7) 药品调剂室对麻醉药品、精神药品处方应逐日装订成册，按月汇总，单独存放。麻醉药品、第一类精神药品处方应保存 3 年，第二类精神药品处方应保存 2 年。处方保存期满后，经医院主要负责人批准、登记备案，方可销毁。

5. 培训教育 医院按照国务院卫生主管部门的规定，由医务部对本院药学和医护人员进行有关麻醉药品和精神药品使用知识与规范化管理的培训、考核。每次培训都有记录，并督促落实。

五、临床用药监测制度

临床用药监测制度		文件编号	
编写者		版本号	
审核者		版本日期	
批准者		批准生效日期	

【目的】 为加强药物治疗过程中的疗效与安全性监测，降低不良事件发生。

【范围】 适用于本院药学部门、护理部、各临床科室的全体医务人员。

【责任人】 药学部门、临床各科室药品质量安全管理人员。

【内容】

1. 治疗药物监测概念

(1) 治疗药物监测：是一门研究个体化药物治疗机制、技术、方法和临床标准，并将研究结果转化应用于临床治疗以达到最大化合理用药的药学临床学科。通过测定患者体内的药物暴露、药理标志物或药效指标，利用定量药理模型，以药物治疗

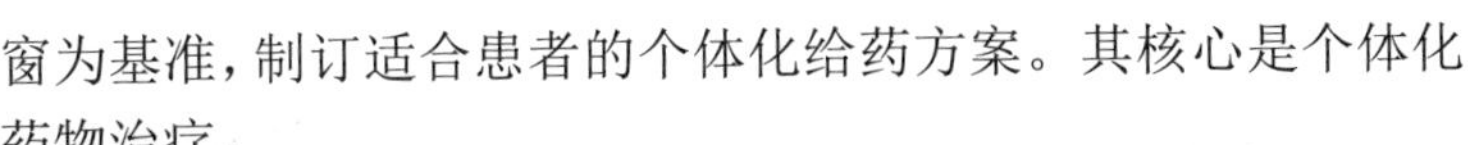

窗为基准，制订适合患者的个体化给药方案。其核心是个体化药物治疗。

（2）治疗药物监测工作内容：包括药物（及其代谢物、药理标志物）分析、定量计算、临床干预3部分。

（3）治疗药物监测基础：主要涉及药理学、药剂学、药物分析学、生物化学与分子生物学、流行病与卫生统计学等多门二级学科。

（4）患者存在个体差异、药物治疗窗窄、药物毒性反应难以判断、药物暴露受多种因素影响，是开展治疗药物监测的主要临床指征。

（5）治疗药物监测的临床意义：在于能够优化药物治疗方案，提高药物疗效、降低毒副作用，同时通过合理用药最大化节省药物治疗费用。

2. 治疗药物监测临床干预

（1）治疗药物监测临床干预的基本条件：包含合格的技术，专业的药师，符合监测指征的患者，合理的药物治疗优化方案。

（2）制订医院特色、具体的治疗药物监测指征，要符合安全、有效、经济的临床药物治疗原则，符合药物个体化治疗为核心的治疗药物监测目标。

（3）开展临床干预应建立由医学、药学、护理、信息等多学科共同参与的临床路径。

（4）样本测定应建立治疗药物监测实验室及技术员相关的系列标准操作规程（standard operating procedure，SOP），SOP应符合行业相关标准。

（5）定量计算应建立测定数据收集、分析和管理的SOP。

（6）建立治疗药物监测药师报告和临床干预的SOP，建立临床药师应用治疗药物监测进行药学服务的临床路径。

（7）治疗药物监测工作指导文件（如SOP、临床路径、指南等），应由治疗药物监测专业部门和药学技术人员制定，通过医、药、护、管专家评价，报药事管理与药物治疗学委员会批准后方可执行。

3. 治疗药物监测质量控制

(1) 治疗药物监测方法应涵盖药物体内分析技术、质量控制标准、临床干预方案3部分。

(2) 药物体内分析技术应包括专属性(特异性)、灵敏度、准确度、重现性和稳定性等指标考察。

(3) 治疗药物监测质量控制标准至少应含有：分析测定方法的室内、室间质控指标，专业人员上岗资格认定，治疗药物监测相关SOP和临床路径。

(4) 治疗药物监测实验室应设有专门质量控制负责人和/或质控员，参加治疗药物监测专业组织或政府授权相关质量管理机构的质评活动，并达到要求。

(5) 开展治疗药物监测应制订相关技术指导文件、质量控制方案和临床干预指南(或临床路径)。

(6) 质量控制文件应由岗位技术人员起草、治疗药物监测负责人审核批准、药事管理与药物治疗学委员会通过，方可在治疗药物监测工作开展中实施。

4. 治疗药物监测药事管理

(1) 治疗药物监测作为医疗活动中药物治疗的重要药事内容，必须纳入医疗机构药事管理与医疗质量控制体系中。

(2) 治疗药物监测的药事管理基本内容：资格认定，项目审批，质量控制。

(3) 开展治疗药物监测必须按照医院药事管理与药物治疗学委员会规定程序进行申报，申报资料包含治疗药物监测方法学评价、质量控制方案、临床指南和路径等，批准后方可实施。

(4) 基于个体化数据分析解读的药物治疗个体化方案优化是治疗药物监测的必要环节，治疗药物监测报告的临床干预效果应作为治疗药物监测质量持续改进指标，纳入药事管理考评。

(5) 开展治疗药物监测实践中，推荐开展相应的经济学评价，结果上报药事管理与药物治疗学委员会。

(6) 在开展治疗药物监测实践中，倡导从临床医护、患者和医务管理多角度开展社会药学评价。

六、终止妊娠药品、促排卵药品管理制度

终止妊娠药品、促排卵药品管理制度		文件编号	
编写者		版本号	
审核者		版本日期	
批准者		批准生效日期	

【目的】 加强终止妊娠药品、促排卵药品管理，保障妇女健康。

【范围】 药学部门、临床科室。

【责任人】 药学部门、临床各科室药品质量安全管理人员。

【内容】

1. 按照国家卫生和计划生育委员会妇幼健康服务司 2016 年 10 月的《三级妇幼保健院评审标准实施细则》(2016 年版)要求，将终止妊娠药品、促排卵药品管理参照高警示药品管理。

2. 储存　应有专柜或专区贮存，有黑底白字“高警示药品”警示信息。

3. 终止妊娠药品的处方权仅限于本院获得处方权的妇产科医师，其他专业的医师无权开具此类药品。对非妇产科医师开出的终止妊娠处方，药剂人员一律不得发药。药学部门对终止妊娠药品、促排卵药品处方进行专册登记，包括发药日期、患者姓名和年龄、临床诊断、药品名称、规格、数量、处方医师等。终止妊娠药品、促排卵药品仅限于在本院使用，严禁转借、转让、销售、交换、滥用。终止妊娠药品必须在本院持有《母婴保健技术考核合格证书》的执业(助理)医师指导和监护下使用，调剂室严格遵医嘱发药。

4. 药学部门每个月核对本科室终止妊娠药品、促排卵药品的出入库及使用数量，做到账物相符。各种记录和凭证保存至超过药品有效期，但不得少于 3 年。

5. 药学部门定期对使用科室备用的终止妊娠药品、促排卵药品进行督导、检查、总结、反馈，提出整改措施。

6. 药学部门定期对本院终止妊娠药品、促排卵药品使用情况进行分析、反馈，提出整改措施。相关职能部门监督检查，持续改进，全院终止妊娠药品、促排卵药品使用合理，无不适当用药。

7. 记录 "终止妊娠药品、促排卵药品目录"见表 7-1；"促排卵药品处方登记册"见表 7-2。

表 7-1 推荐终止妊娠药品、促排卵药品目录

类别	药品名称
终止妊娠药品	米非司酮片
	米索前列醇片
	乳酸依沙吖啶
	卡前列甲酯栓
促排卵药品	枸橼酸氯米芬片
	重组人促卵泡激素
	绒促性素
	尿促卵泡素
	重组促卵泡素 β
	高纯度尿促性素
	来曲唑

表 7-2 促排卵药品处方登记册

使用部门：

发药日期	患者姓名	年龄	临床诊断	药品名称	规格	数量	处方医师

七、急救车备用药品管理制度

急救车备用药品管理制度		文件编号	
编写者		版本号	
审核者		版本日期	
批准者		批准生效日期	

【目的】 加强急救药品管理，确保抢救时能快速、准确、安全地使用急救药品。

【范围】 全院各科室。

【责任人】 药学部门、临床各科室药品质量安全管理人员。

【内容】 急救车备用药品是指为保证抢救工作顺利进行，在急救车内备用一定品种及数量的必备药品。

1. 各病区有急救药品目录，并根据病种保存一定数量的基数，便于临床应急使用，工作人员不得擅自取用。

2. 根据药品种类与性质（如针剂、内服、外用、剧毒药等）由专人管理，分别放置，编号定量，定位存放，逐班交接，每日清点，保证备用状态。

3. 防止积压变质，如发生沉淀、变色、过期、药瓶标签与盒内药品不符、标签模糊或经涂改者不得使用。

4. 凡抢救药品，必须固定在抢救车上或设专用抽屉存放加锁，定位存放，专人管理，定期检查。

5. 抢救结束后，应及时清点、补齐药品，以备后用。

6. 特殊药品按有关规定管理，并接受药学研究部的指导。

八、危险化学品管理制度

危险化学品管理制度		文件编号	
编写者		版本号	
审核者		版本日期	
批准者		批准生效日期	

【目的】 为规范医院危险化学品的存储和使用，预防和减少危险化学品事故，保障员工人身安全，保护环境，特制定本制度。

【范围】 适用于医院危险化学品管理。

【责任人】 危险化学品管理、使用科室人员。

【内容】

1. 定义 危险化学品是指具有易燃、易爆、有毒、有害和放射性等物质，在运输装卸和储存保管过程中易造成人员伤亡和财产损毁而需要特别保护的物品。

2. 危险化学品的采购

（1）采购员要经过专业培训，根据国家法律法规和医院规章制度及其他相关制度进行采购工作。

（2）只能采购经过批准的有生产和经营资质厂家的产品，委托有危险化学品运输资质的单位运输。

（3）禁止采购国家明令禁止购买的危险化学品。

（4）使用科室制订采购计划，由医院相应采购部门统一采购，科室不得私自购买，采购部门不得超量采购。

（5）医院购买的危险化学品只允许在本单位使用，不得出借、转售。

3. 危险化学品的储存

（1）出入库必须执行严格的登记手续，建立台账记录，严格检验物品质量，数量，包装情况，危险品标志，有无泄漏，专柜分类，严格按照双人保管、双人收发、双人登记、双人双锁、双人使用原则进行管理。

（2）保管使用科室应当建立危险化学品出入库核查、登记制度。建立危险化学品清单，结合出入库记录，实行动态管理。定期盘点，核查实际库存量，建立新的清单。

（3）每种危险化学品要建立化学品安全技术说明书。

（4）危险化学品暂存地点应符合安全条件，并配备适用的消防器材和防护用品，严禁烟火，杜绝一切可能产生火花的因素。

（5）危险化学品应分类存放，试剂贮存室内存放的试剂不得过高过密，酸和碱等危险液体放在低于眼睛的位置，大容积的试剂瓶以及装有强酸和强碱的试剂瓶应该放在地板上的试剂托盘中。应做储备定额限制，不应超储，互相有影响的危险化学品不得混放，必须分开存储。按规范设置应急处置设施、个人防护用品。

（6）危险化学品包装物、容器的材质以及危险化学品包装的型式、规格、方法和单件质量（重量），应当与所包装的危险化学品的性质和用途相适应。

（7）根据储有的危险化学品的种类和危险特性，按照国家标准、行业标准在专用仓库设置相应的安全设施、设备，并对安全设施、设备进行维护保养，保证安全设施、设备的正常使用。

（8）对剧毒物品的容器、废液、残渣等应及时妥善处理，严禁随意抛洒，危险化学品废弃物的处理遵照该物质的化学品安全技术说明书（material safety data sheet，MSDS）要求，不得随意丢弃，污染环境，伤害他人。

（9）应当在专用仓库门口设置明显的安全警示标志。

（10）不得在危险化学品仓库分装溶剂，以免因空气中溶剂浓度过高引起爆炸或中毒事故。分装人员须佩戴相应防护用品，并使用承接盘防止泄漏。

（11）各使用科室指定专人领取、管理危险化学品，领用量有明确规定的遵其规定，无明确规定的按不超过 1 个月用量领取。对危险化学品的储存、管理、使用、检查应做好记录，对存在的问题持续改进。

（12）危险化学品如有丢失，立即报告科室负责人、相关职能科室和医院分管领导及时处理。科室将领用的危险化学品统一存放至防爆柜中，少量危险化学品可存放至铁皮柜中并上锁管理。

4．危险化学品的使用

（1）危险化学品管理人员及使用人员应熟悉危险化学品管理制度，仔细阅读 MSDS，了解化学品的危险性信息、潜在的健康影响、急救措施、防火措施以及意外溢出与暴露的应急处置措施，培训合格后方可上岗。

（2）应当在作业场所设置通信、报警装置，并保证处于适用状态。

（3）应当在作业场所和安全设施、设备上设置明显的安全警示标志。

（4）作业现场应悬挂张贴 MSDS、操作规程和应急预案，并置于随手可及的位置。

（5）配备必要的劳动防护用品及现场急救设备。接触危险化学品后要及时洗手，未彻底清洗之前勿饮水或进食。根据危险化学品特性实施人身防护，重点防护眼、皮肤、呼吸道和其他暴露部位。

（6）严格按照标准操作规程操作，危险化学品使用后应及时封闭瓶口，并放回原位。

5. 教育培训

（1）危险化学品管理使用人员要参加专业培训。

（2）每年要组织相关人员进行危险化学品管理使用和应急处置培训。

（3）管理和使用科室负责对职工进行专业培训，新入职人员培训合格后方可上岗。

6. 事故应急救援与不良事件上报

（1）储存、使用科室应当制订危险化学品事故应急预案和应急处置流程，配备应急救援人员和必要的应急救援器材、设备，并定期组织应急救援演练，做好相应记录。

（2）当发生危险化学品溢出、泄漏、丢失时，科室负责人应按不良事件上报要求及时上报，并采取积极措施防止事态扩大。

九、药品类易制毒化学品管理制度

药品类易制毒化学品管理制度		文件编号	
编写者		版本号	
审核者		版本日期	
批准者		批准生效日期	

【目的】 加强药品类易制毒化学品的使用和管理，防止流入非法渠道用于制造毒品。

【范围】 适用于医院药品类易制毒化学品管理。

【责任人】 药品类易制毒化学品管理、使用科室人员。

【内容】

1. 药品类易制毒化学品是指《易制毒化学品管理条例》中所确定的麦角酸、麦角胺、麦角新碱、麻黄素、伪麻黄素、消旋麻黄素、去甲麻黄素、甲基麻黄素、麻黄浸膏、麻黄浸膏粉等麻黄素类物质。

（1）所列物质包括可能存在的盐类。

（2）药品类易制毒化学品包括原料药及其单方制剂。

2. 医院凭“麻醉药品、第一类精神药品购用印鉴卡”购买药品类易制毒化学品单方制剂和小包装麻黄素。

（1）禁止使用现金或者实物进行交易。

（2）小包装麻黄素是指国家药品监督管理局指定生产的供教学、科研和医疗机构配制制剂使用的特定包装的麻黄素原料药。

3. 药品类易制毒化学品入库双人验收，出库双人复核，做到账物相符。

4. 因治疗疾病需要，患者、患者近亲属或者患者委托人凭医疗机构出具的医疗诊断书和本人的身份证明，可以购买药品类易制毒化学品制剂，但是不得超过医用单张处方的最大剂量。

5. 发生药品类易制毒化学品被盗、被抢、丢失或者其他流入非法渠道情形的，应当立即报告医院安保科、市公安部门、所在地药品监督管理部门。

6. 对过期、损坏的药品类易制毒化学品应当登记造册，并向所在地药品监督管理部门申请销毁。

十、冷藏药品管理制度

冷藏药品管理制度		文件编号	
编写者		版本号	
审核者		版本日期	
批准者		批准生效日期	

【目的】 规范冷藏药品的管理，保证医院药品质量，确保患者用药安全。

【范围】 适用于医院冷藏药品管理。

【责任人】 冷藏药品管理、使用科室人员。

【内容】

1. 定义　冷藏药品指依照药品说明书的存储要求，遵照相关指南或临床实践经验，需要置于室温以下存储的药品。

2. 冷藏药品管理

（1）药学部门负责冷藏药品目录的更新，并及时将药品信息告知临床。

（2）药师及护理人员熟悉冷藏药品储存条件，各临床科室冰箱配备相应的冷藏药品清单，并严格按照药品说明书进行存储和使用。

（3）门诊患者外带冷藏药品应告知注意事项，冷藏药品一经发出，不得退换。

3. 冷藏药品的购进验收

（1）购进冷藏药品要与供货单位明确适合运输冷藏药品要求的冷链设备，确保在途质量。

（2）在冷库中设立待验区，冷藏药品进入医院后立即进入冷库，验收在冷库的待验区下进行。

（3）收货前，如能当场导出随行的温度记录数据，应查看并确认运输全程温度，符合规定的方可接收货物；如不能当场导出随行的温度记录数据，应暂移入冷库待检区，待获得运输全程温度数据并确认符合规定后，才能移入合格品区。

（4）冷藏药品收货时，应向供货单位索取冷藏药品运输交接单，做好实时温度记录，并签字确认。冷藏药品收货、入库通常应在 20 分钟内完成。验收合格的药品签字确认入库；不合格药品存于待验区，出具拒收报告单并及时与采购联系退回企业。

（5）冷藏药品验收记录应记载供货单位、数量、到货日期、品名、剂型、规格、批准文号、产品批号、生产日期、有效期、质量状况、验收结论和验收人员等项内容，同时包括发货方温度记录仪编号、收货时间、入库的时间等。冷藏药品的收货、验收记录应保存至超过冷藏药品有效期 1 年以备查，记录至少保留 3 年。

4. 冷藏药品的储存及养护

（1）医院应配备冷库、冰箱等冷藏设备及配套温湿度记录仪以保证冷藏药品的质量。应按国家有关规定对计量器具、温湿度监测设施定期进行校准或检定。

（2）冰箱和冰柜应放置在干燥、通风、避免阳光直射、远离热源之处；电源线路与插座应专线专用。

（3）冷藏药品贮藏的温度应符合冷藏药品说明书上规定的贮藏温度要求。《中国药典》（2020 年版）规定，冷处系指 2～10℃；生物制品贮藏和运输规程规定，生物制品的贮藏温度通常为 2～8℃，有专门规定者除外。

（4）贮藏冷藏药品时应按冷藏药品的品种、批号分类码放。

（5）建立温度检查登记表，每日上午和下午各记录一次温度（或配备自动记录报警设备）。若发生停电等故障，预计维修时间超过 30 分钟的，应就近将药品转移至其他运行正常的冰箱内。若遭遇大范围停电，应联系药品库启动应急预案。

5. 冷藏药品的发放

（1）从调剂室发出的须冷藏的药品应对患者进行储存交代，用药标签或用药指导单上应有“冷藏”警示标识，方便医护人员和患者直观了解药品的储存条件。

（2）医师应谨慎开具冷藏药品，医院冷藏药品一经发放，严禁退换。

6. 药品的运输管理 冷藏药品从药品库运输到各调剂部门及从住院调剂室运输至病区的过程中应避免高温环境或采取特殊措施，运输时间不得超过30分钟。

7. 冷藏药品的使用 须重复使用的冷藏药品，如滴眼液等，在患者每次使用后应尽快将药品放入病区冰箱内，药品应有相应标签，标明患者身份识别信息及开封日期、失效日期。

8. 冷藏药品的监控

(1) 各调剂室及药品库冰箱或冷库内须安装温度监控及报警装置，报警后应有专人及时处置，并做好报警及处理记录。

(2) 药品配送采取特殊措施，在符合药品贮藏条件时限内送达。

十一、废弃药品、化学品管理制度

废弃药品、化学品管理制度		文件编号	
编写者		版本号	
审核者		版本日期	
批准者		批准生效日期	

【目的】 规范医院废弃药品、化学品的处置管理，预防环境健康风险，防范潜在环境污染。

【范围】 适用于医院废弃药品、化学品的处置管理。

【责任人】 药品管理、使用科室人员。

【内容】

1. 医疗废物分类 根据《医疗卫生机构医疗废物管理办法》，将医疗废物分为感染性废物、病理性废物、损伤性废物、药物性废物及化学性废物。

(1) 药物性废物：过期、淘汰变质或者被污染的废弃药品。

(2) 化学性废物：具有毒性、腐蚀性、易燃易爆性的废弃化学品。

2. 组织管理

(1) 药学部门为废弃药品处置的主要责任部门，危险化学品管理部门为废弃化学品处置的主要责任部门，承担相关工作制度的制定、工作指导及监督管理工作。医务部、护理部、院感科、总务科协助管理。

（2）药学部门主任、各临床科室主任及护士长为责任人，负责落实相关科室废弃物的损毁、登记及交由协议收集人收集。

（3）责任科室定期组织发生废弃物泄漏和意外事故发生时的紧急处置工作。定期对从事废弃物收集、运送、暂存等工作人员进行法律、法规教育，特别是进行锐器刺伤等意外伤害现场处理知识培训，并对受伤害人进行跟踪监测工作。

3. 医疗废物的包装要求　医疗废物应置于防渗漏、防锐器穿透的专用包装物或者密闭的容器内。专用包装物、容器应当有明显的警示标识和警示说明。

4. 医疗废物的收集及清运

（1）严格按照废弃物的分类对本科室产生的医疗废物进行收集、包装，包装上应有明显标签。

（2）不同类别的医疗废物不得混合收集。

（3）废弃化学品应按照化学品安全技术说明书的要求收集，不得随意丢弃，污染环境，伤害他人。

（4）废弃药品应统一交药品库，按照有关法律、行政法规和国家的有关规定、标准处理。

（5）医护人员及清运人员在医疗废物产生、收集的过程中要做好相应的个人防护，防止医疗废物直接接触身体。

5. 医疗废物的暂时贮存

（1）医疗废物暂存处应有明显的警示标识和“禁止吸烟、禁止饮食”的警示标识，防渗漏、防鼠、防蚊蝇、防蟑螂、防盗等安全措施。

（2）暂时贮存的医疗废物应远离医疗区、食品加工区和人员活动区以及生活垃圾存放场所，定期消毒和清洁。

（3）医疗废物暂时贮存时间不得超过2日。

6. 医疗废物的处置

（1）废弃的批量化学试剂、消毒剂应交由专门机构处置。

批量的含有汞的体温计、血压计等医疗器具报废时，也应交由专门机构处置，并做好移交登记，登记资料至少保存3年。

（2）药品库应对处置的废弃药品进行登记，登记内容包括废弃药品来源、种类、数量、交接时间、处置方法、最终去向以及经办人签字等项目，登记资料至少保存3年。

7. 监督管理　各部门负责本部门医疗废物的日常管理、监督，执行相关制度，责任部门定期质控检查，纳入考核。

十二、药品报损与销毁管理制度

药品报损与销毁管理制度		文件编号	
编写者		版本号	
审核者		版本日期	
批准者		批准生效日期	

【目的】 规范药品的报损与销毁流程，控制药品报损率。

【范围】 适用于医院药品报损与销毁管理。

【责任人】 药品管理、使用科室人员。

【内容】

1. 申请报损的药品范围

（1）储存过程中发生难以避免的破损、变质、过期或其他质量问题。

（2）意外灾害（水管爆裂、火灾）、不可抗力（如地震）等导致的药品损坏。

（3）药品库、各调剂部门接近有效期无法使用的药品。

（4）病区急救车及病区药柜的备用药品因接近失效期，或因印字模糊不清无法使用的。

（5）按药品法律法规必须报损的药品。

2. 药品报损的程序

（1）申报：申请报损的药品管理人员填写“药品报损申请单”及“报损药品清单”，经药学部部门负责人签署意见同意后，报分管院长、院长审批。

（2）审核审批：药品库每半年汇总1次“报损药品清单”。经药学部门负责人审核，报分管院长、院长审批后报损。

3．药品销毁

（1）麻醉药品、精神药品、易制毒药品、医疗用毒性药品、放射性药品经医院批准同意后，报当地药品监督管理部门监督销毁。

（2）其他报损药品交由药品库集中销毁。销毁时应有两名医务工作人员在场监督，同时在药品销毁记录上签名。

（3）报损药品的材料和药品销毁记录均应存档备查，保存期3年。

十三、药品效期管理制度

药品效期管理制度		文件编号	
编写者		版本号	
审核者		版本日期	
批准者		批准生效日期	

【目的】 保证药品质量，保障患者用药安全性、有效性。

【范围】 适用于医院药品的效期管理。

【责任人】 药品管理、使用科室部门及人员。

【内容】

1．定义

（1）药品有效期：指该药品被批准的使用期限，表示该药品在规定的储存条件下能够保证质量的期限。药品有效期应以药品包装说明书上标明的有效期限为准。

（2）近效期药品：指药品剩余有效期在6个月以内的药品。医院制剂效期为6个月的药品，剩余有效期2个月为近效期；医院制剂效期为3个月的药品，剩余有效期1个月为近效期。

2．药品入库

（1）入库验收时：检查包装上标明的有效期，药品有效期在6个月以内的药品一般不得入库，确实紧缺或临床必需的需经药品库负责人批准方可入库。医院制剂效期6个月的药品，剩余有效期不得少于3个月；效期3个月的药品，剩余有效期不得少于2个月。

（2）药品库盘点：药品库每个月进行一次盘点，检查库存药品效期，填写近效期药品一览表。

3. 药品养护

（1）近效期警示

1）药品库、调剂室应建立近效期药品一览表或警示牌，做好相应记录，登记有效期短于6个月的药品并注明批号，对短于1个月效期的紧缺药品应每周检查。

2）临床、医技科室：备用药品及抢救药品近效期时应粘贴近效期药品标识。

（2）滞销品种和近效期品种，应先在各调剂室调剂使用，以控制报损率。完全滞销3个月的品种报药品库处理。

（3）有效期1个月内的备用药品及抢救车药品，各临床、医技科室填写“药品报损申请表”，待报损药品实物交药品库集中销毁，重新领取对应长效期药品。

4. 药品发放与使用　药品库发药，调剂室调剂或配制药品，临床科室使用药品，应执行“近效期先发、按批号调剂使用”原则。

5. 分装药品的效期管理

（1）医院应规定分装片剂药品、单剂量摆药至病区药品、颗粒剂、研磨或粉碎后片剂药品的有效期，并按规定管理。

（2）有特殊储存要求的，应按照药品说明书规定条件存放，通常储存要求的药品也应密闭、阴凉存放。

6. 启封后药品须注明开启时间、失效时间，未注明冷藏等明确要求的，均指常温（10～30℃）下密闭保存。

（1）药品说明书有规定的按说明书执行。

（2）用于封管的肝素、氯化钠注射液等2小时内有效。

（3）皮试液现用现配。

（4）各种溶媒开启后24小时内有效，溶媒一人一袋，严禁多人共用一袋。

（5）滴眼液、滴鼻液、滴耳液启封后4周内有效，药品说明书有规定的参照药品说明书执行。

（6）丙泊酚乳状注射液有效期为6小时。

（7）有单包装的药物制剂（如铝泡板或单支口服液），其有效期与外包装效期相同。

十四、放射性药品使用管理制度

放射性药品使用管理制度		文件编号	
编写者		版本号	
审核者		版本日期	
批准者		批准生效日期	

【目的】 规范放射性药品的管理，保证医院药品质量，确保患者用药安全。

【范围】 适用于医院放射性药品管理。

【责任人】 放射性药品管理、使用科室人员。

【内容】

1. 定义　放射性药品指用于临床诊断或者治疗的放射性元素制剂或其标记药物。

2. 采购　医院必须向持有“企业法人营业执照”“放射性药品生产许可证”“放射性药品经营许可证”，并在有效期内的单位购买放射性药品。

3. 使用科室

（1）设施设备：使用放射性药品的科室必须配备与其医疗任务相适应的设施、设备、仪器。

（2）规章制度：使用放射性药品的科室应具备放射性药品安全使用的规章制度，必须对购买、使用放射性药品情况进行详细登记，登记簿至少保存2年。

（3）使用防护：使用放射性药品，必须符合国家放射卫生防护的有关规定。使用科室必须根据放射性药品的放射剂量和射线能量等情况，将放射性药品存放于相适应的防护装置内，以确保对人和环境的安全。

（4）保管：对于暂时不使用的放射性药品要妥善保管，避免药品造成环境污染或丢失。

（5）不良反应：使用科室必须注意收集所使用的放射性药品的不良反应，使用中如出现不良反应，责任医师应及时处理、记录，并按《不良事件报告制度》进行报告。

4. 使用人员资质　取得并注册《医师执业证书》的医师并经过专业技术培训取得《放射工作人员证》的专业技术人员，方可从事放射性药品使用工作。非核医学科专业技术人员或未经培训、批准，不得从事放射性药品使用工作。

5. 药品管理

（1）各种原因造成放射性药品内在质量（变质、失效、过期）或外观质量（外包装严重破坏、破损、字迹不清）发生变化，不能再继续使用者应按放射性废物处理。

（2）放射性药品使用后的废物（包括患者排泄物），必须按国家有关规定妥善处置。

（3）核医学科（ECT 室）负责放射性药品的储存。

十五、废弃药品包装处置管理制度

废弃药品包装处置管理制度		文件编号	
编写者		版本号	
审核者		版本日期	
批准者		批准生效日期	

【目的】 加强本院药品废弃包装处置管理，防止药品废弃包装流入造假渠道。

【范围】 适用于医院废弃药品包装的处置管理。

【责任人】 废弃药品包装管理、处置科室人员。

【内容】

1. 组织机构管理

（1）药学部门为药品废弃包装处置的主要责任部门，承担药品废弃包装处置工作制度的制定、工作指导及监督管理工作；医务科、护理部协助管理。各涉药部门负责本部门废弃药品包装处置管理，部门负责人为第一责任人，负责落实相关科室的药品废弃包装毁形、登记及交由协议收集人收集，各药品使用部门应设置专用登记本记录处置事项。

（2）医院组织废弃药品包装处置的培训工作，相关人员应积极参加培训，掌握废弃药品包装处置的正确方法。

（3）医院应与废弃包装收集人签订协议，并要求其遵守医院的相关制度。

2. 废弃药品包装分类

（1）麻醉药品和精神药品的废弃包装：如空安瓿、贴剂废贴等。

（2）按医疗废物处理的废弃药品包装：如被患者血液、体液、排泄物污染的各种玻璃（一次性塑料）输液瓶（袋）、空安瓿（注射药小瓶）等废弃药品包装。

（3）其他废弃药品包装：如非医疗污染的药品小包装、中包装、外包装用盒或箱等。

3. 麻醉药品和第一类精神药品的废弃包装的处置管理

（1）应严格按照《麻醉药品和精神药品管理条例》《医疗机构麻醉药品、第一类精神药品管理规定》的相关规定，由药学部门专门负责全院各科该类废弃药品包装的收集集中和处理。

（2）定期将废弃空安瓿、贴剂汇总情况报院领导审核批准后，会同医院保卫科共同销毁。

4. 按医疗废物处理的废弃药品包装的处置管理

（1）被患者血液、体液、排泄物污染的各种玻璃（一次性塑料）输液瓶（袋）、空安瓿（注射药小瓶）等废弃药品包装，各临床科室应严格按照《医疗废物管理条例》《医疗卫生机构医疗废物管理办法》《关于明确医疗废物分类有关问题的通知》等有关规定进行规范处置。

（2）输液瓶（袋）、注射器、安瓿或西林瓶、容器等包装材料，使用后须回收，分类集中堆放，待由上级主管部门核准的医疗废弃物回收服务公司负责回收处理。

（3）一次性锐器使用后须立即销毁。

5. 其他废弃药品包装的处置管理 对医疗过程中产生的上述废弃药品包装以外的、按生活垃圾处理的其他废弃药品包装，特别是贵重药品废弃包装，应当尽量在使用前进行毁形，不易毁形的要进行破坏性标记并统一收集后，交由有资质的回收机构统一处理，具体操作流程如下。

（1）废弃药品纸质大包装处置：药品库在药品发放时对大包装进行破坏性标记，各药品使用科室产生的废弃大包装（纸板箱）集中放置，每日由专人统一收集后放入医院暂存点，统一交由有资质的回收机构统一处置（废品回收站）。

（2）废弃药品纸质中、小包装处置：各药品使用科室在药品使用过程中，对药品纸质中小包装必须进行毁形，集中放置，每日由专人统一收集后放入医院暂存点，统一交由有资质的回收机构统一处置（废品回收站）。

（3）对无污染的输液瓶（包括玻璃、一次性塑料）的处置：各药品使用科室产生的无污染的输液瓶集中放置，每日由专人统一收集，并毁形后放入医院暂存点，统一交由有资质的回收机构统一处理（废品回收站）。

（4）过期、破损药品包装处置：过期、破损药品按原规定各科室统一交到药学部门，由药学部门按要求回收、核对、记录、销毁、包装处置。

6. 废弃药品包装处置的监督考核

（1）各相关科室负责人或护士长负责科内废弃药品包装处置的管理工作，药学部门负责日常监督和指导工作。药学部门及协管科室要加强对药品废弃包装处置工作的监督检查，发现隐患应当责令立即消除；加强对违法违规出售药品废弃包装谋利等行为的查处力度。对违反相关规定的行为要严肃查处，除没收违规所得外，追罚科室及负责人1～3倍违规所得，并全院通报。

（2）废弃药品包装管理工作小组每半年对全院进行一次专项督查。

（3）废弃药品包装管理工作纳入科室绩效考核。

十六、药品召回管理制度

药品召回管理制度		文件编号	
编写者		版本号	
审核者		版本日期	
批准者		批准生效日期	

【目的】 规范药品召回管理，消除患者用药安全隐患，保证医疗质量。

【范围】 适用于医院药品召回管理。

【责任人】 药品管理、使用科室人员。

【内容】

1. 定义　药品召回指医院根据药品监督管理部门、药品生产企业或本院自主发现的药品质量和安全隐患，按照规定程序收回和储存使用中的药品。

2. 召回药品的范围

（1）药品发放错误。

（2）已证实或高度怀疑被污染的药品或已过期失效药品。

（3）药品使用过程中发现或者患者投诉并证实为不合格的药品。

（4）食品药品监督管理部门公告的质量不合格药品，或因发生过严重不良反应宣布召回的药品。

（5）在短时间内出现2次以上严重不良反应的药品。

（6）生产商、供应商主动召回的药品。

3. 召回分级及时限

（1）一级召回：使用该药品可能引起严重健康危害的，必须在24小时内召回药品库。查找处方、病历，找到用药患者，通知其停止服用并取回药品。

（2）二级召回：使用该药品可引起暂时的或者可逆的健康危害的，必须在3日内召回药品库。

(3) 三级召回：使用该药品一般不会引起健康危害，但由于其他原因需要召回的，必须在7日内召回药品库。

4. 召回程序

(1) 召回信息由药学部门通知信息部门。信息部门通过医院信息系统通知立即停止使用召回药品。

(2) 药品库管理人员通知各药品调剂部门停止召回药品的领用和发放，并立即在药品管理系统设置禁用召回药品。

(3) 临床科室将住院患者的召回药品退回发放药品的调剂部门。出院患者由临床科室通知患者送还药品或者医院派人去患者处取，科室送回住院调剂部门，由住院调剂部门退回药品库。

(4) 门诊患者由门诊调剂部门通知患者在规定时间内送还门诊调剂部门或者医院派人去患者处取，由门诊调剂部门退回药品库。

(5) 召回药品由药品库封存，等待处理。

5. 召回药品的记录及处理

(1) 药品召回应及时做好相应记录，单独建档存放。

(2) 已召回封存药品需贴好标识并妥善保管于指定场所。

(3) 药学部门报医院后，可根据不同情况上报卫生行政部门、食品药品监督管理部门。

(4) 与生产厂家或供应商联系，反馈药品召回信息，按程序处理药品。

“药品召回登记表”示例如下。

药品召回登记表

日期：　　　　科室：　　　　经手人：

品名	规格	厂家	库存量

续表

召回原因：	
□药品存在质量问题	□ NMPA 质量公报上公布为不合格药品
□药品被污染	□疑为假药、劣药的药品
□药品过期失效	□发生严重 ADR 的药品
□ NMPA 强制召回药品	□生产商、供应商主动要求召回药品
具体情况描述：	
处理措施：	

备注：①召回药品请及时保留实物、证据、视频资料、图片、病历、发票复印件、投诉人相关信息，并及时送检。②制剂召回参照外购药品执行。

十七、药品盘点管理制度

药品盘点管理制度		文件编号	
编写者		版本号	
审核者		版本日期	
批准者		批准生效日期	

【目的】 规范医院药品库存管理，保证药品账物相符。

【范围】 适用于医院药品盘点管理。

【责任人】 药品管理、使用科室人员。

【内容】

1. 药品管理要严格执行《中华人民共和国药品管理法》等

相关政策规定，遵循“定额管理、合理使用、保证供应”，实行“重点统计、实耗实销”的管理办法，每个月进行清查盘点工作。

2. 按照医院财务部门相关要求，每个月药品库、各调剂室、制剂室等班组统一时间对所有药品进行盘点。

3. 为保证盘点数据的准确性，减少盘点对日常工作的影响，做好盘点前的各项准备工作。

4. 药品从入库、出库、领用、消耗、调配、库存等要进行数量统计，保证账物相符。

5. 各部门负责人安排盘点人员，按货位责任到人，盘点后确认签字，交负责人汇总核对，录入盘点数据，确认无误后打印归档。

6. 药品管理要做到账物相符，核实药品实际库存数量，并与账面数量进行核对。盘盈、盘亏药品要及时核对，查明原因并及时解决，必要时安排重新盘点。

7. 重点药品逐日统计检查，即对下列重点药品从入库、出库、领用、消耗、调配、库存等都要进行数据统计。

(1) 麻醉药品和第一类精神药品实行专人负责、专柜加锁、专用账册、专用处方、专册登记，做到账物相符、每日实耗实销。

(2) 第二类精神药品实行专柜储存、专用账册、专用处方，账物相符。

(3) 毒性药品专人保管，专柜加锁，专用账册。

(4) 贵重药品实行每日统计、实耗实销，各调剂室可根据需要确定贵重药品目录。

8. 药品库或调剂部门按调价通知及时调价，并及时盘存调价药品。每次调价需做盘盈或盘亏金额记录，以备月盘点核对。

（肖　萍　曲素欣　李　根）

第八章 妇幼保健院制剂管理

第一节 制剂管理制度

一、人员培训考核管理制度

人员培训考核管理制度		文件编号	
编写者		版本号	
审核者		版本日期	
批准者		批准生效日期	

【目的】 规范制剂室工作人员培训考核，提高全员质量意识与工作能力。

【范围】 制剂室全体工作人员。

【责任人】 制剂室主任、配制负责人、药检负责人。

【内容】

1. 人员素质是保证制剂质量的首要条件。

2. 制剂人员上岗前均须进行相关的专业理论知识和技能、管理制度、操作规程等方面的培训，并应进行《中华人民共和国药品管理法》《医疗机构制剂配制质量管理规范》等法律法规的学习。

3. 由科主任负责制订制剂人员的年度培训计划，配制负责人和药检负责人分别组织实施。

4. 根据不同的职称和工作岗位，以讲课或笔试的方式分别进行培训。

5. 培训计划和记录要归档管理。

6. 制剂人员每年要进行一次知识和技能的考核，由科主任主持，试卷及成绩均归入个人技术档案。

7. 考核不合格者，调离制剂工作岗位。

二、人员构成与素质要求

人员构成与素质要求		文件编号	
编写者		版本号	
审核者		版本日期	
批准者		批准生效日期	

【目的】 规范制剂室工作人员资质要求。

【范围】 制剂室全体工作人员。

【责任人】 制剂室主任、配制负责人、药检负责人。

【内容】

1. 药学制剂部主要由配制、药检、综合管理3个小组组成。

2. 制剂配制和药检负责人不得互相兼任、相互委托职责。

3. 配制和药检负责人应具有药学或相关专业本科以上学历(或主管药师以上技术职称或执业药师)，具有2年以上从事制剂配制或药检管理的实践经验，熟悉药品管理法规，具有制剂和质量管理能力，并对制剂的质量负责。

4. 从事制剂技术工作的人员应具有药士或中专以上药学或相关专业学历，其他人员须具有高中以上文化程度，并经培训合格上岗。

5. 普通制剂和中药制剂须配有相应专业的药学技术人员。

6. 药检人员应由药师或大专以上药学或相关专业学历的技术人员担任，并保持人员相对固定，经培训上岗。

7. 制剂和药检负责人变更30日内，将人员简历、学历证明等有关情况报省药品监督管理局。

三、工作人员的卫生制度

工作人员的卫生制度		文件编号	
编写者		版本号	
审核者		版本日期	
批准者		批准生效日期	

【目的】 规范制剂室工作人员职业健康检查与管理，确保药品卫生与安全。

【范围】 制剂室全体工作人员。

【责任人】 制剂室主任、配制负责人、药检负责人。

【内容】

1. 制剂人员要养成良好的卫生习惯，做到勤洗手、勤洗澡、勤剪指甲、勤理发。

2. 人员上岗时不得化妆、佩戴饰物、留长指甲。

3. 工作服经常清洗，保持整洁，穿戴规范，戴帽应不露头发。

4. 工作人员不得裸手直接接触药品以及与药品直接接触的设备表面。

5. 制剂人员应每年体检一次，并建立健康档案。

6. 有传染病、皮肤病和体表有伤口者不得从事制剂的配制和分装工作。

7. 进入洁净区操作的人员必须严格遵守洁净区卫生管理制度。

四、质量分析会议与质量事故报告制度

质量分析会议与质量事故报告制度		文件编号	
编写者		版本号	
审核者		版本日期	
批准者		批准生效日期	

【目的】 建立质量分析制度，规范制剂产品质量与工艺改

进研究，不断改进和提高制剂质量。

【范围】 制剂质量分析的全过程。

【责任人】 制剂室主任、制剂负责人、药检负责人、生产人员、药检人员。

【内容】

1. 定期召开质量分析会议，找出质量工作中存在的薄弱环节，制订相应的对策，经制剂室主任批准后组织实施，达到解决问题的目的。

(1) 通报该段时间每批产品的质量情况。

(2) 对有质量问题的产品，重点进行分析、讨论，总结经验、提出解决办法，避免同类问题再次发生。

(3) 总结本段生产工艺操作及岗位操作等生产管理文件的执行情况。

(4) 做好会议记录，将会议内容和处理结果整理成文，以书面形式每半个月上交主任。

2. 会议由负责制剂质量的制剂室主任主持，制剂负责人、药检负责人、生产人员、药检人员等相关人员参加，指定专人记录。应定期检查会议决议的贯彻执行情况。每个月召开一次质量分析总结会，遇到较严重的质量问题，应及时召开质量分析会。

(1) 通报原辅料、包装材料、中间产品、成品的质量情况。

(2) 对有质量问题的产品重点分析，找出存在的问题及质量隐患，并进行解决。

(3) 将生产管理文件的执行情况进行分析总结。

(4) 做好会议记录，将会议内容和处理结果以书面形式及时交主管领导。

3. 支持、鼓励制剂生产和药检工作人员参加有关质量方面的学习与研讨会。

4. 药检室负责年、季、月的制剂质量统计分析报表和质量总结，及时上报制剂室主任并存档。药检室通过该季度原辅料、包装材料质量情况及生产质量控制情况，通过用户反映、投诉、退货及药检所抽查的情况，结合上一季度质量分析总结会决议落实情况，总结该季度质量工作存在的问题并部署下季度质量工作重点。与会人员针对存在的质量问题分析讨论，逐一提出解决处理办法，并将各责任落实到人，限期完成。

5. 发生制剂质量事故时应详细调查，暂停该制剂的使用，并保留证据与制剂相关的所有原始记录，至少 1 年备查，同时会同调剂、制剂和药检相关人员，及时调查研究，分析处理，并将剩余药品、器具收集，进一步鉴定得出结论后，上报制剂室主任，信息反馈临床，调查材料归档。制剂生产出现重大质量问题时，应及时向省药品监督管理部门报告，应尽可能预防质量事故的发生。

五、生产设备管理制度

生产设备管理制度		文件编号	
编写者		版本号	
审核者		版本日期	
批准者		批准生效日期	

【目的】 确保生产系统和生产设备保持有效运作状态，提高生产设备使用率和使用寿命。

【范围】 制剂室所有生产设备。

【责任人】 制剂负责人、生产人员。

【内容】

1. 设备是生产和质量的基础，必须处于良好的技术状态。

2. 选用的设备须符合制剂要求，易于清洗、消毒和灭菌，与药品直接的设备表面应光洁、平整、无脱落物，不与药品发生化学变化或吸附。设备所选用的润滑剂、冷却剂等不得对药品或容器造成污染。

3. 所有设备、仪器、仪表、衡器等应建立台账和档案，专人负责管理。设备的台账内容包括设备名称、型号或规格、购进日期、价格、编号、生产能力等，设备档案包括各项技术资料

（说明书、设备图纸、装配图、易损件备件清单、合格证等）、安装位置及调试、维修、保养和事故。

4. 设备应制定标准操作规程和安全注意事项，设备操作人员必须经过培训考核，合格后方能上岗，且必须严格执行设备标准操作规程。

5. 设备应制定维护保养、检修及校验规程，包括保养职责和方法、检修校验内容等。

6. 建立设备清洁规程，应明确洗涤方法和周期，以及清洗后的检查方法。

7. 实行专人专管制度，做好日常清洁、维护保养工作。

8. 严禁超负荷运行，对设备缺陷和安全隐患应及时向制剂配制负责人报告，并认真填写各项记录。

9. 每台设备应在醒目位置建立状态标志，明确标示内容物，并做好运行过程中的交接班记录。

10. 设备实行定期检修，一般半年进行一次检修。

六、制剂召回管理制度

制剂召回管理制度		文件编号	
编写者		版本号	
审核者		版本日期	
批准者		批准生效日期	

【目的】 为加强医院药品安全管理，保障公众用药安全，减少或避免药害事件的发生，根据医院《药品召回管理办法》和《药品不良反应报告和监测管理办法》等有关法律法规，结合医院实际特制定医院制剂召回管理制度。

【范围】 制剂室生产的所有制剂。

【责任人】 科主任、制剂负责人、药检负责人。

【内容】

1. 基本概念

（1）医疗机构制剂是指医疗机构根据本单位临床需要，经批准而配制、自用的固定处方制剂。

(2) 药品召回是指按照规定的程序收回已销售的存在安全隐患的药品。

(3) 安全隐患是指由于研发、生产等原因可能使药品具有的危及人体健康和生命安全的不合理危险。

(4) 有下列情况发生的为必须召回药品：

1) 药品监督管理部门公告的质量不合格的制剂，存在安全隐患而责令召回的制剂。

2) 调剂、发放错误的制剂。

3) 已证实或高度怀疑被污染的制剂。

4) 使用过程中发生影响较大并造成严重后果的药品群体不良事件的制剂。

5) 已过期失效的制剂。

2. 药品召回与处理程序

(1) 药学部负责医院药品召回的具体管理工作。

(2) 根据不同的情况与召回分级，科学设计相应的药品召回计划并组织实施。

1) 发现质量不合格的制剂品时，按规定及时报告有关部门并迅速召回，妥善保存所有原始记录，并及时查明原因，追究相关责任。

2) 发现调剂错误时，立即追回调剂错误的制剂。依《医疗差错、事故登记报告制度》采取相应措施，及时分析原因，提出整改措施。

3) 医院在做出制剂召回决定或收到制剂召回通知后，各病区、各药房的所涉问题制剂应退回制剂室，妥善保管于指定场所，做好下架封存、登记报告工作。

4) 各药房负责人指定专人通过查找处方、病历等方式找到用药患者，通知其停止用药，办理退药手续，并登记召回制剂相关信息，妥善保存所有原始记录。

5) 已召回的制剂集中封存。

6) 必要时经药学部主任审批后，依据《医疗纠纷、差错管理制度》联合医疗纠纷办公室协调解决医疗纠纷。

七、档案管理制度

档案管理制度		文件编号	
编写者		版本号	
审核者		版本日期	
批准者		批准生效日期	

【目的】 为保证制剂室档案资料的及时性、完整性及档案管理的规范性，特制定本制度。

【范围】 制剂室生产的所有档案。

【责任人】 科主任、制剂负责人、药检负责人、档案管理员。

【内容】

1. 制剂配制室和药检室应分别建立配制和质量档案，并由专人负责。

2. 配制档案内容　包括健康档案、人员档案、设备档案、不良反应报告记录、配制记录、年检记录、整改记录、监督检查文件、制剂品种申报及批准文件、《医疗机构制剂许可证》及申报文件、验收记录等。

3. 质量档案内容　包括产品简介，质量标准沿革，主要原辅料、半成品、成品质量标准，历年质量情况及评比，检验记录，留样观察情况，重大质量事故，检验方法的变更，提高质量的方法等。

4. 有关配制记录和质量检验记录至少保存2年备查。

八、中药标本管理和使用制度

中药标本管理和使用制度		文件编号	
编写者		版本号	
审核者		版本日期	
批准者		批准生效日期	

【目的】 保证检验质量，规范中药标本管理与使用，特制定本制度。

【范围】 制剂室生产所需的所有中药饮片。

【责任人】 药检负责人、药检人员。

【内容】

1. 中药标本有药材标本、药材饮片加工品标本等，其主要来源是市售检品留样、实验留样以及有关单位提供的标本等。

中药标本的鉴定：中药标本要经过中药材鉴定员鉴定，确认为药材真品，具有典型特征后才可接收。接收标本后应进行预处理，放到标本瓶中封好。并填写标签贴于瓶外，标签上注明药材标本名称、产地、鉴定人、鉴定时间等信息。

2. 中药标本的标识　应附有标签、记录卡和采集记录，注明名称（植物名、药材名）、产地、标本来源、收集日期、采集人姓名；药材饮片加工品尽可能经过鉴定，确定其动物、植物来源，注明其学名。

3. 中药标本的保管

（1）中药标本要存放在标本室内，标本室内的温度、湿度要适宜。

（2）定期检查标本的质量，如有无发霉、生虫、变色、吸潮等，发现问题及时处理、更换。

（3）中药标本不得外借。

4. 中药标本的使用

（1）使用者应爱护标本，轻拿轻放，小心使用，不得无故损坏与消耗（如折断、口尝、切削等）。

（2）蜡封瓶口的标本不能随意启开。

（3）使用毒剧药材标本要小心，切不可口尝。

（4）对稀有、贵重药材标本要珍惜，不得带出质量检验室。

5. 中药标本由中药标本管理员保管，其应具有中药专业知识，受过专门培训，考核合格。根据各类标本的特点，采取相应的防霉防蛀措施，定期检查。

中药标本的保存环境：中药标本柜应避光、阴凉、干燥、通风。温度在5～30℃，相对湿度45%～75%为宜。

九、成品管理制度

成品管理制度		文件编号	
编写者		版本号	
审核者		版本日期	
批准者		批准生效日期	

【目的】 建立制剂成品管理制度，确保制剂的入库、储存、发放等符合要求。

【范围】 制剂室生产的所有制剂成品。

【责任人】 配制负责人、保管员。

【内容】

1. 成品入库前，保管员应检查成品的包装、标签是否完好，有无脱落遗漏，包装不符合要求者不得入库。

2. 成品入库由保管员和制剂配制人员一起核对数量并填写入库单，入库后按规定区域存放，挂上"黄色"的待检标志，等检验报告结果出来后，更换合格或不合格的状态标志。

3. 成品库要有足够的面积，贮存必须做到分类分品种，有状态标志和货位卡，有外包装(格架或周转箱)。

4. 成品堆放需按GSP的仓储标准，成品堆放要离开地面，货行间有一定的距离，执行"先进先出"的原则。

5. 成品储存期间，保管员要定期检查储存情况，保持成品库房温度、湿度符合GSP的仓储标准，经常通风，防潮防霉变，超过效期的成品应及时复检。

6. 成品发放前保管员必须核对状态标志，确认合格后方可发出。凭单发放时要核对品名、规格、数量及保质期，并由保管员和请领人在领单上签名。

7. 成品发出后保管员要及时办理出库手续，并经常查对库存数量，每个月盘存一次，做到账物相符。

8. 成品账应有品名、批号、检验报告单的编号、来源、去

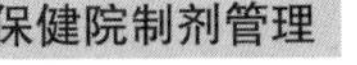

向、收入量、发出量、结存量。

9. 保管员对成品库存随时掌握，及时向制剂负责人报告使用和结存情况，以便安排制剂生产计划，库存做到不积压、不短缺。

10. 随时保持成品库房堆放整齐，地面和货架清洁无尘。

十、标签及说明书管理制度

标签及说明书管理制度		文件编号	
编写者		版本号	
审核者		版本日期	
批准者		批准生效日期	

【目的】 规范标签及说明书的使用，特制定该制度。

【范围】 制剂室生产所需的所有标签及说明书。

【责任人】 制剂室主任、配制负责人、保管员。

【内容】

1. 制剂的标签、使用说明书必须与药品监督管理部门批准的内容、式样、文字相一致，不得随意更改。

2. 标签的内容　包括品名、规格、作用与用途、用法与用量、使用注意事项、贮存条件、生产单位、批号、有效期或限用期。

3. 标签及说明书由制剂室主任和制剂负责人共同设计，力求做到设计美观，版面清晰实用、易于区分。

4. 印制后的标签及说明书由制剂负责人按设计要求进行验收，合格后方由保管员核对数量入库，标签入库后建立专账，按品种、规格、专柜存放，由专人加锁保管，严防流失。

5. 直接在包装容器上印制药品名称、规格、批号的，字迹应清晰不易磨去。

6. 标签及说明书不得改作他用，更不得供外单位使用，否则应追查保管员的责任。

7. 请领人应根据生产数量领取，并认真核对品名、规格、数量。

8. 剩余的空白标签应如数退回，已经印有批号的剩余标签或报废标签应销毁，销毁标签时需双人同时在场，并填写销毁记录。

9. 标签使用后要严格执行签名手续，并核对是否账物相符。

十一、不合格品管理制度

不合格品管理制度		文件编号	
编写者		版本号	
审核者		版本日期	
批准者		批准生效日期	

【目的】 建立不合格品管理制度，确保制剂的生产质量，防止不合格品的非预期使用。

【范围】 制剂室生产所用的所有物料。

【责任人】 配制负责人、保管员。

【内容】

1. 不合格原辅料及包装材料不准投入生产，不合格半成品不得流入下一道工序，不合格成品不准发向临床。

2. 不合格品须隔离于规定区域，挂上红牌或用红绳围栏。

3. 每个不合格品的包装单元或容器上须标明品名、规格、批号、生产日期。

4. 不合格品处理报告单内容 包括品名、规格、批号、数量、查明不合格日期、来源、原因、检验数据及负责查明原因的人员。

5. 整批不合格品应由配制负责人写出书面报告，内容包括质量情况、事故或差错原因、采取的补救方法、防止今后发生的措施、对其他批号的影响及调查结论。处理意见由质量管理组织书面提出并有详细记录。

6. 确认影响产品质量必须销毁的不合格品，应由配制人和保管员填写报废单，经制剂负责人和药学部主任签名批准后，按规定销毁和报废。

7. 半成品检验不合格需返工的产品，应在生产记录单上写明返工原因。

8. 经检验不合格的在库成品应由保管员填写退库单，及时处理出库。

十二、原辅料管理制度

原辅料管理制度		文件编号	
编写者		版本号	
审核者		版本日期	
批准者		批准生效日期	

【目的】 建立原辅料管理制度，规范原辅料的采购、贮存、使用等，确保制剂生产质量。

【范围】 制剂室生产所用的所有原辅料。

【责任人】 配制负责人、保管员。

【内容】

1. 原辅料的验收入库

(1) 库房保管人员应根据原辅料的需要情况制订月采购计划，采购员按计划定点采购。

(2) 库房保管人员和采购员共同验收，核对品名、规格、数量、批号、生产厂家是否与票据一致，再检查外包装是否严密、有无批准文号和厂家的质检合格报告。

(3) 制剂用原辅料应符合法定药品质量标准，从合法生产单位购入，有批准文号和生产批号，并在效期内使用。没有药用标准的特殊原辅料应得到省级药品监督管理部门的批准方可使用。

(4) 购进的原料应及时登账入库，原辅料贮存应按类别、品种、规格、批号存放，堆放整齐，不得直接放在地上，并挂上状态标志，待检的为黄色，合格的为绿色。

(5) 制剂所有的中药材应按质量标准购入，由指定的中药师负责中药材的验收，每批中药材都必须有经营单位的质检报告书，不合格的中药材不准验收入库。

2. 原辅料的贮存

(1) 原辅料应按品种分类分批贮存，堆放整齐，不得直接放置地上，挂上合格或待检的状态标志和货位卡，卡上注明品名、规格、批号、购进日期、存量。

（2）保管员应根据药品性质及要求贮存原辅料，控制库房的温度、湿度，每日做好记录，应密闭遮光的原辅料须采取相应的措施。

（3）中药材贮存库房应保持通风干燥，防潮湿霉变，防虫防鼠，经常翻晒。

（4）原辅料库房应随时保持整齐清洁。

3. 原辅料的领取和发放

（1）制剂人员根据需要填写领料单。

（2）库房保管员发放前应认真核对合格状态标志和原辅料的保质期，不符合规定的不得发放，并按先进先出的原则发放。

（3）原辅料发出后，领发双方在请领单上签名，保管员及时做好消耗记录，在货位卡上填写货物去向及结存数量。

（4）每次称量完后，剩余的原辅料应及时密封，包装上注明启封日期、剩余数量及称量者签名，并妥善保管，再次开启认真核查，怀疑有质量变化应进行复检。

十三、包装材料管理制度

包装材料管理制度		文件编号	
编写者		版本号	
审核者		版本日期	
批准者		批准生效日期	

【目的】 建立包装材料管理制度，规范包装材料的采购、贮存、使用等。

【范围】 制剂室生产所用的所有包装材料。

【责任人】 配制负责人、保管员。

【内容】

1. 包装材料应根据采购计划验收入库，验收项目包括外观、尺寸、式样是否符合，包装是否完整严密，是否有污染或破损，是否有质量合格证和厂家质量检验报告，有任意一项不符合要求者，不得验收入库。

2. 验收合格的包装材料在规定的库房存放，分类分批设立货位卡，挂上状态标志，合格用“绿卡”、待检用“黄卡”、不合格用“红卡”，或用同种颜色的绳子围栏区分。货位卡上注明品名、购进日期和存量。

3. 贮存包装材料的库房应通风防潮，塑料制品还应有防冻措施。

4. 应根据生产的需要领取、发放包装材料，须保管员确认为合格品后方可发放，并及时在货位卡上填写货物的去向及结存情况。

5. 拆零的包装材料应及时密封，妥善保管，严防污染。

6. 印有标签及说明书的包装材料执行标签及说明书管理制度。

十四、检品检验制度

检品检验制度		文件编号	
编写者		版本号	
审核者		版本日期	
批准者		批准生效日期	

【目的】 规范药检室检验工作，提高检验工作质量，特制定该制度。

【范围】 制剂室所有物料。

【责任人】 药检负责人、药检人员。

【内容】

1. 药检室收检后，应详细登记，统一编号，内容应与检品包装实样相符。

2. 各检验人员接受检品后，应根据检验要求尽快安排检验，若检品不符合规定或资料不全等，检验人员可以拒收。

3. 检验人员检验前，应将检品标签与检验卡所列项目逐一核对后，方可开始检验，如有不符合规定或不明之处，须及时向药检负责人提出。

4. 常规检验以《中国药典》(2020 年版)、部颁标准、地方标准为检验依据。新药、新产品按合同或所附资料进行检验。

5. 检品应由具有上岗证的相应专业人员进行检验，见习期间的人员可在带教人员指导下承担力所能及的检验工作，但不能独立出具检验报告书。调入本室的对口专业人员经岗前训练 3 个月，业务人员调动科室实习 1 个月以上，经药检负责人认可，方可独立承担检验工作，出具检验报告书。

6. 检验结果的复核，应由检验人员申诉对应的理由、检查原因，经药检负责人同意后方可进行。对检验数据和结果有疑问时，由药检负责人安排复检，复检应由主管药师以上技术人员承担。

7. 检验结束后，检验人员逐项填写检验卡，连同检品和原始记录交指定人员核对，再由药检负责人全面审核后签字。

8. 检验卡由药检负责人核签后打印，打印好的报告书，经核对无误后盖章发出。

十五、检品留样制度

检品留样制度		文件编号	
编写者		版本号	
审核者		版本日期	
批准者		批准生效日期	

【目的】 规范检验流程，提高检验工作质量，特制定该制度。

【范围】 药检室所有检品。

【责任人】 科主任、药检负责人、药检人员。

【内容】

1. 检品检验完毕，必须留样，留样数量应不得少于 3 次的检验量。

2. 剩余检品由检验人员填写留样条，注明数量和留样日期，个人不得私自留用。

3. 科室审核需要启封看样时，应与有关人员或科室主任共同启封。检查后由启封人立即重新签名加封。

4. 留样检品应登记造册，按规定的条件贮存，超过留样期后应及时销毁。一般检品保存 1 年，进口检品及药厂申报审批质量标准的留样保存 2 年，中药材保存半年（中药材保管在中药室），进口中药材保存 1 年，留样期内失效者不继续保存。

5. 科室如因工作需要调用留样期内的样品，由使用人员提出书面报告、说明用途，经药检负责人同意，制剂室主任批准后即可调用。

6. 留样期满的样品，由保管人列出清单，经药检负责人审查，制剂室主任批准后，双人以上销毁，并登记处理方法、日期、处理人签字存档。

十六、留样观察制度

留样观察制度		文件编号	
编写者		版本号	
审核者		版本日期	
批准者		批准生效日期	

【目的】 为规范检验流程，提高检验工作质量，特制定该制度。

【范围】 药检室所有留样检品。

【责任人】 药检负责人、药检人员。

【内容】

1. 留样管理员由药检负责人授权担任，留样管理员必须有一定的专业知识，了解样品的性质和贮存方法。

2. 留样数量为一次全检量的 3 倍或依据各种规程标准来定。

3. 留样样品应密封完好，加贴标记，内容为品名、规格、批号、来源、检验号及样品数量。

4. 留样室应设在阴凉、干燥的房间，有温湿度调节控制仪器和排风设施，有温湿度表并每日记录。

5. 留样管理员填写收样记录的内容 包含品名、规格、批号、来源、样品数量、留样编号及留样接收日期。

6. 样品应分类编号保存，码放整齐，所有样品都制订相应的贮存期限。

7. 在留样期间发现异常情况，留样管理员应及时报告药检负责人，并与有关人员研究解决。

8. 对性质不稳定的制剂品种，按规定的时间进行分析检查并做好记录。

9. 留样管理员每年将样品的检查结果汇总，存入产品档案。

10. 超过留样期的样品应定期按程序进行销毁，并填写销毁记录。

十七、工艺技术管理制度

工艺技术管理制度		文件编号	
编写者		版本号	
审核者		版本日期	
批准者		批准生效日期	

【目的】 规范制剂生产工艺，提升制剂产品质量，特制定该制度。

【范围】 制剂室所有生产工艺。

【责任人】 制剂室主任、配制负责人、生产人员。

【内容】

1. 制剂室主任和配制室组长负责工艺技术的管理工作，包括对现场和生产全过程的技术质量管理。

2. 工艺技术管理应执行《中华人民共和国药品管理法》《中华人民共和国药品管理法实施办法》《药品生产质量管理规范(2010年修订)》《药品包装用材料、容器生产管理办法(试行)》等政策法规。

3. 制剂室主任和配制室组长负责编制产品技术标准（含工艺规程、质量标准、验证报告）、岗位标准操作规程（SOP），设计生产原始记录表格，编制产品消耗定额等。

4. 制剂室主任和配制室组长负责组织贯彻执行产品技术标准和 SOP。组织贯彻执行《配制记录和批配制管理规程》《工艺卫生管理标准》《工序质量管理标准》《配制过程中物料平衡及偏差处理规程》《生产故障处理规程》《车间中间站管理规程》《批号管理制度》等技术管理标准。

5. 制剂室主任和配制室组长负责决定不合格工艺的处理方案。

6. 制剂室主任和配制室组长负责处理物料平衡过程中的异常偏差。

7. 生产人员开展技术分析，解决关键技术问题，保证正常生产，不断提高工艺技术水平。

8. 生产人员根据产品生产工艺，提高设备和制剂室的设计要求，合理进行工艺布局。

9. 生产人员负责工艺技术资料、文件和技术情报的收集整理，并建立工艺技术档案。

10. 制剂室主任和配制室组长负责包装材料、说明书、标签的设计、技术标准的制定，以及设计原稿实样的审核、收集存档工作。

第二节 制剂标准操作规程

一、煎煮岗位的标准操作规程

煎煮岗位的标准操作规程		文件编号	
编写者		版本号	
审核者		版本日期	
批准者		批准生效日期	

【目的】 建立煎煮岗位的标准操作规程，确保中药有效成分的提取。

【范围】 制剂生产过程中的所有中药煎煮（前提）操作。

【责任人】 具体操作人员、配制负责人、QA 检查员。

【内容】

1. 煎煮前检查　每次投料前应对所有待投料药材进行仔细核查，核查的主要内容包括待投料药材的品名、规格、数量、质量、真伪，以及实物是否与投料单所记录的内容相符。

2. 煎煮操作步骤

（1）关好煎煮的锅底盖。

（2）将投料的药材，认真核对后投入锅中（需先煎、包煎、后下的药材，按有关要求处理），所投原料的体积不得超过煎煮锅容积的 1/2。

（3）打开进水阀，加水高出药面 5～10cm，但最高不超过煎煮锅容积的 2/3。

（4）关闭煎煮锅投料盖，打开总进气阀，再打开各个煎煮锅进气阀，然后打开底层排水阀，待正常后，使气压维持在 0.1～0.3MPa。

（5）药汁煮开后，使气压维持在 0.1MPa 左右进行持续煎煮，一般需煎煮 2 次。特殊药材按工艺要求进行相应处理。

（6）每次煎煮完后，关闭所有阀门，抽取药汁，去渣。全面煎煮操作完成后，将各次煎煮的药液合并，挂上标签备用。

3. 煎煮后清场　煎煮作业全部完成后，应仔细检查是否已将所有的阀门关好、所有电源切断，并按清场要求进行彻底清场。清场的主要内容包括清洗煎煮设备、清洁工作场所等。

4. 填写煎煮记录　每次煎煮作业后，必须认真填写煎煮记录，记录内容包括煎煮药材的品种、规格、数量、质量、每次煎煮的开始时间和结束时间、详细操作方法、异常情况及其处理措施、操作人员（签全名）等。

二、制水岗位的标准操作规程

制水岗位的标准操作规程		文件编号	
编写者		版本号	
审核者		版本日期	
批准者		批准生效日期	

【目的】 建立一个制水岗位的标准操作规程，确保纯化水生产质量。

【范围】 制水操作均应按本SOP的规定进行。

【责任人】 具体操作人员、配制负责人、QA检查员。

【内容】

1. 准备工作

(1) 准备生产用具：要求清洁干净，并进行生产区域的清洁检查。

(2) 检查所用设备清洗是否干净，设备运转是否正常，各进出水管道和阀门是否漏水等，发现故障应及时排除。

2. 纯化水机的操作方法

(1) 开机操作

1) 打开石英砂床的进水阀和排气阀，再打开原水进水阀，待排气阀有水排出后，打开下排阀，关闭排气阀，排水3分钟。

2) 关闭石英砂床的排水阀，打开出水阀，打开活性炭床的进水阀和排水阀。待排气阀有水排出后，打开下排阀，关闭排气阀，排水3分钟。

3) 关闭活性炭床的排水阀，打开出水阀，水沿管道流入软化床，同时打开软化床的排气阀，待有水排出后，排水3分钟。

4) 打开精滤器排水气阀，待有水排出后，排水3分钟，关闭软化床和精滤器排水阀。

5) 开启反渗透（RO）系统的电源开关，打开一级反渗透系统排水阀和水泵，使由精滤器滤过的水加压加入一级反渗透系统，通过高压泵加压，使水透过半透膜回流于蓄水池内，至蓄水池内水位达到总容积一半时，开启二级反渗透系统加压泵，一级反渗水经加压后，进入二级反渗透系统，经过半透膜后流入二级渗透水蓄水池内。整个反渗透过程运行时进水压力为1.5MPa，出水量为1.0m^3/h，浓水压力为1.2MPa，浓水流量为3m^3/h。

（2）关机操作

1）依次关闭二级、一级反渗透系统加压泵的电源开关，再关闭反渗透系统的电源开关。

2）关闭原水进水阀，并依次关掉石英砂床、活性炭床的排水阀、进水阀。

（3）再生操作

1）石英砂床的再生：当石英砂床进水压力增大而出水量不高时，说明石英砂床的内部已脏，须清洗。一般正常运行24小时清洗1次。打开石英砂床反洗阀和上排阀，将原水阀门开至最大，从下至上反洗石英砂床，直至排出的水澄明则表明为冲洗处理合格。

2）活性炭床的再生：当活性炭床进水压力增大而出水量减少时，说明活性炭吸附量已达饱和，须再生处理或更换。再生处理为打开活性炭床反洗阀和上排阀，用稀盐酸从下至上反洗活性炭床，至排出的水澄明且出水量增加，则表明为冲洗处理合格。若经再生无变化，则需要更换活性炭。

3）软化床的再生：打开软化床的反洗阀和排气阀，用活性炭床出水自下而上反洗软化床15～20分钟，关闭反洗阀；将适量（根据具体纯化水机的型号确定）工业用食盐加入溶解罐，打开食盐溶解罐的进水阀，用活性炭床水溶解食盐，待食盐完全溶解后，打开软化床的再生阀和食盐溶解的出水阀，开启软化床上的抽液泵，用食盐水自上而下循环再生软化床内的阳离子树脂。打开软化床的排气阀，待有水排出时，调整覆膜，使排水量保持恒定，同时调整活性炭床的进水阀，使食盐溶解的流量为2m^3/h，再生约1小时。打开软化床的进水阀和排水阀，关闭软化床上的抽液泵、再生阀和食盐溶解罐的进、出水阀，适当打开活性炭进水阀，用活性炭床的水自上而下循环淋洗至 Ca^{2+}、Mg^{2+} 含量合格为止。

3. 清场

（1）按清洁 SOP 的规定清洗工具，按设备清洗 SOP 的规定清洁所用的设备，按清洗区域的清洁 SOP 的规定清洁操作间。

（2）由 QA 检查后，领取清场合格证，填写清场记录。

4. 质量检查

（1）生产中检查软化床出水的 Ca^{2+}、Mg^{2+} 含量，若含量超标，则软化床需进行再生处理。

（2）按《中国药典》(2020 年版）检查纯化水。

5. 注意事项

（1）水处理操作间应保持清洁、整齐，避免微生物污染。

（2）各水泵的电机部分不得与水接触，以防运行时短路打火，造成事故。

三、胶囊剂生产的标准操作规程

胶囊剂生产的标准操作规程		文件编号	
编写者		版本号	
审核者		版本日期	
批准者		批准生效日期	

【目的】 建立一个胶囊剂生产全过程的操作规程。

【范围】 所有胶囊剂的配制均需按本 SOP 的规定进行。

【责任人】 具体操作人员、配制负责人、QA 检查员。

【内容】 基本程序为原料处理、配料、装囊、胶囊清理、包装与贮藏。

1. 原料处理

（1）领料：配制负责人按处方药物的品种及剂量制订相应的领料计划，交库房备料。

（2）干燥：干燥前，按照成品的总量，铺成适宜厚度，放入烘房中适宜的温度下烘干。

2. 配料

（1）配制室在使用前必须彻底清洁，并作检查，应无任何对制剂质量有不良影响的物品（包括上次配制作业的遗留物），开启紫外线灯照射30分钟。

（2）配制人员收到物料后，换穿净化的工作服、鞋、帽、口罩，将物料送入配制室，关闭紫外线灯。

（3）仔细核对物料的品名、批号，逐一称量，并如实填写记录。使用的工具必须清洁。

（4）按照处方规定，称取干燥物的重量，按规定的比例配料。用辅料作填充剂，加至标示量。所有操作均需复核，并在记录上签字。

（5）如果上批剩有可利用的物料，则应在总混合之前加入，并记录品名、批号、数量。

（6）由QA根据取样和中间品控制SOP的规定，取样送QC分析，此时桶外应挂上“待验”的标示，检验合格后由QA改挂“合格”标示后，方可加入装囊工作。

（7）多余的原辅料，按规定的程序办理退库手续。

（8）配料完毕后，按清洁工具SOP的规定，清洗工具及器械，按清洁区的清洁程序SOP的规定，清洁配料室，由QA检查后，挂上清洁合格标示牌。

3. 装囊

（1）根据生产指令单领取空胶囊。领料应符合领发料SOP的相关规定。

（2）装囊工人应按照“2. 配料”中“（1）（2）”的要求进入装囊室。

（3）装囊工人将合格的混合料从库存室移至装囊室，核对品名、批号、数量及合格指示，配制负责人根据混合料的药物含量计算并下达装量范围的指令。

（4）根据装量要求，调节装囊机的计量盘，检查机械的清洁，确认无任何残留物后，将药粉及空胶囊分别倒入机械的容器中。

（5）接通电源，启动机器，使转速达到规定要求。

（6）机器开启后，应勤于检查装量及盖帽情况，及时调整计量盘，将检查装量后倒出的药粉加回到粉斗中。

（7）装囊机应及时清除机械传动的破损空囊，并收集不受污染可再利用的不合格品，回收。

（8）配制负责人应每半小时从产品中取样本20粒，将其内容物倒出分别称重，均应在装量范围，如出现1粒不符合要求，可抽取40粒检查，均应符合装量范围，否则应拆开重装。任何情况下，均不得少于3次取样，检查后应填入装量检查记录中。

（9）不合格装量的胶囊均应拆开胶囊，将药物倒出，重新装量。

（10）将中间检查装量合格的胶囊合并称重，容器标明品名、批号、数量。

（11）将不足于装一个胶囊板子的余粉收集于塑料袋中，标明品名、批号、数量，密封冷藏，供下批次混用。

（12）按照机械保养SOP的规定，清洁装囊机。按清洁工具的清洁程序SOP的规定，清洗工具及器械；按清洁区域的清洁程序SOP的规定，清洁配料室，由QA检查后，将清洁合格标示牌挂在门上。

4. 胶囊清理

（1）装好的胶囊放入中间站后，由QA检查员取样送QC进行装量检查，QA贴以"待验"指示。

（2）合格后由QA检查员改贴"合格"指标。

（3）清理工从中间站取出有"合格"标识的胶囊，核定品名、批号、数量，进入清理室，进入清理室时须遵照本SOP"2. 配料"中"（1）（2）"的规定。

（4）将合格的胶囊用多层纱布擦拭，清除微粉，使之光亮。

5. 包装与贮藏

（1）清理好的胶囊用平板式泡罩包装机进行包装，包装时要挑去不合格品，剥出胶囊重新包装。

（2）包装好的胶囊放在容器中，标明品名、批号、数量，并记录。可再利用的剩余胶囊均移至中间站。

（3）按照机械保养SOP的规定清洁及保养包装机。

（4）包装好的平板式胶囊按一定要求进行外包装，外包装盒上印有标签，盒内应放说明书。说明书的内容包括胶囊剂名称、处方、功能主治、用法用量、禁忌、包装、有效期、生产单位等。

（5）贮藏：包装后的胶囊剂须贮藏于干燥、阴凉通风处。

（6）按清洁工具的SOP的规定，清洗工具及器械；按清洁区域的SOP的规定，清洁包装室，由QA检查后，将清洁合格标示牌挂在门上。

四、颗粒剂生产的标准操作规程

颗粒剂生产的标准操作规程		文件编号	
编写者		版本号	
审核者		版本日期	
批准者		批准生效日期	

【目的】 建立颗粒剂生产的操作规程，保证颗粒剂的质量。

【范围】 所有颗粒剂制剂均需按本SOP的规定进行。

【责任人】 操作人员、配制负责人、QA检查员。

【内容】 基本程序为原料处理、制粒、干燥、整粒、分装、包装与贮藏。

1. 原料处理

（1）领料：制订领料计划，交予仓库保管员。

（2）提取：配制负责人核对库房所发药物无误后交付给提取间工作人员，工作人员按计划进行投料，煎煮，浓缩制成规定密度的稠浸膏。配制负责人从提取间领回所提取的稠浸膏，核对无误后挂上标签，记下名称与批号，密封保存。

2. 制粒

（1）赋形剂的准备：糖粉，如有需要低温干燥，过80～100目筛，备用。糊精，使用前应低温干燥，过筛，备用。

（2）配制室的清洁：配制室在使用前必须进行清洁检查，无任何影响物品，开启紫外线灯照射30分钟以上。

（3）配料：工作人员换穿工作服、鞋、帽、口罩，将物料送入配制室，关闭紫外线灯，仔细核对物料品名、批号，逐一称量并填写记录。按照处方规定，称取稠浸膏，经复核，均在记录上签字。

（4）喷雾制粒：检查喷雾制粒机是否清洁，使用筛网的目数及是否破损和脱丝等。

3. 分装

（1）在颗粒自动封装机上分装。根据装量要求调节封装机的计量盘，检查机械的清洁，确认无任何残留物后，将颗粒倒入机械的容器中，装上分装纸。

（2）接通电源，启动机器，使转速达到规定要求。

（3）机器开启后，应勤于检查装量及封装情况，及时调整计量盘，将检查装量后倒出的药粉加回粉斗中。

（4）分装时应及时清除不合格品，并收集不受污染、可再利用的不合格品，回收。

（5）按照机器保养 SOP 的规定，对机器及时加润滑油，勿使机械发生异常或损坏。

（6）工作人员应于每半小时产物中取样本 20 包将其内容物倒出分别称重，均应在装量范围，如出现 1 包不符合要求，可抽取 40 包检查，均应符合装量范围，否则应拆开重装。

（7）不合格装量的分装均应拆开，将药物倒出，重新装量。

（8）将中间检查装量合格的分装合并，称重，容器标明品名、批号、数量。

（9）按照机械保养 SOP 的规定，清洁封装机。按清洁工具的清洁程序 SOP 的规定，清洗工具及器械；按清洁区域的清洁程序 SOP 的规定，清洁粉碎、配料、制粒室及分装室，由 QA 检查后，将清洁合格标示牌挂在门上。

4. 包装　在外包装室，将质量检查合格的小包装按制剂要求进行外包装。外包装盒上印有标签，盒内应放说明书。说明书的内容包括颗粒剂名称、处方、功能主治、用法用量、禁忌、包装、有效期、生产单位等。

5. 贮藏 颗粒剂须贮藏于干燥、阴凉通风处。

五、合剂生产的标准操作规程

合剂生产的标准操作规程		文件编号	
编写者		版本号	
审核者		版本日期	
批准者		批准生效日期	

【目的】 建立一个合剂生产全过程的操作规程，保证合剂质量。

【范围】 包括所有合剂生产均需按本SOP的规定进行。

【责任人】 操作人员、配制负责人、QA检查员。

【内容】 基本程序为提取前准备、领料、提取、离心、浓缩、分装、包装、印批与贮藏。

1. 提取前处理

（1）领料：配制负责人按处方药物品种及剂量领料，称量。

（2）提取：配制负责人核对药物无误后，按计划进行投料。依据处方药物特性和药量，投入提取罐中，加水至高出药面3～5cm，浸泡1小时，打开蒸汽阀，加热煎煮，沸腾后关小蒸汽阀门，开始计时。一般煎煮2次，每次1小时，抽出药液合并，静置沉淀。

在提取规程中，要根据药物性质，采取先煎、后下、另煎、烊化、兑入等程序，确保合剂质量。

（3）离心：药液经过离心机高速离心。

（4）浓缩：将离心过的药液抽至浓缩蒸发器中，浓缩至规定密度。

2. 分装

（1）分装室在使用前必须进行清洁检查，无任何影响物，开启紫外线灯照射30分钟以上。

（2）分装人员按规定换穿工作服、鞋、帽、口罩，进入分装室，并关闭紫外线灯。

（3）制备好的药物通过管道输送到分装室，分装人员按制剂要求进行分装。分装过程中，配制负责人要时常检查装量差异，如不符合要求则加以调节。分装后及时盖瓶盖。

（4）按照机械保养 SOP 的规定，清洁分装机。按清洁工具的清洁程序 SOP 的规定，清洗工具及器械；按清洁区域的清洁程序 SOP 的规定，清洁分装室，由 QA 检查后，将清洁“合格”的标示牌挂在门上。

3. 包装、印批　在外包装室，在药瓶外面贴上标签（标签上应记载药物名称、处方、规格、适应证、用法用量），用喷码机在瓶身喷印生产日期、批号、有效期。

4. 贮藏　药瓶须贮藏于干燥、阴凉通风处。

六、溶液剂生产的标准操作规程

溶液剂生产的标准操作规程		文件编号	
编写者		版本号	
审核者		版本日期	
批准者		批准生效日期	

【目的】 建立一个溶液剂生产全过程的操作规程，确保溶液剂生产安全与质量。

【范围】 包括所有溶液剂制剂均按本 SOP 的规定进行。

【责任人】 操作人员、配制负责人、QA 检查员。

【内容】 基本程序为配制、灌装、贴签。

1. 配制

（1）配制室在使用前必须进行清洁检查，无任何上批生产遗留的痕迹发现，开启紫外线灯，照射 30 分钟以上。

（2）配制药剂人员配制前按规定穿上工作服、鞋、帽、口罩，进入配制室，关闭紫外线灯，按制剂单上的配制量逐一称取物料，核对后填写记录。

（3）按本院制剂配制规程方法配制。先将处方中固体药物溶解于处方总量 2/3 的溶剂中，如有助溶剂、防腐剂、抗氧剂以及其他量少或溶解度小的药物均宜先溶解，然后再加入其他固体或液体药物溶解。对热稳定而溶解度较小的或溶解缓慢的药物，可用经加热的溶剂促进溶解。

（4）固体药物溶解后，再加入处方中含有的液体药物混匀。挥发性或不耐热的药物，需冷至40℃后最后加入，以免破坏或损失。

（5）最后滤过，应根据溶液的性质采用不同的滤材，用常压滤过。

（6）采用稀释法配制，是将某些药物预先制成浓溶液（贮备液），临用前稀释至需要的浓度。稀释时用下列公式计算：浓溶液浓度×浓溶液体积=稀溶液浓度×稀溶液体积。

（7）必要时按配制规程加防腐剂、矫味剂、芳香剂或着色剂，并调节溶液pH至要求值。

（8）配制完成后通知药检室取样分析，中间品检验合格后，可以开始分装。清场并填写配制和清场记录。

2. 灌装

（1）根据配制单制剂量准备好包装材料，分装人员按"1. 配制"中的"（1）（2）"要求进入分装室。

（2）分装人员将检验合格的半成品经传递门移至分装室，核对无误后开始分装。

（3）分装完成后测定装量，合格后清场并填写有关记录，进入下一程序。

3. 贴签

（1）根据实际用量领取标签，印上批号后开始贴签。

（2）将多余空白标签退库，作废标签销毁，清场并填写有关记录。

七、多功能提取罐的标准操作规程

多功能提取罐的标准操作规程		文件编号	
编写者		版本号	
审核者		版本日期	
批准者		批准生效日期	

【目的】 建立一个多功能提取罐的标准操作规程，确保生产安全与质量。

【范围】 多功能提取罐的操作。

【责任人】 操作人员、配制负责人、QA 检查员。

【内容】

1. 提取罐的操作方法

（1）放料后关闭投料门，按工艺规定加入液体。

（2）打开冷却器的进水阀门，从冷凝器的出水口观察液体通过情况。

（3）按工艺分类控制通往加热蒸汽的大小，安全阀开启为0.25MPa。

（4）罐内沸腾后，让二次蒸汽逸出。并控制油水分离器到提取罐的阀门以掌握回流量。此时应开油水分离器的放空阀。

（5）若需循环提取，则应停止回流提取，打开提取罐到泵和泵返回提取罐的阀门。启动泵则可使料液自动循环。

（6）在提取罐上部完成芳香油的回收。

（7）达到提取要求后，可关闭加热蒸汽，打开提取罐到贮液罐的阀门，启动泵，将料注入贮罐内。

（8）料液排尽时方可排药渣，排药渣时应注意余液飞溅，保持较远距离以免伤及人员。

（9）同时关闭冷却水的阀门。

（10）清洗设备及管道，以备下次投料。

2. 排渣门的操作方法

（1）关门

1）确认侧锁紧机构在打开位置，不会影响主顶机构的运动。

2）开启主顶机构的换向阀，主顶机构缓慢上升，当与上盖完全贴合时，开启侧锁紧机构的换向阀，达到锁紧的目的。为达到最佳锁紧的位置，可微调侧锁紧装置上的六角螺栓。

（2）开门

1）拧松六角螺栓，开启侧锁紧机构的换向阀，侧锁紧机构退出锁紧位置。

2）开启主顶机构的换向阀，使出料门打开至90°的位置，排渣。

（3）用户应配备有0.5～0.8MPa的压缩气源。

3. 操作规程

（1）运行前检查

1）排渣门下部是否有药渣堵塞。

2）各阀门均处于关闭状态。

3）安全阀是否调到适当值。

4）各个气缸与控制开关是否连接好。

5）排渣旋转部件是否润滑，并能保证旋转灵活。

（2）提取罐操作

1）打开主气缸控制开关，使主气缸伸长，关闭排渣门，压紧到位。然后，打开附气缸开关，使两个附气缸伸长，旋转活套法兰，使其锁紧。

2）将防浮罩气缸收回，使防浮罩收起，准备加料。加料完毕后，将防浮罩气缸伸出，使防浮罩打开，再加水提取。

3）打开投料口，进行加料。溶液剂按药材的2～7倍进行加料（根据工艺），加料完毕，关闭投料口，打开提取罐进气阀。调节冷凝水的排气阀，排出冷气及冷凝水。

4）当药液将近沸腾时，打开上部排空阀和冷却水进水阀，使其二次蒸汽通过冷凝、冷却到油水分离器，进行回流或提油。同时打开主罐下部的排料阀，通过过滤器，打开泵。进行药液动态提取。当达到工艺要求时，关闭蒸汽进气阀，打开泵三通阀，使主罐内的药液经过过滤器和泵后送入提取药液的贮罐内。

5）排渣时先使附气缸回位，再使主气缸回位，即可进行排渣处理，再关闭冷却水的进水阀，即完成一次操作过程。

4. 设备维护保养规程

（1）清洗：①主罐清洗。主罐排完渣后，应该立即清洗（打开自动清洗器，冲洗干净）。排渣口滤网上残留的药渣，需用水冲洗干净以防堵塞。②过滤器清洗。打开过滤器下部的阀门排净药液。再打开过滤器上盖，提取滤筒用水冲洗即可。③停机清洗。抽适量清水煮半小时，放出污水，再加入清水适量，冲洗排干。

（2）保养

1）主罐排完油渣，清洗干净即可。过滤筛网如发现破损，应立即更换。密封圈发现密封不好，也应立即更换。

2）发现各法兰连接处的密封垫失效后，要进行更换，保证其正常工作状况下的密封可靠性。

3）排渣门、气缸等转动部件，应每日加一次食用油进行润滑。

4）安全阀应每周拉提一次，使其排气。每年至少校验一次。

5）压力表应定期校验。

6）泵不得空载运行或反转。

5. 维护保养

（1）定期校验压力表、温度计、安全阀等仪表的阀门。

（2）提取罐上安全阀的开启压力为0.25MPa，严禁超压运行。

（3）每班生产后用水清洗一次，循环几分钟，然后放完清液。

（4）每周至少清洗一次冷凝器列管的内壁，清除污垢，用清水冲洗。

（5）设备及管道上的密封圈应定期拆洗，若闲置不用时，清洗干净后单独存放，如发现漏气漏水则需要更换新密封圈。

（6）保持齿轮、齿条、气缸、活塞杆、转动轴及调节螺钉等的清洁润滑。

八、原辅料接收的标准操作规程

原辅料接收的标准操作规程		文件编号	
编写者		版本号	
审核者		版本日期	
批准者		批准生效日期	

【目的】 制定原辅料接收的标准操作规程，保证辅料正确接收。

【范围】 制剂室所有进入的原料、辅料。

【责任人】 库房保管员、药检人员。

【内容】

1. 检查

（1）原辅料到货后，在物料收料区，保管员与药检员共同检查送货凭单所列的项目是否与“购销合同书”一致，然后逐一清点核对，必须与“购销合同书”完全相符。首次进货，应检查原辅料是否有相关的批准文号及生产或经营许可证（卫生许可证）和营业执照。

（2）保管员检查进厂原辅料有无产品合格证、检验报告书，外包装的完整性，每件外包装有无破损、渗漏，有无受潮或污染等现象。同一品种规格外包装必须统一。

（3）检查外包装上有无明显标识。标识上是否标明物料名、规格、批号、重量、来源（产地）、供应厂商。

（4）将原辅料逐秤进行复称，核对毛重是否与标识一致。

（5）检查完毕，如一切完好，供货厂商完全按合同执行，保管员则在送货凭单上签收，并填写“收料单”，一份留库房，一份送至财务部，另一份由供货单位签收。

（6）完成上述工作后，如发现有破损、污染或与订货合同不符及其他不符合要求的异常情况，应拒收。保持货物原样，并立即向药检室报告，由药检室派人到现场检查，提出处理意见，报质量管理负责人批准后由库房执行。

（7）库房保管员对进厂的原辅料编码、编号，并填写“原辅材料收货验收记录”。

2. 清洁

（1）一切购进的原辅材料，在入库前必须清洁外包装。

（2）外包装须用略湿的抹布揩去灰尘。

（3）在清洁外包装的过程中，要注意保护一切外包装上的标识，不得污损和遗失。

3. 入库 清洁外包装结束后，将原辅材料从物料入口处收料区运进库房，按规定的贮存要求放置于规定的区域内，树立明显的黄色“待验”状态标识，及时填写“原辅料、包装材料请验单”交药检室检验。进入“待验”状态的原辅料经复核无误后，填写“原辅材料总账”。

九、包装材料请验的标准操作规程

包装材料请验的标准操作规程		文件编号	
编写者		版本号	
审核者		版本日期	
批准者		批准生效日期	

【目的】 制定包装材料请验的标准操作规程，保证包装材料请验的正确。

【范围】 制剂室所有进入处于待验状态的包装材料。

【责任人】 库房保管员、药检人员。

【内容】

1．请验

（1）包装材料检验合格进入库房后，树立明显的“黄色”待验状态标识。

（2）库房保管员及时填写“原辅料、包装材料请验单”，一式两份，一份留档，一份送取样员，通知药检人员。

（3）取样员收到“原辅料、包装材料请验单”后，及时到库房按取样管理规程取样，取样后应复原包装，填写“取样证”，将“取样证”贴于已取样的包装材料的外包装上。

2．检验后的处理

（1）检验合格后，由品质部将“原辅料、包装材料合格证”下发给库房保管员，保管员将“合格证”与来料包装上的标签核对后，树立“合格”绿色标志牌，填写“货位卡”“包装材料分类账”及“包装材料总账”。

（2）检验不合格的包装材料，取下“待验”标志，将其移入不合格区，树立“不合格”红色标志牌，并及时填写“货位卡”“不合格品台账”，根据品质部处理意见，及时进行处理。

十、包装材料发放的标准操作规程

包装材料发放的标准操作规程		文件编号	
编写者		版本号	
审核者		版本日期	
批准者		批准生效日期	

【目的】 制定包装材料发放的标准操作规程，保证包装材料的正确发放。

【范围】 制剂室生产所需的包装材料。

【责任人】 配制负责人、生产人员、库房保管员。

【内容】

1. 库房发放包装材料时，应遵循先进先出的原则。

2. 库房保管员应于生产前备好当日材料，备料执行《包装材料备料标准操作规程》。

3. 生产人员于当天工序生产前领料。

4. 在发料区领料时，生产人员对照“需料单”仔细复核包装材料编号、名称、规格、数量等内容正确无误后，交接双方在“领料单”和“药品包装、标签、说明书发放领取记录”上签字。

5. 发料后，保管员及时填写“货位卡”及“包装材料分类账”。

十一、包装材料备料的标准操作规程

包装材料备料的标准操作规程		文件编号	
编写者		版本号	
审核者		版本日期	
批准者		批准生效日期	

【目的】 制定包装材料备料的标准操作规程，保证包装材料的正确发放。

【范围】 制剂室生产所需包装材料。

【责任人】 库房保管员、生产人员、药检人员、配制负责人。

【内容】

1. 配制负责人根据限额领料的原则，于生产前一日下达批包装指令到库房。由生产人员将“需料单”交库房保管员。

2. 库房的保管员凭批包装指令、“需料单”备料。

3. 备料前，保管员应仔细检查所需包装材料的外包装上是否贴有品质部下发的“合格证”。如无“合格证”，应立即报告药检室，由药检室派人检查处理。

4. 备料时，将散装的包装材料装在塑料袋中，并于封口贴上包装材料备料标签，注明名称、编号、数量等。

5. 将所需的包装材料备齐后，放置在发料区，码放整齐，并再次检查备好料的包装材料，核对名称、编号、数量等。

十二、原辅料请验的标准操作规程

原辅料请验的标准操作规程		文件编号	
编写者		版本号	
审核者		版本日期	
批准者		批准生效日期	

【目的】 制定原辅料请验的标准操作规程，保证原辅料请验正确。

【范围】 制剂室所有处于待验状态的原料、辅料。

【责任人】 库房保管员、药检人员。

【内容】

1. 请验

(1) 原辅材料检查合格进入库房后，树立明显的“黄色”待验状态标识。

(2) 库房保管员及时填写“原辅料、包装材料请验单”，一式两份，一份留档，一份送取样员，通知取样员取样。

(3) 药检人员收到“原辅料、包装材料请验单”后，及时到库房按取样管理规程取样，取样后恢复原包装，填写“取样证”，贴于已取样的原辅料外包装上。

2. 检验后的处理

（1）检验合格后，由品质部将“原辅料、包装材料合格证”下发给库房保管员，保管员将“合格证”与来料包装上的标签核对后，树立“合格”绿色标志牌，填写“货位卡”“原辅材料分类账”和“原辅材料总账”。

（2）检验不合格的原辅料，取下“待验”标志，将其移入不合格品库，树立“不合格”红色标志牌并及时填写“货位卡”“不合格品台账”，根据品质部处理意见，及时进行处理。

十三、原辅料发放的标准操作规程

原辅料发放的标准操作规程		文件编号	
编写者		版本号	
审核者		版本日期	
批准者		批准生效日期	

【目的】 制定原辅料发放的标准操作规程，保证原辅料发放正确。

【范围】 制剂生产所需的原辅料。

【责任人】 库房保管员、配制负责人、生产人员。

【内容】

1. 库房发放原辅料，应遵循“先进先出”的原则。

2. 库房保管员应于生产前备好当天料。

3. 生产人员于当天生产前领料。

4. 在发料区领料时，生产人员对照“需料单”，逐项、逐件核对需领原辅料的名称、规格、重量（毛重），正确无误后，交接双方在“领料单”上签字。

5. 发料结束后，保管员及时填写“货位卡”“原辅材料分类账”。盛拆零物料的容器，车间使用完毕后，需清洁干净送回库房。

十四、仓库原辅料备料的标准操作规程

仓库原辅料备料的标准操作规程		文件编号	
编写者		版本号	
审核者		版本日期	
批准者		批准生效日期	

【目的】 制定仓库原辅料备料的标准操作规程，保证制剂质量。

【范围】 制剂生产所需原辅料。

【责任人】 库房保管员、生产人员、配制负责人。

【内容】

1. 配制负责人根据限额领料的原则，于生产前一日下达批生产指令到生产组。由生产人员将“需料单”送库房保管员。

2. 库房的保管员凭批生产指令、“需料单”备料。

3. 备料前，保管员应检查所需的原辅料外包装上是否贴有药检室下发的“合格证”，并清洁外包装和备料容器。若无“合格证”，应立即报告药检室，由药检室派人检查处理。

4. 原辅料送入备料室前应先清理外包装，经紫外线灯消毒后送入备料室，及时登记紫外线灯的使用记录。紫外线灯到期更换时，需填写紫外线灯的更换记录。

5. 保管员备料称量时，选用合适的仪器进行称量，不要让毛重超过天平或电子磅秤的最大称量范围。

6. 须拆零的原辅料在备料室进行拆包、称量，并用一次性使用的双层塑料袋或洁净干燥的圆桶或瓶子作为拆零物料备料的容器。备料用具（匙、勺、抽筒等）必须洁净干燥。

7. 库房保管员将称取的原辅料装入洁净容器，贴上分装标签（一），注明分装内容，如品名、批号、重量，并由药检人员复核后签字。

8. 分装后余料放回原包装，复核存量，如有差错应查明原因。将被拆物料的原包装口封严，贴上填写好分装次数及重量

的分装标签(二),送回原货位。

9. 备好的物料送至发料区,码放整齐。

10. 各种物料的备料工具不得混用,并与物料分开存放。

11. 根据规程进行清场工作。备料所用的容器具用一次性塑料袋装好,交洁净区的清洁员按物料进入程序进入洁净区清洁。清洁完毕后,用一次性塑料袋装好,交原辅料包装材料库房保管员送至备料室传递柜,消毒灭菌后入备料室。

十五、不合格物料处理的标准操作规程

不合格物料处理的标准操作规程		文件编号	
编写者		版本号	
审核者		版本日期	
批准者		批准生效日期	

【目的】 制定不合格物料处理的标准操作规程,保证制剂质量。

【范围】 新进采购的不合格物料、准予车间退库的不合格物料、超过有效期的库存物料。

【责任人】 库房保管员、配制负责人、药检负责人。

【内容】

1. 库房保管员在收料时,发现有包装破损、受潮、霉变或与订货合同不符,或其他不符合要求的现象时,应拒收并立即向制剂室负责人报告,由制剂室负责人、药检室负责人共同到收料区检查。药检室对物料进行取样检验,并判定其结果合格与否。当结果判定为不合格时,由药检室发出"不合格原辅料、包装材料检验报告书"及"原辅料、包装材料不合格证",并填写相应的内容。

2. 新近采购的不合格物料的处理执行《不合格原辅料、包装材料处理管理规程》。

3. 库房保管员在不合格物料的包装上,逐件贴上红色的"不合格证"。保管员将物料移至不合格区,并及时填写好"货

位卡”“不合格品台账”。

4. 库房保管员每个月将不合格物料汇总，填写“不合格品汇总表”，原稿留库房存档。在收到“不合格品汇总表”的复印件后，填写“不合格品处理单”。

5. 需销毁处理的物料由制剂生产负责人填写“产品销毁申请表”，报制剂室负责人批准方可进行不合格品的销毁。

6. 进行不合格品销毁时，应通知药检室派员进行现场监督。处理结束后，执行人详细填写“不合格品销毁记录”中的有关内容，填写日期并签字，药检室现场监督人仔细核对内容签字。

7. 不合格物料处理后，财务部和库房应及时进行物料的销账处理。

十六、成品接收的标准操作规程

成品接收的标准操作规程		文件编号	
编写者		版本号	
审核者		版本日期	
批准者		批准生效日期	

【目的】 制定成品接收的标准操作规程，保证制剂质量。

【范围】 公司生产的所有成品。

【责任人】 库房保管员、配制负责人、药检负责人、药检人员。

【内容】

1. 以下验收中有一项不符者，应拒收。

(1) 成品入库时，配制负责人填写“成品入库单”，并将产品整齐摆放在收货区。

(2) 库房保管员根据“成品入库单”在收货区进行验收。

(3) 逐项核对“成品入库单”中的产品名称、批号、规格、数量与产品是否相符，字迹是否清楚无误。

(4) 逐件检查外包装是否清洁、完好，无破损，字迹是否清晰，文字内容有无漏写或错写，不得混入其他批号。

2. 经检查符合要求后，成品放置于库区，粘贴明显的黄色“待验”状态标示。并填写“产品验收寄库记录”和“成品入库总账”，如拒收应填写原因。

3. 待药检室对该批产品做出“合格”判定后，粘贴“绿色”标识牌，若不合格转入不合格库。

4. 成品贮存要求，按《成品入库、验收、贮存管理规程》有关规定执行。

5. 不合格成品的处理，按《不合格品成品处理的标准操作规程》进行。

6. 保管员及时填写“成品库存货位卡”“成品分类账”或“不合格品台账”，各项记录保存至产品有效期后1年。

十七、成品发货的标准操作规程

成品发货的标准操作规程		文件编号	
编写者		版本号	
审核者		版本日期	
批准者		批准生效日期	

【目的】 制定成品发货的标准操作规程，保证制剂质量。

【范围】 所有合格的成品。

【责任人】 库房保管员。

【内容】

1. 成品库房保管员收到“成品提货单”后，按其规定的产品名称、规格、数量进行备货。

2. 保管员按“成品提货单”备好货，送到发货区，保管员与提货人员按“成品出库单”（四联单）仔细核对产品名称、数量、规格、包装，待准确无误后即可发货。发货完毕后，保管员应及时填写“成品库存货位卡”“成品分类账”。

3. 发货应遵循“先进先出”的原则，将远期批号的成品先发。

4. 如果是混批，应注明箱内每个批号的实际数量。

5. 成品进出的各类记录应保存至有效期后1年。

十八、不合格成品处理的标准操作规程

不合格成品处理的标准操作规程		文件编号	
编写者		版本号	
审核者		版本日期	
批准者		批准生效日期	

【目的】 制定不合格成品处理的标准操作规程，保证制剂质量。

【范围】 不合格成品。

【责任人】 药检负责人、库房保管员、配制负责人。

【内容】

1. 不合格成品的划分　生产的经药检室检验判定为不合格的成品；超过有效期或在贮存时受到污染，经药检室检验后判定为不合格的成品；由于质量问题，医院采取主动措施收回在有效期内在调剂室销售的成品。

2. 生产的成品，经药检室判定为不合格后，移至不合格品区；超过有效期或在贮存过程中受污染，经药检室判定为不合格后，移至不合格品区；从调剂室收回的有质量问题的成品直接入库进入不合格品区。以上3种情况均由药检室发放“成品不合格证”，并及时填写“成品库存货位卡”“不合格品台账”。

3. 库房保管员每个月将不合格成品进行汇总，并填写“不合格品汇总表”，经配制负责人审核批准后，留库房存档。

4. 药检室收到“不合格品汇总表”复印件后，填写“不合格品处理单”。

需销毁处理的不合格成品由库房保管员填写“产品销毁申请表”，交药检室核准后，报医院主管领导批准方可进行不合格成品的销毁。配制室进行不合格品的销毁时，应通知药检室，由药检室通知当地药品监督管理部门，由其派人进行现场监督。处理结束后，执行人员应详细填写“不合格品销毁记录”中的有关内容并签名，品质部的现场监督人员仔细核对内容后签字。

5. 可返工的产品，由药检室下达“不合格品处理单”。

(1) 库房保管员按有关规定计算返工成本，若返工成本高于生产成本，则在“不合格品处理单”上签署报废处理意见，经制剂室主任签字后交药检室，按相应要求进行处理。

(2) 若返工成本低于生产成本，由配制室下达返工通知，并将“不合格品处理单”一起交车间。配制室按要求进行返工，并及时填写返工的批生产记录 / 批包装记录。药检室人员进行全过程的质量监控，返工完毕经药检室检验评价合格后，配制室在“不合格品处理单”的备注栏中注明返工后的批号和数量，药检人员仔细核对记录并签字。

十九、物料堆码的标准操作规程

物料堆码的标准操作规程		文件编号	
编写者		版本号	
审核者		版本日期	
批准者		批准生效日期	

【目的】 制定物料摆放、堆码的有关规定，保证制剂质量。

【范围】 适用于库房内物料的摆放、堆码。

【责任人】 库房保管员。

【内容】

1. 物料进入库房后，按不同品种、规格、批号分开存放，做到一品种、一批号、一货位。

2. 物料应放置于垫板上，对每一货位的堆放，其堆放面积不能超过垫板的面积。

3. 垛与垛之间、垛与墙之间要达到规定的距离，具体要求为垛与垛≥100cm，垛与墙≥5cm，照明灯垂直下方与货垛的水平距离≥50cm，主通道的宽度应满足运输工具的运输通过。

4. 危险品库内分品种堆放，间距不得小于40cm。

5. 物料堆码的具体要求如下。

包装规格	堆放面积	堆放层高
袋装	不得超过所用垫板面积	8袋
铁桶	不得超过所用垫板面积	2桶
盒装	不得超过所用垫板面积	6盒

另附：外箱堆放层高不得超过15扎/堆。

6. 配料桶（周转桶）的清洁规程

（1）目的：确保配料桶（周转桶）保持处于洁净状态。

（2）范围：适用配料桶（周转桶）清洁操作。

（3）职责：配料桶（周转桶）的操作人员对本规程的实施负责，QA人员负责监督。

（4）程序

1）清洁频次：①生产操作前、生产结束后清洁1次；②更换品种时清洁1次；③生产过程中应及时清除机器上的油污、药液、废标签等；④每周大清洁1次，将平常使用中不易清洁到的地方擦拭干净。

2）清洁工具：清洁布、毛刷、镊子、橡胶手套。

3）清洁剂的种类选择、配制。

4）清洁方法：①检查桶体内有无药粉残留物，如有残留物应收集后统一交由车间管理人员处理；②周转桶桶盖拿到清洗槽上，打开水开关冲洗，同时配合用刷子按顺时针旋转刷洗，直至周转桶的桶盖正、反两面均无药粉痕迹；③所有的周转桶和周转桶桶盖清洗完毕后，用纯化水清洗周转桶和周转桶桶盖内外壁两边，至无药粉痕迹；④将清洗完毕后的周转桶和周转桶桶盖放入器具间，倒置于清洁的架上，挂上清洁状态牌。

5）清洁效果评价：表面光洁、干净，无可见灰尘、油垢、污物污染，无前批生产的遗留物。

6）清洁工具：清洁与存放按“清洁工具管理规程”在清洁工具间进行清洁，并在指定的地点存放。

第三节 医疗机构制剂管理的相关问题

一、医疗机构制剂法律责任

（一）医疗机构制剂相关法规和法律责任

1. 医疗机构制剂相关法规 ①《中华人民共和国药品管理法》；②《中华人民共和国中医药法》；③《中华人民共和国药品管理法实施条例》；④《医疗机构制剂注册管理办法》（试行）；⑤《医疗机构制剂配制监督管理办法》（试行）；⑥《医疗机构制剂配制质量管理规范》（试行）。

2. 医疗机构制剂相关法律责任 刑事责任、民事责任、行政责任。

（二）《医疗机构制剂许可证》管理要求及法律责任

《中华人民共和国药品管理法》第七十四条，医疗机构配制制剂，应当经所在地省、自治区、直辖市人民政府药品监督管理部门批准，取得医疗机构制剂许可证。无医疗机构制剂许可证的，不得配制制剂。医疗机构制剂许可证应当标明有效期，到期重新审查发证。

法律责任：《中华人民共和国药品管理法》第一百一十五条，未取得药品生产许可证、药品经营许可证或者医疗机构制剂许可证生产、销售药品的，责令关闭，没收违法生产、销售的药品和违法所得，并处违法生产、销售的药品（包括已售出的和未售出的药品）货值金额十五倍以上三十倍以下的罚款；货值金额不足十万元的，按十万元计算。

《中华人民共和国药品管理法》第一百二十二条，伪造、变造、出租、出借、非法买卖许可证或者药品批准证明文件的，没收违法所得，并处违法所得一倍以上五倍以下的罚款；情节严重的，并处违法所得五倍以上十五倍以下的罚款，吊销药品生产许可证、药品经营许可证、医疗机构制剂许可证或者药品批准证明文件，对法定代表人、主要负责人、直接负责的主管人员和其他责任人员，处二万元以上二十万元以下的罚款，十年内禁止从事药品生产经营活动，并可以由公安机关处以五日以上十五日以下的拘留；违法所得不足十万元的，按十万元计算。

《中华人民共和国药品管理法》第一百二十三条，提供虚假的证明、数据、资料、样品或者采取其他手段骗取临床试验许可、药品生产许可、药品经营许可、医疗机构制剂许可或者药品注册等许可的，撤销相关许可，十年内不受理其相应申请，并处五十万元以上五百万元以下的罚款；情节严重的，对法定代表人、主要负责人、直接负责的主管人员和其他责任人员，处二万元以上二十万元以下的罚款，十年内禁止从事药品生产经营活动，并可以由公安机关处五日以上十五日以下的拘留。

（三）医疗机构制剂注册（备案）文号管理要求及法律责任

《中华人民共和国药品管理法实施条例》第二十三条，医疗机构配制制剂，必须按照国务院药品监督管理部门的规定报送有关资料和样品，经所在地省、自治区、直辖市人民政府药品监督管理部门批准，并发给制剂批准文号后，方可配制。《医疗机构制剂注册管理办法》（试行）第五条，医疗机构制剂的申请人，应当是持有《医疗机构执业许可证》并取得《医疗机构制剂许可证》的医疗机构。

《医疗机构制剂注册管理办法》（试行）第十四条，有下列情形之一的，不得作为医疗机构制剂申报：①市场上已有供应的品种。②含有未经国家食品药品监督管理局批准的活性成分的品种。③除变态反应原外的生物制品。④中药注射剂。⑤中药、化学药组成的复方制剂。⑥麻醉药品、精神药品、医疗用毒性药品、放射性药品。⑦其他不符合国家有关规定的制剂。

《医疗机构制剂注册管理办法》（试行）第三十八条，医疗机构不再具有配制制剂的资格或者条件时，其取得的相应制剂批准文号自行废止，并由省、自治区、直辖市（食品）药品监督管理部门予以注销，但允许委托配制的中药制剂批准文号除外。《中华人民共和国中医药法》第三十二条，医疗机构配制的中药制剂品种，应当依法取得制剂批准文号。但是，仅应用传统工艺配制的中药制剂品种，向医疗机构所在地省、自治区、直辖市人民政府药品监督管理部门备案后即可配制，不需要取得制剂批准文号。医疗机构应当加强对备案的中药制剂品种的不良反应监测，并按照国家有关规定进行报告。药品监督管理部门应当加强对备案的中药制剂品种配制、使用的监督检查。

法律责任：《医疗机构制剂注册管理办法》（试行）第三十六条，省、自治区、直辖市（食品）药品监督管理部门对质量不稳定、疗效不确切、不良反应大或其他原因危害人体健康的医疗机构制剂，应当责令医疗机构停止配制，并撤销其批准文号。已被撤销批准文号的医疗机构制剂，不得配制和使用；已经配制的，由当地（食品）药品监督管理部门监督销毁或者处理。

医疗机构备案资料不真实以及医疗机构未按备案资料的要求进行配制的，应当依据《中华人民共和国中医药法》第五十六条（医疗机构应用传统工艺配制中药制剂未依照本法规定备案，或者未按照备案材料载明的要求配制中药制剂的，按生产假药给予处罚）进行查处。

（四）医疗机构制剂委托配制管理要求及法律责任

中药制剂可以委托配制。《医疗机构制剂注册管理办法》（试行）第五条，未取得《医疗机构制剂许可证》或者《医疗机构制剂许可证》无相应制剂剂型的“医院”类别的医疗机构可以申请医疗机构中药制剂，但是必须同时提出委托配制制剂的申请。接受委托配制的单位应当是取得《医疗机构制剂许可证》的医疗机构或者取得《药品生产质量管理规范》认证证书的药品生产企业。委托配制的制剂剂型应当与受托方持有的《医疗机构制剂许可证》或者《药品生产质量管理规范》认证证书所载明的范围一致。

《中华人民共和国中医药法》第三十一条，国家鼓励医疗机构根据本医疗机构临床用药需要配制和使用中药制剂，支持应用传统工艺配制中药制剂，支持以中药制剂为基础研制中药新药。医疗机构配制中药制剂，应当依照《中华人民共和国药品管理法》的规定取得医疗机构制剂许可证，或者委托取得药品生产许可证的药品生产企业、取得医疗机构制剂许可证的其他医疗机构配制中药制剂。委托配制中药制剂，应当向委托方所在地省、自治区、直辖市人民政府药品监督管理部门备案。医疗机构对其配制的中药制剂的质量负责；委托配制中药制剂的，委托方和受托方对所配制的中药制剂的质量分别承担相应责任。

（五）医疗机构制剂销售要求及法律责任

《中华人民共和国药品管理法》第七十六条，医疗机构配制的制剂不得在市场上销售。

法律责任：《中华人民共和国药品管理法》第一百三十三条，医疗机构将其配制的制剂在市场上销售的，责令改正，没收违法销售的制剂和违法所得，并处违法销售制剂货值金额二倍以上五倍以下的罚款；情节严重的，并处货值金额五倍以上十五倍以下的罚款；货值金额不足五万元的，按五万元计算。

（六）医疗机构制剂使用（调节）要求及法律责任

《医疗机构制剂注册管理办法》（试行）第六条，医疗机构制剂只能在本医疗机构内凭执业医师或者执业助理医师的处方使用，并与《医疗机构执业许可证》所载明的诊疗范围一致。

第二十六条，医疗机构制剂一般不得调剂使用。发生灾情、疫情、突发事件或者临床急需而市场没有供应时，需要调剂使用的，属省级辖区内医疗机构制剂调剂的，必须经所在地省、自治区、直辖市（食品）药品监督管理部门批准；属国家食品药品监督管理局规定的特殊制剂以及省、自治区、直辖市之间医疗机构制剂调剂的，必须经国家食品药品监督管理局批准。

（七）医疗机构制剂包材、标签说明书要求及法律责任

《中华人民共和国药品管理法》第四十九条，药品包装应当按照规定印有或者贴有标签并附有说明书。标签或者说明书应当注明药品的通用名称、成分、规格、上市许可持有人及其地址、生产企业及其地址、批准文号、产品批号、生产日期、有效期、适应证或者功能主治、用法、用量、禁忌、不良反应和注意事项。

（八）医疗机构制剂广告要求及法律责任

《中华人民共和国药品管理法实施条例》第二十四条，医疗机构配制的制剂不得在市场上销售或者变相销售，不得发布医疗机构制剂广告。

法律责任：《中华人民共和国药品管理法实施条例》第七十二条，未经省、自治区、直辖市人民政府药品监督管理部门批准，擅自发布药品广告的，药品监督管理部门发现后，应当通知广告监督管理部门依法查处。

（九）医疗机构配制销售假药法律责任

《中华人民共和国药品管理法》第九十八条，禁止生产（包括配制）、销售、使用假药。

有下列情形之一的，为假药：①药品所含成分与国家药品标准规定的成分不符的。②以非药品冒充药品或者以他种药品冒充此种药品的。③变质的药品。④药品所标明的适应证或者功能主治超出规定范围。

法律责任：《中华人民共和国药品管理法》第一百一十六条，生产、销售假药的，没收违法生产、销售的药品和违法所得，责令停产停业整顿，吊销药品批准证明文件，并处违法生产、销售药品货值金额十五倍以上三十倍以下的罚款；货值金额不足十万元的，按十万元计算；情节严重的，吊销药品生产许可证、药品经营许可证或者医疗机构制剂许可证，十年内不受理其相应申请；药品上市许可持有人为境外企业的，十年内禁止其药品进口。

《中华人民共和国药品管理法》第九十八条，禁止生产（包括配制）、销售、使用劣药。

有下列情形之一的，为劣药：①药品成分的含量不符合国家药品标准的。②被污染的药品。③未标明或者更改有效期的药品。④未注明或者更改生产批号的药品。⑤超过有效期的药品。⑥擅自添加防腐剂、辅料的药品。⑦其他不符合药品标准的药品。

《中华人民共和国药品管理法》第一百一十七条，生产、销售劣药的，没收违法生产、销售的药品和违法所得，并处违法生产、销售药品货值金额十倍以上二十倍以下的罚款；违法生产、批发的药品货值金额不足十万元的，按十万元计算，违法零售的药品货值金额不足一万元的，按一万元计算；情节严重的，责令停产停业整顿直至吊销药品批准证明文件、药品生产许可证、药品经营许可证或者医疗机构制剂许可证。

《中华人民共和国药品管理法》第一百一十八条，生产、销售假药，或者生产、销售劣药且情节严重的，对法定代表人、主要负责人、直接负责的主管人员和其他责任人员，没收违法行为发生期间自本单位所获收入，并处所获收入百分之三十以上三倍以下的罚款，终身禁止从事药品生产经营活动，并可以由公安机关处五日以上十五日以下的拘留。对生产者专门用于生产假药、劣药的原料、辅料、包装材料、生产设备，予以没收。

二、中药制剂命名及功能主治审查

（一）中成药通用名称命名技术指导原则

为加强注册管理，规范中成药命名，体现中医药特色，尊重文化，继承传统，特制定本指导原则。本指导原则是在既往中药通用名命名的技术要求、原则基础上，根据中成药命名现状，结合近年来有关中成药命名的研究新进展而制定。

1. 基本原则

（1）“科学简明，避免重名”原则：①中成药通用名称应科学、明确、简短、不易产生歧义和误导，避免使用生涩用语。一般字数不超过 8 字（民族药除外，可采用约定俗成的汉译名）。②不应采用低俗、迷信用语。③名称中应明确剂型，且剂型应放在名称最后。④名称中除剂型外，不应与已有中成药通用名重复，避免同名异方、同方异名的产生。

（2）“规范命名，避免夸大疗效”原则：①一般不应采用人名、地名、企业名称或濒危受保护动、植物名称命名。②不应采用代号、固有特定含义名词的谐音命名，如：×××、名人名字的谐音等。③不应采用现代医学药理学、解剖学、生理学、病理学或治疗学的相关用语命名，如癌、消炎、降糖、降压、降脂等。④不应采用夸大、自诩、不切实际的用语，如强力、速效、御制、秘制以及灵、宝、精等(名称中含药材名全称及中医术语的除外)。

(3)“体现传统文化特色”原则：将传统文化特色赋予中药方剂命名是中医药的文化特色之一，因此，中成药命名可借鉴古方命名充分结合美学观念的优点，使中成药的名称既科学规范，又能体现一定的中华传统文化底蕴。但是，名称中所采用的具有文化特色的用语应当具有明确的文献依据或公认的文化渊源，并避免夸大疗效。

2. 单味制剂命名

(1) 一般应采用中药材、中药饮片、中药有效成分、中药有效部位加剂型命名。如花蕊石散、丹参口服液、巴戟天寡糖胶囊等。

(2) 可采用中药有效成分、中药有效部位与功能结合剂型命名。

(3) 中药材人工制成品的名称应与天然品的名称有所区别，一般不应以“人工××”加剂型命名。

3. 复方制剂命名　中成药复方制剂根据处方组成的不同情况，可酌情采用下列方法命名。

(1) 采用处方主要药材名称的缩写加剂型命名：但缩写不能组合成违反其他命名要求的含义。如香连丸，由木香、黄连组成；桂附地黄丸由肉桂、附子、熟地黄、山药、山茱萸、茯苓、牡丹皮、泽泻组成；葛根芩连片由葛根、黄芩、黄连、甘草组成。

(2) 采用主要功能(只能采用中医术语表述功能，下同)加剂型命名：该类型命名中，可直接以功能命名，如补中益气合剂、除痰止嗽丸、补心丹、定志丸等。也可采用比喻、双关、借代、对偶等各种修辞手法来表示方剂功能，如交泰丸、玉女煎、月华丸、玉屏风散等。具体示例如下。

1) 采用比喻修辞命名：即根据事物的相似点，用具体的、浅显的、熟知的事物来说明抽象的、深奥的、生疏的事物的修辞手法，如玉屏风散、月华丸等。玉屏风散中“屏风”二字，取其固卫肌表，抵御外邪（风）之义。“玉屏风”之名，以屏风指代人体抵御外界的屏障，具浓郁的传统文化气息，体现了中医形象思维的特质。月华丸中“月华”，古人指月亮或月亮周围的光环。此方能滋阴润肺，治疗肺痨之病。因肺属阴，为五脏之华盖，犹如月亮之光彩华美，故名月华丸。

2）采用双关修辞命名：即在一定的语言环境中，利用词的多义或同音的条件，有意使语句具有双重意义，言在此而意在彼，如抵当汤等。抵当汤，由水蛭、虻虫、桃仁、大黄组成，用于下焦蓄血所致之少腹满痛、小便自利、身黄如疸、精神发狂等症，有攻逐蓄血之功。“抵当”可能是主药水蛭之别名，但更多意义上是通“涤荡”，意指此方具有涤荡攻逐瘀血之力。

3）采用借代修辞命名：即借一物来代替另一物出现，如更衣丸等。更衣丸由朱砂、芦荟组成，取酒和丸，用黄酒冲服，有泻火通便之功，用于治疗肠胃燥结、大便不通、心烦易怒、睡眠不安诸证。“更衣”，古时称大、小便之婉辞，方名更衣。以更衣代如厕，既不失文雅，又明了方义。

4）采用对偶修辞：即用两个结构相同、字数相等、意义对称的词组或句子来表达相反、相似或相关意思的一种修辞方式，如泻心导赤散等。泻心导赤散，功能为泻心脾积热，临床常用于治疗心脾积热的口舌生疮。“泻心”与“导赤”是属于对偶中的“正对偶”，前后表达的意思同类或相近，互为补充。

（3）采用药物味数加剂型命名：如四物汤，由当归、川芎、白芍、熟地黄组成，为补血剂的代表方。

（4）采用剂量（入药剂量、方中药物剂量比例、单次剂量）加剂型命名：如七厘散、六一散等。七厘散，具有散瘀消肿、定痛止血的功能。本方过服易耗伤正气，不宜大量久服，一般每次只服“七厘”，即以每次用量来命名。六一散，则由滑石粉、甘草组成，两药剂量比例为6∶1，故以此名。

（5）以药物颜色加剂型命名：以颜色来命名的方剂大多因成品颜色有一定的特征性，给人留下深刻的印象，故据此命名，便于推广与应用，如桃花汤等。桃花汤，方中药物组成为赤石脂一斤、干姜一两、粳米一斤，因赤石脂色赤白相间，别名桃花石，煎煮成汤后，其色淡红，鲜艳犹若桃花，故称桃花汤。

（6）以服用时间加剂型命名：如鸡鸣散等。鸡鸣散，所谓“鸡鸣”，是指鸡鸣时分，此方须在清晨空腹时服下，故名“鸡鸣散”。

（7）可采用君药或主要药材名称加功能及剂型命名：如龙胆泻肝丸、当归补血汤等。龙胆泻肝丸，具有泻肝胆经实火、除下焦湿热之功效。方中君药龙胆草，有泻肝胆实火作用。当归补血汤，具有补气生血之功效。方中主药当归，有益血和营作用。

（8）可采用药味数与主要药材名称，或者药味数与功能或用法加剂型命名：如五苓散、三生饮等。五苓散，方中有猪苓、泽泻、白术、茯苓、桂枝五种药材，同时含两个“苓”，故得此名。三生饮，方中草乌、厚朴、甘草均生用，不需炮制，甘草生用较为常见，但草乌多炮制后入药，有别于其他方，强调诸药生用，是其特征。

（9）可采用处方来源（不包括朝代）与功能或药名加剂型命名：如指迷茯苓丸等。名称中含“茯苓丸”的方剂数量较多。指迷茯苓丸是指来自《全生指迷方》的茯苓丸，缀以“指迷”，意在从方剂来源区分之。

（10）可采用功能与药物作用的病位（中医术语）加剂型命名：如温胆汤、养阴清肺丸、清热泻脾散、清胃散、少腹逐瘀汤、化滞柔肝胶囊等。

（11）可采用主要药材和药引结合并加剂型命名：如川芎茶调散，以茶水调服，故名。

（12）儿科用药可加该药临床所用的科名：如儿童消食片等。

（13）可在命名中加该药的用法：如儿童敷脐止泻散、含化上清片、外用紫金锭等。

（14）在遵照命名原则条件下，命名可体现阴阳五行、古代学术派别思想、古代物品的名称等，以突出中国传统文化特色，如左金丸、玉泉丸等。左金丸，有清泻肝火、降逆止呕之功。心属火，肝属木，肺属金，肝位于右而行气于左，肝木得肺金所制则生化正常。清心火以佐肺金而制肝于左，所以名曰“左金丸”。玉泉丸，有益气养阴、清热生津之效。“玉泉”为泉水之美称，亦指口中舌下两脉之津液。用数味滋阴润燥、益气生津之品组方，服之可使阴津得充、津液自回、口中津津常润，犹如玉泉之水，源源不断，故名“玉泉丸”。

（二）针对《中国药典》中药成方制剂功能主治的一些问题的探讨

1. 中药成方制剂　又称为中成药。中成药是指以中药材为原料，在中医药理论指导下，按照药政部门批准的处方和制法大量生产，有特有名称并标明功能主治、用法用量和规格，可经医师诊治后处方配给，也可由患者直接自行购用的药品。

2. 功能与主治及其相关概念　《中国药典（2020年版）》（一部）凡例二十五规定，“功能与主治”项下的规定一般是按照中医或民族医学的理论和临床用药经验对饮片所作的概括性描述；天然药物以适应证形式表述。此项内容作为临床用药的指导。

（1）功能表述结构：中成药的功能是指该药的治疗作用，亦即中成药的治法（治疗方法）。是在中医理论的指导下，根据疾病的性质和特点等，遵循一定的治疗原则，确定相应的治法后选药组方，则该方药具有与治法相应的治疗作用。按照药性及临床所起的作用，功能表述结构可以分为对证功效、对症功效、对病功效。

1）对证功效：“证”是中医学的特有概念，是对疾病所处一定阶段的病性、病位等做出的病理性概括，是对疾病当前本质所做出的结论。对证功效是针对中医所特有的“证”发挥治疗作用的功效。如清热燥湿，主要针对“湿热证”发挥治疗作用；活血化瘀，主要针对“瘀血证”发挥治疗作用等。由于对证功效与证紧密相连，才使得中医辨证施治、理法方药形成一个有机的整体。

2）对症功效：“症”是疾病的单个症状、体征，是机体发生病变时各种单个的客观表现。它是疾病的现象，而不是病变的本质。对症功效就是针对“症”发挥治疗作用的功效。如止痛、止血、止咳、止呕等，分别针对疼痛、出血、咳嗽、呕吐等发挥治疗作用。对症功效是由对证功效衍化、派生出来的功效，主要解除疾病当前阶段比较突出的表象问题，又称衍生功能，或间接功能。一般说来，对症功效的应用必须以对证功效为前提，即从属于对证功效，它不能离开对证功效而独立存在。

3）对病功效："病"是对疾病全过程的特点与规律所做出的概括，代表着该病种的基本矛盾。对病功效就是针对中医的“病”发挥治疗作用的功效。如截疟、透疹、蚀疣等，分别针对疟疾、麻疹、寻常疣发挥治疗作用，体现了中医辨病施治的特色。由于中医“病”的概念较为模糊，常常病证不分，或以证代病。如“痹”本来就是一个病名，而书中多称痹证；“咳嗽”本来就是一个症状，而多作病名看待。因此，对病功效的确定就显得不够规范，常常与对证功效、对症功效相混淆，对指导临床辨病用药具有很大的局限性。

（2）主治表述结构：主治是指该药所适用的病机及证候表现，即是对成方制剂治疗的病证（或病机）及主要症状的描述。主治表述结构应包括症、证、病。“症”是疾病表现的单个现象，包括症状与体征。“证”是通过对疾病的病因、病位、病机等多方面概括，而对疾病过程中一定阶段的本质做出的结论。“病”是代表该具体疾病全过程的特点和规律，是疾病的根本性矛盾。主治的表述应符合三者的意义。

（3）功能与主治表述顺序：从以上对证功效、对症功效和对病功效的定义上来看，“对证功效”是中药功效的核心，在中药诸多功效中处于主导地位；“对症功效”和“对病功效”均从属于“对证功效”，是“对证功效”的补充和完善。三者构成了中药功效体系的基本框架。因此，功能表述顺序应当为“对证功效→对症功效→对病功效”；主治表述顺序应当为“证候（病因病机）→症状→病名（西医病名）”。

三、医疗机构制剂现场检查关键点、常见问题及迎检准备

（一）检查依据

参照《药品注册现场核查管理规定》。

（二）医疗机构制剂现场检查关键点及常见问题

1. 工艺及处方研究

（1）研制人员是否从事过该项研制工作，并与申报资料的记载一致。

（2）工艺及处方研究是否具有与研究项目相适应的场所、设备和仪器。

（3）工艺及处方研究记录是否有筛选、摸索等试验过程的具体内容，工艺研究及其确定工艺的试验数据、时间是否与申报资料一致。

常见问题：①人员。同一试验人员，不同时间点的签名笔迹明显不同，存在代签嫌疑；前后持续几年的研究，试验人员字迹颜色完全相同，墨水深浅一致，不合常理；与研究人员沟通时，发现其对试验的熟悉、掌握程度不够；实际试验人员与申报资料记载的人员不一致；研究人员离职，其他人均不清楚其研究内容，无法回答核查员的提问；依托于大专院校的研发机构，试验人员多是实习生或研究生，人员流动性大，水平参差不齐。②仪器设备。借用其他单位的试验仪器，现场核查难以看到；仪器设备已报废，且无图片等信息留存。③原始记录。有些处方或工艺没有摸索、筛选过程，无试验失败记录，筛选研究成功率极高，合理性存疑；试验内容记录在活页纸上，多个试验项目没有按时间顺序或逻辑顺序装订成册，容易造成研究混乱；申报资料中部分处方工艺研究内容在原始记录中未见记载。

2. 样品试制

（1）样品试制现场是否具有与试制该样品相适应的场所、设备，并能满足样品生产要求，临床试验用样品和申报生产样品的生产条件是否符合《药品生产质量管理规范》的要求。申报生产所需样品的试制是否在本企业生产车间内进行。

（2）样品试制所需的原辅料、药材和提取物、直接接触药品的包装材料等是否具有合法来源（如供货协议、发票、药品批准证明性文件复印件等）。

（3）原辅料、药材和提取物、直接接触药品的包装材料等购入时间或供货时间与样品试制时间是否对应，购入量是否满足样品试制的需求。

（4）样品试制用的原辅料及直接接触药品的包装材料是否有检验报告书。

（5）样品试制是否具有制备记录或原始批生产记录，样品制备记录项目及其内容应齐全，如试制时间、试制过程及相关关键工艺参数、中间体检验记录等。

（6）样品试制量、剩余量与使用量之间的关系是否对应一致。

（7）尚在进行的长期稳定性研究是否有留样，该样品所用直接接触药品的包装材料是否与申报资料一致。

（8）申报生产所需样品的原始批生产记录是否与申报工艺对应。

常见问题：①试制现场。制剂研制周期较长，核查时试制场所发生改变，或设备报废，难以溯源；申报资料中填写的设备与现场查看的设备不一致；申报资料样品试制量较小，实际设备的生产规模较大，设备生产能力与试制规模不相匹配。②物料。未对部分原料的生产商进行审计；部分物料不能提供来源证明；他人赠送的物料没有赠送证明；物料使用量与购买的数量不吻合；购货发票时间与试制时间不对应；试验记录中物料信息不完全。③样品制备记录。样品制备记录不全，如缺少某关键操作步骤，或缺少部分工艺参数；申报资料中生产参数以范围表示的，制备记录未书写具体操作数值，仍按范围书写，如计时必要具体的时间、加热具体的温度值；制备记录中部分试制时间、试制过程、关键工艺参数、中间体检验等内容，与申报资料不一致。④样品。申报资料中样品剩余量与实物不相符；尚在进行稳定试验的留样条件，如温度、避光情况等，与申报资料不一致。

3. 质量、稳定性研究及样品检验

（1）研究人员是否从事过该项研究工作，并与申报资料的记载一致。

（2）质量、稳定性研究及检验现场是否具有与研究项目相适应的场所、设备和仪器。

（3）研究期间的仪器设备是否校验合格，是否具有使用记录，记录时间与研究时间是否对应一致，记录内容是否与申报资料一致。

（4）用于质量、稳定性研究的样品批号、研究时间与样品试制时间的关系是否相对应。

（5）对照研究所用的对照药品是否具有来源证明。

（6）所用的对照品/标准品是否具有合法来源，如为工作对照品，是否有完整的标化记录。

（7）质量研究各项目以及方法学考察内容是否完整，各检验项目中是否记录了所有的原始数据，数据格式是否与所用的仪器设备匹配，质量研究各项目（鉴别、检查、含量测定等）是否有实验记录、实验图谱及实验方法学考察内容。

（8）质量研究及稳定性研究实验图谱是否可溯源，IR、UV、HPLC、GC 等具数字信号处理系统打印的图谱是否具有可追溯的关键信息（如带有存盘路径的图谱原始数据文件名和数据采集时间），各图谱的电子版是否保存完好；需目视检查的项目（如薄层色谱、纸色谱、电泳等）是否有照片或数码照相所得的电子文件。

（9）质量研究及稳定性研究原始实验图谱是否真实可信，是否存在篡改图谱信息（如采集时间）、一图多用等现象。

（10）稳定性研究过程中各时间点的实验数据是否合乎常规，原始记录数据与申报资料是否一致。

常见问题：①设备与仪器。部分仪器未检定，或检定超期；部分仪器设备未建立使用记录；使用记录项目设置简单，缺少试验内容等关键项目；仪器使用记录显示，该台仪器在同一时间进行了 2 个项目的试验；实验室多台相同型号的仪器，未建立唯一性编码；申报资料中的仪器设备与核查现场的不一致。②对照品 / 标准品。研究用对照品 / 标准品已过效期；对照品 / 标准品的购入量少于试验记录的使用量；未建立对照品 / 标准品的使用台账，或领用时不记录，导致账物不符；对照品 / 标准品领用记录不规范，未记录总量、剩余量；对照品 / 标准品溶液贮备液未进行稳定性考察；不按照说明书使用对照品。③试验菌、培养基。微生物限度试验检查缺少培养基适用性试验，或检定超期；微生物限度的微生物考察种类和培养时间与《中国药典》(2020 年版）规定不一致；所使用菌种复苏、扩增、储存无追溯记录。④质量研究。鉴别未进行方法学验证；方法学验证考察内容不完整，缺少准确度等内容；原始数据如称量值未记录在原始记录；原始记录缺少具体的计算公式和计算过程；在进行一些对环境如温湿度、光照等有特殊要求时，未记录当时的情况，如比旋度测定未记录温度；购买的滴定液未标定直接使用；滴定液标定时无复标人标定；配制或标化记录不全；实验室试剂放置不规范，多次使用的试剂、溶液未标注配制日期、有效期、批号、保存条件等；数据格式与所用的仪器设备不匹配，如样品称量值的小数点后有效位数与分析天平不匹配。⑤试验图谱。图谱基础信息不全；存在修改系统时间、删除数据等问题；同一台液相色谱仪上的连续 2 次进样时间间隔短于每针进样的运行时间；薄层色谱照片，从斑点颜色及深浅、斑点位置、溶剂前沿的形状和位置，原点位置等进行比对，存在一图多用情况。

4. 委托研究　其他部门或单位进行的研究、试制、检测等工作，是否有委托证明材料。委托证明材料反映的委托单位、时间、项目及方案等是否与申报资料记载一致。被委托机构出具的报告书或图谱是否为加盖其公章的原件。必要时，可对被委托机构进行现场核查，以确证其研究条件和研究情况。

常见问题：①微生物限度检验委托其他公司检验，提供了检验者签名的原始记录，未见检验报告。②研究用中药饮片在其他单位进行了检验，但未出具检验报告单。③委托合同 / 协议无甲乙双方负责人的签名，无签署日期；合同中被委托单位和名称与检测报告书中被委托单位的名称不一致；应冷链运输的样品，缺少运输条件、物料交接、邮寄记录等相关记录；时间衔接有矛盾，如委托试验时间与样品试制完成时间矛盾。

（三）迎检准备

1. 材料准备　配制车间平面图；关键配制设备的清单，包括直接接触和不直接接触产品的设备；设备确认和该制剂工艺验证报告和相关记录；相应品种涉及的 SOP 清单，包括配制规程和检验规程等；相应制剂批次的配制记录和检验记录；物料供应商清单；被检查制剂品种涉及的关键检验设备的清单；稳定性考察相关的记录；委托配制和委托检验情况，委托双方的质量协议，质量标准方法学验证的相关记录等。

2. 自检一次　确保质量管理体系完整。

3. 具备足够效期内的抽样样品　静态抽样 3 批产品。

四、医疗机构制剂质量管理相关要求及问题解读

（一）医疗机构制剂管理相关法规

1. 医疗机构制剂的定义　《中华人民共和国药品管理法实施条例》中定义，医疗机构制剂是指医疗机构根据本单位临床需要经批准而配制、自用的固定处方制剂。《中华人民共和国药品管理法》中定义，医疗机构配制的制剂，应当是本单位临床需要而市场上没有供应的品种。医疗机构配制制剂应当经所在地省、自治区、直辖市人民政府药品监督管理部门批准，取得医疗机构制剂许可证。无医疗机构制剂许可证的，不得配制制剂。

2. 相关法规　《中华人民共和国药品管理法》《中华人民共和国药品管理法实施条例》《中华人民共和国中医药法》《医疗机构制剂配制监督管理办法（试行）》《医疗机构制剂配制质量管理规范》《医疗机构制剂注册管理办法》，《医疗机构制剂许可证》验收标准（国药监安〔2000〕275 号）的规定，《中国药典》（2020 年版），《药品包装、标签和说明书管理规定》24 号令。

（二）制剂质量管理规范及验收细则的相关要求

1. 机构与人员

（1）制剂室和药检室的负责人：大专以上药学或相关专业学历，制剂配制和质量管理的实践经验，制剂室和药检室的负责人不得互相兼任。

（2）制剂室人员：药学技术人员比例不得少于配制人员总数的60%。制剂配制及检验，至少应各有2人。

（3）配制人员：药士或中专以上药学或相关专业学历。

（4）药检人员：药师或大专以上药学或相关专业学历。所有人员均应熟悉以上法律法规，并经过培训和考核。

（5）质量管理组织：由主管院长、制剂室及药检室等负责人组成。医疗机构负责人对制剂的质量负责。质量管理组织负责质量管理。

（6）培训：制订年度人员培训计划，范围包括各岗位人员。内容包括法律法规和岗位职责、专业技能，并进行考核或考试。建立培训档案。

（7）健康：建立健康档案，直接接触制剂生产的人员上岗前应接受健康检查，每年至少体检1次；传染病、皮肤病和体表有伤口者不得从事制剂配制工作。

2. 房屋与设施

（1）制剂室周围环境：30米以内不得有污染源，10米以内不得有露土地面，外部环境要清洁。

配制间（区）和贮存区：足够的空间，有序存放设备、物料、中间产品、待包装品和成品。布局合理，人流、物流分开，一般区与洁净区分开，内服制剂、外用制剂分室。

（2）空调净化系统：使配制间（区）能有效通风，温度、湿度控制和空气净化过滤，保证制剂生产环境符合要求。洁净室温度18～26℃，相对湿度45%～65%。

（3）洁净区

1）窗户、技术夹层及进入室内的管道、风口、灯具与墙壁或天棚的连接部位密封。表面（墙壁、顶棚、地面）平整、光滑，无裂缝、接口严密、地面无积水，无颗粒物脱落。水池、地漏位置适宜，不得对制剂产生污染。

2）定期检测记录微生物数和尘粒数（B+A 级 3 个月检测一次，D 级每年检测一次）。

3）洁净度等级不同的相邻房间的压差应不低于 10Pa，洁净室（区）与室外大气的压差应不低于 10Pa。洁净区配制间与走廊压差不低于 5Pa。设置不同操作间，一更和二更间，并配有洗手、消毒等设施。产尘操作区或间（干燥物料、取样、称量、混合、分装等）采取专门的措施，防止粉尘扩散、避免交叉污染并便于清洁。

（4）洁净区管理：制定卫生管理制度及配制间、设备、容器等清洁规程，按照规程更衣。工作服的选材、穿戴方式应与洁净室级别要求相适应。人员不得化妆和佩戴饰物，不得裸手直接接触药品及与药品直接接触的包装材料和设备表面。有适度的照明、温湿度调节设施并监测，建立温湿度监测记录。中药材前处理、提取、浓缩必须与其后续工序严格分开；收膏环节要有有效防止污染的措施，筛选、切片、粉碎等有有效的除尘、排风设施。

（5）仓储区：足够的空间，有序存放待验、合格、不合格的原辅料，中间产品，待包装品及成品等。照明设施、通风及“五防”设施，能满足物料或产品贮存条件的要求。

（6）药检室：应独立，其中有足够的区域用于样品（原料、制剂半成品、成品）处置、制剂留样样品的存放和观察记录留存；设置微生物检测室（委托有资质药品检验机构除外）。微生物检测室及阳性检测对照室应为 C+A 洁净级别。

3．设备与管理

（1）设施设备档案：生产、检验设备管理文件和使用、清洁、维护操作规程，相应的记录（含维修），设备应有状态标识。

（2）选型安装、使用环境、温湿度应符合仪器设备性能要求，在确认的参数范围内使用。

（3）设备、衡器、量具与剂型和品种相适应，符合制剂质量要求，内服制剂、外用制剂、激素类制剂使用器具应分开，并明显标识。

（4）接触制剂的设备表面光洁、平整、易清洗或消毒、耐腐蚀，不发生化学变化和吸附。润滑剂、冷却剂不造成污染，使用食用级别或级别相当的润滑剂。

（5）有使用记录（时间、配制或检验的制剂名称、规格、批号以及仪器设备状态、使用人），清洁、维修记录。固定管道应当标明内容物名称和流向。

（6）仪器仪表、量具、衡器等应检定或校准，明显标识其检定有效期并保存相关记录。

（7）与注册标准相适应的检验仪器设备（委托检验项目除外）。

（8）纯化水和注射用水的制备、储存及分配应能防止微生物的滋生和污染。纯化水可采用循环，注射用水可采用 70℃以上保温循环。

4．物料与产品

（1）物料应从合法供应商处采购，供应商的确定及变更应进行资质审核及质量评估（现场审计或资料审核）。建立供应商档案。

（2）原料（化学原料药、中药材、中药饮片）应符合法定药品标准，辅料、直接接触制剂的包装材料及容器应有药用批文。化学原料药（批准文号和生产批号）在有效期内使用。化学原料药、中药材（中药饮片）全检后方可使用。

（3）辅料及包装材料检验或留存供应商的质量标准和出厂检验报告书。

（4）建立管理操作规程，正确接收、贮存、发放、使用和转运，防止污染、混淆和差错。按照操作规程或工艺规程执行，并有记录。

（5）分区存放，明显标识。账、卡、物相符。不合格的物料应及时处理。

（6）毒、麻、精、易制毒化学品、易燃易爆危险品的验收、贮存、管理应当执行国家有关的规定。

（7）成品不得重新加工。标签、包装、使用说明书必须与批准的内容一致。制剂标签、包装、使用说明书专库（柜）存放，专人保管，按实际需要量领用，标签出入库、销毁应有记录。

5. 文件管理

（1）现行的法定质量标准、制剂处方和工艺规程、操作规程（配制、检验）及记录。

（2）起草、修订、审核、批准、替换或撤销、保管和销毁等按照操作规程管理；文件的起草、修订、审核、批准均应当由适当的人员签名并注明日期。定期审核、修订，修订后应防止旧版误用；使用的文件应为批准的现行文本。

（3）质量标准、工艺规程、操作规程、留样考察及确认、验证、变更等其他重要文件应长期保存。

（4）每批有批记录（批配制记录、批包装记录、批检验记录）。批记录应由质量管理部门负责管理，至少保存至制剂有效期后1年。

（5）如实记录配制、检验等情况，不得任意涂改。更改应有签名。

（6）工艺规程的制定应以注册批准的工艺为依据。工艺规程内容包括制剂名称、剂型、规格、处方、操作要求，原料、中间产品、成品的质量标准、技术参数和贮存注意事项，包装材料（容器）等要求。

（7）配制记录内容应包括制剂名称、规格、批号，配制开始结束日期，各工序操作者、复核者的签字，有关操作设备编号、工艺参数及控制范围以及相关工序原料、半成品和成品的数量和异常情况处理等。

6. 配制管理

（1）依据经批准的工艺规程和标准操作规程配制制剂。批号唯一，配制生产日期不得迟于产品成型或灌装（封）前经最后混合的操作开始日期，不得以产品包装日期作为配制生产日期。

（2）确保物料平衡符合设定的限度，如有差异应查明原因。

（3）配制结束后清场，确保设备和工作场所没有遗留与本次配制有关的物料、制剂和文件。下次配制有清场确认并记录。

（4）不同制剂不得同时在同一配制操作间内配制；内服与外用、激素与非激素制剂不能同时在同一洁净区内配制。

（5）制剂用水必须符合《中国药典》（2020 年版）的规定；普通制剂应使用纯化水配制，眼用制剂应使用注射用水配制。

（6）纯化水、注射用水应定期全检，有详细记录。纯化水应每 3 个月检测一次；注射用水应每个月检测一次。

7. 质量管理

（1）药检室应配备标准品和对照品、培养基菌种（委托检测除外），审核物料资质、物料、中间产品、半成品、水质、成品等的检验。成品经检验合格后，由制剂室负责人决定发放使用。制定检验设备、仪器、试剂、试液、标准品、对照品、滴定液、检定菌、培养基等管理制度。对制剂原料、中间品、半成品、水质、成品及微生物限度（委托检测除外）等依法制定标准进行检验。

（2）制剂成品要全检，可委托有药品检测资质的单位进行部分检验。有完整的检验原始记录及检验报告单，报告单检验人、复核人签字。委托检验及关键设施、设备变更需经市级食品药品监督管理部门备案委托并有书面合同，规定各方责任、委托检验的内容及相关的技术要求。

（3）制剂成品应建立留样观察记录。按《中国药典》（2020 年版）四部 9001 原料药与制剂稳定性试验指导原则的要求，开展配制品种的稳定性考察。

8. 其他

（1）不良反应报告制度。

（2）制剂室应完整保存“制剂许可证”申报（含换证）、变更及制剂品种注册和再注册相关资料。

（3）机构名称、法人、制剂室负责人及配制地址变更到省药品监督管理局办理。检验负责人及关键配制设施变更到市药品监督管理局办理。委托配制应经省药品监督管理局批准，并在委托批件有效期内配制。制剂包装材料、包装规格及有效期应与注册批件一致。变更时必须及时报批。

（4）制剂外标签应当注明通用名称、成分、性状、适应证或者功能主治、规格、用法用量、不良反应、禁忌、注意事项、贮藏、生产日期、产品批号、有效期、批准文号、生产企业等内容。适应证或者功能主治、用法用量、不良反应、禁忌证、注意事项不能全部注明的，应当标出主要内容并注明“详见说明书”字样。

（三）验证的相关要求

1. 验证　证明任何程序、配制过程、设备、物料、活动或系统确实能达到预期结果的有文件证明的一系列行动。需验证的情况有新产品、新处方、新工艺、新厂房、新设备、新检验方法、工艺延续 5 年以上。验证文件包含验证方案、验证记录、验证报告、评价意见等。验证记录应归档保存。

2. 验证工作的重要性　①验证工作是药品生产质量管理规范的重要组成部分，是生产质量管理治本的必要基础；②验证工作是质量保证的一种手段，质量保证靠“验证”实现对质量管理的承诺。

3. 建立验证小组　质量部负责建立验证小组和确定验证负责人，验证小组根据需要由相关的技术、管理人员组成。

4. 编制《验证方案》《验证方案》由验证小组中各项目负责人起草，验证组成员进行审核。小组成员有责任以书面或口头形式提供修订、补充建议，如有必要，验证组成员可集中对方案进行讨论，讨论结果由验证组负责人审批，如需要即进行变更处理。《验证方案》由质量负责人批准。《验证方案》应包括如下内容：验证 / 确认的原因和形式；对需要验证的厂房设施、工艺和方法等进行描述；验证项目、方法、可接受标准及责任人；验证小组人员职责；编写、讨论及审批签字；方案编号、版本号、页码；计划完成时间；附件清单（如有必要，附件中可包括图纸、表格等信息）；变更记录（如有发生）；所需记录的格式。

5. 验证报告　验证工作完成后，小组成员将各自的验证工作以报告的形式交给验证负责人。验证负责人按照《验证方案》的要求编写正式的《验证报告》。《验证报告》内容应包括《验证方案》中各项目的结果、与可接受标准的比较、结论及对所有产生的偏差进行充分的解释和评估。《验证报告》的审核、批准同《验证方案》。《验证报告》批准后，即表示验证工作合格通过。

6. 验证执行　验证（确认）应包括设计确认（DQ）、安装确认（IQ）、运行确认（OQ）、性能确认（PQ）或工艺验证。辅助性验证和文件（例如清洁验证、分析方法验证、校正和标准操作规程）均要支持这些验证（确认）。

（四）医疗机构制剂质量管理存在的问题

1. 制剂室人员不熟悉质量管理要求　生产现场管理、空调净化系统、水系统维护保养等概念不清。

2. 设施设备不能完全满足配制的需要　医院投入严重不足，制剂室配制场所与设施设备使用多年，在硬件条件及设施方面与配制规模上仍存在一定差距。车间布局不够合理、配制间面积较小、配制设备较陈旧，且维护保养不到位。制剂室的空气净化标准和洁净区面积难以满足日常的配制要求。药检室仪器设备及试剂配备不到位。

3. 文件管理与记录不规范　原辅料的购入使用、设备使用、配制过程、成品的发放等记录缺失或不可溯源，是否按照注册申报的工艺开展配制无法追溯。

4. 物料管理不规范　仓储区与配制规模不相适应，导致物料存放混乱，不按要求分类存放或无序存放。

5. 没有有效开展验证　未针对性开展新设施设备、新检验方法的验证工作。

6. 检验能力不强　检验管理不到位，微生物限度检验能力较差。

（欧阳波　文晓柯　吴小燕）

第九章 妇幼保健院临床药学管理

第一节 临床药学管理制度

一．临床药师管理制度

临床药师管理制度		文件编号	
编写者		版本号	
审核者		版本日期	
批准者		批准生效日期	

【目的】 保障临床药师工作的有序进行。

【范围】 适用于药学部的临床药师。

【责任人】 临床药师。

【内容】

1. 临床药师的资质

（1）经过中国医院协会临床药师培训取得“临床药师”资格证的人员。

（2）经过中华医学会临床药学分会临床药师培训取得“临床药师”资格证的人员。

（3）长期从事临床药学专业、具有丰富的临床药学经验，具有主管药师以上职称的人员。

2. 临床药师的工作任务

（1）参与医疗查房，开展药学查房，了解药物应用情况，协助医师制订药物治疗方案，审核用药医嘱或处方，实施药学监护。

（2）在药物治疗实践中发现、解决、预防潜在的或实际存在的用药问题。

（3）参加临床科室提出的会诊、病历讨论，书写会诊意见。

（4）指导护士做好药品请领、保管和正确使用工作。

（5）为医务人员和患者提供及时、准确、完整的用药信息及咨询服务。

（6）开展合理用药教育，宣传用药知识，指导患者安全用药。

（7）协助做好新药上市后的安全性和有效性监测。

3．临床药师的继续教育

（1）制订临床药师继续教育计划，结合实际工作情况定期安排人员参加临床药师岗位培训及临床药师带教师资培训。

（2）已获得临床药师资格的人员，以定期及不定期的形式参加各种临床药学学习活动及交流，不断提高临床药学工作能力。

4．临床药师的管理

（1）临床药师平均每年参加临床实践工作的时间不得少于40周，平均每周在临床参与临床用药相关工作的实践时间不得少于85%。

（2）按照相应工作流程开展临床药学工作，并逐步完善工作流程。

（3）每个月上交临床药学工作月报表，分别从住院医嘱审核、不良反应收集、合理用药信息通报、临床药学病例讨论、药物咨询、培训带教、院内外讲座等方面进行考评。

二、药学门诊工作制度

药学门诊工作制度		文件编号	
编写者		版本号	
审核者		版本日期	
批准者		批准生效日期	

【目的】 保障药学门诊服务的有序开展。

【范围】从事药学门诊工作的药师。

【责任人】出诊药师。

【内容】

1. 从事药学门诊工作的药师应满足以下条件之一。

（1）取得临床药师岗位培训证书、主管药师及以上专业技术职务任职资格并从事临床药学工作 2 年及以上。

（2）具有高级职称、从事临床药学工作 2 年及以上。

2. 日常工作　设置固定的出诊时间表，药师出诊时间不得随意变动，如因故不能按时应诊，须遵循本医疗机构门诊停诊、换诊规定，提前办理相关手续。出诊不得迟到、早退。门诊实行叫号就诊，鼓励预约就诊，做到一室一患。出诊药师应仪表整洁，着装整齐，佩戴胸卡。出诊药师应专心提供药学服务，停止一切可能影响诊疗的活动，手机应调成静音状态，必须接、打电话时，应向患者说明。出诊药师应做到礼貌、热情、大方，说话和气文明，耐心解决患者的问题，展示良好的医德医风。

3. 首诊负责　医疗机构药学门诊应设立首诊药师负责制度。出诊药师对首次就诊的患者应详细询问病史和用药史，建立完整的药物治疗管理档案。

4. 团队协作　医疗机构药学门诊出诊药师应成立药学门诊多学科合作团队。药学门诊多学科合作团队以本专业药师为主，其他专业药师协助，共同解决疑难问题，提高药学门诊工作质量。

5. 医疗机构应当配备与药学门诊工作相适应的软硬件设备。

（1）药学门诊应配备专业参考书、专业文献数据库、用药教育材料、教具、相关法规及制度汇编等药学工具。

（2）诊室计算机安装有医院信息系统（HIS）等诊疗支持系统，可以查询患者门诊及住院诊断、检验、检查、用药等诊疗记录资料。

（3）鼓励构建信息化药师工作站，将药学门诊相关工作文档电子化。应制定信息系统相关的安全保密制度。

6. 医疗机构应当提供与药学门诊工作相适应的服务场所。

（1）药师独立门诊：包含专科门诊和综合门诊，应设置固定的药学门诊诊室，诊室环境有利于保护患者隐私。

（2）药师参与门诊：包括“医师—药师”联合门诊和多学科合作门诊，可与团队共用诊室或独立诊室，保证患者就诊便利和保护患者隐私。

7. 出诊药师要坚持参加继续教育培训，培训内容包括药学专业知识、专业技能、沟通技巧、行业法规等。

三、临床药师任职专业技术基本要求

临床药师任职专业技术基本要求		文件编号	
编写者		版本号	
审核者		版本日期	
批准者		批准生效日期	

【目的】 规范临床药师任职的基本专业技术要求，明确临床药师培养的基本目标。

【范围】 适用于所有药学部的临床药师。

【责任人】 临床药师制工作领导小组。

【内容】

1. 专业理论知识

（1）基础理论知识：掌握临床药学专业基础理论知识，包括解剖学、病理生理学与临床药理学、药剂学与生物药剂学、药动学、药物化学、生物化学、临床药物治疗学、医药伦理学等。

（2）相关理论知识：了解与临床药学相关的理论知识，包括医学基础理论与临床医学基本理论和其他相关知识，如诊断学基础、临床检验学、微生物学、传染病学、免疫学、遗传病学、医学心理学、医学统计学和循证医（药）学等知识。熟悉与本专业有关的法律法规。

（3）学识水平：了解本专业国内外现状及发展趋势，了解或掌握国内外有关本专业新理论、新知识、新技术、新方法，并能在实践中应用；能较熟练阅读本专业外语文献；掌握计算机应用的基本知识和操作技能。

2. 专业学历与实践能力

（1）高等医药院校大学本科临床药学专业或全日制药学专业本科以上学历。

（2）临床药师平均每年参加临床实践工作的时间不得少于40周，平均每周在临床参与临床用药相关工作的实践时间不得少于80%。

（3）从事本专业工作能力

1）符合专科化、专职化要求，对某临床专科或药理学分类的某一类药物，能运用药学知识与技能对疾病的药物治疗提出意见与建议；具有发现、解决、预防潜在的或实际存在的用药问题的能力。

2）掌握常见疾病的药物治疗方案设计与评价方法，了解常见疾病的诊断与治疗，熟悉临床用药的基本原则与特点，对所从事临床专科的药物治疗有一定研究，并有较强的实际工作能力。

3）具备对本临床专科的病历以及与疾病相关的医学检验学、影像学及心电图报告的阅读和应用能力，能正确采集与药物临床应用相关的信息。

4）具备较强的掌握本临床专科用药和相关药物应用知识的能力，并能熟练应用于临床药物治疗工作中。

5）具备获取药物新信息与药物治疗新知识的能力。

6）具备一定的文字表达能力与正确书写药历等相关医疗文书的能力。

7）具备与其他医务人员及患者沟通与交流的能力。

8）具备提供及时、准确、完整的药物信息咨询，宣传合理用药知识及开展临床用药教育的能力。

第二节 临床药学标准操作规程

一、临床药师查房标准操作规程

临床药师查房标准操作规程		文件编号	
编写者		版本号	
审核者		版本日期	
批准者		批准生效日期	

【目的】 保障临床药师查房工作的有序进行。

【范围】 适用于所有药学部的临床药师。

【责任人】 临床药师。

【内容】

1. 查房是药师深入临床工作的主要方式之一，参与查房是药师接触临床、积累临床用药知识和补充医学基础知识的重要过程。

2. 临床药师查房分为医疗查房和药学查房两种模式。

(1) 医疗查房

1) 一级医师查房：由住院医师完成，上午、下午至少各1次。

2) 二级医师查房：由主治医师和主管住院医师共同完成，每周至少2次。

3) 三级医师查房：由副主任医师(含)以上医师或科主任带领主治医师、住院医师共同完成，每周至少1次。

(2) 药学查房

1) 每日查房：由临床药师或临床药师培训学员完成，每日1次。

2) 每周查房：由临床药师带教师资组织初级临床药师或培训学员完成，每周1次。

3. 药学查房内容

(1) 每日查房：每日对所管患者进行查房，重点是新入院、

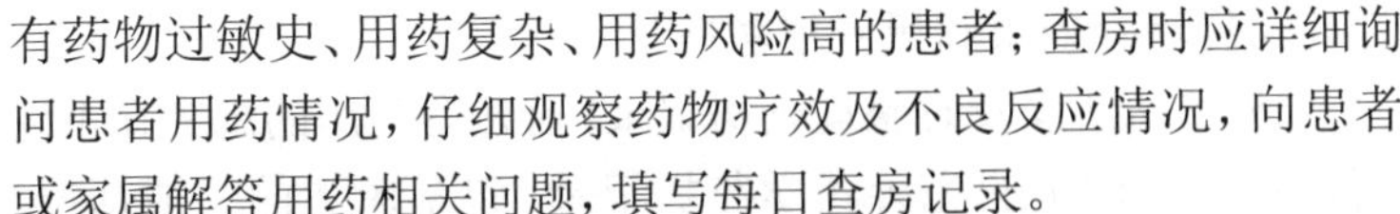

有药物过敏史、用药复杂、用药风险高的患者；查房时应详细询问患者用药情况，仔细观察药物疗效及不良反应情况，向患者或家属解答用药相关问题，填写每日查房记录。

（2）每周查房：结合具体病例，综合学习本专业的临床、药学知识，培养临床思维，重点掌握常用药物的选用原则和用药监护原则，填写每周查房记录。

（3）查房过程中，对医师和患者提出的药学相关问题做详细记录，尽快予以回答。对不确定的问题应检索相关文献资料，以提供专业、准确的回答，并填写药物咨询记录。

4. 药学查房前的准备

（1）临床药师查房应做好查房前准备：查房前应熟悉患者的发病情况及院内外治疗情况；掌握患者的用药史及药物过敏史；重点了解患者体征、病情进展情况和实验室检查的阳性结果及重要的阴性结果；审查用药医嘱，药品名称、剂量、用法、使用疗程等是否适宜；对于疗效不理想或存在质疑的病例，先做记录，待查房过程中再与临床医师沟通协商。

（2）重点患者的药学查房前应详细阅读患者的电子病历，要求熟悉患者的基本病情、用药情况，并做好详细记录。

5. 药学查房注意事项

（1）药学查房为临床药师提供了与患者面对面交流的平台，重点为新入院的患者以及需要重点监护的患者。

（2）初次查房时须先进行自我介绍，表明自己临床药师的身份，并说明药学服务的目的和意义，以便患者及其家属了解临床药师的工作性质和内容，获得其配合与支持，以后查房时可不必再介绍。

（3）可在新入院的患者在入院当日或次日进行药学查房，重点为入院前的用药史、过敏史、当前药物应用情况以及治疗效果等情况。对新入院患者可随主管医师一同进行入院问诊，入院患者应按照相应规程完成问询和评估，并完善相应的记录。

（4）在查房过程中，药师应向患者讲述基本的用药知识，回答患者疑问，减少因不清楚用药原因而自动停药情况的发生，提高药物治疗效果和患者依从性。

（5）查房后，及时整理查房记录，对建有药历的患者在上述药学查房基础上应完善药学监护记录，包括患者的一般情况、病情进展、用药情况、治疗效果、不良反应及处理、注意事项和监护指标的变化；并对药学查房中发现的问题进行分析，以调整药学监护内容和监测指标。

（6）对查房中发现的临床用药问题应及时与主管医师沟通，协作配合医师在诊疗过程中规避用药风险；注意和医师、护士建立良好的沟通与交流，主动配合、协助处理临床药物使用过程中的各种问题，避免可能出现的医院内部矛盾；注意和患者及其家属建立良好的医患关系，避免出现医患矛盾。

二、运行医嘱审核标准操作规程

运行医嘱审核标准操作规程		文件编号	
编写者		版本号	
审核者		版本日期	
批准者		批准生效日期	

【目的】 保障临床用药的安全合理。

【范围】 适用于所有药学部的临床药师。

【责任人】 临床药师。

【内容】

1. 医嘱审核的依据

（1）《处方管理办法》。

（2）《医疗机构处方审核规范》等相关规定。

2. 医嘱审核药师的基本要求

（1）熟练掌握医嘱审核相关政策性文件。

（2）熟练掌握医院的相关信息系统。

（3）能与医护人员进行良好的沟通。

3. 医嘱审核的流程

（1）审核范围：每位临床药师负责其所在临床科室的在行

医嘱的审核。

（2）临床药师在病房查房的基础上开展住院医嘱审核。

（3）医嘱审核可以利用嵌入HIS的合理用药监测系统PASS进行。

（4）PASS系统进行初审后，由药师对初筛数据进行分析复核，对问题数据应结合患者病案、医嘱进行分析，确定问题医嘱。对某些不易判断的问题应及时和医师沟通。

（5）记录医嘱审核问题，及时与临床医师沟通，并记录临床处理情况与意见。

（6）药师应定期进行医嘱审核，每周不少于3次初审，以便及时发现严重的问题医嘱。

（7）每个月末汇总当月审核记录存档，组内备查。

（8）每季度末整理此3个月的医嘱审核问题，完成季度医嘱审核分析报告。

三、临床用药咨询标准操作规程

临床用药咨询标准操作规程		文件编号	
编写者		版本号	
审核者		版本日期	
批准者		批准生效日期	

【目的】 为医、护、患提供优良的药学服务。

【范围】 适用于所有药学部药师。

【责任人】 临床药师。

【内容】

1. 药物咨询的对象

（1）所有在院的医护人员。

（2）在医院就诊或住院的患者及家属。

（3）公众等。

2. 用药咨询的方式　包括面对面咨询、电话咨询和互联网咨询。

3. 咨询流程

(1) 确认患者的基本信息及基本病理生理状态。

(2) 确认患者的基本用药信息。

(3) 明确咨询的主要目的。

(4) 根据专业的技能和判断,就咨询问题给予真实、客观、尽可能准确的回答。对于无法判断或无法立即给出答案的问题,不必立即给予答复,可说明情况后续跟进。

(5) 对咨询及反馈均及时记录在案,必要时列出参考的依据。

4. 用药咨询内容　可包括药品的名称、用法用量、疗效、用药注意事项、药物间相互作用、贮存方法、药品不良反应识别及处置,以及特殊剂型指导、患者用药教育和疾病的预防等。

5. 用药咨询　药师提供用药咨询服务时,应根据咨询问题及服务对象的不同,进行有针对性的解答。

6. 医疗机构应建立规范的用药咨询服务流程,包括接待咨询者、询问咨询者需求、采集用药史及相关疾病史、分析评估、及时回答咨询者问题。原则上,用药咨询药师应在当日完成用药咨询服务;对于复杂问题、特殊问题,可在征得咨询者同意的情况下,择日回复。

7. 用药咨询药师在提供用药咨询服务时,应及时对相关信息进行记录,记录方式包括电子记录和书面记录,记录内容应包括咨询者姓名、性别、出生年月日、药品名称、咨询问题、解答内容以及参考依据等。

8. 用药咨询药师应定期对咨询记录进行总结分析,分享代表性案例。

9. 用药咨询药师应按照以下原则提供用药咨询服务:

(1) 遵守国家相关法律法规、规章制度等要求。

(2) 保护患者隐私。

(3) 从专业角度对咨询问题进行专业分析及评估。

(4) 拒绝回复以患者自我伤害或危害他人为目的的用药咨询。

(5) 对于暂时无法核实或确定的内容,应向咨询者解释,需要经核实或确定后再行回复。

（6）如用药建议与医师治疗方案不一致，应告知患者与医师进一步沟通，明确治疗方案。

（7）对超出职责或能力范围的问题，应及时进行转诊或告知咨询去向。

10. 医疗机构宜根据用药咨询开展情况，逐步建立用药咨询标准问题解答数据库，规范用药咨询工作。

11. 医疗机构应建立服务质量评价指标，可包括咨询解答是否准确、及时，咨询记录是否完整、清晰，有无咨询汇总报告、分析记录和反馈整改方案。

12. 医疗机构应定期检查用药咨询工作，收集临床科室、患者等对用药咨询的建议和意见，进而制订并实施相应的持续改进方案，提升用药咨询服务质量。

四、病例分析及讨论标准操作规程

病例分析及讨论标准操作规程		文件编号	
编写者		版本号	
审核者		版本日期	
批准者		批准生效日期	

【目的】 通过病例分析及讨论，提高药师在临床诊疗中的能力和经验。

【范围】 适用于所有药学部的临床药师。

【责任人】 临床药师。

【内容】

1. 病例分析与讨论的目的　病例分析与讨论是临床药师综合应用临床与药学知识和技能，通过病例资料收集、整理、陈述，发现、分析和解决临床药物治疗实际问题，提高相关认识和技能的实践性。

2. 病例分析与讨论的规程

（1）选择病例，目标明确：讨论病例一般从正在或曾经参与管理的病例中选定，必要时也可从以往积累的病例资料中选出。

（2）整理资料，内容规范：病例资料应有与讨论要求匹配的内容和项目，如患者基本信息、主诉、现病史、既往史、个人史、家族史、过敏史、体格检查、实验室检查、影像学检查、特殊检查、临床诊断、治疗过程、出院带药等。病例资料应规范用语，描述准确，详略得当。

（3）设计问题，明确具体、针对性强：每例讨论病例应提出供集中讨论的问题，应紧密结合特定病例，兼顾特殊性与一般性，通过该病例的讨论，明确相关的同类问题及其思路。

（4）充分讨论：由指定人员口头汇报病例资料，并逐一提出讨论问题，供参加者充分讨论，达成共识。

（5）归纳点评：每个问题讨论中或所有问题讨论完毕，高年资临床药师或专科临床药师应进行现场讨论意见的归纳、点评，必要时适当进行扩展，介绍相关背景或进展材料，起到举一反三的作用。

（6）整理记录：病例讨论应进行完整的讨论记录，记录内容包括讨论时间、地点、主持人、报告人、参加人员、基本程序以及病例的主要内容和讨论发言的主要内容。

五、药历书写标准操作规程

药历书写标准操作规程		文件编号	
编写者		版本号	
审核者		版本日期	
批准者		批准生效日期	

【目的】 规范药历书写。

【范围】 适用于所有药学部的临床药师。

【责任人】 临床药师。

【内容】

1. 药历的目的和意义　药历是药师参与临床合理用药，体现患者药学监护的全面记录和总结，是开展临床药学工作必不可少的重要文书。

2. 药历的基本内容

（1）药历书写要使用规范的专业术语，字迹清晰，信息完整、准确。

（2）患者一般信息无遗漏。

（3）患者疾病史：包括主诉、现病史、既往疾病史、药物过敏史和禁忌、个人不良反应史、婚育史（女性需记录月经史）、家族史、入院查体情况和近期检查结果。

（4）患者用药史：包括患者近期用药史（药品的通用名称、剂型、剂量、给药次数、给药途径）和既往用药及依从性分析。

（5）患者入院诊疗方案：包括患者特点、入院诊断、治疗计划、初始治疗方案（药品的通用名称、剂型、剂量、给药次数、给药途径）、初始治疗方案的分析和评价、药学监护方案等。

（6）药学监护日志：普通患者每3日书写1次，重症患者及特殊监护者应逐日书写。内容包括患者日常情况、查体问诊、检验结果回报、诊断分析、治疗方案调整、药学监护记录及后续方案、药师干预记录（对医师、患者双向）、患者不良反应监测及处理、用药教育和指导等。

六、药学问诊评估及用药教育标准操作规程

药学问诊评估及用药教育标准操作规程		文件编号	
编写者		版本号	
审核者		版本日期	
批准者		批准生效日期	

【目的】 保障临床药学问诊评估及用药教育的有序进行。

【范围】 适用于所有药学部的临床药师。

【责任人】 临床药师。

【内容】

1. 患者药学问诊和评估的目的

（1）通过药学问诊，了解患者基本情况、用药史、过敏史、不良反应史，可能影响到药物治疗的其他影响因素。

（2）通过了解患者入院前的治疗概况，评估患者的治疗效果；评估患者的用药依从性，为开展用药教育做好准备；评估患者生活习惯和用药的个体差异，为制订个体化的用药方案和监护计划做好准备。

（3）建立前期的药物治疗管理方案，包括治疗目标、监测指标、特殊人群的给药注意事项、剂量的个体化调整、用药教育、患者用药咨询和随访。

2. 患者药学问诊的要求和内容

（1）药学问诊前的基本要求：衣冠整洁、面对患者保持适当距离、表情适当。

（2）自我介绍：主动介绍姓名、身份与主要工作内容。

（3）征询患者同意：告知患者问诊可能需要多长时间，征询患者是否同意进行药学问诊。

（4）询问患者目前正在使用或长期使用的药物：包括药物的来源、种类和名称、作用或治疗目的、用法用量和使用时间、药物疗程、药物的注意事项、不良反应、监测指标、药物使用过程中出现的问题、药物与食物的过敏史。

（5）询问患者入院前使用药物：包括药物的来源、种类和名称、用法用量和使用时间、药物的疗程、药物使用过程中出现的问题。

（6）询问患者用药习惯及常识：包括药品的主要获得渠道、用药前是否通读药品说明书、是否能正确理解和使用药品说明书、药品的日常保存方式、药品的有效期、是否使用保健品、是否使用非处方的其他药剂、药品真伪的识别。

（7）饮食生活习惯：包括常饮食的类型、特殊的饮食嗜好、是否饮酒及饮酒量、是否吸烟及吸烟量。

3. 患者用药教育

（1）针对药学问诊的结果，评估患者对药物的了解情况，有的放矢地进行患者用药教育。

（2）用药教育形式多样，可以根据实际情况和不同对象选择不同方法，用语通俗易懂。

（3）用药教育材料的编写可根据临床需要，进行系统的药物教育材料汇编。汇编资料应确保通用性和准确性，院内使用的资料应尽可能避免外流；发放至临床科室的资料应在临床药学室备案存档，以备核对。

（4）药师也可根据患者的实际需求或针对特定患者，编写个体化用药指导或用药教育材料。具有针对性的个体化资料应告知患者，该资料仅供患者本人使用，避免外流和提供给他人，以避免造成误导。发放给患者的用药资料应在临床药学室备案存档，以备药学问诊评估及用药教育规程核对。

（5）用药教育资料应根据相关治疗指南进展、药品说明书更新和药物相关的临床研究进展进行不定期的更新，以保证用药教育资料的内容与时俱进。

（6）用药教育资料的编写和整理应结合临床诊疗思维，紧密贴合患者诊疗方案，如可能出现和临床治疗冲突的问题时，应及时和临床医师沟通确认，待问题得到解决后完善用药教育资料。

七、病历、处方抽样与点评标准操作规程

病历、处方抽样与点评标准操作规程		文件编号	
编写者		版本号	
审核者		版本日期	
批准者		批准生效日期	

【目的】 保障病历点评的有序进行。

【范围】 适用于抗感染药物点评病历的抽样及点评。

【责任人】 临床药师。

【内容】

1. 药师开展的病历抽样和点评。

（1）每个月从医院信息科获得上一个月全部出院患者数据（包括出院日期、出院科室病案号、主管医师、患者医保类型、住院日数、全部诊断、手术名称、切口等级、是否是主要手术等）。

（2）第一种模式：根据“诊断”和“手术”挑选患者。

1）首先排序：在Excel表格中，按照科室、医保类型、切口等级、主要诊断、手术名称排序。

2）重点点评科室要保证每名主管医师名下抽到2名患者（其中1名患者备选，当找不到第1位患者的病历时备选）；普通科室至少保证2名主管医师的4名患者。

3）在各科室收治的医保患者中，根据“主诊断”和“手术名称”挑选该科室主要手术或主要诊治疾病的典型患者。

4）患者的住院日不能过短或过长。

（3）第二种模式：根据重点监测药品点评使用患者。

1）确定目前存在用药问题的药品，如重点监控药品、特殊级别抗菌药物、医保拒付热点药品、近期有严重不良反应的药品。

2）利用HIS，获得重点监测药物用药患者清单，确定主要关注科室患者。

3）重点用药患者每个月为10～20例。

4）药师翻阅纸质病历或电子病历，点评医嘱的合理性，并按类别总结问题，上报给医务部门。

2. 医务部门审核。

3. 点评结果上报医疗质量控制办公室。

4. 通过处方点评沟通会，将结果反馈临床科室，或通过纸质问题清单告知临床科室。

八、用药监护标准操作规程

用药监护标准操作规程		文件编号	
编写者		版本号	
审核者		版本日期	
批准者		批准生效日期	

【目的】 规范住院患者的用药监护工作，促进药学服务持续发展。

【范围】 从事药学监护工作的临床药师。

【责任人】 临床药师。

【内容】

1. 用药监护　指医疗机构药师应用药学专业知识向住院患者提供直接的、负责任的、与药物使用相关的监护，以期提高药物治疗的安全性、有效性与经济性。

2. 从事用药监护工作的药师应满足以下条件之一

（1）经本医疗机构认定在临床药师岗位上工作的临床药师。

（2）取得临床药师岗位培训证书。

（3）具有临床药学工作经验的高级职称药师。

3. 分级用药监护　指患者在住院期间，药师根据患者的病理生理状态、疾病特点和用药情况进行评定而确定的监护级别。

4. 医疗机构应提供的软硬件设备

（1）医疗机构应配备有可供查阅患者医疗信息的计算机，能够查阅药物信息的可连接互联网的计算机或其他电子设备、打印机及通讯设备。

（2）为全面评估患者用药情况，医疗机构应授予药师查阅患者用药相关医疗信息的权限。

（3）医疗机构宜授予药师在病历系统中记录药物治疗监护方案的权限，以保证监护过程可追溯。

（4）医疗机构可根据实际需要，授予药师开具全部或部分医学检查项目的权限，以减少用药监护过程中患者为完善检查而再次到医师处就诊的次数。

5. 用药监护的环境与设施应符合的要求

（1）住院患者用药监护应在患者所在病区内完成。

（2）患者和药师会面宜选择安静的半隐私区域。

6. 住院患者用药监护应贯穿于患者药物治疗的全过程，从患者进入病区接诊开始，至转出或离院为止。如患者有转科，再次转回病区后，应重新评估并实施患者监护，至再次转出或离院为止。

7. 住院患者用药监护应由患者所在病区的临床药师实施。住院患者用药监护应实行首诊负责制，当病区有 2 位及以上临床药师时，应以首先接诊的药师为首诊药师。

8. 药师应根据患者所接受的治疗药物情况、患者特殊的病理生理状态等确定监护对象。

9. 药师应依据用药监护分级标准，对患者所需的用药监护服务进行分级。对于特殊专科患者，如肿瘤、血液疾病、儿科等患者，可根据上述标准酌情调整。

10. 药师针对患者的用药监护分级，开展不同级别的用药监护工作。

11. 药师可利用药物基因检测、治疗药物监测等手段，结合药动学和药效学情况，制订个体化用药治疗方案，对患者实行用药监护。

12. 药师应建立规范的患者用药监护记录表，如实记录患者住院期间的药物治疗情况。

13. 针对不适宜的药物治疗，药师应及时将具体建议、参考依据及医师和/或护士反馈结果等内容进行记录。

14. 医疗机构应按照相关规定妥善保存患者用药监护记录表，保护患者个人隐私不外泄。

15. 需进行防控的风险点

(1) 对于高危患者（如重症患者、联合使用多种药物的患者，沟通困难的患者等），药师应加强干预。

(2) 当患者病情恶化时，监护级别必要时应相应调整。

(3) 药师不得提供错误的药学知识或信息，避免对患者的康复造成不利影响。

(4) 药师应与医师、护士、患者及家属进行良好有效的沟通，避免发生纠纷。

九、药物重整标准操作规程

药物重整标准操作规程		文件编号	
编写者		版本号	
审核者		版本日期	
批准者		批准生效日期	

【目的】 保障药物重整工作的质量。

【范围】 从事药物重整工作的药师。

【责任人】 临床药师。

【内容】

1. 药物重整是指比较患者目前正在应用的所有药物方案与药物医嘱是否一致的过程。其详细定义包括在患者药物治疗的每一个不同阶段(入院、转科或出院时),药师通过与患者沟通或复核,了解在医疗交接前后的整体用药情况是否一致,与医疗团队一起对不适当的用药进行调整,并做详细全面的记录,来预防医疗过程中的药物不良事件,保证患者用药安全的过程。

2. 参与药物重整工作的药师应取得临床药师岗位培训证书且从事临床药学工作 2 年及以上。

3. 药物重整应贯穿整个医疗过程,尤其是在医疗团队发生改变时(入院、转科或出院)必须进行药物重整。所有用药的调整,均需与医师充分沟通,均需经医师核对允许。

4. 通过与患者或患者家属面谈、电话询问负责患者用药的家属或监护人、查阅患者既往病历及处方信息等方式采集既往用药史。既往用药史的内容应包括目前正在使用的药物及既往使用过的与疾病密切相关的药物(包括处方药、非处方药、中成药 / 中草药以及疫苗等)和保健品的名称、剂型和规格、用法用量、用药起止时间、停药原因、依从性等。还应收集药物及食物过敏史相关信息。

5. 根据既往用药史建立药物重整记录表。由患者或其家属再次确认药物重整记录。

6. 根据既往用药史,对比患者正在应用的药物与住院医嘱的差异。若正在应用的药物与住院医嘱出现不一致,需与医师沟通,分析原因,必要时与患者沟通。

7. 药物重整的重点关注点

(1) 核查用药适应证及是否存在重复用药问题。

(2) 核查用法用量是否正确。

(3) 关注特殊剂型/装置药物,给药途径是否恰当。

(4) 关注需要根据肝、肾功能调整剂量的药物,必要时进行剂量调整。

(5) 关注存在潜在相互作用、可能发生不良反应的药物,必要时调整药物治疗方案。

(6) 关注症状缓解药物,这些药物是药物重整的重点,明确此类药物是否需要长期使用。

(7) 关注特殊人群用药,如高龄老年人、儿童、孕妇与哺乳期妇女、肝肾功能不全者、精神疾病患者等,综合考虑患者药物治疗的安全性、有效性、适宜性及依从性。

(8) 核查拟行特殊检查或医疗操作前是否需要临时停用某些药物,检查或操作结束后,需评估是否续用药物。

(9) 关注静脉药物及有明确疗程的药物是否继续使用。

8. 转科或转入其他医疗机构的患者药物重整需有相应的记录,"药物重整记录表"应交接给相应医疗团队。出院回家的患者,"药物重整记录表"应交给患者。患者出院前,根据患者的出院医嘱完成用药教育,重点在于住院期间调整、减少或增加的药物,若有需要患者出院后停用的药物,应告知停用时间。

9. 针对药学门诊,患者药物重整应于就诊结束前完成,并将"药物重整记录表"交给患者。

10. 为居家患者提供药物重整服务,需与签约医师取得联系,药物治疗方案调整需得到签约医师认可并签字。

11. 所有药物重整的结果(继续用药、停药、加药、恢复用药、换药)均应记录,并注明时间及原因。住院患者药物重整记录宜置于病历中。应加强对药物重整档案信息的保密工作,避免其被人为修改、破坏、删除等,应重视对患者隐私权的保护。

12. 定期总结药物重整经验,不断持续改进。组织分享学习药物重整经典案例。

十、药学门诊服务标准操作规程

药学门诊服务标准操作规程		文件编号	
编写者		版本号	
审核者		版本日期	
批准者		批准生效日期	

【目的】 保障药学门诊服务质量。

【范围】 从事药学门诊工作的药师。

【责任人】 出诊药师。

【内容】

1. 药学门诊服务于任何对用药有疑问的患者，重点包括如下患者。

（1）患有1种或多种慢性疾病，接受多系统、多专科同时治疗的患者。

（2）同时服用5种及以上药物的患者。

（3）正在服用特殊药物的患者：包括高警示药品、糖皮质激素、特殊剂型药物、特殊给药时间药物等。

（4）特殊人群：儿童、孕妇与哺乳期妇女、老年人、肝肾功能不全者等。

（5）怀疑可发生药物不良反应的患者。

（6）需要药师解读治疗药物监测（如血药浓度和药物基因检测）报告的患者。

2. 药学门诊服务内容包括收集患者信息、药物治疗评价、用药方案调整、制订药物治疗相关行动计划、患者教育和随访6个环节。

（1）收集患者信息：包括基本信息、个人史、生活习惯、患者关切的问题、特殊需求、疾病史、既往和当前用药史、药物不良反应史、用药依从性、免疫接种史、辅助检查结果等。

（2）药物治疗评价：出诊药师应具备一定的临床思维能力，可从适应证、有效性、安全性、依从性等方面进行分析。用药分析时基于循证证据但不局限于证据进行综合分析。重点关注患者的治疗需求，结合患者个体情况、所患疾病、所用药物提出个体化建议。

（3）用药方案调整：药师可通过协议处方权、与相关医师沟通等方式进行治疗方案的调整。

（4）制订药物治疗相关行动计划：包括用药建议、生活方式调整、转诊等范畴。

（5）患者教育：对药品的适应证、用法用量、注意事项、不良反应及生活方式调整等进行指导，核实患者对药师建议的理解和接受程度。

（6）随访：根据患者情况制订随访计划，随访内容包括药物治疗目标评价、是否出现新的药物治疗相关问题、是否发生药物不良反应、用药依从性是否良好、跟踪检查结果等。

3．药学门诊应为每位患者建立药物治疗管理档案，包括患者相关信息、患者用药清单、药物治疗评价、药物治疗相关行动计划等。非首次就诊患者应调出档案，进行更新。药物治疗管理档案应在 24 小时内完成，保存时限同门（急）诊病历保存要求。

4．药学门诊出诊药师应注意沟通技巧，如开放式提问、主动倾听、同理心、动机性面谈等。应注意特殊人群的沟通技巧，如听力障碍患者、视力障碍患者、语言障碍患者、未成年人等。药师应启发患者提出有关安全、有效使用药品的相关问题，与患者一起制订个体化的行动计划。

5．医疗机构应定期对药学门诊工作进行考核检查。可根据临床指标、人文指标、经济指标等方面制定符合本机构实际的考核内容和标准，并有定期考核内容、考核记录。

6．医疗机构应定期总结药学门诊经验，不断持续改进。出诊药师应积极参与学术交流学习，积极开展科学研究，探索适宜的药学门诊工作模式，推进药学门诊可持续发展。

（付　强）

第十章 妇幼保健院药学信息管理

医院药学工作目前已由“以药品为中心”的保障供应型，向“以患者为中心”的专业服务型转变，而计算机网络和信息技术的发展，无疑会促进这一转变的进程。在信息化、智能化突飞猛进的时代，药学服务项目得到信息化技术的广泛支持。近年来，大部分医院已具备基于药品流通和处理处方、医嘱的信息软件，单剂量化自动包装、条形码扫描复核、临床用药辅助决策系统等设备和信息技术的应用也日趋成熟。在健康中国大背景下，基于“互联网 +”和人工智能技术，探索提供远程药学服务、推进医院“智慧调剂室”信息服务平台也已提上日程。

医院药学信息化建设是一项系统工程，时间长、涉及面广、业务流程复杂，既要服务于医院内的患者和调剂室内部管理，又要实现服务于院外患者和药学监管。因此，药学部门有必要设置信息管理小组或专人负责药学信息，从全局上均衡、协调、决策信息化建设的方案。

第一节 人员职责、制度

美国卫生系统药师协会（American Society of Health-System Pharmacists，ASHP）关于药学信息化中的药师职责有专门的声明，主要涉及工作范畴、人员培训、工作背景、目标及方案等，其中可供医院药学部门借鉴的是在技能要求方面，具体提及以下几方面。

1. 与信息系统和调剂室员工密切协作，了解系统性能和缺陷，制定系统程序规则。

2. 开发和监督药品管控系统相关数据库。

3. 识别系统或程序问题，提供建议和解决方案。

4. 评估药物治疗系统，寻找系统中存在的可能造成用药差错的缺陷，实施相关的预防政策。

5. 积极参与主要临床决策支持系统的开发、优化和监测工作，帮助寻找、收集相关数据。

6. 分析和说明临床信息系统提供的数据，以提升患者健康成果。

药师负责药物治疗整个过程中的患者安全，需要在卫生保健各阶段的医药信息工作中发挥领导作用，确保卫生信息技术为安全药物治疗服务。药学信息学家需要利用自己的技能履行以下职责。

1. 领导机构委员会（如业务、安全与质量、技术、药学与治疗学等）。

2. 与其他卫生保健技术与临床负责人共同合作，在维护患者安全和隐私的前提下，确保药物治疗相关系统间信息的互通和传递。

3. 争取在卫生保健技术产业、专业、从业协会及卫生保健技术组织中担任核心领导角色。

4. 引导政府与监管机构对药品管理技术的使用，尤其是相关标准的建立等问题发表声明。

依上述技能为标准进行岗位培训、继续再教育，成为跨专业的复合型人才才能履行职责，适应当前医院药学的信息化要求。为此，借鉴国外和国内部分行业内先行发展的典范，要保障一项工作的质量和持续改进，先要有组织架构和与之匹配的人员，故建议药学部门成立信息管理小组。信息管理小组可由科主任（副主任）负责，由科室秘书、信息系统管理员、信息药师（情报与决策咨询）、信息药师（数据管理）共同组成。

一、工作职责

（一）信息管理小组工作职责

信息管理小组工作职责		文件编号	
编写者		版本号	
审核者		版本日期	
批准者		批准生效日期	

【目的】 从全局上均衡、协调、决策医院药学信息化建设，确保信息化顺利实施。

【范围】 制订药学信息化建设规划，组织医院药学信息化建设，保障建设所涉及的人力资源和物质资源，协调信息化建设过程中的冲突，为信息化建设创造良好条件。

【责任人】 信息管理小组成员。

【内容】

1. 贯彻落实国家、省市卫生主管部门，药品监督管理部门及医院药学信息化工作要求。

2. 制订药学部门信息化建设规划，不断优化信息功能，为全程化药学服务的深入开展提供支撑。

3. 建立健全药学信息管理相关制度、标准操作规程及应急预案。

4. 评估、审定药学信息化建设年度计划，并组织实施。

5. 全面负责药学信息化建设和管理工作。

（二）信息系统管理员岗位职责

（1）信息系统管理员岗位职责

信息系统管理员岗位职责		文件编号	
编写者		版本号	
审核者		版本日期	
批准者		批准生效日期	

【目的】 确保信息系统、软件系统、智能化设备的安全可靠运行，切实提高工作效率和服务质量。

【范围】 信息系统、软件系统和智能设备日常运行的管理与维护及突发事件应对的管理与协调。

【责任人】 信息系统管理员。

【内容】

1. 信息系统日常运行的巡查、信息更新与故障排除。

2. 执行医院《信息安全管理制度》和《网络安全法》，管理科内人员系统权限，保障信息安全。

3. 承担科内人员信息化技能和系统操作培训、考核和评价任务。

4. 信息系统优化和需求收集、提供技术咨询；识别信息系统或程序问题，提供建议和解决方案。

5. 参与药学信息系统、软件系统或智能设备的研发工作，协助完成医院信息系统接入工作。

6. 协调药品供应链系统、临床药物调配系统、合理用药辅助决策系统等知识库日常维护工作及智能化设备的系统优化与维护。

7. 制订药学信息系统、软件系统和智能设备的应急保障方案并定期演练；负责医院信息系统突发事件应对的管理和协调。

8. 参与信息系统和智能设备操作手册的编写与修订工作。

9. 负责与医院信息管理部门日常联系和协调工作。

10. 承接科室信息管理小组交办的其他工作。

(2) 信息药师（情报与决策咨询）岗位职责

信息药师（情报与决策咨询）岗位职责		文件编号	
编写者		版本号	
审核者		版本日期	
批准者		批准生效日期	

【目的】 规范医院药学情报与决策咨询，为医院管理、临床决策和患者咨询等业务提供决策支持数据。

【范围】 院内外药学信息采集，参与互联网+药学服务工作。

【责任人】 信息药师（情报与决策咨询）。

【内容】

1. 负责药学相关信息系统、软件系统或智能化设备采购计划的评估。

2. 参与合理用药辅助决策系统等知识库日常维护工作。

3. 解决医师、护士、技师、药师、患者用药咨询及文献检索工作。

4. 参与医院药品目录内药品基本信息的收集与调整工作。

5. 参与新药、药品上市后再评价和超说明书用药评价工作。

6. 负责药学对外网络、微信公众号、应用程序等管理工作。

7. 探索开展互联网和远程药学服务。

8. 承接科室信息管理小组交办的其他工作。

（3）信息药师（数据管理）岗位职责

信息药师（数据管理）岗位职责		文件编号	
编写者		版本号	
审核者		版本日期	
批准者		批准生效日期	

【目的】 规范药学信息获取、组织、储存和传递管理工作，确保药学信息安全。

【范围】 院内外药学信息获取、组织、储存、传递、备份和利用管理工作。

【责任人】 信息药师（数据管理）。

【内容】

1. 负责获取药学相关数据、组织数据、储存数据和传递信息，定期做好数据备份。

2. 负责各类数据报表的分级管理和权限管理。

3. 参与各类数据报表的采集和上报管理工作，如合理用药、药品采购、药品使用动态监测、抗菌药物监测网等数据管理工作。

4. 开展医院药学数据质量评价工作，包括药历记录和药学实验室数据质量评价。

5. 审核和监督药学人员数据统计行为，保障数据合理、合法使用。

6. 协助科研数据清洗、脱敏和分类等工作。

7. 落实医院信息系统保密工作，定期进行保密检查，发现问题及时汇报、处理。

8. 完成科室信息管理小组交办的其他工作。

二、相关制度目录

1. 药学信息软件系统运行维护管理制度
2. 药学智能化设备运行维护管理制度
3. 药学信息需求申请、评估、审核管理制度
4. 医院信息系统、软件系统、智能化设备用户权限管理制度
5. 信息化技能和系统操作培训、考核和评价管理制度
6. 信息数据采集、审查、利用、发布、备份管理制度与流程
7. 药学信息系统安全风险管理制度
8. 药学信息系统、软件系统故障排除流程
9. 药学智能化设备故障排除流程
10. 药学信息系统、软件系统操作规程
11. 药学智能化设备操作规程
12. 医院信息系统突发事件应急预案
13. 软件系统、智能化设备突发事件应急预案

三、制度范例

药学信息系统安全风险管理制度

药学信息系统安全风险管理制度		文件编号	
编写者		版本号	
审核者		版本日期	
批准者		批准生效日期	

【目的】 为加强药学信息系统建设，确保网络安全、可靠、稳定运行，维护医疗信息数据的安全，依照《中华人民共和国计算机信息系统安全保护条例》和医院《信息安全管理制度》等规定，结合医院实际，制定本制度。

【范围】 本管理制度适用于医院药学信息系统、应用软件及智能化设备等所有以计算机及网络设备为载体的信息系统及数据安全管理工作。药学信息系统安全是指系统保持正常稳定运行状态的能力，包括信息系统、软件系统及信息数据的安全。包括人为或非人为的因素使得信息系统保护安全的能力减弱，从而造成系统的硬件、软件无法正常运行，信息数据的失真等状况的发生。

【责任人】 医院药学部门全体成员。

【内容】

1. 影响信息系统安全风险的因素　业务水平低下，操作人员对硬件设备的不正确操作，可引起硬件系统的损坏；人为的有预谋的破坏活动，造成资产的损失；“网络黑客”通过网络对信息系统进行攻击，以达到其非法目的；操作人员出于特定目的，故意篡改程序或者信息文件，或者不按操作规程或非法操作系统，直接致使信息不真实、不可靠；不可抗力因素的出现所造成的危害。针对上述安全风险制定此管理规定。

2. 药学信息系统、应用软件及智能化设备等实行用户权限分级授权管理，由药学信息系统管理人员审核分发上机操作岗位用户名、口令，以及进入信息系统的操作权限。

3. 个人进入操作系统必须输入自己的用户名和口令，进入系统之后只允许执行自己权限范围内的功能，防止非法操作，人员离岗要及时退出操作系统。

4. 个人的用户名和密码需定期、及时、有效修改，禁止使用弱密码。

5. 药学信息系统管理员随时监控用户的状态，如发现异常登录时间、次数或者授权失控应及时处理。

6. 在员工离职时，收回员工使用的所有技术资料和存储介质，以及其他访问权限；调离时，及时调整相应权限。

7. 药学信息系统管理员负责信息系统病毒的防范工作，经常进行计算机病毒检查，发现问题及时处理。

8. 非本院技术人员对设备、系统进行维修、维护时，必须由本院相关技术人员或药学信息系统管理员现场全程监督。送外维修需将设备存储介质内的应用软件和数据等可能涉密的信息备份、登记后删除，如不能备份删除则需要与外修承接单位签订保密协议。对修复的设备，药学信息系统管理员需进行验收、病毒检测和登记。

9. 待报废的设备需对设备中存有的程序、数据资料进行备份后清除，并妥善处理废弃无用的资料和介质，防止泄密。

10. 未经药学信息系统管理员允许，不准私自将计算机接入医院药学信息系统、不准安装其他软件、不准使用来历不明的载体（包括 U 盘、光盘、移动硬盘等），不准利用院内网络架设无线 WiFi。

11. 未经许可和授权，任何人员禁止将办公区域的计算机、笔记本、硬盘、存储介质以及移动介质带离科室。

12. 药学相关数据报表实行分级管理和权限管理，权限设定应遵循最小授权原则。个人用户原则上仅授予普通数据报表权限，涉及敏感数据的报表按工作实际情况进行申请，分管数据的信息药师负责审核、分发权限，并设置 AB 岗对每次数据采集进行审核牵制。

13. 涉及医院内部医疗业务以外的数据使用均需分管数据的信息药师审批，并进行清洗、脱敏后方可使用。

14. 数据的备份由分管数据的信息药师专人负责，重要数据需及时、定时进行备份，定期对备份数据的可用性、完整性进行测试。存放备份数据的介质必须具有明确的标识，并异地存放。

15. 分管数据的信息药师应定期进行保密检查，发现问题及时汇报、处理，必要时上报科室予绩效考核。

第二节 药品管理信息化

一、药品供应

运用信息化进行药品供应也需要有相关规范、方针、声明。ASHP《药房管理规范》涉及的有2个声明：关于药品条形码管理技术的声明；关于药品贮存、配制和调配过程中条形码验证的声明。声明中建议条形码技术的使用场景包括调剂室及其他可能为患者调配药物场所的贮存管理，口服固态及液态药物的分包装、调配、再包装及贴标签过程，使用自动化调配设备检索药品及由调剂室向其他场所调配。在这些过程中应尽可能使用条形码技术，从而提高患者安全性及治疗质量。此外，声明中亦评估使用条形码验证的获益，明确该系统在存放位置、药品调配、再包装或贴标签过程等环节可降低差错率。该声明并不是在各种自动化药物识别设备中优先推荐条形码技术，若其他技术（如射频识别）经证明具有相同或者更优的功能，声明所述原则仍然适用。故本章节摘取声明中条形码技术部分的药师职责供参考。

条形码技术管理中的药师职责：

1. 药师应确保条形码系统及HIS再设计中的技术难关，实现提高患者用药安全水平的目标。

2. 药学管理层需尽早完善人力资源配置，聘用信息主管、护理主管和其他重要利益相关者，共同承担条形码系统的规划任务。

3. 药师和护士应参与安装前的评估和遴选，鼓励终端使用者对系统设计提出建议。

4. 实施系统前须同时制定相关政策和程序以保障系统安全。药师和护士应参加系统安装后评估和改进方案的制订工作。

5. 药师和护士应严格检查药品交付与存放过程，避免药物转为他用。

参照以上职责，药师在医院药品供应的信息化运作中主要涉及三大主要模块——采购平台、药品物流、药品储存。

（一）采购平台

2015 年，国家卫生和计划生育委员会办公厅制定了《省级药品集中采购平台基本功能（试行）》。该文件将省级药品集中采购平台基本功能归纳为 14 项，将其归类，主要可以分为以下五大类功能。①采购服务功能：包括价格信息服务、采购流程服务等；②采购管理功能：包括采购项目管理、合同管理等；③监督功能：对医院、医师、配送企业和流通企业的监督；④结算和支付功能；⑤信息对接与联动功能。自 2012 年至今，福建省借助医药交易中心，通过发挥“降药价”“提效率”“促监管”三大核心价值，深度服务了福建医改、三明医改、三明联盟（药品耗材联合限价采购全国联盟）以及国家“4+7”城市药品集中采购，成为全国率先实践“三医联动”模式的采购平台，全面实行药品耗材联采、议价、交易、结算和监管的一体化平台。

1. 机构、职责（图 10-1）

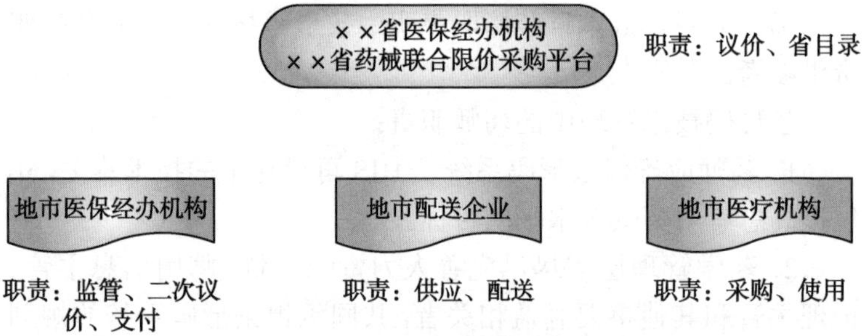

图 10-1 ××省采购平台机构、职责

2. 流程图（见图 10-2、图 10-3）

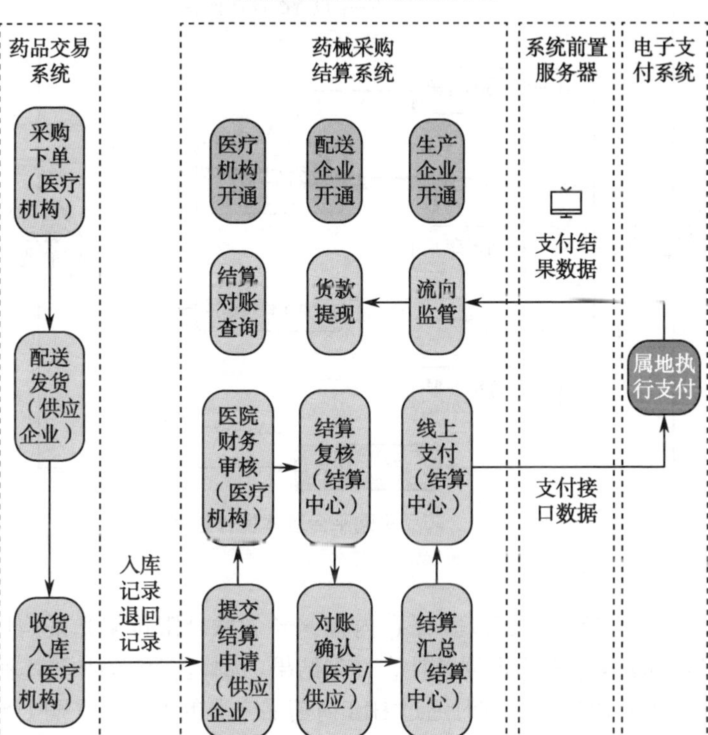

图 10-2 平台业务流程

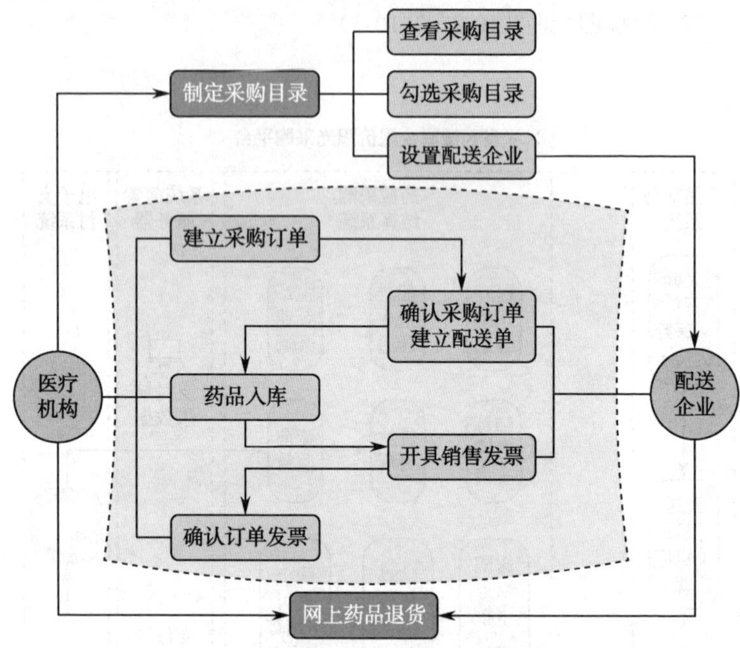

图 10-3　药品采购平台基本操作过程

3. 主要功能模块

(1) 采购目录管理：平台内含 ×× 省联合限价阳光采购目录药品，医疗机构根据条件查询到结果，选择药品，添加进本医疗机构院内目录。同时通过 HIS 内药品字典的编码与采购平台药品进行对照匹配，以完成 HIS 字典与平台药品的信息同步。

(2) 药品采购管理：药品采购计划的创建有 3 种方式——新增、历史单加载、Excel 导入。

添加采购明细，填写采购数量、收货地址、审核人员等相关采购信息，即可提交该采购计划。方便临时急需、常规、批量等情况的采购场景需求。采购计划发送后，可通过订单管理对采购状态进行查询。

(3) 收货与退货管理：配送到货后，此模块可根据订单、发票、发票扫码进行到货确认。对于需申请退货可勾选需要退货的记录，填写退货理由和退货数量，即生成退货单由配送企业进行确认。

（4）会计审核：平台提供了多种审核方式，功能上有收货数据审核（按月份）、收货数据审核（按明细）、收货数据审核（按扫码）3 个功能。同时对不同情况设置不同的状态（表 10-1）。

表 10-1　收货数据审核状态汇总表

状态	作用
待审核	还未审核的入库数据，含逐条审核、导入批量审核、导入预审、修改入库数据（金额、数量、批次号、账期）、设为线下结算等功能
审核通过	已审核通过的入库数据，在结算复核前可以取消审核，返回未审核状态
审核不通过	审核不通过退回供应企业的入库数据，在供应企业重新提交前可以取消审核，返回未审核状态
线下结算	已设为线下结算的入库数据，可撤回线下结算设置。点击“撤回线下结算”设置，如果入库数据两票齐全则取消入库数据的“线下结算”状态，返回“医疗机构待审核”；如果入库数据两票不全则取消入库数据的“线下结算”状态，返回“供应企业待提交”，并提示“所选数据因两票不全，已退回供应企业处理”
供应企业未提交	用于查看供应企业还未提交的入库数据，在发现供应企业当月还有未提交的数据时，及时通知供应企业提交数据

（5）结算对账：结算中心每个月会将上个月医疗机构审核通过的入库单生成对账单，生成对账单时系统会给需要对账的医疗机构、供应企业的经办人手机号发送短信，提醒及时对账。收到短信提醒后，医疗机构、供应企业可以登录平台复核、确认对账单。在支付完成后，医疗机构可以查看支付结果的汇总、明细情况。

（6）统计分析：医疗机构统计分析主要分成 4 个统计维度。①药品采购明细。可以查询到本医疗机构采购的所有药品信息。②药品采购汇总。可以查询到医疗机构采购的药品汇总信息。③医疗机构交易分析。可以查询到本医疗机构的药品交易信息。④配送企业交易分析。可以查询到与本医疗机构采购药品相关的配送企业的药品交易信息。

4. 亟待解决的问题 绝大部分省级平台未与医疗机构 HIS 对接，与药监、工信、医保、价格等部门信息系统也存在“断桥”，相互间信息沟通不及时、不顺畅，缺乏有效信息反馈联动机制，不利于药品采购全过程监管。对接情况并不理想，导致现阶段平台实现信息互联互通难度加大。如何保证药品采购各环节信息与其他医药信息平台联动，成为平台建设过程中需要攻克的问题。

（二）药品物流

药品物流是指在信息技术的辅助下，借助一定的物流设备、药品采购销售库存管理系统将资源进行整合管理。医院引进“药品物流”概念的目的是通过对药品采购、销售、配送环节进行改进，提高医院药品供应的工作效率，减少保障药品供应的成本，解决过多资金、人力资源占用的问题，真正实现医院药品供应保障的自动化、信息化与效益化。

1. 条形码技术 条形码是由一组不同宽度、不同反射率的条和空按规定的编码规则组合起来，表示一组数据的符号，这种符号可以供专用的仪器识读。条形码按照一定的规则编制患者、医师、护士、药品等信息用于医疗各环节的记录和识别，尽可能地减少或者消除导致给药错误的各种因素。

（1）系统组成：系统包含系统运行软件环境、PDA 扫描器、无线网络、条形码打印机。整个系统采用 B/S 和 C/S 相结合的结构，建立在 NET 环境之上，这样在客户端就无须安装相应的模块，只要打开 IE 浏览器，进入指定的网站即可进行管理，避免人员以及地点的局限性问题，也减少系统维护的工作量。

（2）流程图（图 10-4）

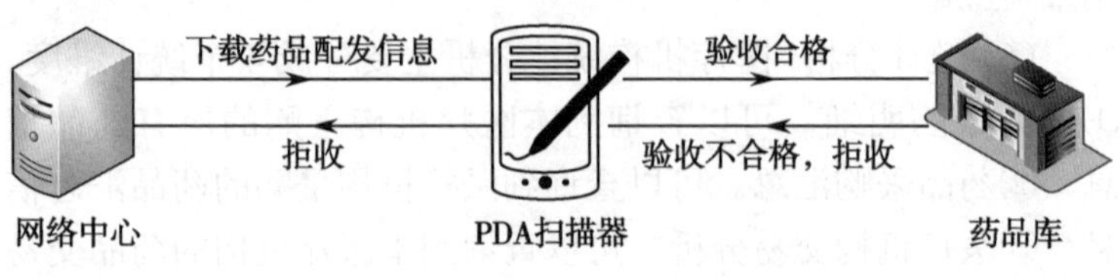

图 10-4 药品采购入库流程图

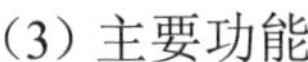

（3）主要功能

1）验收：在药品入库前，药品库工作人员通过互联网将进库的药品信息传入 PDA 扫描器；在验收药品时，只要扫描医药公司贴在药品包装箱上的条形码，药品信息立即显示在 PDA 扫描器上，显示的内容包括药品配送日期、名称、规格、数量、价格、批号、有效期等；经核对无误后，工作人员根据 PDA 扫描器上显示的货柜码位置，按照批号管理的要求上架即可，完成有序入库。验收不合格的药品，只需点击 PDA 扫描器上的“拒收”按钮，即可完成退货。

2）药品入库：验收前，HIS 已自动获取由医药公司提供的该批药品的所有信息，通过扫描到货清单进行提取，扫描发票进行验证，同时系统自动比对同一药品前几次的入库信息，一旦发现药价变动、厂家不符、效期不足 6 个月等问题，系统就会提示，提高信息的准确性。

3）药品出库：因所有库存药品均有条形码定位，发药打印关联药品位置，按照药品存放的顺序扫描货架条形码取药即可。

（4）优势与不足：优势是条形码技术应用方便、实用性强、信息量大、成本低、识别性高、传递速度快。缺点是当包装袋有皱褶，有延展不平时或条形码部分损坏，将被拒读。

2. 射频识别技术　射频识别（radio-frequency identification technology，RFID）技术是一种非接触的自动识别技术，其基本原理是通过射频信号和空间耦合（电感或电磁耦合）传输特性来进行数据通信，以达到对被识别物品自动识别和数据交换的目的。通过无线射频方式进行非接触双向数据通信，利用无线射频方式对记录媒体（电子标签或射频卡）进行读写，从而达到识别目标和数据交换的目的。近年来，RFID 技术广泛应用在社会生产生活各领域，其电子标签配载传感器后就可以在医院的各类应用中进行检测和传输。

（1）系统组成：射频识别技术包括一整套信息技术基础设施。

1）射频识别标签，又称射频标签、电子标签，主要由存有识别代码的大规模集成线路芯片和收发天线构成，目前主要为无源式，使用时的电能取自天线接收到的无线电波能量。

2）射频识别读/写设备。

3）相应的信息服务系统，如进存销系统的联网等。

（2）工作原理（图10-5）

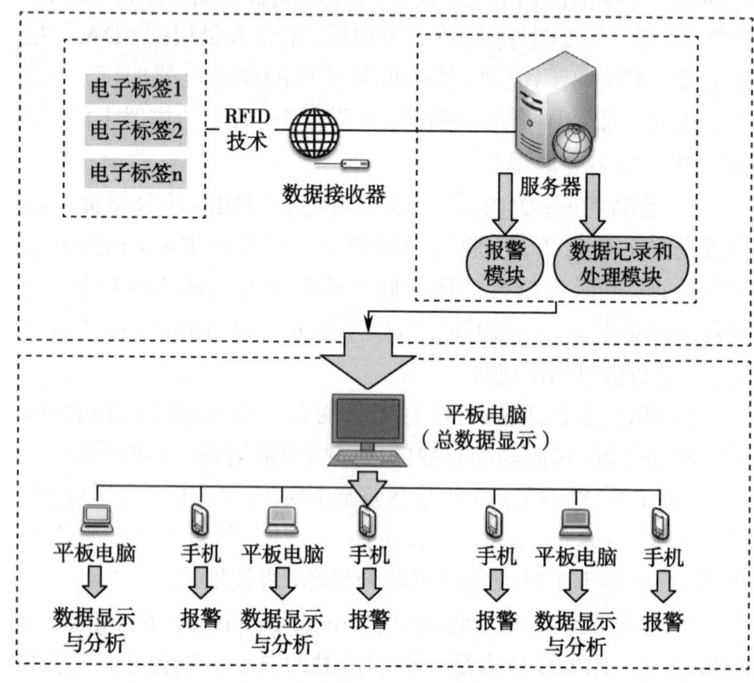

图10-5　RFID工作原理

（3）主要功能

1）药品分发管理：将药品外包装贴上条形码并录入相关信息，药品分发给患者时扫描条形码信息后，再核对患者腕式标签信息，确认手持设备中照片、姓名、病名等信息一致后，再将药品分发给患者，同时手持设备将已分发信息无线传输给后台管理中心信息备存。实现闭环管理，避免用药差错。

2）医疗双向冷链管理系统：利用RFID技术对温度敏感性医用试剂等进行监控与统计，使医用试剂在转运、交接期间的

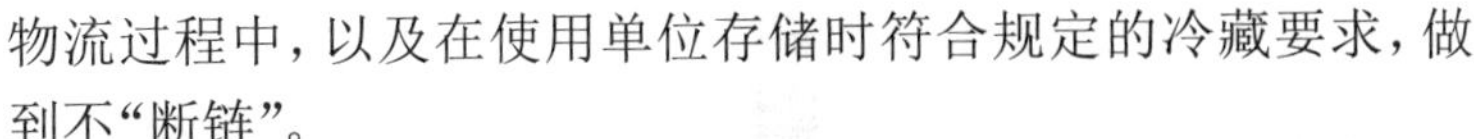

物流过程中，以及在使用单位存储时符合规定的冷藏要求，做到不“断链”。

3）医疗贵重资产及设备管理系统：在医疗资产和设备上安装拆卸 RFID 标签，可对医疗资产和设备进行资产管理、定位、防盗等管理。

4）医疗废弃物监管系统：基于 RFID 技术可以实现医疗废物的全程跟踪及管理，实现医疗废弃物运输管理及实时定位监控功能。

5）标本送检管理系统：可在不改变原有医院标本送检流程的前提下，简化流程，降低工作量。可随时查看每个环节责任人的操作记录。全程无纸化操作，节能环保，整个过程可被监控和管理，实现全员可追踪，全流程追溯。

此外，RFID 技术还应用于身份辨识、考勤、人员物资定位及母婴管理等。

（4）优势与不足：与传统条形码、磁卡及 IC 卡相比，射频识别技术具有非接触、阅读速度快、防水、防磁、耐高温、抗磨损等优点，在实时更新资料、存储信息量、使用寿命、工作效率、安全性等方面都具有优势。其缺点是成本较高。

（三）药品储存

在药品储存的监控方面，可借助信息系统实现对温度、湿度的实时监控，同时对近效期、滞销等信息进行预警。

1. 温湿度监控系统

（1）系统组成：温湿度监控系统包含成套的软、硬件设施。

1）温湿度监控点：用于温湿度的采集。

2）服务器：对采集的数据进行处理，服务器内含手机卡，借助通讯信号与计算机终端软件进行连接。

3）温湿度监控系统软件：对数据进行判断，并处理。

（2）流程图（见图 10-6）

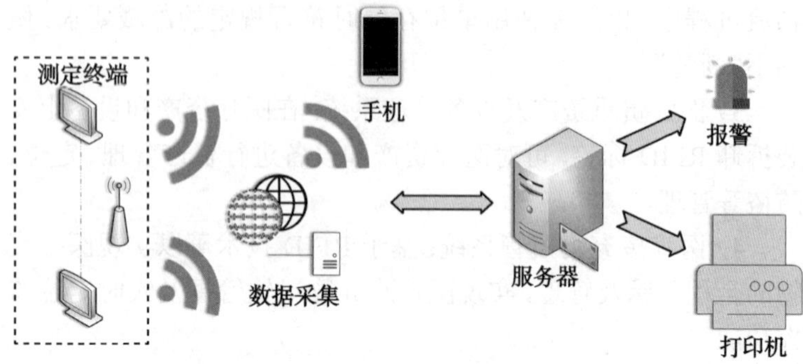

图 10-6 温湿度监控系统

（3）主要功能：可按部门、区域分类，实时显示，记录各测定终端传输的温湿度数据，可对历史数据、最大值、最小值及平均值进行查询统计。服务器对采集的数据进行处理，形成 24 小时动态变化曲线，在预设时间生成报告并打印。也可将计算机终端通过局域网与服务器连接，进行实时访问。

1）实时监控：系统建立了统一的环境温湿度监控应用平台，24 小时监控，减少了监测盲区，实现了对药品存储的远程监控，动态掌握药品存储环境的温湿度变化，强化了药品养护管理，使药品始终保存在其要求的储存条件下，确保药品质量处于稳定状态。

2）超常预警：用户可设定各监控点的温湿度报警阈值，当出现数据异常时，系统可发出报警信号，通过预留手机号码向指定用户以微信、短信、电话形式发送报警信息，以便及时采取调控措施，并予记录。系统按既定的时间间隔自动记录，有效避免了因人为疏忽而导致的遗忘漏记以及数据缺失。通过报警信号，能及时纠正变化的温湿度，使其保持在规定的范围内，并能将相应的调控措施及时记录。

2. 药品效期管理

（1）效期预警：医疗机构对于药品效期的管理一般采用手工记录的方式，费时费力，常因记录不及时而使最终数据不够准确，或者不能及时提醒导致药品过期。可通过HIS设置程序，定期自动对近效期药品进行预警，可通过导出报表以便对近效期药品设置相关警示标示。此外，可借助外接显示屏将近效期药品在调剂室、病区等调配工作现场进行显示，以提醒和警示现场工作人员。使用条形码技术的医疗机构可设置在药品扫描环节对近效期进行提醒，过期进行拦截，保证用药安全。

（2）滞销预警：为满足临床用药需要，药学部门必须采购一些用量较少的药品，如肿瘤、手术和妇科用药等，但是此类药品采购数量难以有效控制，容易造成药品滞销。为此建立滞销药品报警，可有效减少此类药品的过期现象。连续3个月或6个月零出库的药品（急救储备药品除外）为滞销药品。建立零出库报警程序，定期对零出库药品进行监控报警，以提醒库房管理员及时处理，尽可能减少在药品库的积压，减少不必要的损失。

二、药品使用

（一）智能辅助系统

1. 概述　智能辅助系统是运用计算机数据库原理和技术，根据临床用药相关数据为基础构建的药品使用综合信息平台。它运用信息技术对数据进行标准结构化处理，结合医疗机构合理用药的实际要求，运用系统自动关联患者相关信息、检验值等，可实现处方前置审核、处方点评、医师药师交互、医药信息在线查询等功能，辅助医师、药师等专业人员在用药过程中及时、有效地掌握医药知识并高效利用，从而促进临床合理用药。

2. 系统架构图（图10-7至图10-11）

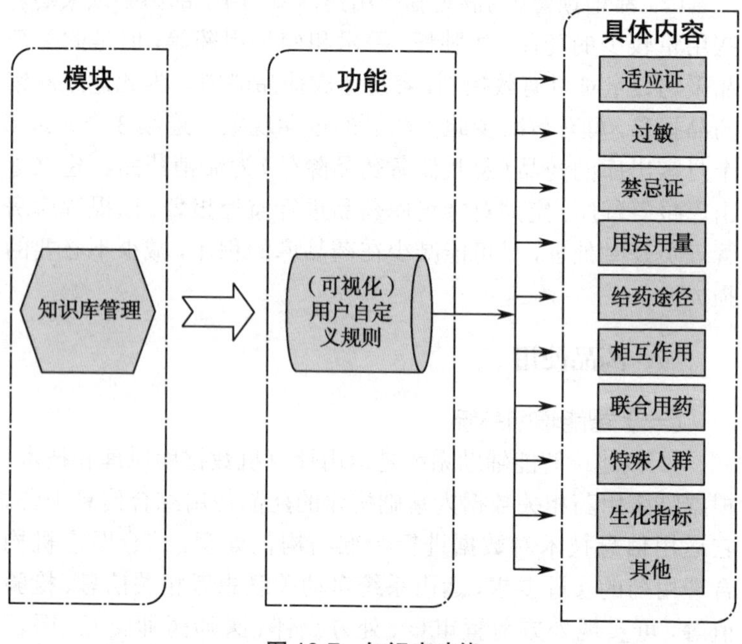
模块
知识库管理
功能
（可视化）用户自定义规则
具体内容
适应证
过敏
禁忌证
用法用量
给药途径
相互作用
联合用药
特殊人群
生化指标
其他

图 10-7 知识库功能

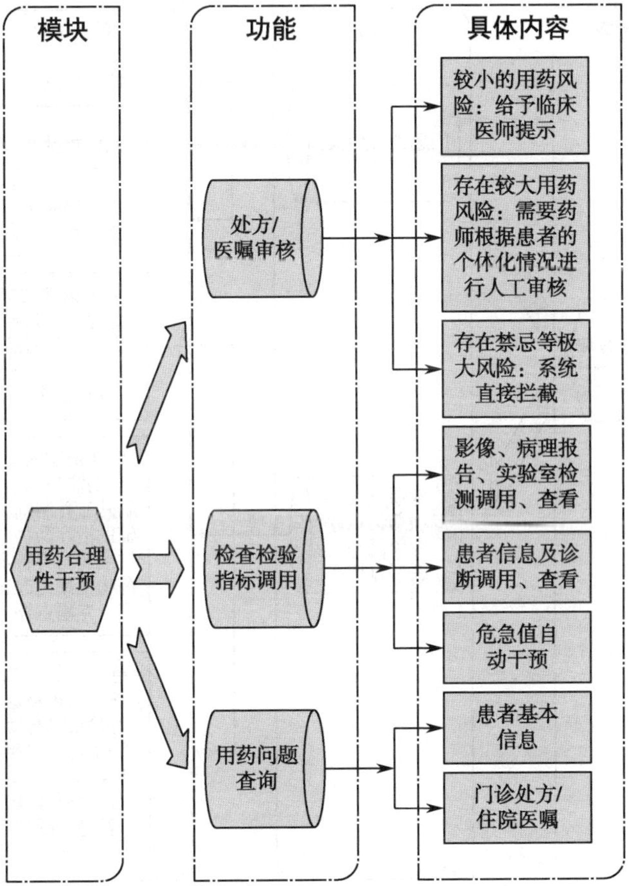

模块

用药合理性干预

功能

处方/医嘱审核

检查检验指标调用

用药问题查询

具体内容

较小的用药风险：给予临床医师提示

存在较大用药风险：需要药师根据患者的个体化情况进行人工审核

存在禁忌等极大风险：系统直接拦截

影像、病理报告、实验室检测调用、查看

患者信息及诊断调用、查看

危急值自动干预

患者基本信息

门诊处方/住院医嘱

图 10-8　用药合理性干预功能

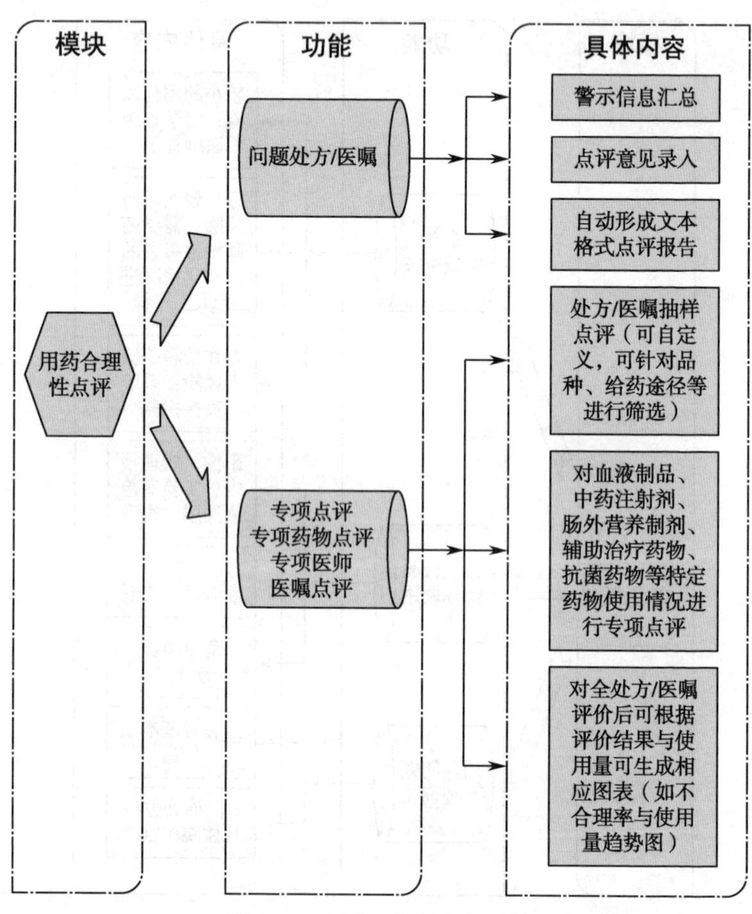

图 10-9 用药合理性点评功能

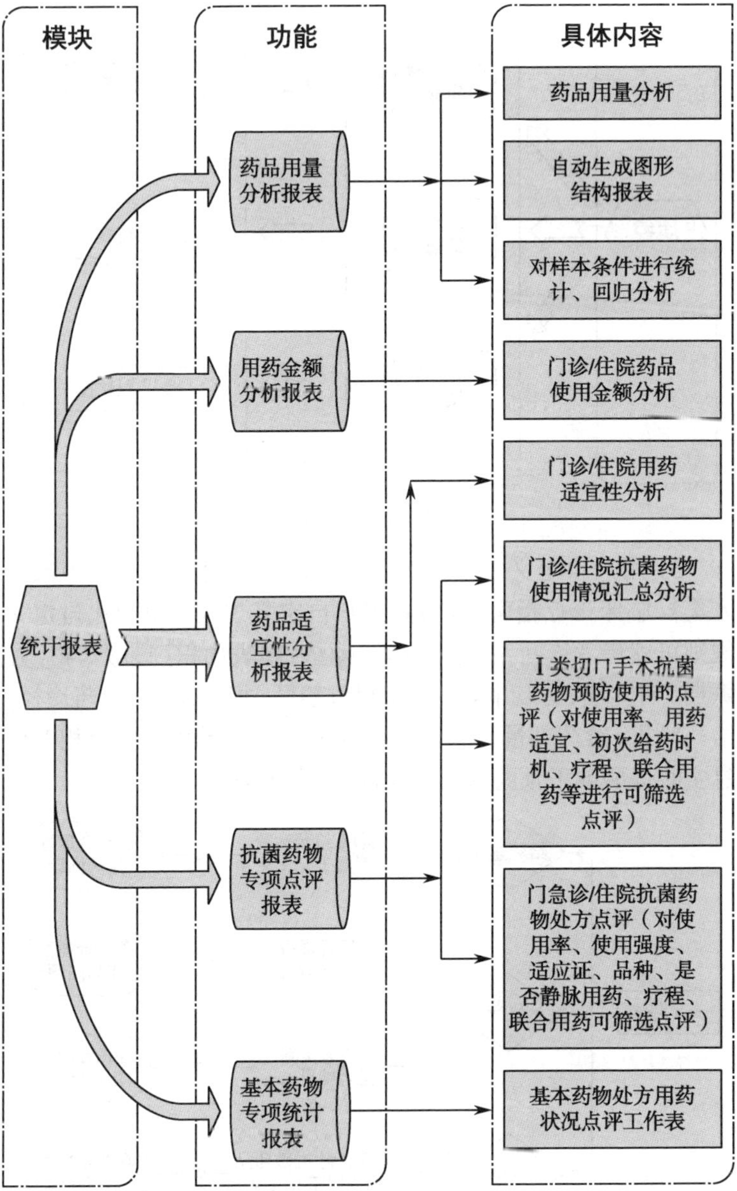

模块
功能
具体内容
统计报表
药品用量分析报表
用药金额分析报表
药品适宜性分析报表
抗菌药物专项点评报表
基本药物专项统计报表
药品用量分析
自动生成图形结构报表
对样本条件进行统计、回归分析
门诊/住院药品使用金额分析
门诊/住院用药适宜性分析
门诊/住院抗菌药物使用情况汇总分析
Ⅰ类切口手术抗菌药物预防使用的点评（对使用率、用药适宜、初次给药时机、疗程、联合用药等进行可筛选点评）
门急诊/住院抗菌药物处方点评（对使用率、使用强度、适应证、品种、是否静脉用药、疗程、联合用药可筛选点评）
基本药物处方用药状况点评工作表

图 10-10 统计功能

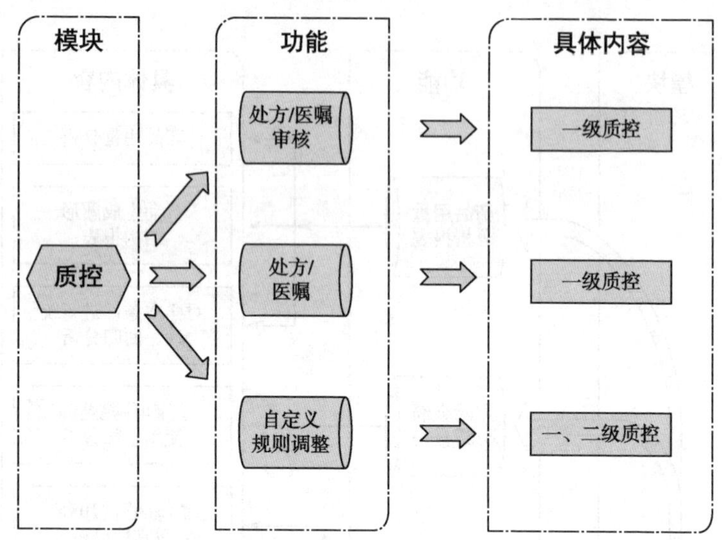

图 10-11　质控功能

3. 用户自定义规则范例　根据药品说明书、《中国国家处方集》、临床诊疗指南等，设置用户自定义规则。可视化自定义规则可就患者诊断、性别、年龄、体重、体表面积、过敏药物、妊娠期、哺乳期、肾功能，及药品配伍禁忌、相互作用、给药途径、给药时机、给药剂量、给药频次、用药禁忌证等用药安全相关信息实时提醒或干预医师的用药行为（图 10-12）。

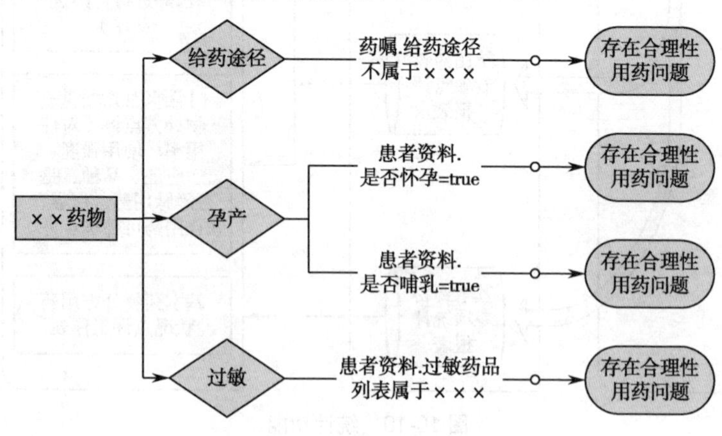

图 10-12　用户自定义规则示例

（1）适应证：例如判别抗菌药物使用指征，可经HIS导出医院近年来的炎性诊断（均为ICD-10规范诊断），维护自定义规则的适应证库以供判别。此外，亦可在适应证库编辑“炎”“感染”等关键字，当诊断包含关键字时即审核通过。编辑关键字模式的逻辑优点为数据量少、便于维护，缺点为可发生个别遗漏，如诊断“肠病毒感染”等会被系统判为合理处方。

（2）用法用量：先按说明书推荐的用法用量维护基本规则，根据循证证据在此基础上浮动±20%；根据《中国国家处方集》、临床诊疗指南等证据调整自定义规则并标注证据来源，做到有据可循；还可根据不同疾病/给药途径等关联相应的用法用量；通过设置总剂量，避免超疗程使用；通过设置日/次极量，避免超剂量使用。

（3）生化指标：可根据不同需求设置相应生化指标，肝功能项下可针对不同的指标进行维护，如谷丙转氨酶、谷草转氨酶等；肾功能可使用肌酐清除率，通过在系统后台设置公式，运算结果自动推送，当医师开具处方时触发运算并做出相应判断。

（4）相互作用：系统可按药理作用分类构建药品库，如CYP3A4抑制剂、MAO抑制剂等，根据说明书相互作用项下提及的某一类药品在自定义规则中进行全部验证，较人工记忆更全面。除药品库外，可根据酸根、辅料等进行验证，亦可定位到具体患者，如可通过设置时间节点，住院、门诊患者在此范围内处方的所有药品均可进行验证等。

4. 优势与不足　目前国内常用的几款智能辅助系统在基本功能上较为相似且已比较完善，均可涵盖处方审核、处方点评、药物信息查询、用药监测、抗菌药物管理、电子病历、监测结果的统计分析等功能，可满足医院及医疗机构的基本需求。但在具体功能的实现方面，不同软件的优势和侧重点有所不同，同时也各具特色。医院在选择时建议考虑以下问题：系统维护费用；系统端口与医院系统兼容性；个性化操作可行性等。

（二）治疗药物监测

1. 概述　治疗药物监测是指在临床进行药物治疗过程中，

采集患者的血液或体液，测定其中的药物浓度或药物相关基因等，以药动学和药效学基础理论为指导，借助先进的分析技术与电子计算机手段，使给药方案个体化，同时也可以为药物过量中毒的诊断和处理提供有价值的实验室依据。实验室信息系统于20世纪80年代末期在国内开始兴起，由最初的手工提报录入数据逐渐演变为如今的分析前、中、后各环节及各部门间的信息互连互通、实时交换，并进行信息跟踪和质量监控的高质量、高效率、高自动化的完整系统。

2. 系统构架　建立治疗药物监测平台应具备的基础条件包括设备资源条件和信息链、标本物流环、结果互认和共享等。其中硬件部分包括标本运送系统、前处理系统、免疫分析仪（目前国内主要用于血药浓度的测定）、生化分析仪、色谱仪（高效液相、液质联用）、实时荧光定量PCR分析仪、基因芯片杂交仪等；软件部分包括实验室信息管理系统（检测仪器工作站＋实验室信息系统）、条形码管理系统、标本存储/运送管理系统等。

3. 系统功能

（1）监测：治疗药物监测的主要工作是药物浓度监测和药物相关基因检测，基本流程包括医嘱申请、条形码生成、扣费、样本采集信息记录、转运跟踪、接收确认，标本检测及数据传输等（图10-13）。

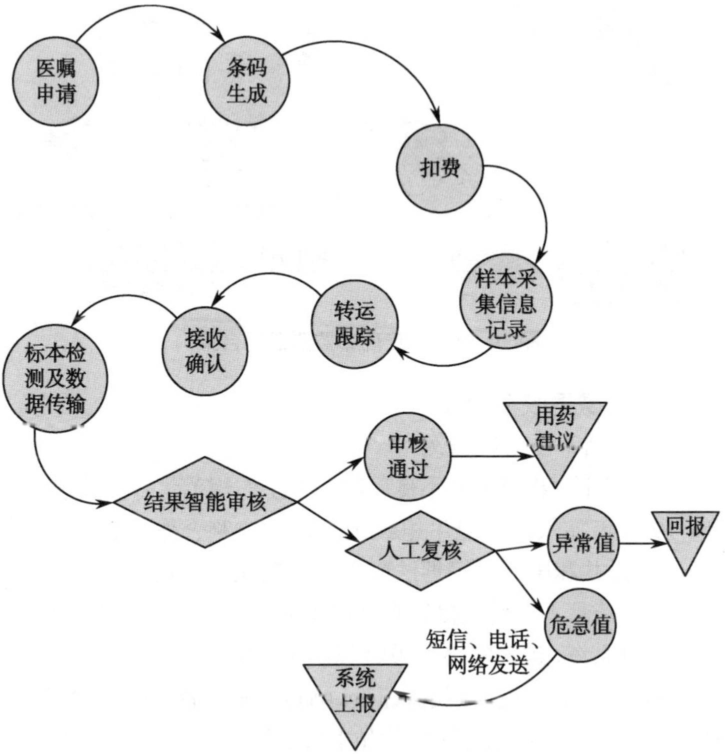

医嘱申请
条码生成
扣费
样本采集信息记录
转运跟踪
接收确认
标本检测及数据传输
结果智能审核
审核通过
用药建议
人工复核
异常值
回报
危急值
短信、电话、网络发送
系统上报

图 10-13 治疗药物监测系统工作流程

(2) 数据汇总：仪器所测药物浓度或药物相关基因数据，由仪器工作站通过信息链传递给实验室信息系统并保存在医院系统云终端，可在特定的时间节点设置自定义检索条件如日期、姓名、样本种类、医师、科室、病历号、采血时间及检验种类等，进行工作量汇总统计，科研数据提取，也可根据各级检查要求或科研需求自定义报表格式，进行专项数据提取。

4. 数据利用　与医院集成平台对接（HIS、LIS、CHPS 等系统），构建信息共享平台，如医院检验数据中心、检验中心（实验室）LIS 系统、区域（云）LIS、终端（云）LIS 客户端、药师工作站。各个医疗机构的 LIS、TDM 实验室通过数据交换平台同检验数据中心进行数据交互（图 10-14）。

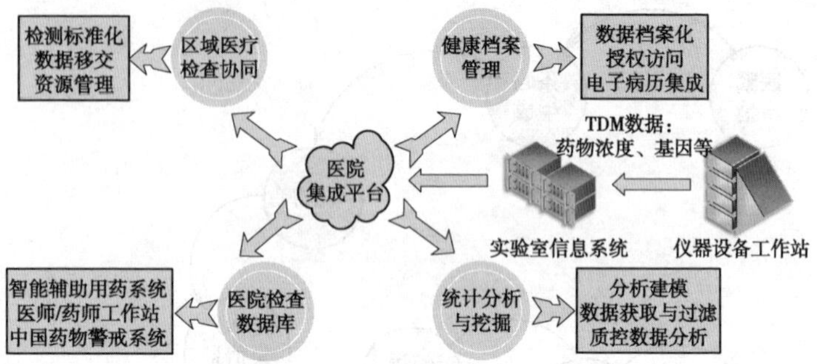

图 10-14 治疗药物监测云平台架构

（三）数据收集上报

1. 药品不良反应监测

（1）背景：我国药品不良反应上报工作规范化开展始于1988年；1998年加入世界卫生组织国际药品监测合作计划；2001年《中华人民共和国药品管理法》（主席令第45号）第七十一条规定国家实行药品不良反应报告制度；2004年正式启用国家药品不良反应监测系统，进入网络上报时代；2016年启动国家药品不良反应监测哨点（医疗机构）联盟建设，哨点医院配备中国医院药物警戒系统。其工作目标为加强药品上市后监管，规范药品不良反应报告和监测，及时、有效控制药品风险，保障公众用药安全。

（2）机构职责（图10-15）

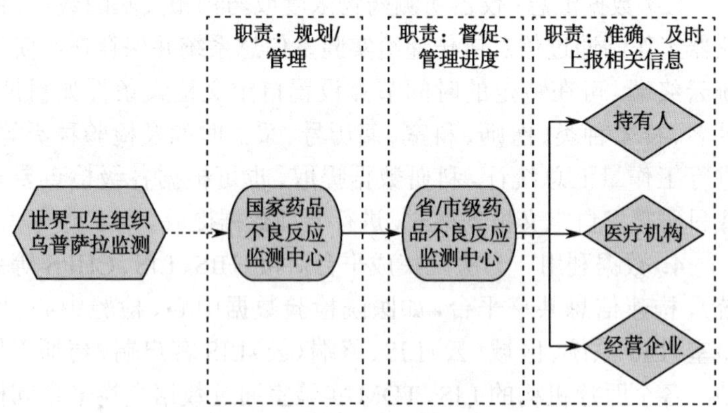

图 10-15 药品不良反应监测架构

（3）监测内容（图 10-16）

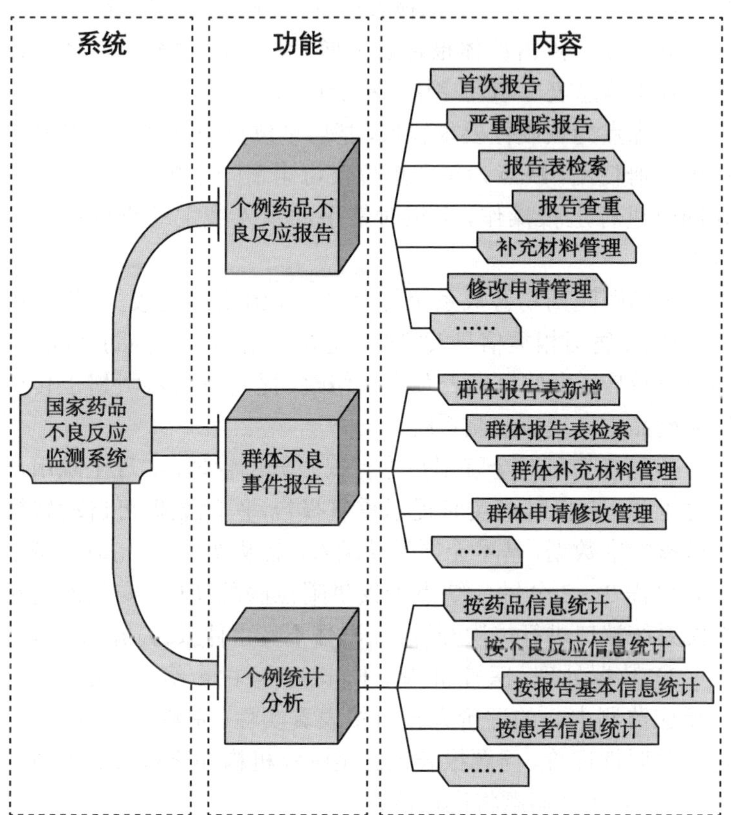

图 10-16 国家药品不良反应监测系统功能

（4）工作思路：我国医疗机构主要使用国家药品不良反应监测系统，哨点医院可使用中国医院药物警戒系统。

1）数据上报：国家药品不良反应监测系统要求 Windows 2003、Windows XP 或 Windows 7 运行环境，支持 IE 7 及以上版本浏览器，系统网址为 www.adrs.org.cn，选择药品不良反应报告与管理项下医疗机构报告模块，按需选择联通或电信通道，输入用户名、密码、验证码登录用户界面。

个案报告点击“首次报告”，系统自动弹出“药品不良反应/

事件报告表”，填写完毕后提交即可。报告表左上角设有参考报告按钮，可调取既往类似报表信息，减轻录入工作量。

群体报告点击群体报告表新增，系统弹出“药品群体不良事件基本信息表”，填写完毕后提交即可。

其优点为软硬件要求较低，基层单位只需有计算机及网络均可注册使用，缺点为每个单位仅可申请一个账号，不利于多人同时进行上报操作，上报时需手动录入或主动查询的内容较多。

中国医院药物警戒系统与 HIS 及 LIS 等相连接，可提取患者、药品、病历相关信息及检验、检查数据等信息协助完成“药品不良反应 / 事件报告表”，在线修改、提交、审核、一键上传至国家药品不良反应监测系统。

其优点为可对全院用户进行权限分层管理，实现全院用户同时上报，上报时可实时提示重复报告，医院数据可自动转换为国家标准数据，基本无须手动录入，上报效率高，完成一份报告表仅需 2～3 分钟。缺点为仅供哨点医院使用，安装前需对医院系统端口进行二次开发，无群体不良事件报告功能。

2）数据处理：医疗机构上传报表后，由市级、省级药品不良反应监测中心的评价人核查报表真实性、完整性、准确性并进行关联性评价，问题报表退回至医疗机构补充材料后重新上传，涉及真实性问题将进行核查。

3）数据分析：国家药品不良反应监测系统针对已提交的个例药品不良反应报告，可通过时间、报告类型、药品信息、不良反应名称、数据来源、患者姓名等条件进行检索、数据导出，可通过患者信息、原患疾病、不良反应名称、用药原因、报告人职业、单位、报告日期等条件进行查重，可细分为 25 小项进行统计、自动生成表格。

中国药物警戒系统针对已上传的个例药品不良反应报告，可按药品、人员、报告类型、不良反应名称等进行检索、统计、数据导出，系统具特色药品评价功能，可将患者、体征、诊断、医嘱、病历、检验等信息以“和”“或”“非”逻辑排列组合，形成检索式在医院的 HIS、LIS 等系统内检索符合条件的病例，检索结果可每日自动更新，主动筛查药品不良反应信号，利于科研工作的开展。

2. 用药错误

（1）背景：建立用药差错报告系统的目标是为保障用药安全，通过分析和评价用药错误，制订并执行有效措施，把经验分享给同行参考，从而预防和减少其再次发生。2008 年第 68 届国际药学联合会世界药学大会提出要建立和维护用药错误报告系统，采取必要的措施使可识别的风险最小化。

欧美等医疗水平发达国家于 20 世纪 80 年代已建立了完备的用药差错报告及监测系统，如 ISMP《用药错误报告》、MEDMARX 等。其他地区用药错误报告监测系统还包括 ISMN（全球）、NPSG（英国）、MIRP（中国香港）等。ISMP《用药错误报告》采取的是自愿报告方式，收集医疗保健机构和患者的药物不良事件和药物错误报告，提供药物错误原因的系统分析，用在线报告方式每 2 周向医院、制药公司和 FDA 反馈。MEDMARX 是美国药典委员会用药错误上报系统，该系统从医院收集用药错误并向医院反馈，以在线报告的方式展示分析结果，注册机构可共享资料。

在我国，国家卫生和计划生育委员会于 2012 年成立合理用药国际网络（INRUD）中国中心组临床安全用药组，并建立全国临床安全用药监测网，接收各级医疗机构的用药错误报告。

（2）机构职责：监测网在国家卫生健康委员会医政医管局和各省市卫生健康委员会的指导下，设立国家、省市和医疗机构三级结构。各级机构职责如下（图 10-17）。

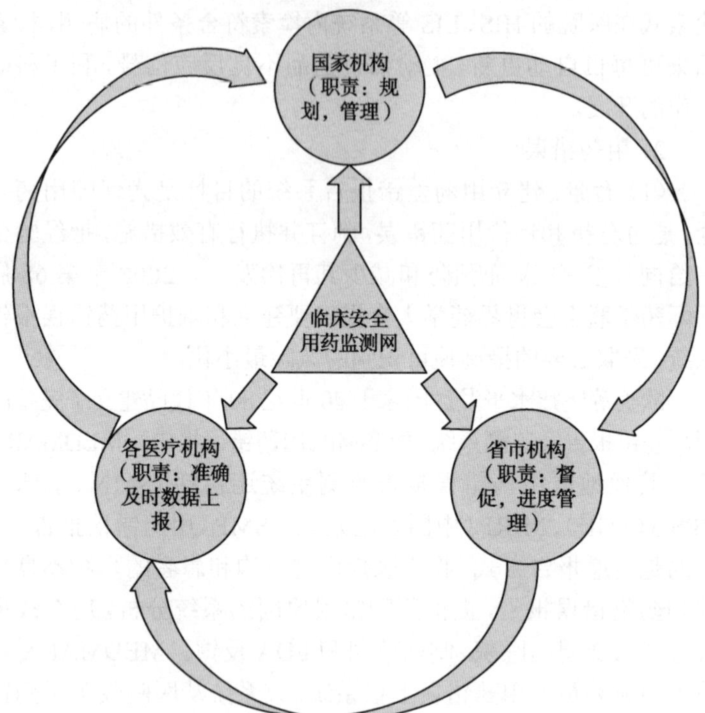

图 10-17 临床安全用药监测网各级管理机构

（3）工作思路

1）数据上报：各医疗机构收集各类用药错误，填写报表，统一集中到机构的临床用药安全中心，录入员手动录入，将报表内容上报临床安全用药监测网。

2）数据处理：审核员对数据的准确性和完整性进行审核，对上报数据进行反馈。

3）数据分析：监测网可以按给定因素对用药数据进行统计，如发生场所、错误内容、引发因素、错误级别等，统计报告可以图表形式展示。针对统计分析内容，编发《临床用药安全信息》简报。

（4）监测内容：用药错误的监测内容包括错误内容，分级，患者伤害情况，引发因素，发生场所，涉及人员及事件过程（表 10-2）。

表 10-2　INRUD 中国中心组临床安全用药组用药错误报告表（2014 年版）

填表时间：____年____月____日

错误发生时间	__年__月__日__时__分	发现错误时间	__年__月__日__时__分
错误内容	1. 品种　□适应证品种　□禁忌证　□剂型 2. 用法　□给药途径　□给药顺序　□漏给药 　　　　□给药技术　□重复给药 3. 用量　□数量　□规格　□用量　□给药频次 　　　　□给药时间　□疗程 4. 相互作用　□溶媒　□配伍　□相互作用 5. 患者身份□ 6. 其他______________		
错误药品是否发给患者	□是　□否　□不详	患者是否使用了错误药品	□是　□否　□不详
错误分级	第一层级：无错误 □ A 级：客观环境或条件可能引发错误（错误隐患） 第二层级：有错误无伤害 □ B 级：发生错误但未发给患者，或已发给患者但患者未使用 □ C 级：患者已使用，但未造成伤害 □ D 级：患者已使用，需要监测错误对患者造成的后果，并根据后果判断是否需要采取措施预防和减少伤害 第三层级：有错误有伤害 □ E 级：错误造成患者暂时性伤害，需要采取防范措施 □ F 级：错误对患者的伤害可导致住院或延长住院时间 □ G 级：错误导致患者永久性伤害 □ H 级：错误导致患者生命垂危，需采取维持生命的措施（如心肺复苏、除颤、插管等） 第四层级：有错误致死亡 □ I 级：错误导致死亡		
患者伤害情况	□死亡　直接原因：　　　死亡时间：____年____月____日 □抢救　措施： □残疾　部位、程度： □暂时伤害　部位、程度： 　　　　恢复过程：□住院治疗　□门诊随访治疗 　　　　　　　　　□自行恢复　□其他 □无明显伤害		

续表

引发错误的因素	1. 处方因素 □处方认不清 □缩写 □抄方 □口头医嘱 2. 药品因素 □药名相似 □外观相似 □分装 □稀释 □标签 3. 环境因素 □环境欠佳 □货位相邻 □多科室就诊 □拼音相似 □设备故障 4. 人员因素 □疲劳 □知识欠缺 □培训不足 □技术不熟练 5. 其他______					
发生错误场所	诊室(□门诊□病房) □调剂室 □护士站 □社区卫生站 □患者家中 □静脉配制室 □其他______					
引起错误的人员	医师 □住院医师 □主治医师 □副(正)主任医师 □实习医师 □进修医师 药师 □初级药师 □主管药师 □副(正)主任药师 □实习药师 □进修药师 护士 □初级护士(师) □主管护师 □副(正)主任护师 □实习护士 □进修护士 □患者及家属 其他______					
其他与错误相关的人员	□医师 □药师 □护士 □患者及家属 □其他______					
发现错误的人员	□医师 □药师 □护士 □患者及家属 □其他______					
患者信息	性别	□男 □女	年龄	___岁/月	体重	___kg
	诊断					
错误相关药品	通用名		商品名		剂型	
	规格		生产厂家			
有无药品标签、处方复印件等资料	□有 □无					

简述事件发生、发现经过,导致的后果及防范措施:

报告人		科室	
联系电话		Email	

（5）优势与不足：全国性的上报系统使得数据可以全国共享，由于并非所有医院均加入监测网，数据具不完整性。我国部分医院也构建各自的用药错误上报系统，可在一定程度上弥补数据的不完整。以 ×× 市妇幼保健院药学部门自行设计的用药错误提报系统为例（图 10-18）。该系统利用现有局域网中办公计算机架设服务器，采用 Browser/Server（B/S）架构，利用 IE 浏览器访问完成所有操作。服务器硬盘参数为 Core2Duo E7400、2G RAM、320GB，网络环境即已有局域网资源，客户端为工作环境中的任意计算机。整体系统功能包括前台用药错误提报和后台数据汇总。前台用药错误提报界面，录入药品可利用有记忆功能的拼音输入法保证较一致的输入，并对有关规范选项做内容过滤。后台数据库可根据用户的要求，快速获取数据库中的数据，动态生成图表。系统能够支持复杂的检索条件，检索速度快，响应时间短。

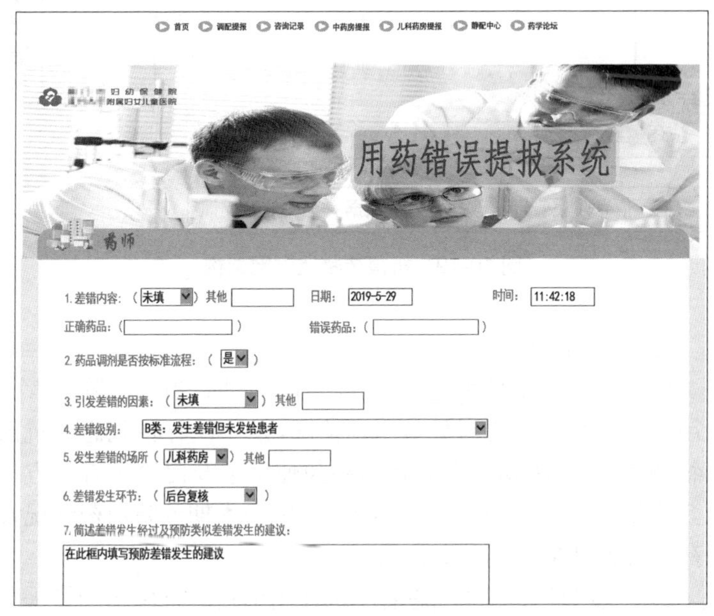

图 10-18　×× 市妇幼保健院用药错误提报系统

3. 抗菌药物监测网

（1）背景：为进一步加强抗菌药物临床合理应用管理，提高我国抗菌药物临床应用水平，落实《抗菌药物临床应用指导原则》及相关管理规定，卫生部于 2006 年建立“全国抗菌药物临床应用监测网”，其目的是监控抗菌药物的使用情况，提高合理用药水平，为政府部门制定相关政策提供科学依据。目前监测网入网单位已超过 6 000 家（截至 2021 年），覆盖全国各级各类医疗机构，并在全国成立了 34 个省、市或地区级监测分网。

（2）机构、职责（图 10-19）

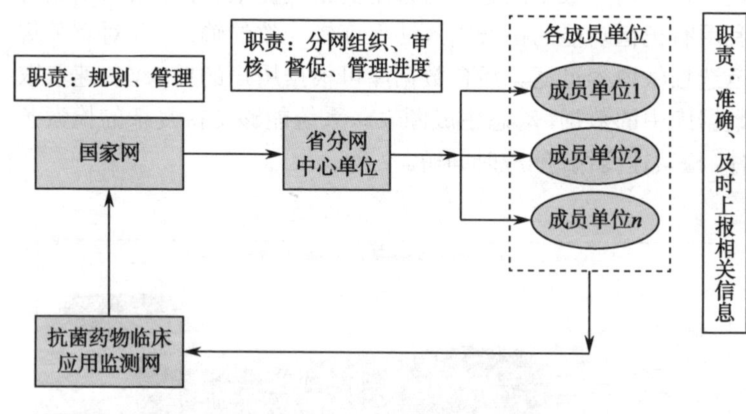

图 10-19 抗菌药物监测网架构

（3）监测内容

1）月度数据：采用随机抽取的方法，调查当月住院患者病历用药医嘱和门诊患者处方用药情况，从中统计住院患者抗菌药物使用率，Ⅰ类切口患者预防用药使用率及门诊患者处方抗菌药物使用率，用药费用，手术情况，围手术期预防用药情况及用药合理性评估等相关数据指标。

2）季度数据：将住院患者全部使用消耗的抗菌药物量采集整理上报，从中统计住院患者抗菌药物使用强度及抗菌药物分类（品种）使用情况。

3）年度数据：抗菌药物使用消耗及经费情况调查。

（4）工作思路

1）数据上报：目前主要采用人工采集数据。为使数据上报更及时、准确，监测网于2018年8月增加自动上报数据接口，实现网上直报数据，目前在少数医院试运行。总体要求为①每个月需网报门（急）诊处方各100张；②每个月需网报手术、非手术病例各15份；③3月、6月、9月、12月上报各季度抗菌药物消耗量；④3月、7月需对当月病例进行评价；⑤9月填写监测网成员单位情况调查表、抗菌药物消耗金额调查表。

2）数据处理：在数据的完整性、准确性等质量控制方面，目前监测网主要由国家网和省分网中心单位对各成员单位上报的数据进行人工审核，并以纸质和/或信息化形式反馈。在用药合理性评估方面，建立了多种Ⅰ类切口手术预防用药合理性评价标准及体系。

3）数据分析：监测网每年向全国和省市及医疗机构提供包括年度、季度和月度的不同横断面门诊/住院抗菌药物使用率、住院患者抗菌药物联合用药率、手术组首次预防用药给药时机符合0.5～1小时的比率、住院患者抗菌药物使用强度、各类抗菌药物消耗量（累积DDDs）及用药合理性评估等20余项统计指标。

（5）优势与不足

1）优势：①大数据的利用对政府部门决策的科学性和医院自身管理的导向性具有现实意义；②有利于全国范围及城市各监测网之间数据交换、资源共享和对接；③网络直报数据提高了工作效率和数据安全性，可方便提高手术及非手术病历的样本量，使统计结果更精确，更加具有代表性、真实性。

2）不足：①数据处理方面，无法对上报数据的准确性进行动态评估，需探索和开发基于数据的收集、整理、统计、分析流程方面的标准化、规范化；②手工填报耗时耗力，网络直报需与医院端口对接，开发维护费用较高；③在数据监测技术手段、统计分析方法和相关服务方面都有待完善和提高；④在管理精细化水平上稍显不足。

4. 短缺药品上报系统

（1）背景：根据国家卫生健康委员会办公厅下发的《关于做好公立医疗卫生机构短缺药品信息直报工作的通知》（国卫办药政发〔2018〕26号）文件要求，短缺药品上报系统借助全国疾病预防控制虚拟专用网络，及时统筹协调和分类，有效应对药品短缺问题。

（2）机构、职责（图10-20）

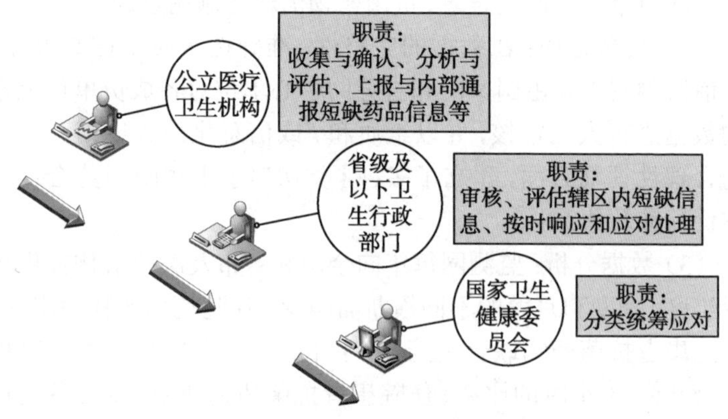

图10-20 短缺药品上报机构职责

（3）监测内容：短缺药品的相关信息如下。

1）药品基本信息：包括通用名、商品名、剂型、规格、给药途径、批准文号、价格，药品流通企业名称，药品生产企业（或进口代理商）名称。

2）药品分类信息：按适应证、药品价格、是否为处方药、是否属于国家基本药品、是否为抢救药品、是否属于特殊管理药品等进行分类。

3）短缺信息：短缺原因和预计短缺时间、短缺影响的地理范围和相关临床科室，以及本机构内该药品目前剩余库存、有效期、历史用量和预计可以维持使用的时间。

（4）工作思路

1）上报（图 10-21）

药品目录信息

药品编码： 选择药品 批准文号：

通用名： 剂型： 制剂规格：

包装规格： 生产企业： 协议配送企业：

制剂采购价格(元)： 状态： 数据来源：

最小销售包装价格：* 药品采购方式：*

短缺信息登记

联系电话：* 实有床位数：* 医疗机构药房数量：*

短缺类型：* 短缺起始时间：* 是否使用替代药品：*

月需求量(最小销售包装)：* 月供应量(最小销售包装)：*

备注：*

短缺原因

☐ 流标或废标，无企业供货 ☐ 原料短缺，产能不足 ☐ 原料垄断，产能不足 ☐ 企业生产线改造，企业产能不足

☐ 交易价格低，企业不再生产 ☐ 限价交易，企业不愿供应 ☐ 地域偏远，企业不愿配送 ☐ 临床用量小，企业不愿供应

☐ 其他原因

图 10-21 短缺药品上报界面

A. 手工录入短缺药品信息：新增短缺药品信息应包括药品编码、通用名称、剂型、规格、生产企业、配送企业、短缺原因及短缺时间类别等内容。短缺信息收集方法可通过但不限于电话告知、电子邮件、纸质表单、在线数据查询和业内、同行信息资源共享等方式。上报时，医疗机构对需上报的短缺药物相关属性进行选择并提报。

B. 短缺药品信息处置查询：短缺药品信息填报页面可以查询到医院填写的所有短缺药品明细。可进行进度查询该药上报以后，配送企业、生产企业、县卫生行政部门的反馈及处理情况。

2）处理（图 10-22）

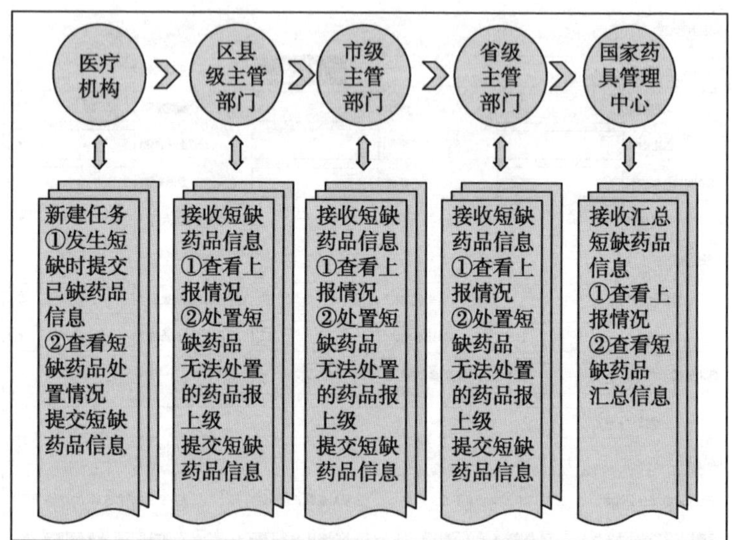

图 10-22　短缺药品上报业务流程

3）分析（图10-23）

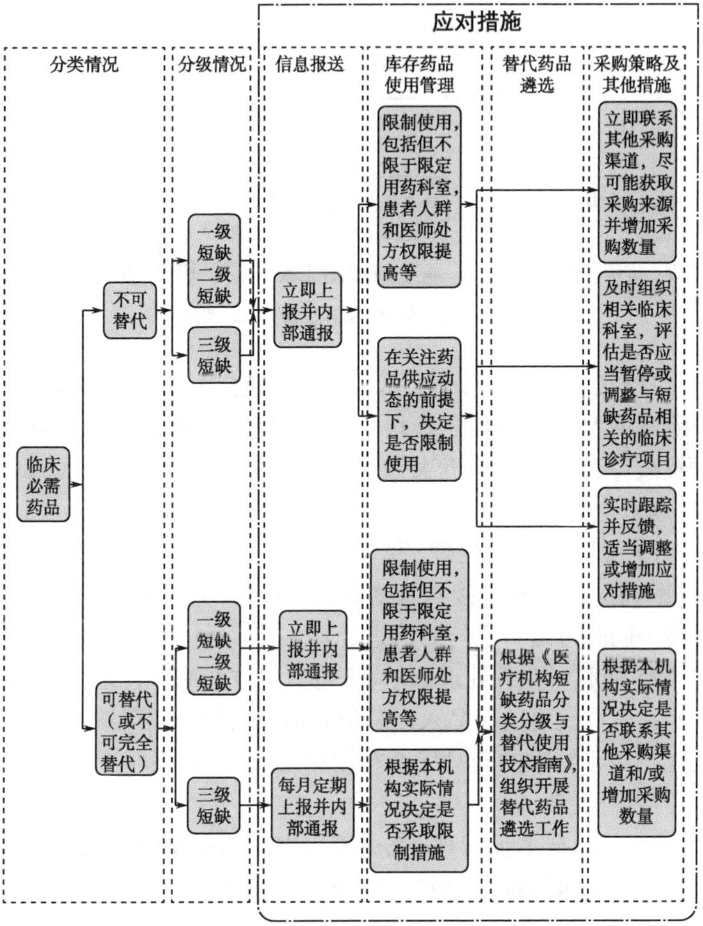

应对措施

分类情况

分级情况

信息报送

库存药品使用管理

替代药品遴选

采购策略及其他措施

临床必需药品

不可替代

一级短缺二级短缺

三级短缺

立即上报并内部通报

限制使用，包括但不限于限定用药科室，患者人群和医师处方权限提高等

在关注药品供应动态的前提下，决定是否限制使用

立即联系其他采购渠道，尽可能获取采购来源并增加采购数量

及时组织相关临床科室，评估是否应当暂停或调整与短缺药品相关的临床诊疗项目

实时跟踪并反馈，适当调整或增加应对措施

可替代（或不可完全替代）

一级短缺二级短缺

三级短缺

立即上报并内部通报

每月定期上报并内部通报

限制使用，包括但不限于限定用药科室，患者人群和医师处方权限提高等

根据本机构实际情况决定是否采取限制措施

根据《医疗机构短缺药品分类分级与替代使用技术指南》，组织开展替代药品遴选工作

根据本机构实际情况决定是否联系其他采购渠道和/或增加采购数量

图10-23 短缺药品分类分级应对措施

5．特殊药品监管系统

（1）背景：特殊药品监管系统是按照《麻醉药品和精神药品管理条例》（国务院令第442号）、《医疗机构麻醉药品、第一类精神药品管理规定》（卫医发〔2005〕438号）等法律法规的要求，结合××省特殊药品日常管理工作实际需要专门开发的，对特殊药品在流通使用环节进行全程动态监管。

（2）机构、职责（图 10-24）

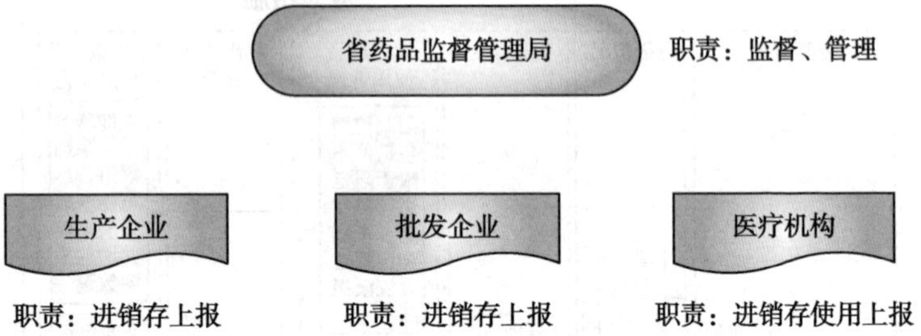

省药品监督管理局 职责：监督、管理

生产企业 职责：进销存上报

批发企业 职责：进销存上报

医疗机构 职责：进销存使用上报

图 10-24 特殊药品监管机构、职责

（3）监测内容：系统主要功能设置包括医疗机构信息模块、采购联网及非联网信息模块、使用信息上报模块、修改审批模块及统计查询模块等五大模块，对特殊药品进行标准化、制度化、规范化管理。

1）互联网业务处理：供货企业通过联网销售将货物销售后，购药医疗机构在接到货物确认无误后，点击【勾对】便完成交易。同时可退货已勾对的进货。

2）非联网业务处理：从尚未进入特殊药品监管系统中的特殊药品企业购进的药品入库登记和退出功能。利用该功能还可实现初用系统时的药品库存初始化工作，实现系统库存和实际库存数据的统一。

3）月数据上报管理：完成库房中对药品使用情况的登记。查询历史上报数据，上报每个月的交易数据。

（4）工作思路

1）上报：通过导出 HIS 的购买记录和使用记录汇总后，登录该系统进行人工录入。

2）处理：通过系统数据查询可了解本机构特殊管理药品的购入、存储、使用情况。

3）分析：各医疗机构通过系统即时掌握本机构特殊管理药品的购入、存储、使用情况，使每一个最小单位、每一次操作都有记录。各级卫生行政部门通过系统即时掌握本辖区内特殊药品在各医疗机构的购入、存储、使用情况等动态数据，发现异常情况，可通过本系统迅速、有效地进行倒追踪，实现对全省医疗机构特殊药品标准化、制度化、规范化管理，积极防范和杜绝特殊药品流入非法渠道。

（5）不足：各医疗机构特殊管理药品购用情况还需在本医疗机构信息系统进行查询后汇总上报，如果建立与医疗机构 HIS 链接端口，可省去各医疗机构系统内的重复操作，进一步优化工作程序。

6. 全国合理用药监测系统

（1）背景：根据 2009 年卫生部、总后勤部卫生部和国家中医药管理局联合下发的《关于加强全国合理用药监测工作的通知》（卫办医政发〔2009〕13 号）文件要求，全国合理用药监测系统主要由药物临床应用监测子系统、处方监测子系统、药物相关医疗损害事件监测子系统、重点单病种监测子系统组成。

（2）机构、职责：全国合理用药监测系统各级组织机构与职责具体如下。

1）国家卫生健康委医政司：负责全国合理用药监测系统的组织与领导。

2）各省级卫生行政部门：组织与管理本辖区的合理用药监测工作等。

3）国家卫生健康委合理用药专家委员会：拟订全国合理用药的工作目标和工作方案。

4）中国医院协会：负责国家级全国合理用药监测工作的建设与运行。

5）全国合理用药监测办公室：由中国医院协会会员服务部负责，由专业机构作为技术支撑，负责全国合理用药监测系统全面运行工作的具体落实与实践。

6）药物临床分析评估专家委员会：由全国合理用药监测办公室组织医学、药学、流行病学、药物经济学、统计学等学科专家组成，监测数据及进行药物与治疗的研究与评估。

7）协调与推进委员会：主要由省卫生厅、省协会、具有领导地位的医药企业组成，负责协调与推进合理用药监测工作。

8）监测点医院：院长为监测点医院的负责人，医务处负责组织管理，信息中心负责上报数据，药学部门负责处理上报数据中出现的专业问题。

（3）监测内容

1）处方监测子系统监测的主要范围：处方[门（急）诊]、病案首页和医嘱等信息。

2）药物临床应用监测子系统监测的主要范围：化学药品、生物制品与中成药的购药与库存信息。

3）用药（械）相关医疗损害事件监测子系统监测的主要范围：药物不良事件、严重药物不良事件、医疗器械不良事件。

4）重点单病种监测子系统监测的主要范围：发病率较高的常见疾病、多发疾病的有关用药信息。

（4）工作思路

1）上报：收集整理监测信息，包括①药物临床应用情况；②用药相关医疗损害事件情况；③处方、病案首页和医嘱；④重点单病种药物治疗情况；⑤省级以上卫生行政部门确定的其他需要监测的情况。检索的信息有①国家食品药品监管部门发布的药物不良反应信息；②国内外有关药物临床使用信息；③国内外用药相关医疗损害事件信息。

2）处理：编辑发布监测信息，包括①根据监测结果和检索信息，定期向监测点医院发布临床用药监测结果，向医院提出改善用药行为、推进合理用药的干预措施；②发出用药相关医疗损害事件预警信息及预防建议；③及时向监测点医院通报国家食品药品监管部门发布的药物不良反应信息及国内外用药相关医疗损害事件信息。

3）分析：提出政策建议。①根据监测结果及检索信息，围绕安全、有效、经济的合理用药原则，协助有关部门起草重点药物临床合理应用的指导原则或规范、指南；②提出加强合理用药管理的政策建议；③提出处置用药相关医疗损害事件的专家意见。

截至 2010 年 10 月，全国合理用药监测系统办公室初步完成了全国合理用药监测系统的组织建设与管理体系；完成了4个监测子系统的论证与组成；确认了监测内容、监测指标、监测范围；开发与建设了监测系统公共网络信息平台及数据上报软件；论证确立了数据分类、汇总、整理、规范体系与业务流程；论证确定了分析、评估、报告体系；论证了用药相关医疗损害事件上报、整理、规范、存储、分析、信号挖掘及预警等流程；论证确定了抗肿瘤药、心血管疾病药、抗菌药、血液制品用药的评估报告的体例与内容。

2010—2020年，全国合理用药监测网不断扩大与完善，覆盖30个省/自治区/市，分布在4个直辖市，26个省会，300余个计划单列市、地级市或县级市。包括中央、省、市、区县、行业、军队的综合与专科医院。

全国合理用药监测点医院1 646家，占全国三级、二级公立医院总数19.91%；床位数174.65万张，占公立医院35.10%

第三节 智能化设备

一、智能快速发药系统

（一）概述

智能快速发药系统是基于现代信息技术、控制技术及计算机通信技术等发展起来的综合应用系统，也是现代物流概念、医药技术、现代计算机及自动化控制技术相结合的产物。该系统通过软、硬件的结合，处理门（急）诊调剂室的繁杂的调配工作，实现以往"人找药品"到现在的"药品找人"模式的转换，降低了调剂的劳动强度，一定程度上提高工作效率；机器配方、人工复核的处方调剂方式大大降低了处方调剂差错的风险。密集式的储药模式节约了空间，改善了工作环境，最终实现门（急）诊调剂室的自动化、智能化和精益化的管理。

（二）系统组成

该系统主要以智能快速发药机为主，药品智能存取机、智能针剂管理柜、智能毒麻药品管理柜、智能预配货架、智能电子药筐等相配套组成。主要由上药系统、出药系统、储药系统、控制系统和软件管理系统组成。

（三）主要功能

智能快速发药系统具备以下 3 个主要功能。

1. 储药 必须能够储存和管理一定数量的药品，确保发药高峰期药品供给。

2. 上药 必须能够自动或半自动地把药盒放在确定的药品存放位置上。

3. 出药 必须能够按照电子处方的要求准确发放药品到患者手中。

（四）流程图（图 10-25）

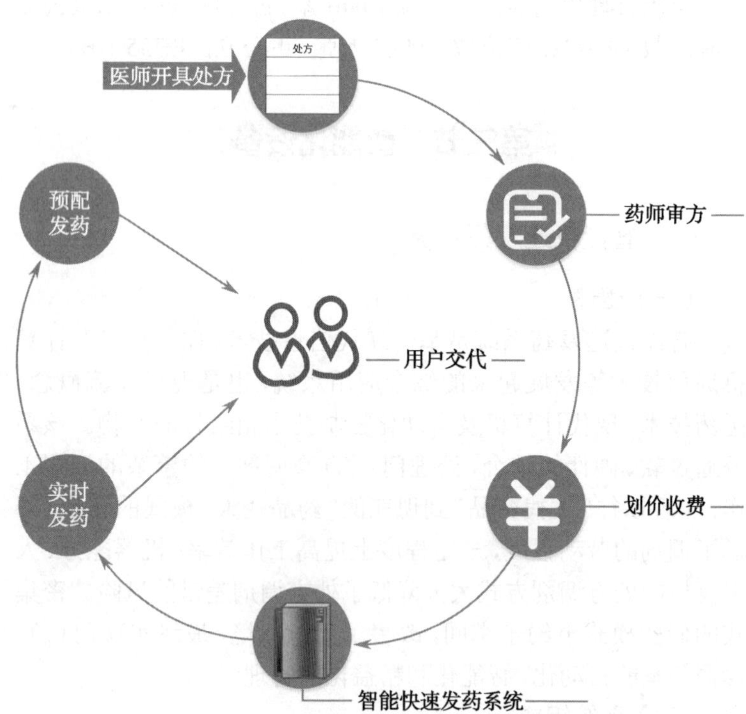
处方
医师开具处方
药师审方
划价收费
智能快速发药系统
实时发药
预配发药
用户交代

图 10-25 智能快速发药系统工作流程

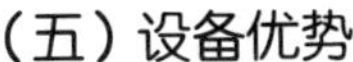

（五）设备优势

1. 提高药品调配效率　一张处方通过多台设备的协同发药，处方处理速度快：①药品通过半自动或者全自动的方式进行快速批量补药，补药速度甚至可以达到 3 000 盒 /h，有效节约人力资源。②药品通过机械手式或者重力抖落式出药并通过机械手、提升机、组合出药口、实时发药通道、螺旋出药滑道等快速传送到工作人员手中并核发给患者。通过系统可以实现实时发药、预配发药模式的智能组合，结合调剂室实际提供最佳的解决方案，相对传统调配模式有效提高药品调配效率。

2. 保障患者用药安全　结合计算机的软、硬件控制技术，有效预防人为差错，提高药品调配的准确性，患者用药更安全。

3. 监控药品效期管理　结合 HIS，通过二维码、条形码、图片等多种途径录入批号和有效期，利用激光盘点系统实时盘点机内库存，做到药品“先进先出”，实现药品效期管理。

4. 优化空间布局　最大化地利用空间，使占地面积小同时药品的存储空间大，最大限度地优化调剂室的空间布局，高度契合现代化调剂室的品味需求。因缺少人工调配，可以对药品进行密集存储，药品摆放更加合理化，有效利用存储空间。单机存药量甚至可以达到 6 万盒。

5. 处方调配追溯　处方药品调配全过程进行视频录制，后期可以做到各环节的追溯，进行具体问题的分析与优化。

（六）配套产品

1. 药品智能存取机　主要功能及应用特点如下。

（1）药品存储功能：将药品按层分类，每一层均码放标准化药筐，药品智能存取机对药品包装适应性强，能够存储易碎药品和软袋等异型包装药品，以方便药师取药。

（2）控制界面及信息显示功能：在控制界面上，处方信息和药品信息直接显示在触摸屏上，药师可直接对照触摸屏取药。

（3）可封闭滑门功能：设有滑门，可关闭形成密闭空间，保管药品，开放后为存取药窗口。

（4）定位指示功能：采用先进技术，根据处方相应的信息，药品将在存取机里垂直运动，同时信号灯自动指示处方所示药品位置，药师在操作区间根据信号灯就能很方便地取药。

（5）防护技术功能：采用红外线光栅，机器运转的区域有异物遮挡时，立即停止操作，保护操作者安全。同时具有应急停止按钮，在机器错误时可以停止机器运行。

2．智能毒麻药品管理柜　主要功能及应用特点如图 10-26 所示。

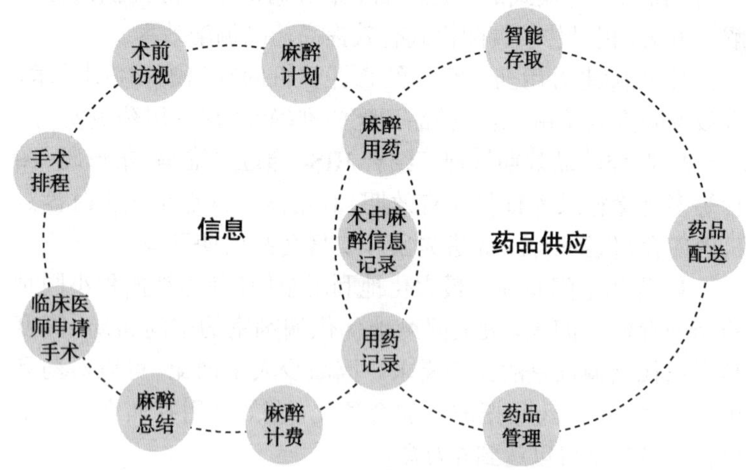

图 10-26　智能毒麻药品管理柜功能

智能毒麻药品管理柜的柜体中存放各类麻醉药品，医护人员可根据使用、管理权限维护不同的系统使用权限，医师和护士可及时为患者进行药品取用。所有取用情况系统都会自动记录，并进行库存扣除核算。系统还可自动向药学部门发送请领单，药师可进行审核和药品发放，并通过系统实时了解临床的使用药品情况，保证药品供应并做好批号效期管理，让每支药品都可追溯，保障患者的用药安全。

智能麻醉药品管理系统实现了药品的供应、使用追踪、安全合理用药的自动化管理体系，是麻醉药品流通管理的有效手段。

3．智能针剂管理柜　用于针剂和拆零药品的存储与调配的专用智能管理系统，提高处方全自动调配率。应用特点：①采用封闭式存储，避光，防盗，有效减少药品损耗；②接收电子处方并自动弹出抽屉，实现药品精准快速调配。

4. 智能预配货架　用于处方预调配和药品发放管理的货架。应用特点：①每个预配货架可以提供多个预配货位，智能发配预调配处方药品的货位，实时显示处方配药情况；②每个货位设置指示灯，智能提示药筐位置。

5. 智能电子药筐　智能电子药筐用于发药环节的药品临时存储与发放，应用特点：①自带显示屏或者提示灯，可绑定患者处方，辅助药师配药与发药；②可与自动智能快速发药机联动使用，也可单独使用，配合药师人工调配药品；③患者前来取药时，显示屏或提示灯亮起，保证将药品正确地发送给相应的患者。

二、药品分包机

（一）概述

自动药品分包系统主要用于住院患者口服药品、针剂药品的单剂量自动调剂，提供了从药品分类、分发、包装到根据处方打印相关用药信息的更准确、低成本、高效率的自动配药过程。该系统可有效提高调剂效率及准确率，节省人力成本，同时减少药品的污染概率及非正常损耗，提高药品保存质量。此外，直观易懂的药品标识也可提高患者的依从性，保障用药安全，减少医患纠纷。

（二）系统组成

系统设备主要包括主机框架、高速药盒、非规则形状药品自动包装装置、手工半自动摆药装置、自动封包装置、触摸屏控制计算机、管理软件、耗材及其他辅助装置等。

（三）主要功能

1. 自动药品分包系统可无缝连接调剂室系统，自动接收医嘱信息。

2. 可自动将患者一次药量的药品包入同一药袋中，并在包装上打印患者用药信息，如患者姓名、ID 号、药品名称、规格、服用时间等。

3. 具备智能纠错功能，发生错误时会自动报警，并可在不停机的情况下自动纠正错误，对发生错误的处方自动进行二次分包，并对发生错误的药包做明显标记，从而确保分包的准确性。

4. 可智能识别药盒，便于药品管理，可严防差错发生。

5. 可进行药品库存监测，可对药品添加、药品消耗量等进行统计。

（四）优势

该系统实用性较强，可高速分包，多数产品可达 60 包 /min 以上，操作相对简单；药品包装标识打印功能灵活，提高患者依从性，减少服药错误；设备可在分包过程中不间断操作进行药品的补充，提高效率；该设备占地面积不大，加上设备操作及散热空间，仅需 2～3m^2，日常的维修保养也较简便，主要包括耗材的更换补充，药品的添置、设备的清洁，以及新药品信息的维护更新等。

三、病区药品管理柜

（一）概述

病区药品管理柜是放置在病区的智能药品管理终端。其是以智能柜体管理药品为核心，采用物联网技术，结合软件系统实时接收医师医嘱，实现药品在医院的分布式存储、智能管控及快速调剂。该系统可有效提升医院药品管理的可追溯性，是一个软硬件结合的高度智能化的药品管理平台。

（二）系统组成

该设备采用模块化设计，可包括智能药架模块、智能麻精管理模块、智能恒温冷藏药管理模块、智能药盒模块、针剂单剂量管理模块、智能高值耗材管理模块等，同时配备指纹或 ID 登录、内置药品标签打印机、条形码扫描、触摸屏等部件。

（三）主要功能

1. 可实现病区药品的单剂量调剂　该设备可与 HIS 对接，获取相应医嘱信息，然后引导护士拿取相应患者的药品，并在取药后随即打印相应的标签，如条形码、患者姓名、病房名称、药品用法用量、特殊提醒等。条形码化标签还可与移动护理等系统相结合，保证给药的准确性。

2. 可智能协助保障药品供应　该设备为锁控管理，提升了药品储存的安全性。具有实时库存查询功能，药师可以随时掌握各病区的药品使用和库存情况，并可对药品的批号效期进行管理，保证药品的供应和质量。

病区药品管理柜相当于把调剂室延伸到了各病区，简化了取药流程，可解决日常用药、临时用药、紧急用药及夜间用药等需求，并可对用药情况和用药过程进行智能化监管。有效提高了医、药、护人员的工作效率，提升了病区药品调剂正确率和及时性，有效减少了药品漏服，提高了临床治疗效率。

（四）优势

设备可单选或多选通过指纹或 ID 密码登录进行权限认证和管理，安全性能高；模块化设计，可自由组合以满足不同的药品管理需求；各模块运行状况都有 LED 灯提示，可快速准确进行定位。

四、静脉用药调配中心智能化解决方案

（一）概述

医院静脉用药调配中心（pharmacy intravenous admixture service，PIVAS）智能化解决方案以智能设备为核心，结合相应管理软件，从存储、摆药、复核、分拣等各环节保障输液药品的快速、准确调配和发放，实现 PIVAS 工作的自动化、信息化和智能化管理。

（二）设备类别

智能针剂库、智能排药系统、智能贴签机、智能溶媒货架、智能分拣机、仓内复核仪、仓外复核仪。

（三）主要功能

1. 智能针剂库　用于针剂药品存储与发放的专用智能管理系统。利用扫描枪识别药品后，放入传送抽屉入库；根据药

品统领单弹出抽屉自动出药；能够快速、正确地指示药物所在位置；内置冷藏药品存储模块。

2. 智能排药系统　用于输液药品的统领和摆药的专用智能管理系统，可进出调配间，便于药品调配管理。

3. 智能溶媒货架　用于溶媒存储和发放的专用智能管理系统，与自动贴签机绑定，实现标签医嘱信息与溶媒货架信息一一对应，减少人工错误。

4. 智能贴签机　通过机器视觉智能识别溶媒；自动高速、高质打印标签；自动高速、高质贴敷标签；智能高速核对贴签后溶媒；当输液袋种类错误或与上一袋输液不一致时，机器能识别并进行语音提醒；当复核贴签后的溶媒时，若贴错输液也能进行语音提醒，若与上一袋输液不属于同批次，机器能发出提示音进行提示。使用智能贴签系统时贴签的准确率和效率都有所提高，避免了溶媒错误、贴签错误、批次错误发生，贴敷质量较高，适用于打印多种规格和形状的输液标签。智能贴签系统能够减轻人员贴签工作强度，但目前速度上还没办法达到人工水平。

5. 智能分拣机　该分拣系统主要包括分拣操作流程和信息管理平台，前者包括原点复归、批次选择、自动分拣、满筐排料、手动排料等；后者主要包括“实时分拣状态”显示和“病区分拣汇总”等统计功能。智能分拣系统可分拣 50～500ml 的各种规格软袋或塑料瓶输液，平均每小时可分拣 1 800～2 000 袋（瓶）。且通过该系统“实时分拣状态”和“病区分拣汇总”的统计信息，可全程监控每个病区药品的分拣情况。特点有动态分配仓位、动态出仓；机器识别、高速分拣；数据实时追踪，实现 PIVAS 全流程精细化数字管理；同步式传输、半自动与全自动分拣一体化；模块化设计、自由组合。

6. 仓内复核仪　用于入仓调配前药品复核的专用智能管理系统，能够实现计费功能，记录操作人员，统计工作绩效。

7. 仓外复核仪　用于调配后出仓成品复核的专用智能管理系统，可单独使用，也可在分拣机故障时作为备用方案。

（四）流程图（图10-27）

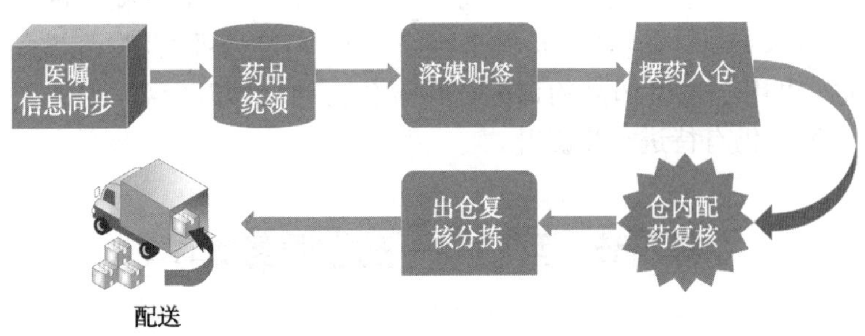

图10-27 PIVAS工作流程

（五）设备优势

通过全流程自动化、智能化设备的应用，优化了工作流程，减少了不必要的手工程序；智能化管理可有效控制差错发生率，用药更安全；药品实行自动化集中管理，便于查询统计和质量监控；降低药品损耗，节约人力资源成本；全流程信息化管理，实行调配信息全程可追溯。

（六）配套产品——自动配药机器

1. 双向精密配液泵　双向精密配液泵是一台高效的配液设备，可以准确、快速地抽取液体，可满足各种输液配制的需求。该设备可抽取液体的最小体积为0.2ml，可用于批量药品的溶解和抽吸，降低人工操作的工作强度。目前较多应用于粉针剂的预溶环节。

2. 静脉营养配液系统　可按照用户指定的顺序，快速、精确地将药液从包装中定量抽出并混合到输液袋中，调配速度快而准确、误差小，主要用于静脉营养液的混合调配。该系统借助条形码技术的一键调配，简化了操作流程，杜绝了人为误差。该系统严格遵循调配顺序，避免了人为调配顺序出错而带来的潜在风险，还可显示调配结果报告，可全程溯源追踪所有流程。

3. 配药机器人　配药机器人采用配药深度神经网络学习算法，药瓶自动识别，运动控制算法，配药误差补偿技术；西林瓶规格不同，容积与压强也不同，传感器可以自动计算西林瓶内容积，调整压强，从而完成定量抽取药液；采用自旋体机械手技术实现针筒自转，机械爪纠偏针头，精准抽吸，药物溶解度高，可用于危害药品的调配。该设备自动化程度较高，但调配速度上仍有待进一步提升。

第四节 互联网+药学服务概述

一、背景

如何将“互联网+”融入药学服务各环节中，美国、澳大利亚、加拿大等10余年前已开始探索远程药学（telepharmacy）服务模式，其中以美国的模式最为成熟。1997年，美国药房理事会（National Association of Boards of Pharmacy，NABP）将远程药学定义为：通过应用远程通信及信息技术向在远处的患者提供药学服务。偏远地区服务水平不足的调剂室或医院，与中心地区的药师建立远程连接，便可提供与传统药房相同的服务，包括远程监督、处方审核、处方调配、药物复审、用药咨询等。

2018年，国务院办公厅发布了《关于促进“互联网+医疗健康”发展的意见》。该意见提到，对线上开具的常见疾病、慢性疾病处方，经药师审核后，医疗机构、药品经营企业可委托符合条件的第三方机构配送；探索医疗卫生机构处方信息与药品零售消费信息互联互通、实时共享，促进药品网络销售和医疗物流配送等规范发展。

同年，国家卫生健康委员会、国家中医药管理局联合发布《关于加快药学服务高质量发展的意见》，特别提出要积极推进“互联网+药学服务”健康发展，明确要求“加强电子处方规范管理、加快药学服务信息互联互通、探索推进医院‘智慧药房’”。充分利用信息化手段，实现处方系统与调剂室配药系统无缝对接，缩短患者取药等候时间等。

在国家大力推进“互联网+医疗健康”的大背景下，基于

“互联网＋药学服务”的平台及科普网站不断涌现，促进了传统药学服务模式的加快转型。目前广东、浙江、四川、上海等省市试行远程审方、利用社交媒介进行药学咨询、远程教育，为合理用药提供保障，也在一定程度上解决了药师资源短缺的问题，并带来了极大的方便。

二、监管

互联网＋药学服务为近年兴起的新兴产业，国内的监管体系尚不健全，美国卫生系统药师协会（ASHP）有涉及部分相关项目的规范、声明、指导方针等。下文将与国内药学有联系并与用药安全密切相关的关于远程用药医嘱处理的指导方针做节选简介。

（一）规范、声明、指导方针

国内：

《国务院办公厅关于促进“互联网＋医疗健康”发展的意见》（国办发〔2018〕26号）

《关于印发互联网诊疗管理办法（试行）等3个文件的通知》（国卫医发〔2018〕25号）

《关于加快药学服务高质量发展的意见》（国卫医发〔2018〕45号）

《药师提供互联网科普与咨询服务的专家共识》（国药协患教发〔2018〕1号）

国外：

美国北达科他州、蒙大拿州、南达科他州、得克萨斯州、爱达荷州、犹他州等州行政法典中关于远程药学试行、实践、付费的相关规定

ASHP立场：在线药房和互联网处方、远程药学

ASHP声明：关于药学专业人员使用社交媒介的声明、关于远程药学的声明

（二）ASHP关于远程用药医嘱处理的指导方针（节选）

本指导方针包括：远程用药医嘱处理的目标、质量保证和

安全性；获取药品信息和医院政策资源的便捷性；人员培训和指导；最低技术标准和规范；保密性、隐私性和安全性；监管与评审标准；沟通及问题攻关；关于实施的基本事宜。

指导方针仅应用于远程用药医嘱验证，且只有在使用自动化药物存储和配送设备进行用药医嘱处理时，才能用于远程医嘱验证。

最低技术标准和规范项下指明：①确保远程站点可以使用客户端网络，远程站点可以电联客户或给客户发送扫描图和传真；②必须确保远程站点能够通过客户端的互动方案或计算机网络，使用客户端的设施；③远程站点必须尽可能地配置备用系统，以确保远程用药医嘱处理服务的有效性；④必须确保远程站点能够远程遥控客户的医嘱传送系统；⑤远程药师查看患者医嘱和其他医学信息时使用的系统，必须符合 1996 年颁布的《健康保险隐私及责任法案》所设定的技术标准，并负责为患者的卫生保健信息提供技术和物资保障。

对药师接受培训和指导的要求：①药师所接受的所有指导和培训都应该存档，永久备案，保存在远程药学部门，并视情况决定是否与客户端或客户端调剂室共享。②使用调剂室信息系统的所有员工都要在使用之前和之后每年接受能力测试。③如果客户端的计算机进行更新或大型改动，客户端应该告知远程站点是否有必要进行跟进培训。④如果客户端对临床政策或程序做出大的变动，客户端将会告知远程站点是否有必要进行跟进培训。⑤客户端和远程站点必须开发一个流程，记载远程药师的各项职责。如果远程站点负责记载药师的职责，那么客户端和远程站点必须开发一个系统，通过这个系统向客户端报告药师职责。

有关机密性、隐私性和安全性指出：为了保护患者卫生保健信息的机密性、隐私性和安全性，必须遵守以下条例。①远程药师必须遵守客户的隐私政策；②如果远程站点是商业性实体，则必须与客户签订业务联合协议；③客户必须确保药师拥有客户端并有医院计算机系统的个人接入点。

三、服务项目

“互联网 + 药学服务”的开展，主要以各种社交媒介为信息传播载体，促进药师、患者间的沟通，保证合理用药。国外常用社交媒介包括职业规划网类如 ASHP connect、LinkedIn，社交类如 Facebook、Twitter 以及能同时提供多种其他功能的专业网络。

与之相比，国内呈现方式更多样化，常用的主要有：

1. 手机应用程序（application，APP）　可提供知识库查询、用药提醒、教育、反馈、咨询、科普等功能，部分 APP 还可实现与 HIS 对接。

2. 社交平台　主要以微信公众号、微博、微视频为主要呈现方式，通过将编辑整理后的用药知识制作成通俗易懂的图文视频，向公众普及安全用药知识。

3. 二维码 web 页面　在院患者配药单的二维码关联用药指导知识库，通过扫码即可获得相应的用药指导信息。

4. 云技术　通过建立云终端，可高效实现信息互联互通、共享。

运用社交媒介，药师可以完成多种形式的药学服务，国外的医疗体系和国内明显不同，所以利用互联网开拓的项目与国内也是侧重不一，但均有切实保障合理用药的效果。

（一）国外主要涉及项目

1. 药物选择、调配　在美国，由于超过 34% 的药房未能提供 24 小时药房服务，而通过远程药学服务可以为这类药房延长服务时间。同时，远程药学服务也可使药师能够为居于偏远地区的患者提供相同的药学服务。药师通过传真或互联网获取患者处方，审核通过后将处方输入电子健康档案内，通过自动摆药机将药品分发到患者手中。

2. 药物安全验证　常规下均应对静脉用药集中调配的配制成品进行检查，而使用远程技术，通过图像捕捉，可减少药师实际进入无菌区域而带来的污染风险；同时，也可减少药师化疗药物的暴露风险。借助远程药学，还可核对配制前药品的批号、效期等，为远程正确地混合调配药品提供额外的保障。

3. 用药咨询与用药监护　药师不仅可通过电话服务热线为患者实时提供正确的用药指导，还可采用视频会议技术为偏远地区的患者提供药学服务。药师可通过移动应用设备等，对长期需要药物治疗，如抗凝治疗或精神治疗的患者提供药物治疗管理（medication therapy management，MTM），帮助患者进行自我用药管理，降低医疗成本。实施远程危重症药学监护，与医护人员共同应急处理，及时调整治疗方案，避免并发症的发生，有效缩短住院时间。

4. 扩大调剂室服务　由于药师资源的严重短缺，许多小型医院与当地零售药剂师合作，通过视讯手段，在调剂室工作的同时为医院患者提供用药服务。远程药学服务可实现一名药师同时为多家医院进行药物治疗管理，使 24 小时药学服务成为可能。

（二）国内主要涉及项目

1. 药品供应共享互通　医疗机构处方信息与药品零售信息互联互通、实时共享，通过推进“互联网 + 药品流通”，推广“网订店取”“网订店送”等新型配送方式，减少交易成本。处方可采用电子签名技术发送到患者的移动通讯设备上，患者手机支付成功后即可选择在指定的调剂室购药，或由第三方进行药品的配送，保障药品供应的顺畅，极大缓解医院物流管理的压力。

目前，国内已有科技公司打造第三方专业化药事服务平台，采用云 SAAS 模式，以电子处方、处方审核、订单管理、物流配送、药品管理、医保支付和数据分析为核心功能，串联问诊、缴费、处方、药品配送各环节，形成一站式用药管理服务。

2. 远程审方　由于工作量大，药师责、权、利不明确等问题，以及医疗资源的分配不均，大部分医院都未能良好执行处方审核。在医药分开背景下，亦有部分处方外流到社会药店。成立处方审核流转中心，医院药师与社会药房药师协作，开展远程审方，使用统一标准、统一方法进一步加强药事管理，促进药学服务模式转变，将可实现处方合理性流转、患者自主多渠道取药。

当前人工智能已进入医药领域，在计算机辅助审方的形式下，审方的工作效率大大提升。远程审方的模式大致有自主研发、与软件公司或第三方互联网平台合作。借助审方平台，药师可通过计算机、手机客户端等随时随地进行远程实时服务，通过文字、图片、音视频等手段进行处方合理化审核。四川、浙江等地企业都在这个细分领域不停地探索，并且取得了广泛的认可。例如目前已知的区域性审方云平台以及区域审方中心，使得有经过培训且有资质的临床药师对基层医疗机构进行合理用药指导和处方审核，能有效提升基层的处方质量。

3. 在线用药咨询、教育　随着互联网时代的发展，在线沟通正变得越来越便捷、高效。借助微信公众号、APP、客户端以及视频会议形式等对患者进行“一对一”精准用药指导，避免药物相互作用和可能产生的严重不良反应，在用药安全的前提下，发挥药物更好的治疗效果。有条件的医院还可同时开设网络化药师工作站，提供专科化药学服务，加强对高血压、糖尿病、冠心病、慢性阻塞性肺疾病等慢性疾病以及抗凝、妊娠、肾脏病等专科病患者用药管理。

4. 基层药学再教育　借助互联网，通过探索建立统一的药学服务标准或规范，构建统一的药品知识库、处方审核的规则库，实现药学服务、药品信息的标准化。

大型医疗机构可以通过互联网及人工智能对基层医疗机构进行指导，通过进修培训、对口支援、远程会诊等方式提高其合理用药水平，尤其是为签约服务的慢性疾病患者提供用药指导，实现药学服务连续化、同质化。也可鼓励社会力量建设和运营药事服务平台，为基层医疗卫生机构提供审方、合理用药咨询和精简处方等药事服务。

5. 互联互通　整合医疗平台，建立一套可以实现医疗资源、患者、医院之间有效共享的支撑体系。国家卫生健康委员会对居民健康卡的推广计划，将推动各医疗机构信息共享，使得医疗机构电子病历互联互通。

借助这个支撑体系，将有助于患者在不同医疗机构间用药的有效管理，实现处方共享和药学服务共享，使患者的信息在医院间互通。通过电子信息系统的使用，进行合理的安全管控，使卫生系统内的所有部门都可以使用患者的综合数据，确保在治疗过程中实现恰当的药物治疗管理。

四、展望

作为新兴产业，“互联网 + 药学服务”具备以下优势：优化地区资源分配，灵活工作时段，药师可随时随地为不同地域的患者提供药学服务，有效缓解因药学资源不足而导致的地区药学服务质量差异。此外，借助互联网的便利性，通过信息资源的远程共享，使各阶层药师能随时随地接触到大量的学习资源，节约药师时间，降低学习成本，提高学习效率的同时，极大调动学习与科研积极性。

同时，也存在以下不足：法律法规不健全，问责困难；缺乏准入监管，专业程度参差不齐，存在安全隐患；信息安全及隐私保护问题存在很大的风险，设备网络稳定性及运转速度限制；部分患者接受能力差，间接接触不利于全面评估病情等。在服务模式不断探索的过程中，还有待持续改进。

展望未来，在政策利好的环境下，借助移动互联网、人工智能的图像识别技术与语音识别技术的发展，实现智能穿戴设备、智能给药技术的突破，充分实现药师专业价值，打造完整药学服务体系，保证国民用药健康的方式切实可行。

（陈 瑶）

第十一章 妇幼保健院药学科研管理

妇幼保健院药学科研工作是以保障妇女、儿童的身心健康为切入点，以降低出生缺陷、孕产妇死亡率及提高生命质量等为主要目标，围绕药学工作所进行的妇幼药品供应管理、临床合理用药、药品制剂生产及药品质量等方面的研究。建立健全妇幼药学科研管理相关制度是科研工作规范化、科学化的重要保障。通过管理目标、管理程序、管理内容和管理办法的制度化，使各项科研工作有条不紊地按章执行。

一、药学科研工作制度

药学科研工作制度		文件编号	
编写者		版本号	
审核者		版本日期	
批准者		批准生效日期	

【目的】 保障医院药学科研工作顺利开展。

【范围】 适用于妇幼保健院药学科研工作。

【责任人】 妇幼保健院药学科教管理小组。

【内容】

1. 结合妇幼临床特点积极开展药学科研工作，有计划、目标和措施，并及时总结。

2. 加强科研选题管理，严格科研设计，做好预测与决策，保证在选题上做到科学性与可行性相结合。

3. 强化科研计划执行过程管理，有效地发挥人、财、物、信息的效用，保证各环节畅通及整体运转有序。

4. 项目负责人负责课题的组织及实施、协调工作，参加全部或大部分研究工作，尤其是关键环节。

5. 通过实验、观察、设计、辩证思维活动等，使科学研究具有一定的学术意义或取得实用价值的科研成果。

6. 注意科研数据及档案材料的保密工作，科研论文必须经科主任审阅同意后方可发表。未经科室同意不得泄露科研数据及实验结果。

7. 做好药学科研档案管理工作，准确地进行鉴别、分类，确保文件资料齐全、完整、签章手续完备，并科学地做好保存和管理工作。

二、药学科研管理小组工作职责

药学科研管理小组工作职责		文件编号	
编写者		版本号	
审核者		版本日期	
批准者		批准生效日期	

【目的】 指导妇幼保健院药学科研管理小组工作开展。

【范围】 适用于妇幼保健院药学科研管理小组开展各项工作。

【责任人】 妇幼保健院药学科教管理小组。

【内容】 妇幼保健院药学科研管理小组在医院分管院长、科研管理部门及药学部主任的领导下，具体负责科室的各项科研工作。具体职责如下：

1. 制订妇幼保健院药学学科建设发展规划，讨论及决策科室科研工作重大事宜。定期举办科研工作会议，统筹科研工作的开展。

2. 制订年度科研工作计划，检查计划执行情况，并做好各项科研论证工作。

3. 负责立项课题的过程管理，对项目启动、实施、中期评估、结题验收等进行全程跟踪。包括项目进展情况、指标完成情况及取得的阶段性成果，项目存在的问题及经费开支情况等。

4. 管理科室日常科研事务，如药学科研课题、科技成果及优秀论文等申报，专利申请及论文管理等各项科技相关工作。

5. 负责科研项目和科技成果的统计工作，登记年度科研项目、专利及学术论文等科研信息，进行年度科研工作总结。

6. 负责药学科研相关档案工作，并做好材料的收集、分类整理、保管和利用。

7. 负责妇幼药学科研成果的宣传推广、科技成果展览、成果转化以及技术转让等工作的组织实施。

8. 制订和修订本科室妇幼药学科研与技术创新奖励方案，组织奖项的评选和发放等工作。

9. 完成医院交办的其他科研相关工作。

三、药学科研项目管理制度

药学科研项目管理制度		文件编号	
编写者		版本号	
审核者		版本日期	
批准者		批准生效日期	

【目的】 规范妇幼保健院药学科研工作，保证科研工作正常运行。

【范围】 适用于妇幼保健院药学部门的科研活动。

【责任人】 妇幼保健院药学科教管理小组。

【内容】

1. 科研项目立项后，由科教管理小组统一组织进行开题报告，内容包括研究方案、计划进度及分工等，并详细介绍课题的设计和论证。

2. 课题组成员应根据合同预订的指标和要求开展科学研究，及时进行项目阶段报告。“科研项目进展报告”可参考表11-1，应突出重点、分清层次、论据充分、逻辑严密、科学客观并提出现存的问题。

3. 研究实施过程应具有科学严谨的态度，仔细观察并做好实验记录，以免遗忘或记错。不得漏记、随意涂改，更不能伪造数据。

4. 根据项目合同经费预算，合理、有效地使用科研经费，严格按照项目主管部门的经费使用规定及财务管理规定支出。勤俭节约，合理开支，专款专用，确保科研任务顺利完成。

5. 项目进展过程如论证有较大漏洞导致研究工作停滞，应及时与科研管理部门沟通，并出具书面报告。根据上级管理部门要求进行项目调整或终止。

6. 因某些客观因素使实际研究进度落后于合同计划进度，而导致项目不能按期验收结题的，应及时向上级管理部门申请延迟验收。

表 11-1 药学科研项目进展报告

项目名称		
项目来源与编号		
项目负责人及联系电话		
项目起止日期		
阶段报告日期		
现阶段进展情况		
现阶段取得成果		
是否按计划进度	□是	□否
存在问题及解决措施		
意见及建议		
项目负责人 （签字）		
科主任 （签字）		

7. 立项后项目负责人签署“项目承诺书”，参考表 11-2。为保证研究工作顺利进行，项目负责人一般不得变更。如遇出国研修、援医等特殊情况，需办理“科研项目委托代管手续”。

8. 严格执行科技成果保密规定。独立完成的科研项目，其知识产权属医院所有；与外单位合作的项目，按协议执行。

9. 项目完成后，负责人根据主管部门要求申请鉴定验收，根据要求整理科研鉴定资料。

10. 做好科技成果的应用、推广工作，并不断创新，积极申报科技成果奖。奖励证书交医院科研管理部门及药学部门科教管理小组存档。

11. 项目结题后分类整理完整的科研材料，并于科室存档。档案应包含科研项目立项通知、申报书、项目合同、鉴定材料、验收证书及科技奖励等全部资料。

表 11-2 药学科研项目承诺书

项目名称	
项目编号	
项目来源	
研究起止时间	

项目负责人郑重承诺：

1. 项目的全部内容和材料属实，项目负责人及课题组成员对申报材料的真实性负完全责任。
2. 项目申报和实施期间，所有课题组成员及相关工作人员严格遵守以下廉政纪律。①不赠送礼金、各种消费卡、有价证券；②不赠送任何实物礼品；③不报销任何消费单据；④不提供旅游、娱乐等活动；⑤遵守其他相关廉政纪律。
3. 按照项目合同或项目申报书（无合同的指导项目）时间安排，按时进行项目研究和验收工作。

项目负责人签字：
课题组成员签字：
年 月 日

四、药学科研经费管理办法

药学科研经费管理办法		文件编号	
编写者		版本号	
审核者		版本日期	
批准者		批准生效日期	

【目的】 合理、有效地使用科研经费，保证项目顺利进行。

【范围】 适用于妇幼保健院药学部门科研经费预算、使用及报销等。

【责任人】 妇幼保健院药学科教管理小组。

【内容】

科研经费是上级主管部门、合作单位、资助部门/单位/个人为完成科研项目而资助的专项经费，包括技术开发、技术转让、技术服务、技术咨询等活动中的各类科技经费。

1. 科研经费的使用管理实行项目负责人负责制，医院科研管理部、计财部门及药学部门共同负责审核。

2. 开支范围根据项目合同规定，包括直接费用和间接费用。

（1）直接费用：是在课题组织实施过程中，与研究开发活动直接相关的、由专项经费支付的各项费用，包括设备费、能源材料费、实验外协费、燃料动力费、会议费、差旅费、国际合作与交流费、出版/文献/信息传播/知识产权事务费及劳务费等。

1）设备费：指研究、开发科研项目所发生的仪器、设备、样机购置和自行试制以及对现有仪器设备进行升级改造和租赁外单位仪器设备而发生的费用。其中从国外购进的仪器、设备、样品、样机的购置费包括海关关税和运输保险费用及进口环节增值税费用。

2）能源材料费：指科研项目研究、开发所需要的各种原材料、辅助材料、低值易耗品、元器件、试剂、实验动物、部件、外购件、包装物的原件及运输、装卸、整理等费用。

3）试验外协费：指科研项目研究开发中所发生的带料外加

工或因本单位不具备条件而委托外单位，需支付给外单位的协作费或测试、加工及检测化验等费用。

4）燃料动力费：指在课题研究开发过程中相关大型仪器设备、专用科学装置等运行发生的可以单独计量的水、电、气、燃料消耗费用等。

5）会议费：在课题研究开发过程中为组织开展学术研讨、咨询以及协调项目或课题等活动而发生的会议费用。项目负责人应当按照有关规定，严格控制会议标准、规模及次数。

6）差旅费：在课题研究开发过程中开展科学实验（试验）、科学考察、业务调研、学术交流等所发生的外埠差旅费、市内交通费用等。差旅费的开支标准应按照财务有关规定执行。

7）出版物/文献/信息传播/知识产权事务费：指科研项目研究开发过程中需要支付的出版费及书籍购买费、资料费、文献检索费、入网费、通信费、专利申请与维持费以及知识产权顾问费等各项费用。

8）劳务费：指在课题研究开发过程中支付给课题组成员中没有财政性工资收入的相关人员（如在校研究生、不领财政性工资的企业职员等）和课题组临时聘用人员等的劳务性费用。劳务费总额不得超过科研经费的15%。

9）专家咨询费：指在课题研究开发过程中支付给临时聘请的咨询专家的费用。专家咨询费不得支付给参与项目、课题管理相关的工作人员。

10）国际合作与交流费：指在课题研究开发过程中课题研究人员出国及外国专家来华工作的费用。国际合作与交流费应当严格执行有关外事经费管理的相关规定，并经项目承担单位审核同意。

11）基建及房屋维修改造费：指与本项目直接相关的房屋基础建设及房屋维修改造费用，例如研发实验室、企业研究院用房的建设、维修、改造费用。与本项目非直接相关的基建及房屋相关费用不可列入。

12）其他支出：指项目实施过程中发生的除上述费用之外

的其他支出。其他支出应当在申请预算时列出，并注明用途。

（2）间接费用：指实施课题过程中发生的无法在直接费用中列支的相关费用。包括现有仪器设备及房屋的水、电、气、暖消耗，有关管理费用的补助支出以及绩效支出等。绩效支出是指承担课题任务的单位为提高科研工作绩效安排的相关支出。间接费用的使用按照分段超额累退比例法计算并实行总额控制，按不超过课题经费中直接费用扣除设备购置费后的一定比例核定。

3. 项目负责人负责编制科研项目的经费预算和决算，按有关规定使用经费，自觉接受有关部门的监督检查。

4. 经费报销须按照医院科研管理部门规定，并经科研管理部门、计财部门及分管院领导等审批。

5. 原始票据须为有财政或税务监制章的正规发票，发票抬头为单位名称。发票须有单位、用途、大小写金额、日期、单位公章，大小写金额须清晰可辨。

6. 购置设备、耗材、试剂等金额较大的须签订购销合同。试剂耗材费报销须附科研试剂耗材申请表、盖有供货商单位公章及收货方签字的出库单，出库单金额、内容等相关要素与原始发票应相符。

7. 会议费报销须附会议通知、参会申请表；差旅报销须附相关证明或业务需要说明，所报原始票据的日期须与会议或差旅发生时间一致。

8. 科研外协费报销须提供科研协作费发票，并附“科研合作协议”。原则上打款至单位账户，不得领用现金或打款至个人账户。

9. 劳务费和专家咨询费申领应加附纸质表格，并详细注明姓名、学号、卡号、金额及备注等信息。

10. 项目经费调整应在项目总预算不变的前提下进行。直接费用中材料费、测试化验加工费、燃料动力费、出版/文献/信息传播/知识产权事务费以及其他支出预算如需调整，应符合上级主管部门及医院科研管理部门相关规定，根据研究需要申请调整，并经依托科室、科研管理部门及财务部门审核批准方可执行。

11. 设备费、差旅费、会议费、国际合作与交流费、劳务费、专家咨询费预算一般不予调增，间接费用不得调整。

12. 与其他单位实验室合作科研项目，须提供“科研合作协议”，并明确协作内容、合作周期、成果归属、双方权利及义务、协作费用、风险责任等事宜。

13. 按有关规定及时办理科研项目结题及结账手续，并对科研经费使用的真实性、合法性、有效性承担经济与法律责任。科研项目结题后的结余经费，应根据医院科研管理部门规定处理。

五、药学科研和技术创新奖励办法

药学科研和技术创新奖励办法		文件编号	
编写者		版本号	
审核者		版本日期	
批准者		批准生效日期	

【目的】 激励药学人员积极参加科学研究和技术创新。

【范围】 适用于科研立项、科技成果、学术论文发表、著作出版及专利等奖励。

【责任人】 妇幼保健院药学科教管理小组。

【内容】

1. 药学科研和技术创新以精神奖励为主，物质奖励为辅。科室设立专项经费作为奖励基金，专款专用。

2. 科技奖励基金使用应严格把关，严格审批制度，不得浪费，不得作为其他用途支付。基金管理应规范，并定期接受审计部门的审计。

3. 科技奖励实行公开、公平、公正原则。以科技贡献为标准，不分职务高低、资历深浅，鼓励优秀中青年妇幼药学人才。

4. 科学研究和技术创新奖励包括科研立项奖、科技成果奖、学术论文发表奖励、著作出版及专利奖等。

5. 科研项目、科技成果等应以药学部门人员为第一申请人，论文、专著等均以药学人员为第一作者和/或通讯作者。

6. 科技创新奖评选每年一次，科室科教管理小组制订和修订年度奖励方案。申请者填写科技奖励申请表，经科室管理小组讨论确定最终奖励。

7. 科研和技术创新奖励评出后，奖励类别、项目及金额等信息应在科室内公示接受监督，公示无异议后方可进行发放。

六、药学科研仪器设备管理规定

药学科研仪器设备管理规定		文件编号	
编写者		版本号	
审核者		版本日期	
批准者		批准生效日期	

【目的】 加强实验室仪器设备的规范使用，提高完好率，更好地为科研服务。

【范围】 适用于妇幼保健院药学实验室。

【责任人】 妇幼保健院药学科教管理小组。

【内容】

1. 实验仪器、设备是保证科研正常进行的必要物质条件。仪器设备的管理和使用，必须贯彻“统一领导、分工管理、层层负责、合理调配、管用结合、物尽其用”原则。

2. 仪器设备管理是指对实验仪器论证、购置、使用、调拨直至报废等全过程实施管理。

3. 应根据专业知识性特点，实验室仪器设备管理实行专人负责包干制。所有实验设备、化验仪器分配到人。保管、使用、保养、检修、申请更新等各环节的工作均应规范，符合要求。

4. 按照“统一领导、归口分级管理和管用结合”原则。医院药学实验室科研仪器设备应由医院采购部门统一采购，并纳入为医院固定资产。

5. 实验室仪器设备管理人员应及时办理仪器设备的购置、调拨、报损、报废等手续，定期进行账、物、卡核对，做到账、物、卡相符，及时贴好固定资产和低值耐用品标签。

6. 认真执行仪器设备操作规程。仪器设备管理和使用人员需进行培训，掌握仪器设备的性能、工作原理、用途和操作规范。其他人员未经允许不得擅自使用。

7. 仪器设备管理使用人员要做好使用、维护和维修并详细记录，确保仪器设备在实验过程中的准确性和完好性。科教管理小组应定期对仪器管理工作进行检查。

8. 不准搬动的仪器不得随意挪动。操作过程中操作人员不得擅自离开。仪器运转异常时，应立即查找原因，及时排除故障，必要时报设备科协助。严禁带故障和超负荷的使用和运行。

9. 在保障安全的前提下，努力提高设备使用率，增加开机时间，充分发挥仪器设备在科研、人才培养中的作用。在仪器设备使用中，禁止任何形式的闲置浪费、公务私化、私自转让和丢弃等行为。

10. 科研仪器设备调拨或外借，需经实验室主任及医院设备分管院长同意，并办理调拨或借用手续。大型精密科研仪器设备原则上不外借。

11. 仪器设备管理人员要维护科研实验的良好环境，保证仪器处在良好的运行状态。同时做好仪器环境、卫生和安全工作。实验室仪器摆放有序、整齐清洁，严禁摆放与实验室无关的器具。

七、药学科研试剂耗材管理规定

药学科研试剂耗材管理规定		文件编号	
编写者		版本号	
审核者		版本日期	
批准者		批准生效日期	

【目的】规范实验试剂耗材管理，提供高效的科研服务。

【范围】适用于妇幼保健院药学实验室。

【责任人】妇幼保健院药学科教管理小组。

【内容】

1. 实验试剂、耗材的规范管理是科研工作高效的服务保障和有力的技术支持，应符合“规范运行、服务保障、提高效率、体现效益”管理理念。

2. 科研项目需要购置的实验耗材、试剂，须提前申请，原则上由医院统一采购。项目负责人需填写“科研试剂、耗材申请表”，经科室、科研管理部门等审批。

3. 耗材、试剂金额较大的须签订符合医院经济合同管理规定的购销合同。合同主体须为单位，以个人名义签订的合同无效。

4. 实验试剂、耗材使用实行申请领用登记制度，严格领用手续。建立试剂耗材档案，管理内容包括名称、货号、规格、供应商、库存量、出库量、剩余量等，做到账册、实物相符。

5. 加强试剂、耗材的信息化管理，精准购置、入库、出库、使用等流程，形成系统连续、动态实时、全过程可追溯的管理模式。

6. 做好试剂、耗材的使用、保存、检查工作，合理安排使用，谨防变质、过期和浪费。如发现异常应及时处理，并做好记录。

7. 所有试剂需有瓶签，按不同要求分类保管。需要冷藏、冷冻的试剂应保存于不同冰箱的不同温度层。化学试剂须按性质分类存放，并保持密封和标签清晰，严禁存放于阳台、楼道等公共空间。

8. 不得向下水口倾倒易燃易爆、有毒有害及有刺激性气味的废液。废弃试剂进行处理后丢弃，空瓶放入专门的回收垃圾桶。

八、药学科研数据管理规定

药学科研数据管理规定		文件编号	
编写者		版本号	
审核者		版本日期	
批准者		批准生效日期	

【目的】 加强和规范科学数据管理，保障科研数据安全。

【范围】 适用于妇幼保健院药学实验研究。

【责任人】 妇幼保健院药学科教管理小组。

【内容】

1. 科研数据管理是指在科研数据整个生命周期内，持续对数据进行收集、储存、组织，确保数据能在需要时被再发现、利用和共享，以最大程度实现科研数据的价值。

2. 科研数据主要包括在自然科学、工程技术科学等领域，通过基础研究、应用研究、试验开发等产生的数据，以及通过观察监测、考察调查、检验检测等方式取得并用于科学研究活动的原始数据及其衍生数据。

3. 科研数据管理应遵循"分级管理、安全可控、充分利用"的原则，明确责任主体，加强能力建设，促进开放共享。

4. 单位和个人从事科研数据采集生产、使用、管理活动应当遵守国家有关法律法规及部门规章，不得利用科学数据从事危害国家安全、社会公共利益和他人合法权益的活动。

5. 按照有关标准规范进行科学数据采集生产、加工整理和长期保存，确保数据质量。通过严格的过程控制确保数据的有效性和准确性，避免因数据问题而带来的风险。

6. 原始记录是科研过程对所获得的原始资料的直接记录，应能反映最真实、最原始的情况，必须做到及时、准确、真实、完整。

7. 数据录入应遵循"方便录入、便于查核、易于转换、利于分析"原则，同一资料进行双人重复录入方法，应用程序对两个数据库进行对比，检查错误。根据数据的类型选择恰当的统计方法、合适的数据库和统计软件。

8. 电子存储的科研数据，应规范文件名命名，包含足够的信息，以便识别不确定度的影响因素，同时避免数据的丢失或改动。

9. 做好数据的保密和安全管理工作。规范不同权限的授权人，读取后确保保密性，同时防止未授权人员进行更改或删除，消除人为因素导致的错误和数据丢失。

九、妇幼医学/药学研究伦理审查办法

妇幼医学/药学研究伦理审查办法		文件编号	
编写者		版本号	
审核者		版本日期	
批准者		批准生效日期	

【目的】 保护妇幼生命和健康，维护尊严，尊重和保护受试者的合法权益，规范妇幼医学/药学研究伦理审查工作。

【范围】 适用于各级妇幼医疗卫生机构开展涉及妇幼医学/药学研究伦理审查工作。

【责任人】 妇幼医学伦理委员会。

【内容】

1. 本办法根据《涉及人的生物医学研究伦理审查办法》(2016年卫计委)、《人类辅助生殖技术和人类精子库培训基地认可标准及管理规范》(2006年卫生部)、《人类辅助生殖技术配置规划指导原则》(2015年卫计委)及相关法律法规等制定。

2. 涉及妇女儿童的医学/药学研究活动

(1) 采用现代物理学、化学、生物学、中医药学和心理学等方法，对妇女儿童的生理、心理行为、病理现象、疾病病因和发病机制，以及疾病的预防、诊断、治疗和康复进行研究的活动。

(2) 医学新技术或者医疗新产品在妇幼群体人体上进行试验研究的活动。

（3）采用流行病学、社会学、心理学等方法收集、记录、使用、报告或者储存有关妇女儿童的样本、医疗记录、行为等科学研究资料的活动。

3. 伦理审查应当遵守国家法律法规，在研究中尊重受试者的自主意愿，同时遵守有益、不伤害以及公正的原则。

4. 设立妇幼伦理委员会，并采取有效措施保障伦理委员会独立开展伦理审查工作。伦理委员会职责是保护受试者合法权益，维护受试者尊严，促进生物医学研究规范开展；对本机构开展涉及妇幼群体的生物医学研究项目进行伦理审查，包括初始审查、跟踪审查和复审等，并在本机构组织开展相关伦理审查培训。

5. 伦理委员会的委员应当从生物医学领域和伦理学、法学、社会学等领域的专家和非本机构的社会人士中遴选产生，人数不得少于 7 人，并且应当有不同性别的委员，少数民族地区应当考虑少数民族委员。

6. 伦理委员会委员应当具备相应的伦理审查能力，并定期接受生物医学研究伦理知识及相关法律法规知识培训。委员任期为 5 年，可连任。

7. 伦理委员会对受理的申报项目应当及时开展伦理审查，提供审查意见；对已批准的研究项目进行定期跟踪审查，受理受试者的投诉并协调处理，确保项目研究不会将受试者置于不合理的风险之中。

8. 伦理委员会委员应当签署保密协议，承诺对所承担的伦理审查工作履行保密义务，对所受理的研究项目方案、受试者信息以及委员审查意见等保密。

9. 伦理委员会应建立伦理审查工作制度或操作规程，保证伦理审查过程独立、客观、公正。涉及妇幼的生物医学研究应当符合知情同意原则、控制风险原则、免费和补偿原则、保护隐私原则、依法赔偿原则、特殊保护原则。对智力低下者、精神障碍患者等特殊人群的受试者，应予以特别保护。

10. 伦理审查申请人应当向负责项目研究的医疗卫生机构

伦理委员会提交下列材料。

（1）伦理审查申请表。

（2）研究项目负责人信息、研究项目所涉及的相关机构的合法资质证明以及研究项目经费来源说明。

（3）研究项目方案、相关资料，包括文献综述、临床前研究和动物实验数据等资料。

（4）受试者知情同意书。

（5）伦理委员会认为需要提交的其他相关材料。

11. 伦理委员会收到申请材料后，应当及时组织伦理审查，并重点审查以下内容。

（1）研究者的资格、经验、技术能力等是否符合试验要求。

（2）研究方案是否科学，并符合伦理原则的要求。中医药项目研究方案的审查，还应当考虑其传统实践经验。

（3）受试者可能遭受的风险程度与研究预期的受益相比是否在合理范围之内。

（4）知情同意书提供的有关信息是否完整易懂，获得知情同意的过程是否合规恰当。

（5）是否有对受试者个人信息及相关资料的保密措施。

（6）受试者的纳入和排除标准是否恰当、公平。

（7）是否向受试者明确告知其应当享有的权益，包括在研究过程中可以随时无理由退出且不受歧视的权利等。

（8）受试者参加研究的合理支出是否得到了合理补偿；受试者参加研究受到损害时，给予的治疗和赔偿是否合理、合法。

（9）是否有具备资格或者经培训后的研究者负责获取知情同意，并随时接受有关安全问题的咨询。

（10）对受试者在研究中可能承受的风险是否有预防和应对措施。

（11）研究是否涉及利益冲突。

（12）研究是否存在社会舆论风险。

（13）需要审查的其他重点内容。

12. 伦理委员会委员与研究项目存在利害关系的，应当回避；对审查的研究项目做出批准、不批准、修改后批准、修改后再审、暂停或者终止研究的决定，并说明理由。

13. 伦理委员会做出决定应当得到伦理委员会全体委员的1/2以上同意，充分讨论达成一致意见。

14. 经伦理委员会批准的研究项目需要修改研究方案时，项目负责人应将修改后的研究方案再报伦理委员会审查；未获得伦理委员会审查批准的研究项目，不得开展研究工作。

15. 已批准的研究项目，研究方案作较小修改且不影响研究风险受益比的项目和研究风险不大于最小风险的研究项目，可以申请简易审查程序。

16. 简易审查程序可以由伦理委员会主任委员或者由其指定的一个或者几个委员进行审查。审查结果和理由应当及时报告伦理委员会。

17. 在项目研究过程中，项目研究者应当将发生的严重不良反应/事件及时向伦理委员会报告；伦理委员会应当及时审查并采取相应措施，以保护受试者的人身安全与健康权益。

18. 对已批准实施的研究项目，伦理委员会应当指定委员进行跟踪审查。在跟踪审查时应及时将审查情况报告伦理委员会。

19. 多中心研究可建立协作审查机制，确保各项目研究机构遵循一致性和及时性原则。牵头机构的伦理委员会负责项目审查，并对参与机构的伦理审查结果进行确认。参与机构的伦理委员会应当及时对本机构参与的研究进行伦理审查，并对牵头机构反馈审查意见。各机构均有权暂停或终止本机构的项目研究。

20. 研究者开展研究，应当获得受试者自愿签署的知情同意书；对无行为能力、限制行为能力的受试者，项目研究者应获得其监护人或者法定代理人的书面知情同意。知情同意书应当含有必要、完整的信息，并以受试者能够理解的语言文字表达。

21. 在知情同意获取过程中，项目研究者应按照知情同意书内容向受试者逐项说明，并给予受试者充分的时间理解。由受试者做出是否同意参加研究的决定并签署知情同意书。

22. 当发生下列情形时，研究者应当再次获取受试者签署的知情同意书。

(1) 研究方案、范围、内容发生变化的。

(2) 利用过去用于诊断、治疗的有身份标识的样本进行研究的。

(3) 生物样本数据库中有身份标识的人体生物学样本或者相关临床病史资料，再次使用进行研究的。

(4) 研究过程中发生其他变化的。

23. 以下情形经伦理委员会审查批准后，可以免除签署知情同意书。

(1) 利用可识别身份信息的人体材料或者数据进行研究，已无法找到该受试者，且研究项目不涉及个人隐私和商业利益的。

(2) 生物样本捐献者已经签署了知情同意书，同意所捐献样本及相关信息可用于所有医学研究的。

24. 不得实施以治疗不育为目的的人卵胞浆移植和人卵核移植技术。不得对不符合计划生育规定的夫妇和单身妇女实施人类辅助生殖技术。不得实施生殖性克隆技术。不得进行各种违反伦理、道德原则的配子和胚胎试验研究及临床工作。

25. 医疗卫生机构及项目研究者在开展涉及妇幼的生物医学研究工作中，违反《中华人民共和国执业医师法》《医疗机构管理条例》等法律法规相关规定的，由卫生行政部门依法进行处理。

26. 违反规定的机构和个人，给他人人身、财产造成损害的，应当依法承担民事责任；构成犯罪的，依法追究刑事责任。

十、药学科研成果转化管理规定

药学科技成果转化管理规定		文件编号	
编写者		版本号	
审核者		版本日期	
批准者		批准生效日期	

【目的】 规范药学科技成果转化工作，促进科技成果转移转化为现实生产力。

【范围】 适用于医院药学部门。

【责任人】 妇幼保健院药学科教管理小组。

【内容】

1. 本规定根据《中华人民共和国科学技术进步法》《中华人民共和国促进科技成果转化法》《关于促进科技成果转化的若干规定》等文件制定。

2. 科技成果转化是指为提高生产力水平而对科学研究与技术开发所产生的具有实用价值的科技成果进行后续试验、开发、应用和推广，也包括对科技人员进行技术培训、技术服务等工作。

3. 科技成果转移转化活动遵循自愿、互利、公平、诚信的原则；遵守国家法律法规；符合国家及地方的产业政策；科技成果转移转化活动应维护国家和医院利益，协调集体和个人利益。

4. 资产和产业管理处、审计处、科学技术处、转化医学研究院等是科技成果转移转化管理的职能部门和载体。科学技术处负责科技成果转移转化的申报登记、认定和评估；审计处负责成果转化合同的审计；任何个人或科室不得以医院名义对外签订科技合同。

5. 科技成果可采取下列方式进行转移转化。

（1）自行投资实施转化。

（2）向他人转让该科技成果。

（3）许可他人使用该科技成果。

（4）以该科技成果作为合作条件，与他人共同实施转化。

（5）以该科技成果作价投资，折算股份或者出资比例。

（6）其他协商确定的方式。

6. 成果转移转化管理过程主要包括以下事宜。

（1）对科技成果的定价进行公示，并处理异议。

（2）科技成果的转让及分配事宜。

（3）需向境外转让或独占许可成果的管理。

(4) 科技成果作价入股企业等相关事宜。

(5) 涉及国家安全、国家利益和重大社会公共利益的科技成果转移转化，须依照法律法规执行并报批。

7. 科技成果转移转化项目均须以书面形式签订科技成果转移转化合同(协议)。成果完成人及所在单位与成果需求单位在充分协商的基础上，参照中华人民共和国科学技术部印制的技术转让(技术秘密)合同示范文本提交合同。

8. 合同一经签订，即产生法律效力，成果完成人必须严格履行合同条款。成果完成人所在单位须按照技术合同的要求安排工作，定期检查并解决执行中的问题。

9. 合同在履行过程中发生纠纷，首先由当事人双方协商解决；若协商无效，成果完成人应及时提请所在单位及资产和产业管理处协调解决，并提交原始记录与有关证明文件。未能达成协议，应在纠纷发生之日起 1 年内，向有管辖权的仲裁机构申请仲裁或向法院起诉。

10. 科技成果转化的经济收益根据医院规定进行分配。以技术入股形式转化的，可按股份金额进行分配报酬或者奖励，各方分配比例及资金使用范围参照国家有关规定执行。

11. 对转化职务科技成果的主要完成人和在成果转化中作出贡献的人员予以奖励，并作为职务考核、职称评定和评先评优中的重要依据。

12. 在其他单位兼职从事研究开发和科技成果转化的，须经医院批准。离岗创办科技企业或到其他企业兼职转化科技成果的，必须与医院签订合同，其离岗兼职期间的工资、医疗、意外伤害等待遇和保险由其所在的专职和兼职企事业单位负责。

13. 从事科技成果转化活动，不得侵害医院和科室的技术经济权益，不得无偿使用职务技术成果。科技成果及各种无形资产要依法使用。对各种形式的侵权行为，医院依法追究有关单位和人员的经济、行政和法律责任。

14. 参加科技成果转化的有关人员，须签订在职期间或离职、离休、退休后一定期限内保守单位技术秘密的协议。自觉执行科技保密和知识产权保护，避免成果的泄密、被窃等。擅自泄露技术秘密、侵占他人成果的，追究其行政和法律责任。

15. 在科技成果转化活动中弄虚作假、非法牟利，或对科技成果提供虚假检测或评估证明，给医院造成损失的，由当事人依法承担全部民事赔偿责任。因技术不成熟给成果转让造成经济损失的，由直接受益者赔偿损失。

十一、妇幼药学学术论文管理规定

妇幼药学学术论文管理规定		文件编号	
编写者		版本号	
审核者		版本日期	
批准者		批准生效日期	

【目的】 鼓励药学人员积极发表学术论文，端正学术风气，提高学术水平。

【范围】 适用于医院药学部门。

【责任人】 妇幼保健院药学科教管理小组。

【内容】

1. 为保证药学学术论文的真实性、科学性、新颖性、实用性，论文管理实行科室审核制度。

2. 论文投稿前作者填写“药学学术论文审批表”，参考表 11-3。科教管理小组核对信息，科室主任签字审批。

3. 学术期刊级别标准

(1) 国外杂志：具有 ISSN 编号的专业技术杂志，会议增刊除外。包括 SCI、EI、ISTP 收录的期刊（含 SCI-Expanded）。

(2) 国内杂志：具有国内国际正式刊号（CN 和 ISSN 编号），增刊除外。

1）核心期刊：《中文核心期刊要目总览》（北京大学图书馆 2017 年版）、《中国科技论文统计源期刊》（国家科技部发布）收录的专业技术论文。

2）国家级期刊：由党中央、国务院及所属各部门，或中国科学院、中国社会科学院、各民主党派和全国性人民团体主办的期刊及国家一级专业学会主办的会刊。

3）省级期刊：发表于省级（自治区、直辖市、特别行政区）以上卫生行政部门、医学会或各专业学会、学术团体等主办的、经国家新闻出版署批准出版的正规专业期刊以及各大学（学院）学报上的论文。

表 11-3　药学学术论文审批表

姓名		职称		所在部门	
拟发表的学术论文题目					
拟投学术期刊名称			期刊主办单位		
第一署名单位			通讯作者姓名与工作单位		
基金资助情况			论文工作地点		
所有作者姓名（按顺序）					
所有作者签名					
发表学术论文的投稿声明	本人拟投稿发表的该篇学术论文，系本人的原创作品。文中内容真实，符合医院有关规定，无学术不端正行为，无一稿多投，违者责任自负。 本人签名： 年　月　日				
是否同意发表	科主任签名： 年　月　日				

4. 论文刊出后须在科教管理小组登记，附国家新闻出版署期刊查询结果，并将论文复印件（杂志封面、目录、正文）交科室留档。

5. 原始材料不真实的，不能作为有效学术论文采用；未经审批而发表的，不予奖励。

6. 科学研究及相关活动中有下列行为之一，认定为构成学术不端。

(1) 剽窃、抄袭、侵占他人学术成果。

(2) 篡改他人研究成果；伪造科研数据、资料、文献、注释，或者捏造事实、编造虚假研究成果。

(3) 未经他人许可而不当使用他人署名，虚构合作者共同署名。

(4) 买卖论文、由他人代写或者为他人代写论文。

(5) 其他由医院科学技术委员会界定为学术不端行为的。

7. 学术不端行为且有下列情形之一，认定为情节严重。

(1) 造成恶劣影响。

(2) 组织实施学术不端行为；存在利益输送或者利益交换；多次实施学术不端行为。

(3) 对举报人进行打击报复。

(4) 其他造成严重后果或者恶劣影响的。

8. 学术不端行为按照医院科学技术委员会规定进行处罚。

十二、药学与临床相结合的科学研究

药学与临床相结合的科学研究		文件编号	
编写者		版本号	
审核者		版本日期	
批准者		批准生效日期	

【目的】 明确药学科研思路，拓宽药学科研范围。

【范围】 适用于药学与临床相结合的科学研究。

【责任人】 妇幼保健院药学科教管理小组。

【内容】

1. 医院药学的发展方向是以患者为中心、药学与临床相结合的临床药学，是探索药物与机体、疾病相互关系，研究和实践药物临床合理应用的综合性应用技术学科。药学科研工作必须紧密与临床相结合，解决临床用药的实际问题。

2. 临床药学研究应围绕安全、有效、经济用药的原则，密切关注学科发展前沿，选题应紧密围绕应用或应用基础，并使研究成果在本学科领域内得到推广和应用。

3. 结合临床开展的药物应用与评价研究，包括新药上市后的安全性、有效性、经济性及适用性的系统性科学评价，药物流行病学与药物经济学研究等；服务患者的临床药学研究，包括药师参与药物治疗、药物相互作用、用药教育与咨询、血药浓度监测、个体化用药方案设计及药物基因学研究等。

4. 药学与临床相结合的科学研究选题重点为合理用药及药物相互作用，目的是通过科研工作进一步获取新的知识，提高药物使用水平，减少毒副作用，保障安全用药。

5. 根据研究内容选择适宜的研究方法。实验性研究可选择动物实验、细胞试验、临床试验等。观察性研究主要是流行病学方法，包括描述和分析等。二次研究，包括系统综述、meta分析等。

6. 研究设计应遵循对照原则、随机原则、重复原则。样本量应符合统计学要求，选择合适的统计方法。

（赵　萍）

第十二章 妇幼保健院社会药学管理

第一节　社会药学简述

一、社会药学的定义

社会药学是一门运用社会学、管理学、心理学、伦埋学等人文社会科学的理论与方法，来研究药学问题，研究社会因素与药学系统诸因素之间相互作用关系的交叉学科。社会药学概念的形成与发展是社会科学与自然科学交叉渗透的结果。社会药学在不同国家有不同称谓，英国称为公共药学（public pharmacy），美国称为社会与管理药学（social & administrative pharmacy），芬兰、瑞典、丹麦、挪威等称为社会药学（social pharmacy），波兰、捷克、匈牙利、罗马尼亚等则称为社会药学和药学组织（social pharmacy and pharmacy organization）。

二、社会药学的基本观念

1. 确立以人为本的观念　药学是研究药物的科学。研究药物的根本目的是为人类防治疾病，即为了人类的健康与发展。

2. 以药物使用作为药学业务的重点　药学作为一门科学，已有许多分支学科。而药学作为一个专业（行业）也有许多不同的业务，从研制、生产、流通到消费。由于药品的使用消费与其他产品不同，它既有使用有效性又有使用安全性，使用得当可以治病，使用不当则可能致病。因此，药品必须在医师、药师、护士的监督帮助下才能正确使用。

3. 药物使用过程是药师监督的重点　药物的医学使用目

的是治病救人，但在使用过程中必须得到全面的用药指导、监督和服务。

4. 注重药物治疗的安全性。

5. 重视药物治疗经济性　当前药物使用中浪费现象严重，而不正确的观念是造成这些浪费的主要原因，如用价格高低衡量药物的好坏、根据广告宣传评估药物疗效、将保健食品当作治疗药物使用等。

三、社会药学研究的主要领域

1. 药学在医疗卫生体系中的地位与作用　社会药学研究的内容包括药学在卫生体系中的地位与作用以及与体系中医疗、预防、保健等各学科和部门的相互关系。为预防、医疗、保健、康复等卫生健康工作提供药物保障；开发新制剂、新剂型以提高药物治疗效果，减少毒副作用；开展临床药学和药学信息咨询服务等。

2. 药学组织体系与机构　包括药品监督管理系统、药品生产管理系统、药品供应流通系统、药学教育与科研以及药学学术组织等。

3. 药物对人类的重要性　包括药物对人类健康与发展的贡献、药物使用的安全性、防止药害事件发生及减少药物滥用等。

4. 药学的历史性发展　包括药学史、政府加强监督管理的历史经验以及药师职责的历史变化等。

5. 药物资源的合理利用　包括药物经济学、市场管理及竞争、药物利用研究等。

第二节　药物的基本概念及分类

一、药品的定义

药品是用于预防、治疗、诊断人的疾病，有目的地调节人的生理机能并规定有适应证或者功能主治、用法和用量的物质。

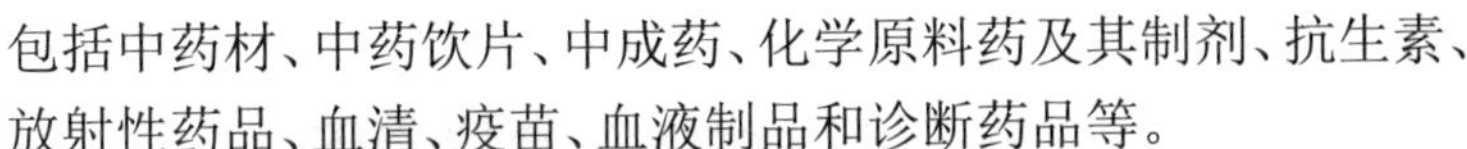

包括中药材、中药饮片、中成药、化学原料药及其制剂、抗生素、放射性药品、血清、疫苗、血液制品和诊断药品等。

二、药物作用的两重性

药物的作用都是一分为二的，用药之后既可产生防治疾病的有益作用，亦会产生与防治疾病无关、甚至对机体有毒性的作用，前者称为治疗作用，后者则称为不良反应。

1. 治疗作用　可分为对因治疗作用和对症治疗作用，前者旨在消除疾病的病因，后者则是减轻或改善症状。

2. 不良反应　大多数药物都或多或少地有一些不良反应，包括副作用、毒性作用、过敏反应、继发性反应等。药物在治疗剂量内出现的与治疗目的无关的作用，称为副作用。它属药物本身的固有属性，一般反应较轻，常可预知并可设法消除或纠正。

三、药品分类

为了不同的需要，根据不同分类原则，药品有多种分类形式。

（一）现代药和传统药

现代药是使用现代医学、药学理论方法和化学技术、生物学技术等现代科学技术手段发现或获得的，并在现代医学、药学理论指导下用于预防、治疗、诊断疾病的药物。传统药包括中药、蒙药、藏药、维药等。

（二）处方药与非处方药

处方药是指凭执业医师和执业助理医师处方方可购买、调配和使用的药品。非处方药是指不需要凭执业医师和执业助理医师处方，可自行判断、购买和使用的药品。

（三）国家基本药物

国家基本药物是指由国家政府制定的《国家基本药物目录》中的药品。

（四）基本医疗保险药品

基本医疗保险药品指适应基本医疗卫生需求，剂型适宜、价格合理、能保障供应、公众可公平获得的药品。

第三节　特殊群体药物的使用

一、儿童用药剂量计算

儿童用药的计算方法很多，包括按体重、年龄和体表面积计算。

1. 根据儿童体重计算　多数药物已算出每千克体重按日或每次的用量，因此根据儿童体重决定用药剂量的方法，目前应用相当广泛。对于已知体重的儿童，可按实际测得的体重(kg)计算用药量。

按千克折算剂量公式：儿童剂量 = 每千克每日（或每次）用药量 × 体重(kg)；儿童剂量 = 成人剂量 × 儿童体重 /50（即成人平均体重）。

对没有测知体重的儿童可按下列公式推算：婴儿 6 个月前体重(kg)≈月龄 ×0.6 + 3；7～12 个月体重(kg)≈月龄 ×0.5 + 3；1 周岁以上体重(kg)≈年龄 ×2 + 7。

2. 根据成人剂量折算　这种计算方法只要知道成人剂量就可以按年龄比例推算出儿童剂量，所以简便易行。但每个儿童的个体生长发育不同，尽管是同一年龄，体重仍各有差异。

儿童年龄相当于成人用量的比例如下：

(1) 出生～1 个月：1/18～1/14。

(2) 1～6 个月：1/14～1/7。

(3) 6 个月～1 岁：1/7～1/5。

(4) 1～2 岁：1/5～1/4。

(5) 2～4 岁：1/4～1/3。

(6) 4～6 岁：1/3～2/5。

(7) 6～9 岁：2/5～1/2。

(8) 9～14 岁：1/2～2/3。

(9) 14～18 岁：2/3～3/4。

3. 简易快速计算法　此法适用于药品说明书未规定儿童

剂量，或忘记按千克体重计算的剂量。公式如下：

1 岁以内剂量：成人剂量 × 0.01 ×（月龄 + 3）。

1 岁以上剂量：成人剂量 × 0.05 ×（月龄 + 2）。

4. 根据体表面积计算　近年来，国外推荐药物按儿童体表面积计算，既适于儿童，也适用于成人，科学性较强。其计算方法如下：

（1）体重在 30kg 以下者，其体表面积计算公式为：体重（kg）× 0.035 + 0.1 = 体表面积（m^2）。

（2）体重在 30kg 以上者，在（1）公式基础上体重每增加 5kg，体表面积增加 0.1m^2。比如 30kg 体重者，体表面积为 1.15m^2，35kg 体重者为 1.25m^2，40kg 体重者为 1.35m^2。

5. 儿童中药剂量的计算方法　一般按年龄分成 5 种。即 1 岁以下者用成人量的 1/4，3～4 岁用成人量的 1/3，4～7 岁用成人量的 1/2，7～15 岁用成人量的 2/3，15 岁以上按成人量。

二、儿童用药注意事项

儿童处在生长发育时期，神经系统、内分泌系统及许多脏器发育尚不完善，肝、肾的解毒和排毒功能以及血脑屏障作用也都不健全。儿童用药要注意以下几点。

（一）给药途径的选择

坚持“能口服给药治疗的不肌内注射，能肌内注射治疗的不静脉给药”。虽然注射法给药剂量准确、起效快、不受消化液影响，但也有其不足，除注射部位消毒外，药物的质量、药物的刺激性、药物本身的毒性、输液中的微粒和热原等都可引起严重的不良反应甚至死亡。病情不严重时，请选择口服或肌内注射给药，病情严重时才选择静脉给药。

（二）给药剂量要准确

儿童给药量一定要根据日龄或体重计算。给药量大或静脉滴注速度过快，超过儿童的承受能力或耐受性，就有可能引发药物不良反应。

（三）药物的选择要合适

儿童一些重要器官，如肝、肾均未发育成熟，肝药酶的分泌不足或缺乏，肾清除功能较差，应避免使用毒性大的、不良反应较严重的药物。

1. 抗菌药物的选择　一般的感冒发热不要随便使用抗生素，非用不可时，也应选毒副反应小的药物，如青霉素类抗菌药物。避免或禁止使用毒性大的抗菌药物，如氨基糖苷类、万古霉素、去甲万古霉素等可引肾及耳毒性。氯霉素可引起灰婴综合征。如确有应用指征时，必须进行血药浓度监测，据此调整个体化给药方案，以确保治疗安全有效。不能进行血药浓度监测者，不可选用上述药物。四环素类可引起牙齿及骨骼发育不良，牙齿黄染。喹诺酮类可引起软骨损害，避免用于 18 岁以下未成年人。磺胺类药和呋喃类药可导致脑性核黄疸及溶血性贫血，儿童应避免使用。阿奇霉素、克拉霉素缺乏安全性资料，建议 2 岁以下的儿童避免或谨慎使用。儿童由于肾功能尚不完善，主要经肾排出的青霉素类、头孢菌素类等 β- 内酰胺类药物需减量应用，以防止药物在体内蓄积而导致严重中枢神经系统毒性反应的发生。

2. 泻药与止泻药的应用　儿童便秘应先调整饮食，可食用蜂蜜、水果、蔬菜等，在十分必要时才使用缓泻药。儿童腹泻时也应该先调整饮食，控制感染补充液体，一般不主张使用止泻药，因使用止泻药后腹泻虽可得到缓解，但可加重肠道毒素吸收甚至发生全身中毒现象。

3. 解热止痛药的应用　儿童发热的原因很复杂，可能是普通感冒、扁桃体发炎，也可能是麻疹、肺炎、脑膜炎等严重疾病。在没有查出病因前，滥用解热止痛药会掩盖病情，妨碍正确诊断，耽误治疗。特别是幼儿高热时，如果使用解热止痛药不当，会引起出汗增多、体温突然下降而发生虚脱的情况。有消化道出血或溃疡的患者，应慎用或禁用阿司匹林、保泰松等药物。

4. 镇静催眠药的应用　镇静催眠药对中枢神经系统有广泛的抑制作用，产生镇静、催眠和抗惊厥等效应。儿童有高热、

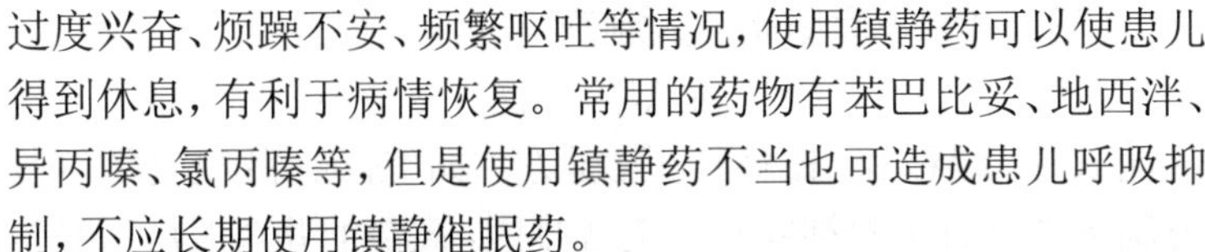

过度兴奋、烦躁不安、频繁呕吐等情况，使用镇静药可以使患儿得到休息，有利于病情恢复。常用的药物有苯巴比妥、地西泮、异丙嗪、氯丙嗪等，但是使用镇静药不当也可造成患儿呼吸抑制，不应长期使用镇静催眠药。

5. 激素类药物的应用　糖皮质激素类药，常用的有氢化可的松、可的松、泼尼松、地塞米松、倍他米松等。应用本类药物时，必须严格掌握适应证，以免产生不良反应和并发症。大剂量或长期应用本类药物，可引起肥胖、高血压、水肿、血钾降低、骨质疏松等不良反应。一般感染不要使用本类药物，因其对病原微生物无抑制作用，且可抑制炎症反应和免疫反应，降低机体防御功能，反而可使得感染病灶（如化脓性病灶、结核）活动和扩散。如必须长期使用本类药物时，应给予促皮质激素，以防肾上腺皮质功能减退，同时给予钾盐并限制钠盐的摄入，还应增加蛋白饮食，适当加服钙剂及维生素 D。停药时应逐渐减量，不宜骤停，以免发生肾上腺皮质功能不足症状。

6. 维生素类、微量元素、补品的合理使用

（1）维生素类：应根据儿童身体生长发育需要，适量补充维生素类药物。不应将其作为补剂给儿童长期服用，过量服用也会出现肝、肾损害及中毒症状，如周身不适、胃肠道反应、头痛、骨及关节痛等。

（2）微量元素：儿童缺微量元素如铁、钙、锌等时，补充时不可长期使用。最好到医院进行生化检验，测定其血中含量，以调整补充量，血中含量正常时停止服用。

（3）补品：儿童不宜常吃补品，摄取营养最重要的是均衡，任何一种营养物质摄入过剩，均会导致营养失衡。人参蜂王浆之类的补品，用多了会导致儿童性早熟。要避免滥用滋补品如人参、人参蜂王浆、冬虫夏草等。

（四）联合用药须注意的问题

药物种类不宜过多，可用可不用的药物尽量不用。不要联用可使毒性增加的药物，如庆大霉素与卡那霉素（氨基糖苷类药物）联用。

（五）儿童不宜服用成人制剂

儿童用药要选择儿童剂型的药物。尽量不要使用成人规格的糖衣片、缓释片、控释片、胶囊等。如“速效感冒胶囊”等复方制剂中含有中枢神经兴奋剂咖啡因，高热的儿童服用后易诱发惊厥抽搐，尤其是5岁以下的儿童更不宜服用。

（六）用药后要密切观察

如果出现寒战、头晕、恶心、呕吐、皮疹等身体不适，应立即停药并进行相应处理。

三、孕妇用药注意事项

孕妇不但与非孕妇一样，可患各种疾病，还可患各种与妊娠有关的疾病，故妇女在妊娠期较非妊娠期有更多机会接受药物治疗。因此妊娠期合理用药对预防新生儿缺陷具有重要意义。

优生优育涉及的问题很多，但其中一个关键问题就是要减少出生缺陷。迄今，大多数出生缺陷的发生原因仍不明了，但至少有2%～3%是由药物引起的。

尽管药物所致畸形所占比例不大，但在60%～70%原因不明的出生缺陷中，不排除药物在某些特定条件下与其他因素相互作用所致。据国内外的调查资料显示，70%～80%的孕妇使用过药物，平均使用药物3～4种。另外一个不容忽视的事实是，全世界每年有数百种新药投放市场。这些药物在妊娠期使用对胎儿是否安全尚无定论。因此妊娠期合理用药对预防新生儿缺陷具重要意义。

妊娠期是一个特殊时期，母体与胎儿系同一环境中的两个紧密联系的独立个体，其生理反应和对药物的敏感性有很大差异。因胎儿很多器官尚未发育，主要靠胎盘而不是靠自己的器官去获得必需的营养和排泄代谢产物。当药物在母体血液中出现时，由于胎儿对母体的这种依赖关系，势必对胎儿的生长、发育带来影响。

妊娠期母体各系统均有明显的生理改变，对某些药物的代谢，如氧化、还原、水解、结合等过程有一定影响，药物不易解

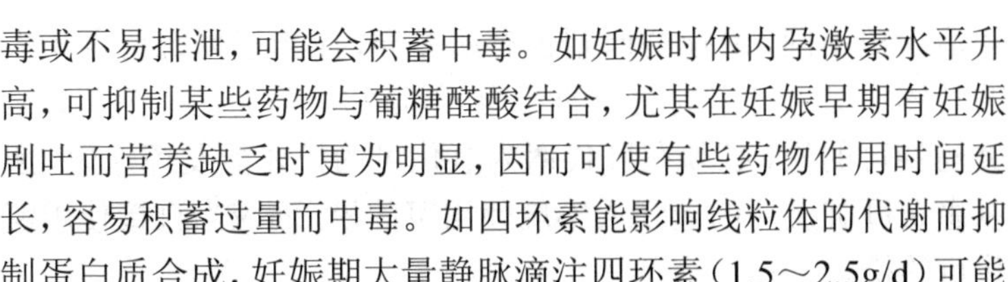

毒或不易排泄，可能会积蓄中毒。如妊娠时体内孕激素水平升高，可抑制某些药物与葡糖醛酸结合，尤其在妊娠早期有妊娠剧吐而营养缺乏时更为明显，因而可使有些药物作用时间延长，容易积蓄过量而中毒。如四环素能影响线粒体的代谢而抑制蛋白质合成，妊娠期大量静脉滴注四环素（1.5～2.5g/d）可能造成严重肝损害。

妊娠期体液及血容量均增加，对药物的体内分布有很大影响。单位体积血清蛋白含量降低，而其中白蛋白下降更为明显，可造成低白蛋白血症。妊娠期药物与白蛋白结合能力明显减少，血中游离药物浓度增加，分布到组织和通过胎盘的药物增多。

动物实验和体外试验表明，妊娠期药物的氧化还原代谢减慢，但硫化作用可能较非妊娠期增加。值得注意的是，有些药物本身毒性不大，而其代谢产物可能对胎儿毒性较大。

四、哺乳期妇女用药注意事项

1. 哺乳期妇女用药，首先应权衡用药的必要性和对乳儿可能造成的危害性以决定取舍。应明确用药特征，尽量避免因哺乳期用药而对乳儿造成危害。

2. 选用进入乳汁最少、对婴幼儿影响最小的药物。因婴幼儿的组织器官及生理功能尚未发育成熟，特别是体内酶系统尚未健全，对某些药物的毒性反应表达不明显。

3. 应注意用药和哺乳的时间间隔。可根据药物的半衰期长短调整用药和哺乳的最佳间隔时间。一般应避免在药物浓度高峰时授乳，或采取哺乳后用药，最少间隔4小时以上。

4. 当用药剂量过大或疗程过长时，为防止对乳儿产生不良影响，应监测乳儿血药浓度，特别对于那些治疗指数低的药物尤应注意。

五、老年患者用药注意事项

1. 用药个体化原则　由于老年人衰老的程度不同，患病史和治疗史不同，治疗的原则也有所差异，应当根据每位老年人的具体情况量身定制适合的药物、剂量和给药途径。例如激素类药物可的松，必须在肝代谢为氢化可的松才能发挥疗效，所以患有肝脏疾病的老年人不应使用可的松，而应当直接使用氢化可的松。

2. 优先治疗原则　老年人常患有多种慢性疾病，为避免同时使用多种药物，当突发急症时，应当确定优先治疗的原则。例如患有感冒发热或急性胃肠炎时，应优先治疗这些急症，暂停使用降血脂或软化血管等药物。又如突如其来的心脑血管急症时，暂停慢性胃炎或前列腺肥大的治疗。

3. 用药简单原则　老年人用药要少而精，尽量减少用药种类，一般应控制在 4 种以内，减少合并使用类型、作用及不良反应相似的药物，使用适合的长效制剂，以减少用药次数。药物治疗要适可而止，不必苛求痊愈。例如偶发室性期前收缩患者，控制在 2～3 次 /min 内即可。

4. 用药减量原则　药物在老年人体内过程的改变，使老年患者对药物的敏感性增加，耐受力降低，安全范围缩小，所以除使用抗生素外，用药剂量一般要减少，特别是解热镇痛药、镇静催眠药、麻醉药等。60～80 岁的老年人用药剂量为成人的 3/4～4/5。80 岁以上的老年人应为成年人的 1/2，部分特殊药品例如强心苷类药品，仅为成人的 1/4～1/2。

5. 饮食调节原则　多数老年人体内蛋白质比例降低，加之疾病、消瘦、贫血等原因均影响药物的疗效，应当重视食物的营养选择与搭配。例如控制饮酒以避免老年人减少 B 族维生素的摄入，老年糖尿病患者注意调节饮食以保证降血糖药物的治疗。

6. 人文关怀原则　关怀老年人，特别是关爱患有慢性疾病的老年人，对有效发挥药物疗效至关重要。例如老年人容易漏服药，可以准备小药袋，标注清楚每日早、中、晚的时间，便于老年人服用；也可建立服用药品的日程表或备忘卡。还应向老年人广泛宣传必要的用药小常识，例如服药最好用白开水、肠溶片和缓释片不可掰碎等。

第四节　影响药物治疗的社会心理学因素

一、影响患者用药心理和行为的变化

（一）药品本身对患者的影响

1. 药品名称对患者的影响　药品名称有通用名和商品名，比较起来，患者普遍对商品名更容易接受。原因是有些药物按照其治疗作用命名，听起来通俗易懂。

2. 药品价格对患者的影响　多数患者认为价格高的药品疗效好。

3. 药品外观对患者的心理影响。

4. 药物疗效对患者的心理影响　有些药物起效慢则易被患者认为无效。

5. 药物副作用对患者的影响　药物都存在着副作用，许多患者因用药后产生副作用而自行停药或减少用药量。

（二）药学服务过程对患者的影响

药物治疗是治疗疾病最常用也是最主要的手段，如何确保患者正确合理用药，在达到治疗目的的同时减少药源性疾病的发生，是药学服务越来越重要的任务。在整个药学服务过程中，药师的素质、言谈举止、服务态度及药师表现出来的对药物治疗的信任程度都会直接影响或暗示患者对药品的认识和看法，影响其治疗信心和遵医嘱行为。

二、影响患者心理和行为的各种社会学因素

1. 文化背景的影响　教育水平低的人相对容易接受医师的暗示，在药物治疗过程中，系统地对患者进行健康教育，逐步提高其治疗依从性，对控制疾病具有重要意义。

2. 心理素质的影响　在药物治疗过程中，由于各种社会因素及个人心理因素的影响，患者产生不同的思想压力，因忧虑过多而加重病情，但也有患者因为乐观豁达而使疾病迅速被治愈。

3. 经济能力的影响　患者由于经济条件差别，不同经济能力的患者在药物的选择上也有所不同。

4. 年龄、性别的影响　不同年龄、不同性别人群对疾病的治疗有不同的敏感性和耐受性，其影响患者对就医行为的选择。

5. 种族的影响　由于种族因素的差异，同一种药物在不同种族人群安全性、疗效、剂量和给药方案不同。

6. 其他因素的影响　患者的心理和行为还受信仰、风俗习惯、生活方式、性格等因素的影响。

第五节　药物资源的合理利用

人们应当珍惜现有的资源，特别是药物资源，它与人类的生存、健康的生活息息相关。药物资源的合理利用，已经成为全社会关注的问题，只有专业人员与社会成员共同参与，才能更好地保护资源、减少浪费、造福社会。

一、药物资源的合理分配

在药物资源的合理分配中，强调城乡兼顾，是由中国国情所确定的。农村人口众多、居住分散、交通不便、经济收入水平普遍较城市低，这些基本情况应成为在药物资源分配上要注意的问题，在向乡村供应药品中应当注意：

1. 疗效确切、价格便宜的品种。

2. 便于使用、运输及贮存的剂型。

3. 注意不同地域的发病状况，提供所需品种。

4. 注意不同地区常出现的自然灾害所造成的伤病所需的药品贮备。

5. 保障农村医疗网点技术发展所需药品。

6. 加强对农村药品供应的监督，应严禁过期失效、质量不合格、包装简陋的药品流入农村。

二、药物资源的合理应用

作为资源的药物，它同样具有资源的共性，即分配的不均匀性、存量的有限性、不可再生性、经济性。此外，因其直接应用于人体，与人类生命及生存质量息息相关而具有特殊性。对其科学利用，就成为人们十分关注的问题。药物资源的合理应用，涉及多方面。

1. 药物资源的保护　在合理利用药物资源中，除严格执行行业规章制度外，尚可制定地方法规加以约束。

2. 药物资源的开发　资源总是有限的，补充及增加资源是一项创造性的工作。特别是在生物工程技术领域，有着广阔的前景。

3. 药物资源的节约　取用资源，尽力采用高新技术手段进行精加工综合利用，降低成本，增加效益。

4. 药物资源的生产　采用化学及生物技术生产的药物，在满足社会需求上，应按照实际需要总量控制，防止积压、变质、过期造成损失。

5. 药物资源储备　药物资源不仅具有经济价值，对国家和民族来说，仍然属于战略物资，为应对各种突发事件或自然灾害，应对药物资源有所储备。

三、医师在药物资源合理应用中的作用

药物资源的合理应用必须做到合理用药。临床用药千变万化，但是，要做到合理用药还是有共同的原则可以遵循。一般说来，合理用药应考虑如下几点。

1. 准确诊断，明确用药目的　准确诊断是合理用药的前提，应该尽量认清患者疾病的性质和病情严重的程度，并据此确定当前用药所要解决的问题，从而选择有针对性的药物和合适的剂量，制订适当的用药方案。在诊断准确以前常常必须采取一定的对症治疗，但应注意不要因用药而妨碍对疾病的进一步检查和诊断。

2. 制订详细的用药方案　要根据初步选定拟用药物的药效学和药动学知识，全面考虑可能影响该药作用的一切因素，扬长避短，详细制订包括用药剂量、给药途径、投药时间、疗程长短，以及是否联合用药等内容的用药方案，并认真执行。

3. 及时完善用药方案　用药过程中既要认真执行已定的用药方案，又要随时仔细观察必要的指标和试验数据，用于判定药物的疗效和不良反应，并及时修订和完善原定的用药方案，包括在必要时采取新的措施。

4. 少而精和个体化　任何药物的作用都有两面性，既有治疗作用，又有不良反应。药物的相互作用更为复杂，既可能提高疗效，对患者有利，也可能增加药物的不良反应，对患者造成损害。不同患者因其病情不同，对药物作用的敏感性也不同，这就使得情况更为复杂。因此，用药方案要强调个体化。除去经过深思熟虑认为必要的联合用药外，原则上应持“可用可不用的药物尽量不用”的态度，争取能用最少的药物达到预期的治疗目的。这里所说的“少用药”并非考虑节约或经济问题，主要是要尽量减少药物对机体功能的不必要干预和影响。

四、药师在药物资源合理应用中的作用

1. 积极参与临床合理用药工作。

2. 编辑最新的药物治疗信息资料提供给临床或患者。

3. 进行药物经济学研究，探求经济实惠的药物治疗方案。

4. 研究避免或减少药物不良反应的用药治疗方案及药物新剂型。

5. 参与药物不良反应调查分析，减少药物给患者带来的损害。

6. 开展血药浓度监测工作，为临床提供确切的参考指数。

五、患者在药物资源合理应用中的作用

1. 患者应信任医师，服从医嘱，按照医嘱用药。

2. 在接受药物治疗中，应当将用药后的病痛状况、个人饮

食起居、精神状况等，如实反映给医师。

3．在用药过程中，患者对治疗有意见或建议时应主动向医师说明情况，确保治疗顺利进行。

4．患者学习健康知识，提高健康素养，倡导健康生活方式，增强自身防病、抗病能力。

第六节　社会用药教育

一、药品的名称

1．药品的名称　人们在使用药品时，首先接触到的是药品的名称，药品名称帮助人们将不同的药品区分开来。药品的名称分为通用名、商品名和国际非专利名。国际非专利名是世界卫生组织制定的药物（原料药）的国际通用名，医、药、化学等学科的专业人员应用得较多。而平时公众所接触到的主要是药品的通用名和商品名。

2．药品通用名与商品名的区别　通用名是国家药典委员会按照一定的原则制定的药品名称，是药品的法定名称，每种药品只能有一个通用名。药品的商品名是药品的生产厂家为了把自己的产品同其他生产厂家区分开来而给自己的产品起的专用名称。成分相同的药物，因为生产厂家不同，通用名称相同而商品名则不同。

二、常用的药物剂型

药物在供给临床使用前，为适应治疗或预防的需要而制备的药物应用形式，称为药物剂型，简称剂型。通俗而言，就是我们平常所接触的片剂、胶囊、乳膏、针剂等。药物制成不同的剂型后，不仅增加了药物的稳定性，便于药物的贮存、运输和携带，而且药物剂量准确，方便患者使用，部分药物剂型还可减轻不良反应。到目前为止，药物剂型已有几十种之多，比较常用的也有二三十种。现选择最基本、常用的十种介绍如下。

1. 注射剂　注射剂是指药物制成的供注入体内的灭菌溶液、乳状液或混悬液以及供临用前配制成溶液或混悬液的无菌粉末或浓溶液。注射剂因其药效迅速、剂量准确、作用可靠，已成为目前临床应用最广泛的剂型之一。

2. 片剂　片剂是指药物与辅料混合均匀后压制而成的片状制剂，它是现代药物制剂中应用最为广泛的重要剂型之一。片剂的性状稳定、剂量准确，其携带及应用也都比较方便，但存在婴儿和昏迷患者不能吞服等缺点。

3. 胶囊剂　胶囊剂是指将药物填装于空心硬质胶囊中或密封于弹性软质胶囊中制成的固体制剂。它是目前常用的口服剂型之一。可分为硬胶囊剂、软胶囊剂和肠溶胶囊剂。胶囊剂可掩盖药物的苦味及特殊异味，还可提高药物的稳定性及其生物利用度，使之发挥更大的疗效。此外，肠溶胶囊可保证遇胃酸后易被破坏药物的药效。

4. 液体剂型　液体剂型是指药物分散在适宜的分散介质中制成的液体分散体系，可供内服或外用。其中又包括溶液剂、糖浆剂、乳剂、混悬剂等其他液体剂型。液体剂型的剂量容易掌握和调整，特别适用于婴幼儿和老年患者，而且药物分散度大、吸收快，能较迅速发挥药效，但液体剂型放置时间长会使疗效降低甚至失效，且易霉变，不方便携带。

5. 颗粒剂　颗粒剂是指药物与适宜的辅料配合而制成的颗粒状制剂，又称冲剂。它是近年发展较快的一种剂型，因其味甜、粒小、易溶化，特别受儿童欢迎。一般可分为可溶性颗粒剂、混悬型颗粒剂和泡腾型颗粒剂。

6. 软膏剂　软膏剂是指药物与适宜基质均匀混合制成的具有一定黏稠度的半固体外用制剂。软膏剂在医疗上主要用于皮肤、黏膜表面，具有抗皮肤感染、保护创面、润肤、隔绝空气、软化痂皮、刺激肉芽生长等作用。

7. 栓剂　栓剂是指药物与适宜的基质制成的具有一定形状的供人体腔道内给药的固体制剂。栓剂适用于胃肠道服用有困难及伴有呕吐症状的患者，对幼儿和昏迷者更为适用。

8. 气雾剂　气雾剂是指药物与适宜的抛射剂装于具有特制阀门系统的耐压密封容器中制成的制剂。药物直接到达作用部位或吸收部位，作用迅速且剂量少，副作用小。气雾剂可在呼吸道、皮肤或其他腔道起局部作用或全身作用。目前气雾剂在医疗上已用于治疗哮喘、烫伤、耳鼻咽喉疾病以及祛痰、血管扩张、强心、利尿等，均已达到显著的疗效。

9. 喷雾剂　喷雾剂是指应用压缩气体为动力的喷雾剂或雾化器喷出药液雾滴或半固体的制剂，也称气压剂。

10. 中药剂型　中药剂型有很多，传统制剂如丸、散、膏、汤、丹、酒剂等。

三、药品批准文号

药品批准文号是药品生产企业依法生产药品的合法标志。购买药品时，要看清药品批准文号，无批准文号或批准文号标注有问题的药品，不要购买和使用。国家药品监督管理局于2001年对药品批准文号和试生产药品批准文号的表达格式做了规定，统一格式为“国药准（试）字，1位汉语拼音字母，8位阿拉伯数字”。详解如下。

1. “准”字代表国家批准正式生产的药品，“试”字代表国家批准试生产的药品。

2. 国药准（试）字后的1位汉语拼音字母代表药品类别，分别是“H”代表化学药品，“S”代表生物制品，“J”代表进口分装药品，“T”代表体外化学诊断试剂，“F”代表药用辅料，“B”代表保健药品，“Z”代表中药。

3. 汉语拼音字母后的8位阿拉伯数字中的第1、2位代表批准文号的来源，其中“10”代表原卫生部批准的药品，“19”“20”代表2002年1月1日以前国家药品监督管理局批准的药品，其他使用各省行政区划代码前2位代表原各省级卫生行政部门批准的药品。“8位数字”中的第3、4位为换发批准文号之年公元年号的后2位数字，但来源于原卫生部和国家药品监督管理局的批准文号仍使用原文号中年号的后2位数字。“8位数字”中的第5—8位为顺序号。

四、药品的有效期

药品有效期的表示方法有以下几种：

1. 直接标明有效期　按年月顺序，一般表达可用有效期至某年某月；或用数字，是指该药可用至有效期最末的月底。如标有“有效期至2006年7月”的药物，该药可用到2006年7月31日；或表达为“有效期至2006.07”“有效期至2006/07”“有效期至2006-07”等，年份用4位数表示，月份用2位数表示（1～9前加0）。

2. 直接标明失效期　“失效期：某年某月”是指该药在该年该月的1日起失效。如标有“失效期：2006年10月”，则该药只能使用到2006年9月30日。

3. 标明有效期的年数或月数　这种方式标出的药品有效期，可根据药品生产日期推算，一般规定生产日期即批号用6位数字表示，前2位表示年份，中间2位表示月份，末尾2位表示日期。如标“批号990704，有效期1年”的药品，其有效期是到2000年7月4日。

4. 进口药品的有效期　进口药品常以“expiry date（截止日期）”表示失效期，或以“use before（在××××之前使用）”表示有效期。各国药品有效期的标注不完全相同，有时难以辨别。为避免造成差错，应了解不同的写法并注意识别。美国药品多按月、日、年顺序排列，9/10/2001或Sep.10th 2001，即2001年9月10日；欧洲国家药品多按日、月、年顺序排列，10/9/2001或10th Sep.2001，即2001年9月10日；日本药品按年、月、日顺序排列，2001、9、10，即2001年9月10日；在标明有效期的同时，一般尚标有生产日期，因此可以按照生产日期而推算有效期限为多长。

五、药品说明书

药品说明书是药品用药安全及相关信息的载体，是保障用药安全有效的重要环节。以下就药品说明书中的条目逐一说明含义。

1. 批准文号　说明书最前端通常是药品的名字与批准文号。药品的批准文号由国家药品监督管理局核准颁发，其一般格式为“国药准字，类别（以英文大写字母表示），编号（以阿拉伯数字表示）”。

2. 药品名称　包括通用名称、化学名和商品名称。通用名和化学名世界通用，任何教科书或文章上出现的应是同一名称，一般以英文和译文表示。至于商品名，每一家生产药厂都可为其产品取一个商品名。因此，相同成分的药品，或是学名相同的药品，可能有多个商品名。不同的商品名，意味着是不同厂家的产品，也意味着具有不同的品质。要认准通用名或者化学名，避免重复服药，导致过量中毒。

3. 主要成分　药品成分是药品发挥药效的物质。有些药品为单一成分，有些为复方成分。说明书中标明的多为主要成分。

4. 适应证　适应证是根据药品的药理作用及临床应用情况，使用本品治疗确有疗效的疾病范围。此项在一些中成药的说明书中常用“功能与主治”表示。服药一定要在适应证范围内，尤其是非处方药物，自我服用应按照适应证，避免错服。

5. 用法与用量　说明书上的药品量通常指成人常用剂量，儿童剂量则要根据年龄或体重进行折算。许多中西药的重量用克（g）、毫克（mg）等表示，容量用毫升（ml）表示。药物用量常注明一日几次，每次多少量；儿童常用每日每千克体重多少量来表示。至于药品的用法，则需根据该药的剂型和特性，注明为口服、肌内注射、静脉用药、外用及饭前服、饭后服、睡前服等。患者应严格按照说明书注明的方法用药。

6. 不良反应　药品不良反应是指合格药品在正常用法用量的情况下出现的与用药目的无关的反应。药品使用过程中会出现的不良反应不仅与药物本身的特性有关，还与用药者的身体素质、健康状况有关。如有过敏体质的人使用青霉素、链霉素容易发生过敏反应；有些药品口服后会刺激胃肠道引起恶心、呕吐等反应；有些药物对肝、肾有毒性等。这些不良反应在说明书中都会注明，注意阅读不良反应，加强用药的自我监测，一旦出现不良反应，应及时采取措施。

7. 注意事项 为了安全使用药物，必须列出该药的慎用、忌用和禁用对象。对于具有禁忌证的，绝对不能服用。慎用的药物要在医师指导下使用，密切监测不良反应。

8. 规格 规格是指该药每片或每支的含量。

9. 贮藏 贮藏为保证药品在效期内质量可靠的保存条件要求。多数药品均需避光，密闭并在阴凉干燥处保存。许多生物制品均需冷藏或低温保存。

10. 有效期、保质期或失效期 许多药品均注明有效期，药品超过有效期或达到失效期后则为过期失效，过期药物绝对不能服用。

六、药品与保健品区别

药品用于疾病的治疗、诊断和预防，保健品用于保健和疾病的辅助治疗，两者之间有着明显区别。但是有的产品如维生素、矿物质元素类产品有的是药品，有的却是保健品。应该如何区分呢？

1. 疗效方面的区别 作为药品，一定要经过大量临床前动物实验和临床验证，并通过国家药品监督管理局审查批准，有严格的适应证，治疗疾病有一定疗效；而作为食品的保健品并没有严格的适应证，只经过动物实验，不需要经过临床验证，没有明确的治疗作用。

2. 不良反应明确程度不同 药品的生产及其配方的组成都要经过国家有关部门严格审查并通过药理、病理和毒理的严格试验和多年的临床观察，经过有关部门鉴定批准后，方可投入市场。而保健品不需经过医院临床试验等便可投入市场。因此，相对于保健品，药品的不良反应必然明确很多。

3. 二者生产过程的质量控制标准不同 作为药品维生素类产品，必须在制药厂生产，空气的清洁度、无菌标准、原料质

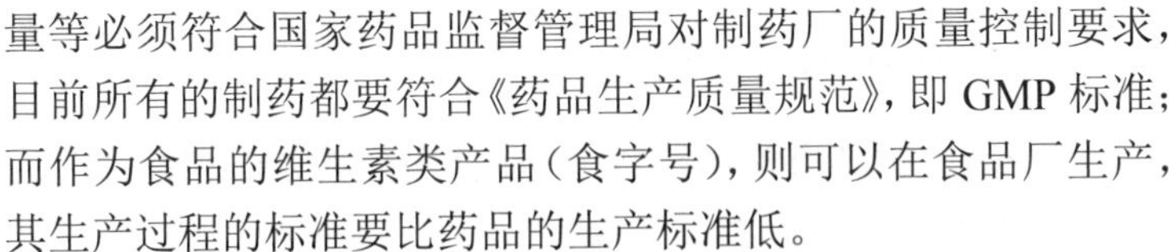

量等必须符合国家药品监督管理局对制药厂的质量控制要求，目前所有的制药都要符合《药品生产质量规范》，即 GMP 标准；而作为食品的维生素类产品（食字号），则可以在食品厂生产，其生产过程的标准要比药品的生产标准低。

七、药物的慎用、忌用、禁用

药品说明书中常发现“慎用”“忌用”“禁用”等字样，三者仅一字之差，那么他们有什么不同呢？

1. 慎用　指的是用药时要小心谨慎，注意观察有无不良反应，如出现某些不良反应时，应立即停药。通常要慎用的对象多是儿童、老人、孕妇以及心、肝、肾等脏器功能低下者。因为这些特殊人群或因生理、或因病理因素，可造成在使用药品时机体对一些药物容易出现不良反应，故对一些药物不能轻易使用。如喹诺酮类抗菌药可诱发癫痫，有癫痫病史者应慎用；另外，本类药物可影响软骨发育，孕妇、未成年儿童应慎用。慎用并不是说不能用，一般来说，慎用的药品应当向医师咨询后再使用。

2. 忌用　指的是不宜用、避免使用或最好不用之意。比“慎用”进了一步。忌用的药品其不良反应比较明确，发生不良反应的可能性很大。如具有肝、肾毒性的药物，肝、肾功能不全患者要忌用，否则会进一步加重肝、肾功能损伤。如吲哚美辛可引起肝功能损害，故肝功能不全者应避免使用；丙米嗪可能引起新生儿畸形，故孕妇妊娠初期应忌用。忌用的药品通常最好不用，若病情急需，应以药理作用相似、不良反应小的药品代替，或合用其他药物来对抗不良反应。

3. 禁用　指的是没有任何选择的余地，严禁使用的药物。指药品对患有某种疾病或对某些药物有过敏史的人群禁止使用之意，是对用药的最严厉警告。一旦误用将出现严重的不良反应，甚至危及生命。如青霉素过敏患者应禁用青霉素，一旦应用就会出现过敏反应甚至过敏性休克，抢救不力还有可能造成生命危险。又如胃溃疡患者禁用阿司匹林，否则易造成胃出血甚至胃穿孔。

八、家庭用药存在的误区

不少家庭都备有常用药物，但在使用药物方面存在许多误区，常见的有以下五大类。

误区一：认为药品越贵越好。不少患者点名要求医师开新的、贵的药，而事实上药品疗效与价格没有直接关系，关键是要对症治疗。

误区二：模仿他人用药。有些人看到或听到跟自己患同一种病的人使用某种药物疗效好时，便自行购买服用。但人与人之间是有个体差异的，不同的人用同一种药的效果不一定完全相同。即使是同一个人，在身体状况不同的情况下，对药物的反应也不同。比如很多人用抗菌药物治疗感冒，而感冒大多属病毒感染，随意使用只会增加副作用，使细菌产生耐药性。

误区三：症状缓解便即刻停药。许多人患病后，病情较重时尚能按时按量服药，一旦病情缓解就即刻停药。有些细菌感染使用抗菌药物的药效依赖于有效血药浓度，如达不到有效血药浓度，不但不能彻底杀灭细菌，反而会使细菌产生耐药性。

误区四：抗生素就是消炎药。有人认为，只要是抗菌药物就能消炎，甚至为使疾病早日痊愈而同时使用几种抗菌药物。殊不知每种抗菌药物的抗菌谱不同，如用药不当，轻则达不到理想疗效或使药效降低，重则增加药物毒副作用，危及健康。

误区五："药到病除"就得下猛药。有些患者为了"药到病除"就下"猛药"，随意增加药物使用量，容易出现不良反应，对机体造成损害。

九、公众自购药品的方法

1. 到合格药店购药　合格药店有以下特征：首先，药店店堂明显处应悬挂"药品经营许可证""执业药师资格证"和"营业执照"。其次，合格药店应有所在省（直辖市、自治区）药品监督管理部门统一颁发的"绿十字"标志。

2. 购买者自身应具备一定的医学保健常识　应对症购药，

购药前必须根据病情对症购药。对自己不明确的疾病，尤其是可能有并发症的情况应及时到医院就诊，以免耽误，不可随便购药服用。

3. 多看　一看外包装。药品的包装盒上应有生产批准文号，有注册商标及生产厂家，药品的外盒上还应有生产批号、生产日期和有效期。二看药品说明书。阅读重点是药品的有效成分，有的药是复方制剂，成分复杂，一定要了解清楚，重复用药会引起过量中毒；明确作用与适应证，选定与病症相适应的药品，要清楚用法用量，严格按照说明书服用，才能达到预期效果；了解药品的禁忌证、不良反应或注意事项，应对照使用者的病史，凡属禁忌范围者切勿使用。说明书上提示的不良反应，在使用过程中应多加注意，如出现不良反应（如皮疹、皮肤瘙痒等）应立即停药并及时去医院诊治；查看药品储藏条件，有的药品需避光、通风干燥或低温等条件储存，应严格按说明书的要求，妥善保管和贮存。三看药品外观性状，以防购买到劣质和变质药品。对片剂、丸剂要观察有无氧化、受潮、裂片、松片、霉变及斑点等；对液体制剂看是否澄明，有无变色、沉淀；对口服制剂要留心有无漂浮物、异杂物、絮状物及“说明书”上未注明的沉淀物；对粉针剂，看有无溶化或粘结成块；对酊剂，看有无分离、析水、沉淀及变味等。

4. 开具并保存购药发票　购买者开具并妥善保管好购药发票，如果发现所购药品出现质量问题，可持发票和有关药品向药品监督管理部门举报，维护自身权益。

第七节　药师的职业道德

加强医院药学人员的职业道德建设，是医院精神文明建设的一个重要组成部分。医院药学人员的职业道德直接关系到患者用药安全和生命安危，关系到医院药学事业的发展和医院整体医疗质量的提高。因此，加强医院药学人员的职业道德建设是医院药学教育和医院药事管理方面的重要内容。

一、医院药学人员职业道德的概念

职业道德是人们在职业生活中所应遵循的基本道德，是一般社会道德在职业生活中的具体体现。它是从事不同职业的人在工作岗位上，同社会中其他成员发生联系的过程中逐渐形成发展的。

医院药学事业是整个卫生事业的重要组成部分，医院药学科是医院重要的业务技术部门。医和药是不可分割的，所有的医院工作人员统称为医务人员，都应共同遵守的职业道德称为医德。在此基础上，根据药学事业特点，对药学人员提出一些特殊的道德要求便可称为药德。

药学人员的职业道德是医药人员与患者之间，医药人员之间以及医药人员对集体、国家之间关系的行为规范。它对提高医疗、护理质量，改进医院管理，发展医学、医学人才培养都有积极的影响。医药工作者承担了救死扶伤的社会义务，医药职业道德并不是脱离社会一般公德和阶级道德而独立存在的，它也是一般社会公德和阶级道德在职业生活中的特殊表现，在我国当今社会条件下，医药职业道德是社会公德在医药工作职业生活中的具体体现，它包括药德意识和药德行为。药德意识是药德主观方面的体现，它包括观念、态度、情感、信念和原则等；药德行为是在药德意识支配下行为人的客观表现，是药德评价的客观依据。

二、药德的基本原则

医院药学人员医药道德的基本原则，其核心内容是当前理论界研究的一个课题。人们认为，应该用“救死扶伤，防病治病，实行革命的人道主义，全心全意为人民服务”这一表述作为药德的基本原则，这一原则具体表现如下 4 个方面的特征。

1. 以患者利益为最高标准　医药道德是社会高尚道德在医药工作中的特殊表现，必须以社会最高道德原则和患者利益为最高标准，这是区别于其他任何一切道德的根本特征。

2. 以全心全意为保障人民身心健康服务为宗旨　全心全意为人民服务，也是药德各项规范的宗旨。具体表现在2个方面。第一，真正把患者的利益放在首位，待患者如亲人，急患者之所急、痛患者之所痛，竭尽全力为患者服务。第二，医药人员之间的团结协作。这既是为人民服务的宗旨在医药人员之间的具体表现，又是医院科学发展和医疗卫生工作的客观要求。

3. 以人道主义为主要医药道德原则　要求医药人员尽可能地去关心、尊敬、爱护、同情和帮助那些身受疾病痛苦、生命垂危的患者。

4. 对个人负责和对社会负责的一致性　按照社会道德的集体主义原则，要求医药工作者不仅要重视对自己的服务对象个人承担道德责任，而且要重视承担社会责任；不仅要重视治疗，还要重视预防。

三、药德规范内容

药德规范是医院药学工作者道德规律的反映，是在药德原则指导下制订的具体行为准则，也是评价药学工作者行为是否道德的具体标准，反映了人民群众对药学人员行为的基本要求。药德规范的主要内容包括以下几个方面。

1. 尊重患者　人与人之间的关系是平等互助合作关系，人们在各自的工作岗位上，互相为对方提供服务，"人人为我，我为人人"。来医院就诊、来调剂室取药的患者，是药学人员服务的对象，相互之间完全是平等的关系，因此要求医院药学人员对待患者要充满同情爱护之心，满腔热忱地为之服务，百问不烦、细心照顾、体贴入微。

2. 认真负责，热爱人民　这一社会公德表现在医药道德中对患者高度负责。医院药学人员同医师、护士一样肩负着维护人类健康的崇高使命，对工作要严格认真、细微周到，严格执行各项操作规程，确保药物调配准确。

3. 刻苦钻研医药技术　医药科学发展越快，知识更新周期越短，就需要在知识上不断更新，主动吸收新理论、新技术，不断提高药学技术水平，更好地为保障人民健康作出贡献。

4. 廉洁公正 药品是用来治疗疾病的，药学人员禁止在药品流通的各环节为单位或个人谋取私利。

5. 诚实守信 对自己工作中的失误、差错和事故，要如实报告，坚决及时纠正，不能隐瞒，不能损害患者利益。

6. 团结协作，发扬集体主义精神 这是医疗活动的集体协作性所规定的，它是医药人员相互关系的道德规范。现代医药科学技术的发展，使各专业的分工更细微，在检查、诊断治疗的各环节中都需要各部门的密切配合与协作，特别是药物治疗为活动中很关键的一环，离开药学人员的协作，医疗活动就无法进行。因此要树立集体观念，要团结协作，相互尊重，相互支持，共同为患者的治疗和恢复健康而努力。

7. 文明礼貌 文明礼貌是社会公德的要求，是医院药学人员在自己职业生活中所应具有的道德风尚，是一个人素质的高低，一家医院、一个科室文明程度的具体体现。因此，要求药学人员对患者的语言要亲切、温和、文雅，对药品的服用方法及注意点，要认真细致地向患者讲解清楚，切忌简单、生硬。发药时要称呼姓名和同志，对老年患者要有尊称。医院药学人员如能做到这些，则有利于患者的疾病治疗，同时也能促进医院的精神文明建设。

第八节 社会医疗保障

妇女儿童健康是人类持续发展的前提和基础，也是社会和谐、家庭幸福的基础。做好妇幼健康工作，对于提高出生人口素质、提升全面健康水平、推动经济社会可持续发展、构建和谐社会，具有十分重要的意义。多年来，党中央、国务院高度重视妇女儿童的健康，逐步完善妇幼健康法律法规，不断健全妇幼健康服务体系，持续提高妇幼健康质量。对于妇女儿童用药加强管理，先后出台以下相关文件：

《关于加强孕产妇及儿童临床用药管理的通知》(2011 年)

《关于保障儿童用药的若干意见》(2014年)

国家卫生和计划生育委员会成立儿童用药专家委员会(2015年)

《关于进一步加强医疗机构儿童用药配备使用工作的通知》(2015年)

《关于首批鼓励研发申报儿童药品清单的情况说明》(2016年)

《关于第二批鼓励研发申报儿童药品建议清单的公示》(2017年)

《关于改革完善短缺药品供应保障机制的实施意见》(2017年)

《关于开展儿童血液病、恶性肿瘤医疗救治及保障管理工作的通知》(2019年)

医疗保险制度改革的趋势，从世界范围来看，今后仍将随经济发展、社会的变化继续发展变革，许多国家都对妇女儿童社会保险更加关注。我国社会医疗保险制度不断发展，不断改革，更加关注妇女、儿童等弱势群体，坚持公平、公正原则，让全社会人民共享改革开放的成果。

(张小文)

第十三章 妇幼保健院专科人才建设管理

妇幼药学工作是妇幼医疗机构的重要组成部分，拥有充足、高素质的妇幼药学人才队伍是保障妇幼医疗质量的重要基础。妇幼保健院必须充分认识妇幼药学人才队伍建设的重要性，有计划地引进人才，改善和提高药学人才结构和层次。重视妇幼药学人员思想政治教育，加强教育和培训，加强人才优化管理，才能更好地开展妇幼药学工作，促进合理用药，确保临床用药安全有效，保障妇幼群体健康。

一、药学人才培养与梯队建设管理制度

药学人才培养与梯队建设管理制度		文件编号	
编写者		版本号	
审核者		版本日期	
批准者		批准生效日期	

【目的】 建立健全妇幼保健院药学人才培养机制，加快人才队伍建设。

【范围】 适用于妇幼保健院的药学人才引进及培养工作。

【责任人】 妇幼药学科教管理小组。

【内容】

1. 树立人才工作的战略地位，建立和完善人才引进和人才培养机制。培养后备人才，加强人才凝聚力，为妇幼药学学科的可持续发展提供保障。

2. 人才评价机制是人才建设的保障。建立人才评价机制，营造和谐的学术研究氛围。在人员职称评审、岗位认定及政

策、福利待遇的确定等方面，应充分体现知识和业绩的决定性作用。

3. 妇幼药学人才包括管理人员、临床药学人员、教学人员、科研人员以及信息工作人员等。培训范围应涵盖各类人员，同时实施灵活多样的培训举措。

4. 制订并实施规范化的人才培养方案，通过导师制、轮岗培训、在职研究生教育、国内外进修、继续医学教育等多种方式和途径培养人才。

5. 重视人才梯队建设，通过分层、分类的培养机制，健全学科带头人、学术带头人、药学技术骨干及后备人才等不同层次的梯队式培养模式。

6. 根据梯队要求，扩宽人才引进方式，全方位、多渠道引进各层次药学专业人才。

7. 建立科学、合理的人才准入、评价、考核及退出机制，进一步发掘妇幼药学后备带头人和技术骨干，建立各层次人才培养档案。

二、药学人才激励制度

药学人才激励制度		文件编号	
编写者		版本号	
审核者		版本日期	
批准者		批准生效日期	

【目的】 建立健全妇幼保健院药学人才激励机制，加快人才队伍建设。

【范围】 用于妇幼保健院药学人才引进及培养工作。

【责任人】 妇幼药学科教管理小组。

【内容】

1. 建立和创新人才激励机制，制订人才激励方案，制定量化的激励制度，推动人才建设工作。

2. 完善奖罚制度，明确正激励和负激励方案。完成目标者，必须及时给予奖励。反之，未完成目标者或者出现差错失误者给予惩罚，强化负激励。

3. 通过承接对口支援任务、学术讲座、宣教任务和一些专业相关等工作，拓展药学服务。

4. 重视精神激励，增添新的内涵。着力营造尊重人才、信任人才、关心人才的浓厚氛围，保障人才的合法权益。

5. 开展各类药学优秀人才的评选和表彰活动，满足员工的成就感。营造成才光荣、创新有功的良好氛围。

6. 搭建学习和职业发展平台，满足人才需求。坚持“培训是最好的福利”，用工作的横向提升、知识的积累更新激发人才的积极性和创造性。

7. 建立岗位考核制度和选拔任用制度，做到选贤任能。完善职称、职务晋升制度，使人才工作与职称、职务晋升挂钩，激励员工不断进步。

三、关于在职攻读研究生的管理规定

关于在职攻读研究生的管理规定		文件编号	
编写者		版本号	
审核者		版本日期	
批准者		批准生效日期	

【目的】 加大药学专科人才培养力度，规范攻读研究生工作的管理。

【范围】 适用于医院药学部门。

【责任人】 妇幼药学科教管理小组。

【内容】

1. 具有良好职业道德，爱岗敬业、遵纪守法，无医疗差错及事故，并符合国家有关报考研究生的政治、业务、身体和年龄等基本条件。

2. 应以学科建设和人才队伍建设需要为前提，符合科室发展规划，纳入科室培养计划。未经科室同意自行报名者，不享受在职攻读博士、硕士学位人员的任何待遇。

3. 满足相应的工作年限，报考前需由本人提出和办理申请手续，填写“报考在职研究生申请表”（参考表 13-1），经科室同意后方可向医院教育管理部门办理相关手续。

4. 研究生录取后，需与医院签订培养协议并履行协议要求。

表 13-1　报考在职研究生申请表

填表时间：　　年　　月　　日

<table>
<tr><td>姓名</td><td></td><td>部门</td><td></td><td>出生年月</td><td></td></tr>
<tr><td>职称</td><td></td><td>职务</td><td></td><td>来院工作时间</td><td></td></tr>
<tr><td>何时毕业于何院校</td><td></td><td>专业</td><td></td><td>学位学历</td><td></td></tr>
<tr><td>报考院校及专业</td><td colspan="2"></td><td>报考类别</td><td colspan="2"></td></tr>
<tr><td>申请理由</td><td colspan="5">申请人签名：
年　　月　　日</td></tr>
<tr><td>部门意见</td><td colspan="5">部门负责人签名：
年　　月　　日</td></tr>
<tr><td>科室意见</td><td colspan="5">科主任签名：
年　　月　　日</td></tr>
</table>

5. 攻读研究生期间基本工资、奖金、公积金、保险及奖励等发放根据医院教育管理部门规定执行。

6. 攻读学位期间，符合专业技术职称晋升条件者，根据医院人事部门规定进行专业技术职称的申报，经科室同意后进行职称聘任的申报工作。

7. 攻读期间或毕业后违约及离职者，根据医院培养协议承担相应的违约责任。

8. 硕士/博士毕业后，须到科室报到，并将学历和/或学位证书复印件交由科室科教管理小组存档。

四、药学专业技术人员继续教育管理办法

药学专业技术人员继续教育管理办法		文件编号	
编写者		版本号	
审核者		版本日期	
批准者		批准生效日期	

【目的】 提高药学专业技术人员的专业知识水平，规范继续教育管理。

【范围】 适用于医院药学专业技术人员。

【责任人】 妇幼药学科教管理小组。

【内容】

1. 药学专业技术人员继续医学教育分为初级专业技术人员继续教育和中高级专业技术人员继续教育。

2. 继续教育以学习新理论、新知识、新技术、新方法和补充、扩展、深化更新知识为主，以学术讲座、学术会议、专题研讨会、学习班、临床进修等为主要形式。

3. 参加继续教育是药学专业技术人员享有的权利和应尽的义务，药学专业技术人员应服从医院和科室的安排，并接受考核。

4. 继续医学教育管理实行院领导、教育管理部门和药学部门三级管理。

5. 科室科教管理小组负责国家级、省级继续医学教育项目的申报，组织各级药学继续教育项目和院内学术讲座，发布各级继续医学教育信息。

6. 参加各级继续医学教育培训班，需凭会议通知并提前填写“参加继续教育项目申请表”（参考表 13-2），经科室及医院教育管理部门批准。

7. 外出参加各类继续教育培训，一般应将学习内容在科室内进行汇报后方可报销有关费用。

8. 药学专业继续教育实行学分登记制度，学分计算按照医院教育管理部门规定。初级专业技术人员继续教育学分不低于 20 分 / 年；中级及以上专业技术人员，学分不低于 25 分 / 年，其中Ⅰ类不低于 10 分，Ⅱ类不低于 15 分。两类学分不可互相替代。

9. 接受继续教育情况为年度考核的重要内容，未按规定参加或学分不达标者，本年度不予评优，不得申报卫生技术职称的评审和聘任。

10. 参加各类继续教育项目或学术会议等差旅费、住宿费、出差补贴等标准和报销按医院计财部相关规定执行。

表 13-2　参加继续教育项目申请表

申请者			申请日期		
部门		职称		晋升时间	
项目名称					
主办单位				国家级　　省级　　其他	
与个人专业关系及学习目的					
学习地点				学习起止时间	
学费				资料费	
科室审查意见	1. 与个人专长或学科特色相关（是 / 否）				科主任签名
	2. 科室各项工作做好安排（有 / 无）				
	3. 返回后书写体会（是 / 否）				

五、药学专业技术人员进修管理规定

药学专业技术人员进修管理规定		文件编号	
编写者		版本号	
审核者		版本日期	
批准者		批准生效日期	

【目的】 提高药学专业技术人员专业知识和技术水平。

【范围】 适用于医院药学专业技术人员。

【责任人】 妇幼药学科教管理小组。

【内容】

1. 具有良好的医德医风，热爱所从事的专业，有一定的专业理论和实践经验。

2. 取得执业资格，具有一定的工作年限，完成规定的继续教育学分。

3. 科室根据发展规划制订年度进修计划，外出进修人员填写“外出进修人员申请表”，需经科室、医院教育管理部门及分管院领导等审批并办理相关手续。

4. 进修前需签署进修合同，并按照合同规定执行。

5. 进修申请获得批准，但在规定时间内未完成者，再次进修需重新申请。未履行相关审批程序者，不得擅自外出进修。

6. 进修期间工资、奖金、福利及差旅费等费用根据医院教育管理部门的规定执行。

7. 进修期间应严格遵守进修医院和科室的各项规章制度与技术操作规程。不得擅自提前离开进修岗。

8. 进修结束返院后，应及时在科室内进行进修专题汇报，并将“进修合格鉴定表”及进修证书复印件等材料交医院教育管理部门存档。

9. 进修期间因违反规章制度或造成不良影响等原因中止进修者，费用由个人承担；对医院造成不良影响的须停止进修，回院后将按有关规定处理。

（赵　萍）

第十四章 妇幼保健院静脉用药调配中心管理

第一节 静脉用药调配中心人员管理

一、静脉用药调配中心人员管理制度

PIVAS 人员管理制度		文件编号	
编写者		版本号	
审核者		版本日期	
批准者		批准生效日期	

【目的】 规范静脉用药调配中心（PIVAS）人员管理。

【范围】 适用于静脉用药调配中心全体员工。

【责任人】 静脉用药调配中心工作人员。

【内容】

1. 人员总体要求　为使医院静脉用药调配中心各项工作更加合理化、规范化、科学化，保证临床用药的安全性，医院静脉用药调配中心工作人员必须具有严肃、认真、严谨的工作态度，较强的慎独观念，以及扎实丰富的药理知识和临床经验，处理问题要灵敏、讲究技巧，并且具有很好的沟通能力。

2. 人员资质要求

（1）静脉用药调配中心（室）负责人，应当具有药学专业本科以上学历，本专业中级以上专业技术职务任职资格，有较丰富的实际工作经验，责任心强，有一定管理能力。

（2）负责静脉用药医嘱或处方适宜性审核的人员，应当具有药学专业本科以上学历、5 年以上临床用药或调剂工作经验、药师以上专业技术职务任职资格。

(3) 负责摆药、加药混合调配、成品输液核对的人员，应当具有药士以上专业技术职务任职资格。

(4) 从事静脉用药调配工作的药学专业技术人员，应当接受岗位专业知识培训并经考核合格，定期接受药学专业继续教育。

(5) 与静脉用药调配工作相关的人员，每年至少进行一次健康检查，建立健康档案。对患有传染病或者其他可能污染药品的疾病，或患有精神病等其他不宜从事药品调剂工作的人员，应当调离此工作岗位。

3. 医院静脉用药调配中心全体人员在上岗前均应进行专业技术、岗位操作、卫生知识的学习培训和考核，经过培训并通过考核合格后，方可上岗。

4. 医院静脉用药调配中心全体人员均应学习《中华人民共和国药品管理法》《处方管理办法》《医疗机构药事管理规定》和《静脉用药集中调配质量管理规范》等法律法规。

5. 通过不同类型的继续教育和培训，提高和保持药学人员的专业水平与工作能力，确保其能胜任和履行医院所要求的工作职责。医院药学部门应根据各自的人员配备和实际运行情况，制订系统的岗前、在岗、沟通和领导力等培训方案。培训应根据技术职务和工作岗位区别进行，各岗位工作人员要通过各自岗位的操作培训。

6. 工作人员每年至少进行一次年度考核，考核内容包括专业理论基础、静脉用药调配中心知识、管理制度、操作技术、工作质量等。考核应根据技术职务和工作岗位区别进行。

7. 每年根据考核成绩的优劣，对工作人员进行适当调整。

二、人员健康体检管理制度

人员健康体检管理制度		文件编号	
编写者		版本号	
审核者		版本日期	
批准者		批准生效日期	

【目的】 保证静脉用药调配人员的健康与安全，保障药品质量。

【范围】 所有参与静脉用药调配相关工作的人员。

【责任人】 静脉用药调配中心负责人。

【内容】

1. 每年进行健康体检，体检内容包括传染病、肝功能、胸部X线摄片、皮肤病等。患有传染病或其他可能污染药物的疾病及患有精神病等不宜从事调配工作的人员，应调离该岗位。

2. 进行危害药品调配的人员应配备合理的安全防护措施，并定期进行有关安全防护培训。操作危害药品的所有工作人员应当在医疗监督程序下常规地被监测，包括资料的收集和解释，以检测工作人员健康状况的变化。

3. 一旦发生化疗药物溢出，应立即使用化疗溢出包按规定程序进行处理。

4. 人员必须养成良好的卫生习惯，做到“三不、两经常”，即不洗手不调配、不留指甲、不留胡须及长发；经常洗澡，经常换衣、袜。

5. 定期对静脉用药调配中心的卫生进行检查并提出整改措施。

三、人员培训及考核工作制度

人员培训及考核工作制度		文件编号	
编写者		版本号	
审核者		版本日期	
批准者		批准生效日期	

【目的】 保证服务质量，提高工作人员知识水平、道德修养、实际操作能力。

【范围】 岗前培训、继续教育及上岗前、在岗考核。

【责任人】 全体工作人员。

【内容】

1. 静脉用药调配中心全体工作人员在上岗前均应进行专业技术、岗位操作、卫生知识的学习培训和考核，经过培训并通过考核合格后，方可上岗。

2. 静脉用药调配中心全体工作人员均应学习《中华人民共和国药品管理法》《处方管理办法》《医疗机构药事管理规定》和《静脉用药集中调配质量管理规范》等法律法规。

3. 定期组织本部门的业务学习，不断提高工作人员的业务知识水平。

4. 培训应根据技术职务和工作岗位区别进行，各岗位工作人员要通过各自岗位的操作培训和考核。

5. 除上岗前考核外，每年至少进行一次在岗考核。考核内容包括药品知识、静脉用药调配中心制度与标准操作规程、岗位职责、实操技能等。考核应根据技术职务和工作岗位区别进行。

6. 考核后，考核成绩应填入人员技术档案表，与考卷一并存入个人技术档案。

7. 每年根据考核成绩的优劣，对人员工作安排进行适当调整。

第二节 静脉用药调配中心设施物料管理

一、房屋、静脉用药调配中心设施和布局管理制度

房屋、PIVAS 设施和布局管理制度		文件编号	
编写者		版本号	
审核者		版本日期	
批准者		批准生效日期	

【目的】 合理设计和布局 PIVAS 工作场地，保障 PIVAS 设施设备、仪器仪表的效能，降低其维护使用成本，以保障工作安全和保护环境。

【范围】 适用于静脉用药调配中心场地设计、布局及设施管理工作。

【责任人】 静脉用药调配中心管理参与人员。

【内容】

（一）场地设计与布局

1. 场地的选择及设计

（1）场地选择：医院静脉用药调配中心的建立要根据医疗机构的床位数，静脉用药的使用科室、使用数量、用药对象、药品的性质、医院静脉用药调配中心的工作流程及信息系统建设等基本情况，经过调研和专业计算确定场地面积。场地的选择应远离各种污染源，禁止设置于地下室或半地下室，周围的环境、路面、植被不会对静脉用药调配过程造成污染。

（2）场地设计

1）医院静脉用药调配中心总体区域设计布局、功能室的设置和面积应与工作量相适应，并能保证洁净区、辅助工作区和生活区的划分，不同区域之间的人流和物流出入走向合理，不同洁净级别区域间应当有防止交叉污染的相应设施。

2）医院静脉用药调配中心应当设于人员流动少的安静区域，且便于与医护人员沟通和成品的运送。洁净区采风口应当设置在周围30米内环境清洁、无污染地区，离地面高度不低于3米。

3）医院静脉用药调配中心的洁净区、辅助工作区应当有适宜的空间摆放相应的设施与设备；洁净区应当含一次更衣室、二次更衣室及调配操作间；辅助工作区应当含有与之相适应的药品与物料储存、审方打印、摆药准备、成品核查包装和普通更衣等功能室。

4）医院静脉用药调配中心室内应当有足够的照明度，墙壁颜色应当适合人的视觉；顶棚、墙壁、地面应当平整、光洁、防滑，便于清洁，不得有脱落物；洁净区房间内顶棚、墙壁、地面不得有裂缝，能耐受清洗和消毒，交界处应当呈弧形，接口严密；所使用的建筑材料应当符合环保要求。

5）医院静脉用药调配中心洁净区应当设有温度、湿度、气压等监测设备和通风换气设施，保持静脉用药调配室温度18～26℃，相对湿度40%～65%，保持一定量新风的送入。

6）医院静脉用药调配中心洁净区的洁净标准应当符合国家相关规定，经法定检测部门检测合格后方可投入使用。各功能室的洁净级别要求：一次更衣室、洗衣洁具间为十万级；二次更衣室、加药混合调配操作间为万级；层流操作台为百级。其他功能室应当作为控制区域加强管理，禁止非本科室人员进出。洁净区应当持续送入新风，并维持正压差；抗生素类、危害药品静脉用药调配的洁净区和二次更衣室之间应当呈5～10Pa负压差。

7）医院静脉用药调配中心应当根据药物性质分别建立不同的送、排（回）风系统。排风口应当处于采风口下风方向，其距离不得小于3米或者设置于建筑物的不同侧面。

8）药品、物料储存库及周围的环境和设施应当能确保各类药品质量与安全储存，应当分设冷藏、阴凉和常温区域，库房相对湿度40%～65%。二级库应保持干净、整齐，门与通道的宽度应当便于搬运药品和符合防火安全要求。有保证药品领入、验收、储存、保养、拆包装等作业相适宜的房屋空间和设备、设施。

9）医院静脉用药调配中心内安装的水池位置应当适宜，不得对静脉用药调配造成污染，不设地漏，室内应当设置有防止尘埃和老鼠、昆虫等进入的设施；淋浴室及卫生间应当在中心外单独设置，不得设置在医院静脉用药调配中心内。

（3）功能区域划分：根据医院静脉用药调配中心的基本功能，可划分为以下几个功能区域。

1）医嘱审核区：该区域主要用于药师接受病区医嘱，并对医嘱用药的合理性、稳定性、相容性进行审核。审核无误后生成并打印输液标签。该区域如果有条件应尽量封闭，这样能让药师在一个良好的环境集中精力审核医嘱。该区域没有洁净级别要求。

2）排药区：该区域主要用于药师、护士按照病区、批次、患者用药的单组次排药，并以病区为单位指定位置，按照不同批次进行存放。根据排药量、排药时间、排药人数设计合适的工作台。对于需要冷藏的药品，可以排好后将药筐放进冷藏柜，也可先将药筐单独存放，待配制前再将冷藏药品放进入仓口。该区域没有洁净级别要求。

3）药品储存间：该区域用于储存调配中心所需要使用的输液及药品。该区域可以和排药区共用。如果调剂室有内置的静脉用药调配中心，此区域可以缩减。如果为独立型的调配中心，还要放置药品冷藏柜。该区域无洁净级别要求，但要符合《中华人民共和国药品管理法》规定的药品储存条件。

4）一次更衣室：该区域用于人员换鞋、换白大衣、洗手、戴帽子、戴口罩。需要铺设防尘垫，安放洗手池、烘干器、更衣柜、衣帽钩。该区域要求洁净级别为十万级。

5）净化洗衣洁具间：该区域用于配制人员或者工勤人员清洗配制间使用的洁净服、拖鞋和清洁工具。该区域可以单独设置或者在一次更衣室内，如果在一次更衣室内，不能有地漏。该区域要求洁净级别为十万级。

6）二次更衣室：该区域用于配制人员更换防静电无菌洁净服、戴手套。该区域需要安放更衣柜、衣帽钩，以及配制使用的无菌针头、无菌纱布、营养袋等。该区域要求洁净级别为万级。

7）配制间：该区域用于静脉用药的配制。根据不同性质的药品配制要求，要有不同的配制间，并配备不同性质的操作台。普通药品配制间配备水平层流台，细胞毒性药物及抗生素配制间必须配备生物安全柜，生物安全柜排放过滤气体要有专业的设施。该区域要求洁净级别为万级，操作台局部为百级。

8）成品复核间：该区域用于药师核对已经配制好的药品，确认输液标签所示药品和该组加药药品的一致性，抽取剂量的准确性，同时还要查看有无漏液、异物、变色、沉淀等现象。此区域需要放置工作台，无洁净级别要求，建议有条件者可设缓冲级别。

另外，如果条件允许，建议设置药品拆包间、耗材存放间、会议室、休息室等功能区。不同的医疗机构有不同的现实情况，应当根据实力、场地情况，以及前期的调研结果设计最适合自己医院的静脉用药调配中心。

2. 洁净区硬件设施　医院静脉用药调配中心应当配置百级生物安全柜，供抗生素类和细胞毒性药物静脉用药调配使用；设置营养药品加药混合调配操作间，配备百级水平层流洁净台，供肠外营养液和普通输液静脉用药调配使用。衡量器具准确，定期进行校正。维修和保养应当有专门记录并存档。

（1）生物安全柜

1）简介：生物安全柜是用于保护操作者本人、实验室环境及试验样品避免接触原始培养物、菌毒株，以及诊断标本等具有传染性气溶胶和溅出物的一种设备。在医院静脉用药调配中心主要用于调配具有细胞毒性的药物，如抗感染药、抗肿瘤药。生物安全柜的工作原理是通过其顶部高效过滤器的过滤作用使操作台形成局部百级的洁净环境，通过操作台前后两侧回风形成相对负压，同时在玻璃门开口处形成具有一定风速的特殊垂直气幕，30% 的空气通过排风过滤器过滤后排出，70% 的空气通过送风过滤器过滤后从出风口均匀吹出，从而形成高洁净度的操作环境，既可以保证操作者的安全操作，又可以降低由空气传播造成的产品风险及交叉污染产生的风险。

生物安全柜分为Ⅰ级、Ⅱ级和Ⅲ级 3 种类型。

Ⅰ级生物安全柜可保护工作人员和环境而不保护样品。其气流原理和实验室通风橱基本相同，不同之处在于排气口安装有 HEPA 过滤器，将外排气流过滤，进而防止微生物气溶胶扩散造成污染。由于不能保护柜内产品，目前已较少使用。

Ⅱ级生物安全柜是目前应用最为广泛的柜型，市场上绝大部分生物安全柜都属于Ⅱ级安全柜。依照入口气流风速、排气方式和循环方式，Ⅱ级安全柜又可分为 4 个级别，即 A1 型、A2 型、B1 型和 B2 型。

Ⅲ级生物安全柜是为生物安全防护等级为 4 级实验室而设计的。柜体完全气密，工作人员通过连接在柜体的手套进行操作，俗称手套箱，试验品通过双门的传递箱进出安全柜以确保不受污染，适用于高风险的生物试验，如进行 SARS、埃博拉病毒相关实验等。

按照中华人民共和国医药行业标准《Ⅱ级生物安全柜》（YY0569—2011）要求，Ⅰ级 A1 型安全柜不能用于有挥发性、有毒化学品和挥发性放射性核素的实验。Ⅰ级 A2 型安全柜用于进行以微量挥发性有毒化学品和痕量放射性核素为辅助剂的微生物实验时，必须连接功能合适的排气罩。Ⅱ级 B1 型安全柜可以用于以微量挥发性有毒化学品和痕量放射性核素为辅助剂的微生物实验。Ⅱ级 B2 型安全柜可以用于以挥发性有毒化学品和放射性核素为辅助剂的微生物实验。

2）要求

A. 外观：①柜体表面无明显划伤、锈斑、压痕，表面光洁，外形平整规矩。②说明功能的文字和图形符号标识应正确、清晰、端正、牢固。③焊接应牢固，焊接表面应光滑。

B. 材料：①所有柜体和装饰材料应能耐正常的磨蚀，能经受气体、液体、清洁剂、消毒剂及去污操作等的腐蚀。材料结构稳定，有足够的强度，具有防火、耐潮能力。②所有的工作区内表面和集液槽应使用不低于 300 系列不锈钢的材料制作。③前窗玻璃应使用光学透视清晰、清洁和消毒时不对其产生负面影响的防爆裂钢化玻璃、强化玻璃制作，其厚度应不小于 5mm。④高效过滤器及外柜应能满足正常使用条件下的温度湿度、耐腐蚀性和机械强度的要求，滤材不能为纸质材料。滤材中可能释放的物质不可对人员环境和设备产生不利影响。外柜应使用有一定刚度、强度的金属材料制作。

3）结构

A. 柜体：① A1 型、A2 型和 B1 型安全柜的所有污染部位均应处于负压状态或被负压区包围，B2 型安全柜的所有污染部位均应处于负压状态或被直接外排的负压区包围。②安全柜裸露工作区内三面侧壁板应为一体成型结构，内表面的拼接处须做密封处理。③安全柜裸露工作区内表面与外表面的三面壁板间的连接、底部负压风管外壁板与工作区外壁板间的连接，均应密封处理。④安全柜的底部距地面应确保一定的空间，利于清洁。⑤安全柜工作区内所有的两平面交接处的内侧曲率半径应不小于3mm，三平面交接处的内侧曲率半径应不小于6mm。⑥风机/电机维护和高效过滤器的拆装、更换应从安全柜的前部进行。除了风机、无孔密封或加套的线路和必要的风速传感器，其他可更换的电路组件不能放置在空气污染区域。所有通过空气污染区域的线路均要被密封，所有的插座均需提供电路过载保护。插座要安装在工作区。在用简单工具可以打开的盖板内的压力通风系统外区域，需永久贴上一张全部电路组件的接线图。还需提供关于起始电流、运行功率和电路要求的安装说明。

B. 前窗操作口：前窗操作口的高度标称值应为160～250mm。前窗开启与关闭应轻便，在行程范围内的任何位置不产生卡死现象，不应有明显的左右或前后晃动现象，滑动应顺畅。滑动前窗的构造应保证在悬挂系统出故障时不能脱落而给操作者带来危险。应具有报警系统和联锁系统以保证工作只能在规定的前窗操作口高度范围之内进行。滑动前窗及与其贴合的板之间、窗玻璃与框架之间及框架四周的连接处、压紧装置等，均应充分考虑系统的防泄漏性能。

C. 支撑脚及脚轮：应有足够的刚度，无裸露的螺纹。应能调节安全柜的水平度和保持安全柜稳定。

D. 电机：安全柜使用的电机应满足以下要求。①有热保护装置，并能在1.15倍额定电压值的条件下稳定地工作。②可以调速且控制稳定，调速控制器应安装于可拆除或可锁控面板的背后。调速器允许的调速范围应是达到适当气流平衡所需的调速范围。

E. 集液槽安全柜应设集液槽，用于收集工作区的泼溅液体；安全柜的集液槽下应设一个排污阀。

F. 采样口：安全柜应预留高效过滤器上游气溶胶浓度测试的采样口。

G. 报警和联锁系统：①前窗操作口报警。安全柜前窗开启高度超过或低于前窗操作口标称高度时，声音报警器应报警，联锁系统启动。当开启高度回到标称高度，报警声音和联锁系统应自动解除。②内部供 / 排气风机联锁警报。当安全柜既有内部下降气流风机又有排气风机时，应有联锁功能。一旦排气风机停止工作，下降气流供气风机关闭，声光报警器报警；一旦下降气流供气风机停止工作，排气风机继续运转，声光报警器报警。③Ⅱ级 B1 和 B2 型安全柜排气报警。Ⅱ级 B1 和 B2 型安全柜有室外排气风机。一旦安全柜设定了允许的气流范围，在 15 秒内排气体积损失 20% 时，声光报警器报警，联锁的安全柜内部风机同时被关闭。④Ⅱ级 A1 或 A2 型安全柜排气警报（信息提示）。A1 和 A2 型安全柜，如果连接排气罩且通过室外风机排气时用声光报警器来提示排气气流的损失。⑤气流波动报警。安全柜必须实时显示工作区的下降气流流速和流入气流流速，且下降气流流速和流入气流流速应在下降气流流速和流入气流流速实测值的 ±0.025m/s，并校准至实测值，显示分辨率至少 0.01m/s。当下降气流流速和流入气流流速波动超过其标称值的 ±20% 时，用声光报警器来提示下降气流和流入气流流速的波动。

H. 风速显示：安全柜必须实时显示工作区的下降气流流速和流入气流流速，下降气流流速和流入气流流速应在下降气流流速和流入气流流速实测值的 ±0.025m/s，并可以校准至实测值。气流流速显示分辨率至少为 0.01m/s。

I. 可清洁性：内部机件、暴露的内面，以及其他易遭到溅出液或溢出液污染的内表面，应容易清洁。内部机件、暴露的内面和其他内表面，包括压力通风系统应能进行蒸汽或气体的消毒。

J. 可消毒性：安全柜不需移动即可用非活性消毒剂（如甲醛气体）进行熏蒸消毒。消毒时仅用金属板、塑料膜或密封胶带等密封进气口（滑动前窗或操作口）和排气口，即可保证消毒气体不溢出安全柜外。如果安全柜配有压力密封阀，则该密封阀应适于消毒，并位于安全柜的洁净区域。

4）性能

A．柜体防泄漏：安全柜加压到 500Pa，保持 30 分钟后气压应不低于 450Pa，或保持安全柜内气压在（500±50）Pa 的条件下，压力通风系统外表面的所有焊接处、衬垫、穿透处、密封剂密封处在此压力条件下应无肥皂泡反应。

B．高效过滤器完整性：①可扫描检测过滤器在任何点的漏过率应不超过 0.01%。②不可扫描检测过滤器检测点的漏过率应不超过 0.005%。

C．噪声：安全柜的噪声应不超过 67dB。

D．照度：安全柜平均照度应不小于 650lx，每个照度实测值应不小于 430lx。

E．振动：频率 10Hz～10kHz 的净振动振幅应不超过 5pm。

F．人员、产品与交叉污染保护：①人员保护。安全柜用（1～8）× 全柜的枯草芽孢杆菌芽孢进行试验 5 分钟后（微生物试验），从全部撞击采样器收集的枯草芽孢杆菌菌落形成单位（CFU）数量应不超过 10。狭缝式空气采样器培养皿中枯草芽孢杆菌计数应不超过 5CFU，对照培养皿应呈阳性（当培养皿菌落计数＞300CFU 时，则该培养皿呈“阳性”）。重复试验 3 次，每次试验均应符合要求。或Ⅰ级和安全柜用碘化钾法测试，前窗操作口的保护因子应不小于 1 和安全。②产品保护。用（1～8）× 品保枯草芽孢杆菌芽孢进行试验 5 分钟后，在琼脂培养皿上的枯草芽孢杆菌芽孢应不超过 5CFU，对照培养皿应呈阳性（当培养皿菌落计数＞300CFU 时，则该培养皿呈“阳性”）。重复试验 3 次，每次试验均应符合要求。③交叉污染保护。本系统用（1～8）× 系统枯草芽孢杆菌芽孢进行试验 5 分钟后，有些从试验侧壁到距此侧壁 360mm 范围内的琼脂培养皿检出枯草芽孢杆菌，并用作阳性对照。距被检测侧壁 360mm 外的琼脂培养皿的菌落数应不超过 2CFU。从安全柜的左侧和右侧均各重复试验 3 次，每次试验结果均应符合要求。

G．下降气流流速：①安全柜下降气流平均流速应在 0.05～0.25m/s。②安全柜的下降气流平均流速应在标称值 ±0.015m/s。

对后续生产的安全柜，若符合 F 的要求而保持安全柜的原型号和尺寸，下降气流平均流速应在下降气流标称值 ± 0.025m/s。均匀下降气流的安全柜，各测量点实测值与平均流速相差值均应不超过 ± 20% 或 ± 0.08m/s（取较大值）。③非均匀下降气流安全柜，厂家应明确各均匀下降气流区的范围和气流流速，各区域实测的下降气流平均流速值应在其区域下降气流标称值 ± 0.015m/s，各测点实测值与其区域的平均流速相差值均应不超过 ± 20% 或 ± 0.08m/s（取较大值）。

H. 流入气流流速：①安全柜的流入气流平均流速应在流入气流标称值 ± 0.015m/s。对后续生产的安全柜，若符合 F 的要求而保持安全柜的原型号和尺寸，流入气流平均流速应在流入气流标称值 ± 0.025m/s。②Ⅱ级 A1 型安全柜流入气流平均流速应不低于 0.40m/s，前窗操作口流入气流工作区每米宽度的流量应不低于 $0.07m^3/s$。③Ⅱ级 A2、B1 和 B2 型安全柜流入气流平均流速应不低于 0.50m/s，工作区每米宽度的流量应不低于 $0.1m^3/s$。

I. 气流模式：①安全柜工作区内的气流应向下，应不产生漩涡和向上气流，且无死点。②气流应不从安全柜中逸出。③安全柜前窗操作口整个周边气流应向内，无向外逸出的气流。安全柜的前窗操作口流入气流应不进入工作区。

J. 集液槽泄漏：集液槽容积应不小于 4L，应无渗漏。

K. 稳定性：①柜体抗倾倒。安全柜应符合《测量、控制和实验室用电气设备的安全要求　第 1 部分：通用要求》（GB4793.1—2007）中 7.3 的要求。②柜体抗变形。在安全柜背面顶端和侧面顶端中心施加 110kg 的力时，对面上端的形变位移应不超过 2mm。③工作台面抗变形。安全柜工作台面中心加载 23kg 后卸载，工作台面不得产生永久变形。④柜体抗前倾。安全柜前窗操作口的前沿施加 110kg 的力，安全柜背面底部离开地面距离应不超过 2mm。

L. 温度：安全柜照明灯和风机工作且持续运行 4 小时以后，工作区中心的温度应不高于安全柜外环境温度 8℃。

M. 电机与风机：风机的电机应保证当安全柜在正常运行而不调整风机的速度控制，经过滤器的风压下降 50% 时，风机的风量应不增大，下降应不超过 10%。

N. 紫外线灯：①紫外线灯应固定在安全柜的柜体内。②安全柜安装连锁装置应保证前窗完全关闭后紫外线灯方可运行。③安全柜正面应固定标签，并清晰显示“当紫外线灯运行时注意保护眼睛”。④安全柜安装紫外线灯，波长 254nm 紫外线辐射在工作区内表面，辐射强度不低于 400mW/m^2。

注：不建议安装紫外线灯。

O. 电气安全：安全柜的电气安全应符合 GB4793.1—B479 的要求。

工作人员应当根据所操作的对象不同选择不同级别类型的生物安全柜。目前医疗机构医院静脉用药调配中心内调配的具有潜在危害药物应该在Ⅱ级生物安全柜内进行配制。现阶段大部分医疗机构医院静脉用药调配中心使用的是符合 YY0569—2011 医药行业标准的Ⅱ级 A2 型生物安全柜。

3. 水平层流工作台　洁净层流工作台是医院静脉用药调配中心使用最频繁也是最重要的净化设备，所有的无菌静脉用药调配都需要在洁净层流工作台内完成。水平层流工作台的工作原理为采用水平层流（即单向流）的气流形式，变速离心风机将负压箱内经过初效过滤器的预过滤的空气压入静压箱，再经过高效过滤器进行二次过滤，从高效过滤器出风口吹出的洁净空气，以一定均匀的断面风速通过工作区时，将尘埃颗粒及微生物颗粒带走，从而形成无菌的工作环境。它主要有 3 个基本作用：首先是为工作区域提供经过净化的空气；再者是通过提供稳定、净化的气流，防止层流台外空气进入工作区域；最后是将人和物料（输液袋、注射器药品等）带入的微粒清除出工作区域。

目前市场上供应的水平层流工作台的厂家、规格很多，但主要是为各种实验场所设计使用的，并不能完全适用于静脉用药调配中心药品的配制。有的厂家可以根据医院静脉用药调配中心的要求进行定制。根据医院静脉用药调配中心的要求，水平层流工作台应具备以下几点要求。

（1）必须有独立的风机、高效过滤器和适合的工作区域。不能和其他的空气循环系统连接。

（2）应采用光洁、耐腐蚀、抗氧化、容易清洁的材料制成。工作区域的接缝处应有很好的密封，以防止液体进入，工作台面最好采用不锈钢材料。

（3）为了满足全静脉营养液的调配，应有足够高的工作空间。理想的工作高度为76cm，以便于液体的转移。

（4）水平层流工作台有不同的尺寸、规格，长度也不等。根据多家医院的调研，较为适合医院静脉用药调配中心的工作台长度尺寸应为1.8m左右，比较适合双人同时进行操作。各医院也可根据实际情况定制合适的水平层流工作台。

（5）应有连续可调风量的风机系统，保证送风风速始终保持理想状态。

（6）工作台支撑架应为敞开式的，使室内空气流通不至于造成死角；应可随时移动，便于定时清洁。

（7）层流工作台的照明应足够亮，以保证静脉药物配制的安全性，同时应带有紫外线照明灯，控制面板应有启用显示装置。

（8）水平层流台工作时会发出声音，由于静脉用药调配中心内同时有多台水平层流工作台，而洁净室所使用的材料不吸音，根据监测，长时间在医院静脉用药调配中心工作，会对听力造成一定的影响，所以尽量选择噪声小的水平层流工作台。

4. 空气净化系统　空气净化系统能为医院静脉用药调配中心的各功能间提供洁净的空气，保持功能间和外界的压力差，以及舒适的温湿度。空气净化系统主要由送风口、排风口、风道、回风口、空调机组、过滤器及管道阀门等部件组成。一般空气净化系统由专业的厂家进行设计和安装，对于各部件的要求如下：

（1）送风口：送风口应设在室外比较干净的地方，选择含尘浓度低、常年变化不大的地点。为避免空气中的含尘浓度受地面的影响，送风口设置高度一般在离地面5～15m处，至少也要高于地面3m。要比普通空调系统和通风系统的进风口高。如果送风口设置在屋面上，同样为避免屋面上灰尘的影响，应高出屋面1m以上。另外，送风口无论在水平和垂直方向上都要尽量远离或避开污染源。为避免风雨的影响，送风口处常设薄钢板制作的百叶窗，但应设置在容易清洗的地点，并应使进风口至新风阀之间的管道距离尽量短而不拐弯，以避免百叶窗上和管道内的积尘，造成新风含尘度波动太大。对于净化空调系统来说，为了保证在系统停止运行时减少室外空气对系统内污染，要求在送风口安装新风密闭阀。送风口设置地点的好坏直接影响到系统空气处理设备负荷大小及过滤器寿命长短，应该引起足够的重视。

(2) 排风口：净化空调系统中的排风口，是因生产工艺需要而设置的局部通风的排风口。为在系统停止运行时不致使室外空气对系统内污染，尤其是局部通风的排风口，往往是直接通到洁净室内，要在排风口设置防止室外空气倒灌的装置。常用的方法是在排风口设置止回阀、密闭阀、中效以上过滤器，甚至高效过滤器。由于排出空气中常会有水蒸气，在冬季为了防止在排出以前因温度下降而在排气口附近风管中结露、结冰，在排风管的外露部分及排风口要加装保温装置。

(3) 风道：风道是空气输送的通道，一般用薄钢板或塑料板材制成。风道是净化空调系统的重要组成部分，它迫使空气按照所规定的路线流动。对风道的要求是严密性好、不漏气、不易发尘、不污染；有足够强度并且能耐火、耐腐蚀、耐潮湿。材料价格低廉，施工方便，内表面光滑，具有较小的流动阻力。

(4) 回风口：回风口上应设过滤器(层)，最好是中效过滤器(层)，对于有害粉尘，应设置亚高效或高效过滤器。

(5) 管件和阀门：空气能在净化空调系统中流动的主要原因是管段内存在压力差。要使整个净化空调系统按照设定正确运行，这就要求合理布置管路，特别是合理设计好各管件，正确选择好风阀，使各段风管间保持合适的压力差，这样才能保证把一定量的洁净空气按照要求送到各洁净室．并保证各洁净室维持所需的正压。

（6）过滤器：我国国家标准《空气过滤器》（GB/T 14295—2008）对空气过滤器进行如下分类。

1）按性能分类：①初效过滤器，分为初效1型、初效2型、初效3型、初效4型过滤器。②中效过油器，分为中效1型过滤器、中效2型过滤器和中效3型过滤器。③高中效过滤器，有袋式、大管式、折叠式等。④亚高效过滤器，有滤管式和折叠式两种。⑤高效过滤器，都是折叠式。

2）按型式分类：①平板式；②折褶式；③袋式；④卷绕式；⑤筒式；⑥静电式。

3）按滤料更换方式分类：①可清洗；②可更换；③一次性使用。

应根据不同的使用位置和要求选择合适的过滤器。

5．洁净室装饰材料及地面　洁净室的装饰材料及地面对于医院静脉用药调配中心来说也尤为重要，其对后期的运作及维护都有着非常重要的作用。

（1）对装饰材料的要求

1）表面平滑，有耐磨性、耐侵蚀性、不吸湿、不透湿。

2）表面不易附着灰尘、不易长霉菌，容易除去附着的灰尘。

3）有良好的热绝缘性，不易产生静电，价格合理。

（2）对地面的要求

1）耐磨、耐腐蚀、防滑、防静电。

2）易于清洁，可做无缝连接。

（二）办公设备的日常管理

1．计算机　计算机作为常见的电子信息设备，在PIVAS中主要用于日常办公、审方打印、成品审核记录、药品出入库记录等信息传递存储工作。

（1）计算机理想的工作温度应在10～35℃，相对湿度应为30%～80%，应注意日常清洁，保证其散热。

（2）做好计算机使用权限的管理，防止内部信息泄露。

(3) 工作结束后，应及时关闭电源。

2. 打印机 为了保证标签打印机持续、良好的工作性能，需要定期对其进行清洁。标签打印机使用频率越高，清洁频率也应该越高(不经常使用：每周清洁；经常使用：每日清洁)。

3. 服务器

(1) 控制机房内的温度在15～20℃，相对湿度45%～55%，保证其散热，防止受潮。

(2) 严禁易燃易爆和强磁性物品及其他与机房工作无关的物品进入机房，严禁吸烟。

(3) 管理员对管理员账号与口令应严格保密，以保证系统的安全，防止系统被非法入侵。

(4) 不得随意改动机器的IP地址。

(5) 定期进行病毒检测，发现病毒立即处理。

(6) 服务器数据库必须做好实时备份，并备有应急电源，建议重要数据可定期、完整地转储到不可更改的介质上。

(三) 医用冰箱

1. 医用冰箱仅限于存放需冷藏(2～10℃)的药品，不得存放其他物品。

2. 医用冰箱应放置在干燥、通风的环境中，在高温高湿状态下，玻璃门会凝集水雾。

3. 存储药品应与医用冰箱容积匹配，药品存放时不能遮挡医用冰箱内温度感应探头及风道，以免破坏箱体内温度稳定性，同时温度显示应定期校准。

4. 医用冰箱内药品应按类分区、有序放置，做到无过期、无受潮。如发现质量异常，应立即停用并检查药品质量，并做好记录。

5. 严格控制医用冰箱的开门频率及时间，以保持内部温度的相对稳定。

6. 医用冰箱应由专人管理，每日监控温度并记录，不具备自动除霜功能的需定期除霜；定期清理冷凝器、防尘罩的灰尘，保持散热面的通风和清洁，以保证设备正常运行；同时使用过程中注意门封垫的定期清洗消毒以及老化更换。

7. 医用冰箱长期不使用时，应将电源关闭。

8. 医用冰箱应统一编号管理。

（四）洗衣机、烘干机

1. 开启及关闭机器时禁止蛮力操作。

2. 严格控制投入机器内的衣物量，应在机器的额定容量内。

3. 清洗前应清理衣袋，将多余物品取出，以减少对机器内壁的损伤。

4. 清洗或烘干工作完成后，应用干净抹布擦拭机器外表，去除水渍、污渍。

5. 保持机器清洁，同时应打开机门一段时间（约1小时）后再关闭，防止内部潮湿和异味；工作结束后应切断机器电源，关闭水阀。

6. 定期清理机器内线屑过滤网，定期对机器进行消毒，以保证衣物的洁净。

7. 检查干衣机的蒸汽排出口是否被遮挡。

（五）仪器仪表的管理

1. 温湿度计　监测环境温、湿度。温度18～26℃；相对湿度45%～75%。

2. 压差表　监测压差。非洁净控制区<一更<二更<普通药品及肠外营养液调配间。非洁净控制区<一更<二更<抗生素类及危害药品调配间。（10Pa≥相邻区域压差≥5Pa，一更与非洁净控制区之间压差为10～15Pa）。当净化系统关闭或是压差表所指示的两个房间联通时，压差表指针或液位没有指示在零刻度处，则说明该压差表需要调零。调零方法：在净化空调系统关闭的情况下，对于液位式压差表，旋转面板上的旋钮，使指示液位归零；对于指针式压差表，使用工具旋转仪器表面的螺丝，即可使指针回复零位。

3. 尘埃粒子计数器　测定尘埃粒子数量。

4. 风量罩　通过测量单位时间内某一风口的送风量，换算得出房间换气次数。

5. 风速仪 测量高效过滤器口的风速。

6. 微环境检测仪 测量温湿度、压差。

7. 声级计 测量噪声强度。

8. 照度计 测量照度。

PIVAS 内仪器仪表应定期送检（一般每年 1 次），以保证监测和检测结果的准确性。

二、静脉用药调配中心清洁卫生与消毒管理制度

PIVAS 清洁卫生与消毒管理制度		文件编号	
编写者		版本号	
审核者		版本日期	
批准者		批准生效日期	

【目的】 规范 PIVAS 清洁卫生与消毒管理，保障静脉用药调配中心卫生质量，控制院内感染，保证输液调配质量以及防止发生差错事故。

【范围】 适用于静脉用药调配中心清洁卫生与消毒环节工作。

【责任人】 参与清洁卫生与消毒的工作人员。

【内容】

1. PIVAS 清场、清洁、消毒环节的基本要求

（1）混合调配结束后清场，将本次混合调配使用过的车辆、盛放药品及溶媒的各类药筐、剩余的辅助用物料、产生的医疗废物、垃圾等传出调配间外，确保调配间内没有遗留与本次混合调配相关的物品，因特殊情况不易转移的半成品（中间体）及相应设备应有工作状态标识，其周围环境必须清场到位。

1）医疗废物、生活垃圾按规定分类放置，分类处理。

2）每日医疗废物应由专人负责统一管理，负责与医院废物处理站进行交接，登记交接记录并签名。

3）生活垃圾用黑色垃圾袋盛放，医疗废物用黄色专用垃圾袋盛放，锐器用利器盒盛放，危害药品用双层黄色专用垃圾袋

盛放，最后包装密封并注明科室名称、医疗垃圾种类，贴有明显标识。

（2）清场结束后进行清洁，以确保调配间内无灰尘、无药迹、无死角残留，洁净操作台、传递窗、座椅等用物干净、整洁、摆放有序，清洁时从污染轻处开始。

（3）清洁完毕对洁净操作台和周围环境进行消毒，消毒时从无菌要求高处开始。

（4）工作结束后，各相关操作岗位（间）不得存放原料、敷料、包装材料、输液标签、半成品、成品输液。上述物品应按规定返回专用库（柜）。

（5）小型器具送至器具间进行清洗后放入器具存放间，专用工具经清洁处理后定位存放。

（6）清场、清洁、消毒工作与卫生工作应相互结合，同时进行。

（7）清场、清洁、消毒工作中同时做好安全工作，对水、电、气、门窗以及各种设施进行检查，防患于未然。

（8）认真做好各操作岗位清场、清洁、消毒记录，并由清场、清洁、消毒人员与复核人签字，登记清场、清洁、消毒记录。

2. 清场、清洁、消毒环节注意事项

（1）清场注意事项

1）清场时，混合调配间净化系统应处于开启状态，以保持继续换气，快速稀释空气中的微粒，最大程度地减少净化区域的微粒。尤其是危害药品调配间，调配结束后空气中残留的药物微粒通过负压作用进一步排出。危害药品与抗生素调配结束后应先关闭操作台照明，操作台风机处于开启状态；其他药品混合调配结束后，关闭操作台风机与照明。

2）清除操作台上一切物品。

3）医疗垃圾分为损伤性废物和感染性废物，应做到双层包装。

4）医疗垃圾严格与无菌物品区分放置，切勿从一更、二更推出，需由传递窗递出，且传递窗不可同时开启。

5）使用后的一次性注射器切勿徒手分离，调配完毕后统一用利器盒分离。

6）利器盒容量达到3/4时应密封，随医疗垃圾送走。

7）危害药品注射器及安瓿密封处理后，分别放入双层黄色垃圾袋及利器盒。

8）洁净区内的物品应整洁、有序，不得直接堆放于地面。

9）收集使用后的核对筐，按大小集中、区分放置在三层治疗车上，不可堆积过高；然后转移至清洁消毒间进行清洗、消毒。

10）调配结束后的药品应由专人统一归置，不可随意推出调配间。

（2）清洁注意事项

1）在洁净区内禁止采用干式清扫，可以使用湿式拖布将地面的玻璃碎屑等垃圾集中一处，置于医疗垃圾桶内，避免带出调配间外，造成转移污染。

2）使用无纺抹布蘸取蒸馏水或注射用水清洁操作台。

3）清洁时顺序应由相对清洁区域至相对污染区域，由远及近，先清洁操作台后方传递窗、玻璃墙壁、座椅及治疗车，最后清洁操作台。

4）清洁操作台时，应将操作台紫外线灯管及挂杆一起清洁。

5）清洁生物安全柜时，应将凹槽掀起，将操作台下方及凹槽一起清洁。

6）清洁操作台抹布专区专用，应与地巾严格区分，擦拭地面之前应先按顺序擦拭操作台底部、四周，最后擦拭操作台地面。

7）各区域回风口每周清洁一次，每年更换一次。

8）彻底清洁一次地面及污物桶，先使用清洁剂清洁，再使用500mg/L含氯消毒液消毒，15分钟后再用自来水等常用水擦去消毒液。

9）墙面、设施除常规清洁外，也要每周进行消毒处理。

10）清洁过程中，不得将自来水等常用水喷淋到高效过滤器上。

11）洁净区和一般辅助工作区的清洁工具必须严格分开，不得混用。

（3）消毒注意事项

1）消毒不能代替清洁。

2）用常水清洁时，待干后才能再使用消毒剂擦拭，保证清洁、消毒效果。

3）消毒时擦拭顺序：由无菌要求高的区域至无菌要求相对低的区域，由近及远。

4）擦拭危害药品操作台的纱布和抹布不允许擦拭其他区域。危害调配间内的治疗车应彻底消毒后推出调配间，以防转移性污染。

5）擦拭后的操作台面应光洁如新，无残留的药渍与花斑。

6）消毒时应将紫外线灯的灯管及挂杆一起消毒。

7）洁净区墙壁、顶棚每个月进行一次消毒。

8）操作台消毒结束后，使用含氯消毒剂浸泡的拖布对地面进行消毒，消毒时应按照“S”形方向擦拭。

9）清场、清洁、消毒结束后，开启紫外线灯照射1小时，并由每日值日人员登记记录，定期对紫外线消毒效果及物体表面的消毒效果、空气的消毒效果进行监测，每个月对调配间内进行一次空气培养监测。

（4）一更、一更洁具间和二更的清场、清洁、消毒注意事项

1）调配间内传递出的无菌盘、治疗碗、砂轮，使用后的抹布、地巾、拖把，由值日人员使用清洁剂清洗漂净后，使用含氯消毒液（500mg/L）分别浸泡30分钟，无菌盘、治疗碗、砂轮使用纱布擦干备用，抹布、地巾、拖布消毒漂净后使用洗衣机甩干，置于晾衣架上。

2）消毒液由每日值日人员在调配工作前按500mg/L配制，配制好后需用滴管滴于消毒剂浓度试纸上，根据颜色与pH对比表对比，对比后将试纸放置于专用容器，每日由值日人员对抹布的清洗、消毒进行检测登记。

3）清洗结束后由值日人员使用钢丝球清洁洗手池，做到无

锈渍、无霉菌、无水渍。

4）每日由值日人员对二更衣橱进行清洁消毒。

5）当日调配工作完毕后，值日人员将调配间专用鞋清洁后浸泡于500mg/L含氯消毒液的桶内进行消毒，30分钟后取出，清水洗净，置于第一更衣室鞋柜内备用。

(5) 手卫生

1）七步洗手法。

2）定期宣传培训，提高医务人员手卫生意识与知识水平。将手卫生纳入医务人员“三基三严”培训与考核内容，不断强化其对手卫生重要性的认识。

3）大力推广速干手消毒剂的使用。速干手消毒剂具有作用快速、杀菌效果好、使用方便的特点，可以为医务人员节约大量的工作时间，提高工作效率。更重要的是，手卫生使用速干手消毒剂，可以不受水源、水池及场所等的限制，尤其是当医务人员的手没有受到患者血液、体液等明显污染时，使用速干手消毒剂就可代替洗手。

三、配制间管理制度

配制间管理制度		文件编号	
编写者		版本号	
审核者		版本日期	
批准者		批准生效日期	

【目的】 规范静脉用药调配中心药品混合调配工作的基本管理制度，确保混合调配工作标准化、规范化、同质化、有序化。

【范围】 适用于静脉用药调配中心药品混合调配环节工作。

【责任人】 参与药品混合调配的工作人员。

【内容】

1. 混合调配环节管理基础　混合调配工作是PIVAS工作内容的关键环节，每一袋药品的安全混合调配质量直接影响患者的用药安全。混合调配工作标准化、规范化、同质化的开展至关重要。混合调配工作管理的基础包括混合调配工作制度、混合调配人员岗位职责及混合调配各标准操作规程。

（1）混合调配工作制度

1）混合调配是指按照经过用药医嘱审核并完成贴签核对的输液标签，由混合调配人员严格按照无菌操作技术将药物准确无误地进行混合调配的技术服务过程。

2）混合调配的输液标签均需经过审核合格并贴签核对，未经审核签名的输液标签或未进行贴签核对的溶媒不得进行混合调配。

3）混合调配需在调配间进行，调配间应为洁净区。

4）调配间内的待调配药品、溶媒、混合调配用物、已调配药品均应分类定置存放。

5）混合调配人员需由经过规范化培训并考核合格的专业技术人员担任。

6）混合调配人员仪表端庄、衣帽整洁、无长指甲、无饰品。

7）混合调配时实行一岗双责，严格按照混合调配流程进行，对混合调配的质量负责。

8）每日对混合调配工作进行交接班。

9）每个月汇总混合调配踪近差错，并对踪近差错内容进行统计分析。

（2）混合调配人员岗位职责

1）严格执行医院及科室的各项规章制度。

2）负责本院各病区住院患者静脉药物的混合调配工作。

3）混合调配人员按时到岗，认真阅读交接班记录，按无菌操作规程进入调配间，检查相关用物，认真核对摆好的药品，无误后方可进行混合调配。

4）按规定时间完成混合调配任务。

5）混合调配人员负责调配环境安静，物品摆放整齐有序。

6）能熟练掌握混合调配标准操作规程，严格按照标准操作规程完成混合调配工作。

7）混合调配时发现不合理输液标签等问题，应集中上报审方人员统一处理，保证混合调配质量。

8）混合调配完成后，成品输液严格按调配间外的核对包装顺序摆放，传出调配间。

9）混合调配人员每日负责对调配间内环境进行彻底清场、清洁、消毒，保证混合调配安全洁净，值日人员负责用具的洗涤、清洁、消毒工作，调配间内不得留有上批药物、药液、空西林瓶、安瓿等。

10）混合调配人员要认真做好混合调配工作的各项文字记录并签名，如实记录，不得随意涂改。

11）调配间内组长做好当班次的交接班工作。

（3）混合调配各标准操作规程

1）混合调配环节标准操作规程。

2）TPN 混合调配流程。

（4）混合调配环节注意事项

1）严格执行无菌操作原则和查对制度。

2）严格洗手，戴无菌手套不能代替洗手，培养手卫生依从性，洗手时每一步不少于 10 秒，注意洗手的顺序、时间、部位。

3）穿脱洁净服时，注意洁净服不得与地面接触，洁净服与颈部粘贴严密，包裹好颈部。

4）正确佩戴一次性帽子、口罩，戴帽子时注意头发不得外露；戴口罩时注意口罩要遮住口鼻。

5）按规范戴无菌手套，戴手套前严格检查手套的密封性和有效期，如有潮湿和破损不得使用；戴手套时注意手套完全包裹住洁净服袖口。混合调配时手套如有潮湿和破损，应立即更换。混合调配危害药品时，应戴双层手套，第一层手套严密包裹工作服袖口，第二层手套严密包裹洁净服袖口。

6）所有混合调配操作均应在生物安全柜、水平层流洁净台上进行。危害类药品抗生素应在生物安全柜内进行混合调配，操作时将防护玻璃下拉至指定位置；普通药品及肠外营养液应该在水平层流洁净台上进行。

7）操作台中摆放物体距离应有一定间隔。在无菌物体的上游不可有物体通过（勿跨越无菌区），因为微粒会从上游物体上吹脱；无菌物体暴露时间应最小化；所有的无菌物品或操作关键部位须暴露在最洁净空气，即“开放窗口”中。

水平层流工作台的空间和布局：大件物体相距最少 15cm，小件物体相距最少 5cm，距离工作台面边缘不少于 15cm，操作台物品的摆放不能阻挡洁净层流，且至少距离层流洁净台后壁 8cm。

生物安全柜的空间和布局：所有的操作必须在离工作台外沿 20cm，内沿 8～10cm，并离台面至少 10～15cm 区域内进行；生物安全柜的散流孔不允许有任何物体阻挡，防护玻璃开启不超过 18cm。

8）操作及清洁消毒过程避免任何输液溅入高效过滤器，以免损坏，引起微生物滋生。安瓿在层流洁净台侧壁打开，应当避免朝向高效过滤器方向打开，以防药液喷溅到高效过滤器上。

9）每完成一组输液调配操作后，应当立即清洁台面，用蘸有 75% 乙醇的无纺布擦拭台面，不得留有与下批输液调配无关的药物、余液、用过的注射器和其他物品。

10）混合调配用物准备充足，避免走动过多增加污染机会。

11）混合调配用物严格按照无菌和非无菌物品区分定位放置。

12）根据调配任务选择合适的注射器，注射器开启后紧密连接针头和针筒，防止调配时针头脱落，造成药品污染或浪费。

13）混合调配时，一切有菌物品绝对不能接触针梗、活塞、药液等，保持绝对无菌；排气时不可排出药液以免影响药量的准确性。

14）混合调配抽吸药液时不超过针筒的 2/3，如果抽吸过满，易污染针栓或脱栓，造成药品浪费，甚至影响患者用药安全。

15）混合调配时注射器疑似有污染或确有污染时，应及时更换。

16）与胰岛素配伍的药品优先调配胰岛素，并在输液标签胰岛素规格和用量处标志“志”。

17）混合调配所用的药物，如果不是整瓶（支）用量，必须在输液标签上有明显标识，以便核对。

18）未调配的药品和输液与混合调配后的成品输液应区分定位放置。

19）混合调配过程中，如有疑问应立即停止操作，报告当班负责人，确认无误后方可重新混合调配并记录。

20）混合调配时避免反复穿刺，据统计穿刺 3 次后，2～5μm 的微粒增加 5～7 倍，5～10μm 的微粒增加 20～27 倍。

21）全肠外营养液混合调配注意事项

A．调配药物后的混合液应立即使用。如需存放，2～8℃配制混合液的放置时间不宜超过 24 小时。

B．严格按照全营养混合液的混合调配流程调配，不可随意改变调配顺序：①磷与钙制剂不可调配到同一载体中，避免生成磷酸钙沉淀，沉淀物一旦生成则很难重新溶解，阻塞导管、终端过滤器或小血管。②葡萄糖 pH 为 3.5～5，脂肪乳剂在 pH＜5 时丧失其稳定性，故葡萄糖不能直接与脂肪乳剂混合。③电解质不可加入脂肪乳中，以避免破坏脂肪乳分子结构，导致破乳（电解质的阳离子达到一定浓度时，即可中和脂粒表面的负电荷，减除其相互间排斥力，促使脂粒凝聚）。④多种微量元素注射液（Ⅱ）调配到氨基酸，避免局部浓度过高发生变色反应。⑤调配静脉营养液应避免混合不同厂家的氨基酸、脂肪乳类产品。⑥为保证溶液的稳定性，不宜在全肠外营养液中调配入其他药物。

C．灌装时及时关闭截流夹，不应有气体进入，如有需要将袋中的气体排出。

D．灌装时应缓慢按压全静脉营养输液袋，确保充分混匀。

E．混合调配结束后充分混匀，将袋子中多余的空气排出后，关闭输液管夹，套上无菌帽。同时挤压全静脉营养输液袋，观察是否有输液渗出。

22）儿科用药混合调配注意事项：①儿科非整支用药较多，

在混合调配时应选择小规格注射器，整倍数稀释后再按实际用量调配。②混合调配时注意年龄的查对，某些药物在用量上有年龄的限制和要求。③某些药物儿科禁用，混合调配过程中如发现应拒绝混合调配，如喹诺酮类药物（环丙沙星、氧氟沙星、莫西沙星等）；含有麝香的中药注射剂（复方麝香注射液、醒脑静注射液等）以及其他说明书中提示儿童禁用的药物。④混合调配儿科危害药品时，应注意输液标签中非整支（瓶）的较多，在混合调配时意外溢出的可能性大，因此在混合调配整个过程中充分做好危害药物溢出的应急处理准备。如安瓿中有剩余药品应将其抽出注入废弃西林瓶内，然后弃于医疗垃圾桶内，防止溢出。

23）在混合调配过程中，应根据其药物特性采用不同的调配方法，如溶解及稀释操作就需根据容器及容器内的压力情况采用不同的操作步骤。以下归纳总结了在大多数 PIVAS 混合调配中，采用不同容器包装的药品溶解及稀释的方法，并具体针对 PIVAS 常用药品混合调配有关的信息进行了汇总，以期对 PIVAS 混合调配提供可实践的操作方法，保证混合调配操作标准化、规范化以及同质化，保障输液用药安全。

A. 西林瓶无菌粉末型（产泡沫）药品

【溶解】 ①抽取溶媒：右手持注射器，示指固定针栓，左手拇指、示指固定溶媒管塞，将针尖斜面朝下垂直刺入溶媒中，左手持活塞柄轻拉活塞抽取溶媒 x ml，抽吸完毕，左手拇指、示指再次固定溶媒管塞，拔出针头（左手操作者相反）。②注入溶媒：左手拇指、示指夹取西林瓶以固定西林瓶瓶口，右手持注射器，示指固定针栓，将针尖斜面朝下垂直刺入西林瓶内，左手中指固定针栓，无名指、小拇指、鱼际、小鱼际固定针筒，右手推动活塞，倾斜针头使溶媒沿瓶壁缓慢注入，拔出针头，轻轻摇匀，使其完全溶解（左手操作者相反）。

【稀释】 右手持注射器，示指固定针栓，左手持活塞柄轻拉活塞回抽空气 x ml，左手拇指、示指夹取西林瓶以固定西林瓶瓶口，将针尖斜面朝下垂直刺入西林瓶中，转西林瓶，使针尖

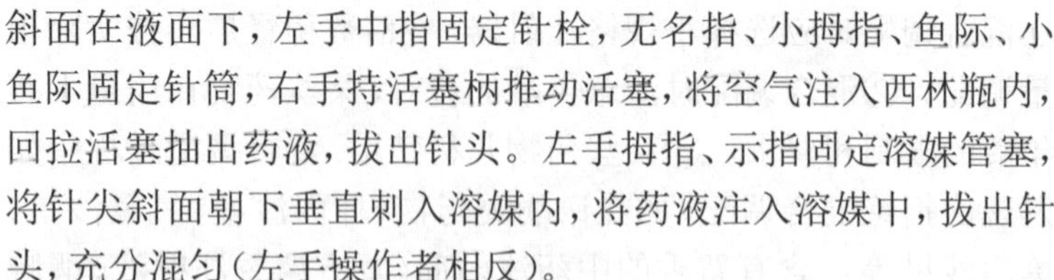

斜面在液面下，左手中指固定针栓，无名指、小拇指、鱼际、小鱼际固定针筒，右手持活塞柄推动活塞，将空气注入西林瓶内，回拉活塞抽出药液，拔出针头。左手拇指、示指固定溶媒管塞，将针尖斜面朝下垂直刺入溶媒内，将药液注入溶媒中，拔出针头，充分混匀（左手操作者相反）。

B. 西林瓶无菌粉末型（产气）药品

【溶解】 ①抽取溶媒：右手持注射器，示指固定针栓，左手拇指、示指固定溶媒管塞，将针尖斜面朝下垂直刺入溶媒中，左手持活塞柄轻拉活塞抽取溶媒 x ml，抽吸完毕，左手拇指、示指再次固定溶媒管塞，拔出针头（左手操作者相反）。②注入溶媒：左手拇指、示指夹取西林瓶以固定西林瓶瓶口，右手持注射器，示指固定针栓，将针尖斜面朝下垂直刺入西林瓶内，左手中指固定针栓，无名指、小拇指、鱼际、小鱼际固定针筒，右手推动活塞，注入溶媒，回抽空气纠正西林瓶内压力，拔出针头，轻轻摇匀，使其完全溶解（左手操作者相反）。

【稀释】 右手持注射器，示指固定针栓，左手持活塞柄轻拉活塞回抽空气 x ml，左手拇指、示指夹取西林瓶以固定西林瓶瓶口，将针尖斜面朝下垂直刺入西林瓶中，倒转西林瓶，使针尖斜面在液面下，左手中指固定针栓，无名指、小拇指、鱼际、小鱼际固定针筒，右手持活塞柄推动活塞，将空气注入西林瓶内，回拉活塞抽出药液，拔出针头。左手拇指、示指固定溶媒管塞，将针尖斜面朝下垂直刺入溶媒内，将药液注入溶媒中，拔出针头，充分混匀（左手操作者相反）。

C. 西林瓶无菌粉末型（有负压）药品

【溶解】 ①抽取溶媒：右手持注射器，示指固定针栓，左手拇指、示指固定溶媒管塞，将针尖斜面朝下垂直刺入溶媒中，左手持活塞柄轻拉活塞抽取溶媒 x ml，抽吸完毕，左手拇指、示指再次固定溶媒管塞，拔出针头（左手操作者相反）。②注入溶媒：右手持注射器，示指固定针栓，左手持活塞柄轻拉活塞回抽等量的空气，左手拇指、示指夹取西林瓶以固定西林瓶瓶口，将针尖斜面朝下垂直刺入西林瓶内，左手中指固定针栓，无名指、小拇指、鱼际、小鱼际固定针筒，右手推动活塞，注入溶媒及空气纠正西林瓶内压，拔出针头，轻轻摇匀，使其完全溶解（左手操作者相反）。

【稀释】 右手持注射器，示指固定针栓，左手持活塞柄轻拉活塞回抽空气 *x* ml，左手拇指、示指夹取西林瓶以固定西林瓶瓶口，将针尖斜面朝下垂直刺入西林瓶中，倒转西林瓶，使针尖斜面在液面下，左手中指固定针栓，无名指、小拇指、鱼际、小鱼际固定针筒，右手持活塞柄推动活塞，将空气注入西林瓶内，回拉活塞抽出药液，拔出针头。左手拇指、示指固定溶媒管塞，将针尖斜面朝下垂直刺入溶媒内，将药液注入溶媒中，拔出针头，充分混匀（左手操作者相反）。

D. 药品预溶解：①用一次性使用连接器进行预溶解。将西林瓶无菌粉末型药品（有负压）整齐摆放于西林瓶盘内，集中消毒，消毒后首先用连接器一端连接溶媒，左手拇指、示指固定西林瓶瓶口，右手拇指、示指持另一端连接器针栓处，将针尖垂直刺入西林瓶内，使溶媒在负压的作用下吸入西林瓶内，按顺序依次操作，使其完全溶解（左手操作者相反）。②用机械配液泵进行预溶解。a. 遵照机械配液泵标准操作流程进行调配前准备、校准；b. 将西林瓶无菌粉末型药品整齐摆放于西林瓶盘内，集中消毒；c. 机械配液泵一端连接溶媒，遵照机械配液泵标准操作流程设置输出溶媒体积 *x* ml、机械配液泵速度与机械配液泵运转间隔时间；d. 左手拇指、示指固定西林瓶瓶口，右手拇指、示指持管路另一端针头的针栓处，将针尖垂直刺入西林瓶内，使溶媒在机械的作用下吸入西林瓶内，按顺序依次操作，使其完全溶解（左手操作者相反）。

E. 药品灌注：用机械配液泵灌注一次性使用输注装置（即一次性使用弹性输液泵）。①遵照机械配液泵标准操作流程进行调配前准备、校准。②检查一次性使用弹性输液泵外包装及型号、标称容量、标称流量、效期；撕开外包装，取出输液泵，核对泵的配件是否完全，管路及泵体是否有裂开等。③机械配液泵一端连接溶媒，遵照机械配液泵标准操作流程设置输出溶媒

体积 x ml、机械配液泵速度。④除去输注泵加药口护帽，夹上止流夹，连接机械配液泵管路的出液口一端。⑤使用机械配液泵灌注所需的溶媒 x ml。⑥遵照机械配液泵标准操作流程，设置输出每支药输液体积 x ml、机械配液泵速度，必要时可设置机械配液泵运转间隔时间，灌注药品。⑦药品灌注结束后（如泵体内有气体，需将泵倒置，通过三通阀体将气体排出泵外），将护帽盖上，由另一人复核灌注好的输注泵及药品。

2. 混合调配环节精益管理

（1）排班管理：班次、时间、人员、任务。

排班时保证混合调配人员充足，单位时间内保质保量完成调配任务，同时应从整体出发，合理搭配人员。例如，可以根据工作人员的资质进行新老搭配；根据工作人员操作的速度进行快慢搭配；根据工作人员的不同专业、不同层次进行知识搭配；还有心理素质搭配、工作经验搭配等。把合适的人员安排在合适的岗位，每一岗位既有分工又有协作，每个工作人员都能尽其力、负其责。以某三级综合医院为例，长期医嘱的混合调配一般设置 2 个班次，工作人员按工作量和任务确定具体的班次、时间、人员、任务。

（2）交接班管理：混合调配环节交接班内容。

1）工作人员到岗情况，统计如因身体不适、特殊天气等不能到岗工作的人员。

2）不合理的输液标签的数量及原因。

3）贴签核对差错。

4）摆药差错。

5）混合调配过程中的问题和障碍，如调配差错药液质量问题，混合调配任务划分合理性，混合调配物品准备合理性，混合调配人员操作规范性等。

（3）定置管理

1）物品数量：①个人防护用品。②混合调配操作用物。

2）物品位置：调配间内物品数量根据使用量进行准备，物品数量不宜过多，定位放置并触手可及，以便于操作，减少走动，

保证调配环境安全。①防护用品应根据相关要求置于一更、二更内。②混合调配操作用物如注射器、备用手套、消毒棉等均置于操作台附近专用盒内。③砂轮及纱布应置于治疗碗内，治疗碗放置于操作台内侧。④垃圾桶分为医疗垃圾桶和纸屑桶，均置于操作台下方，左为医疗垃圾桶，右为垃圾桶。⑤ TNA 灌注，挂钩置于水平层流洁净台横梁上，便于操作时取用。⑥待调配药品与操作台呈“T”字形放置，待调配输液置于调配人员正后方，已调配输液与待调配药品呈“T”字形放置。

（4）目视管理

1）混合调配区域悬挂有混合调配的工作制度、岗位职责及相关标准，使混合调配人员明确工作任务和职责，快速进入工作状态，营造良好的秩序。

2）进入一更、二更的操作规程标识：张贴于门上，以便于工作人员了解该区域需要进行的标准操作。

3）传递窗两侧不能同时开启标识：调配间内与调配间外两侧洁净级别不同，同时开启会对洁净级别高的一侧造成污染。

4）调配任务标识：将工作任务清晰明确，能够筹划安排自己的工作时间，使工作进度均匀，避免时紧时松、前紧后松、前松后紧的情况发生。

5）问题区域标识：“T”代表问题，指混合调配过程中影响混合调配顺利进行的各种差错和不可抗力因素导致的各种障碍，例如贴错溶媒、不合理医嘱、摆错药导致的多药和少药、原装破损药品及液体等。

6）调配完毕提示标识：每批次药品混合调配完成后，将调配完毕标识牌放置在调配间醒目位置，提醒调配间外复核包装人员。

（5）同质化管理

1）工具标准化：①建议水平层流洁净工作台尺寸为，外形尺寸（长 × 宽 × 高）1 800mm × 780mm × 2 000mm，工作区尺寸（长 × 宽 × 高）1 700mm × 560mm × 760mm。②建议生物安全柜工作台尺寸为，外形尺寸（长 × 宽 × 高）1 800m × 820mm × 200mm，操作区尺寸（长×宽×高）1 630mm×520mm×640mm。

2）动作标准化：①西林瓶药品集中消毒动作标准化。②安瓿药品消毒动作标准化，消毒安瓿时，应先消毒砂轮；控制安瓿锯痕<1/4。③掰安瓿动作标准化，掰开的安瓿按照从左到右、从上到下顺序放置，注意无菌操作，不得跨越无菌面。

3）操作标准化：①西林瓶盘或安瓿架应置于操作台中间，便于调配。②调配前药品摆放于输液正上方，调配完后空安瓿或空西林瓶应置于输液的正下方。

（6）时间管理：实行准时化生产（just in time，JIT），严格完成期限。根据调配任务合理安排调配时间，保证每批次药品在规定时间段内按时完成，按时配送。

（7）信息管理

1）将混合调配非整支（瓶）用量的药品在输液标签上进行标记，以提醒混合调配人员调配时注意剂量精确。

2）药品特殊使用信息的标示：如溶媒特殊要求的标示提醒、调配后贮存及输注时间的标示提醒等。

（8）安全管理

1）开始调配前，调配人员应将调配中所需的相关耗材及用具准备齐全，并有序放置于工作区域内，避免因乱放或准备不充分，造成取用时可能导致的损伤和污染。

2）调配中的安全防护措施，主要是防止人员的锐器伤和危害药物调配时对人体的影响，尤其是细胞毒性药物。

3）设置一对一辅助、调配岗位，实行全院按品种集中混合调配。

4）制定高风险混合调配流程。PIVAS 具有高风险混合调配的药品包括危害性药品调配、肠外营养液调配、儿科静脉用药调配和抗生素类药品调配。

5）改变调配理念，体现集中调配优势，将药品进行集中消毒、预溶解、预收集、集中稀释、集中灌注、流水线调配。调配人员应集中精力，能够有效减少工作程序，降低劳动强度，通过一系列的准备工作，缓解工作压力，有节奏、有韵律地完成工作，保证了患者的用药安全，同时减少了逐袋摆放药品的细碎动作，加强了职业防护。①西林瓶药品集中消毒。②将西林瓶粉针剂药品提前进行预溶解，以保证药品得到充分溶解。③按批次、按品种集中掰开安瓿，统一摆放于安瓿架内，有效减少玻璃碎屑的产生，避免扎漏输液。④集中收集量大、规格小的水针剂。⑤先集中调配肠外营养液小针剂，最后集中统一灌装。⑥将提前预溶解或收集好的药品集中稀释至溶媒中。

（9）流程再造：调配模式由单人调配模式转变为一对一辅助调配模式。

1）单人调配模式：指单人单操作台调配，单人摆放药品及溶媒，单人混合调配药品，混合调配结束后将调配好的成品输液和空安瓿或西林瓶放于治疗碗和药筐内传出调配间。单人调配模式步骤：①调配前一袋输液一筐。②调配后输液和空安瓿或西林瓶同时传出调配间。③核对包装人员，再核对包装间，对传递出的成品输液及空安瓿或西林瓶，进行核对包装。

2）设置一对一辅助岗位调配模式：抽调部分核对包装人员进入调配间，人力资源进行重组。一人辅助，一人调配，双人既有分工又有合作，尽其力、负其责，打破了调配复核僵化分开的模式。辅助人员进入调配间，全方位、多角度地参与到调配工作中。调配前辅助人员负责将药品和输液摆放在操作台上，并进行首次核对，同时消毒。调配中调配人员集中精力专注于调配，在调配前、中、后进行 3 次核对。调配后辅助人员再次核对输液标签与药品名称、规格、用量等，准确无误后，在输液标签上签名，并将调配好的成品输液传出调配间，共 5 次核对。辅助岗位的设置在减少差错的同时，也带来了后续效益。

①将顺序作业改为交叉作业，由原来每人平均调配 80～120 袋，增加到双人平均调配 200～300 袋 / 人，节约人力资源。②细化了辅助人员与调配人员的工作流程，保证了无菌操作。③辅助人员进入调配间后完成了成品输液的核对工作，将空安

瓿及空西林瓶直接丢弃到调配间医疗垃圾桶内，防止了转移性污染，加强职业防护。④药师进入现场，促进用药医嘱的连续性审核。

四、静脉用药调配中心仪器设备管理制度

PIVAS 仪器设备管理制度		文件编号	
编写者		版本号	
审核者		版本日期	
批准者		批准生效日期	

【目的】 规范静脉用药调配中心仪器设备管理。

【范围】 适用于静脉用药调配中心全体员工。

【责任人】 静脉用药调配中心工作人员。

【内容】 静脉用药调配中心的设备包括净化设备和非净化设备：净化设备主要有净化系统、净化操作台（水平层流台、生物安全柜）；非净化设备主要是一些在药品储存和调配过程中的必备设备，包括药用冰箱、振荡仪、温湿度计。

1. PIVAS 仪器设备的基本管理制度

（1）所有仪器和设备须经国家法定部门认证合格。

（2）所有设备第一次使用前均应检测，合格后方可使用。

（3）价值 10 万元以上设备建立存放地点、购买日期等详细资料档案。

（4）PIVAS 内的设施设备、仪器仪表的选型及安装应易于清洗、消毒，并便于操作、维修及保养。

（5）PIVAS 内的设施设备、仪器仪表应建立档案并设专人管理，定期巡检、校正、维修及保养，并有记录。

（6）PIVAS 内的设施设备、仪器仪表应按使用区域及功能进行分类管理，同种设施设备、仪器仪表应用于不同使用区域时应有不同的管理制度。

（7）PIVAS 内的设施设备、仪器仪表应建立使用与维护标准操作规程。

（8）若设备发生故障，应立即挂上“设备故障、暂停使用”字样。

（9）设备存放位置相对固定，避免在不同洁净级别的区域使用。

（10）保持设备整洁，及时去除污渍、锈斑，定期清洁、消毒。

2. 净化设备

（1）净化系统

1）保持洁净区（万级）、缓冲区（十万级）、控制区之间的压差梯度（≥5Pa），除抗生素和危害药品调配间为负压外，其他都为正压，每日监测并记录。

2）保持调配室的温度18～26℃，相对湿度40%～65%，每日监测并记录。

3）洁净区每月进行一次微生物学检查。

4）定期清洗更换过滤器，建议每半月清洗初效过滤器，每半年清洗或更换中效过滤器，每2～3年更换高效过滤器。

5）做好年检和每次维修或更换零部件后的检测，合格后方可使用。

（2）净化操作台

1）净化操作台应放置在远离人流、门口及其他可能产生干扰气流的区域。

2）使用前先保证30分钟的开机和紫外线消毒时间，然后用75%乙醇擦拭工作区域的顶部、两侧及台面，顺序为从上到下、从前到后、从里到外。

3）使用时避免操作台上摆放过多物品，不要让物品堵塞风道，避免任何液体溅入高效过滤器。

4）使用后按操作规程进行清场，填写使用和清场记录。

5）每月进行一次微生物学检测，记录结果存档。

6）每年进行一次各相关参数检测，记录结果存档。

7）初效、中效过滤器定期清洗或更换，高效过滤器使用1～2年后更换。

3. 非净化设备

(1) 药用冰箱

1) 冰箱内禁止存放药品之外的任何物品。

2) 冷藏室温度维持2～8℃，冷冻室温度根据所储存药品需要设定，允许误差±3℃。

3) 安装24小时冰箱温度监控系统，支持实时数据记录、历史数据回顾，短信或其他方式的报警。

4) 温度报警时应立即检查原因，若10分钟未恢复应联系维修部门；若30分钟未恢复应将冰箱内所有药品转移，如已超过设定范围4小时才发现，药品需重新评估有效性、安全性并作相应处理。

5) 每个月清洁一次。

(2) 振荡仪

1) 仪器应放置于较稳固的台面，保证环境整洁、通风良好。

2) 避免将仪器放入净化操作台，以免振动造成滤膜上颗粒物质的脱落。

3) 严禁移动处于工作状态中的仪器。

4) 每日使用完后清洁，不得留有液体、药粉或其他污物。

(3) 温湿度计

1) 所有储存药品的房间及调配间均应设置温湿度计。

2) 每日检查温湿度，填写温湿度记录表，表格留存。

3) 如发现温湿度计不准确应及时更换。

4) 应每年校验温湿度计。

五、静脉用药调配中心药品管理制度

PIVAS 药品管理制度		文件编号	
编写者		版本号	
审核者		版本日期	
批准者		批准生效日期	

【目的】 规范静脉用药调配中心药品管理。

【范围】 适用于静脉用药调配中心全体员工。

【责任人】 静脉用药调配中心工作人员。

【内容】

1. PIVAS二级药品库药品管理制度

(1) 为保证药品质量、规范药品贮存，特制定本制度。

(2) 药品的请领、验收入库、保管与养护应当由专人负责。

(3) 不得直接对外采购药品，所需的药品一律由药学部门药品采购科统一采购供应。

(4) 负责二级药品库管理的人员应当依据药品质量标准、请领单、发药凭证与实物逐项核对，核对合格后，分类放置于对应药架的固定位置；特殊管理的药品和需冷藏的药品应随到随验。

(5) 凡对药品质量有质疑、药品规格数量不符、药品破损等问题，应当及时与药品采购供应科沟通，退药或更换，并做好记录。

(6) 药品存放区的门与通道宽度应当便于搬运药品并符合消防安全要求；药品存放应当按药品性质“分区分类、货位编号”的方法进行定位存放，对高警示药品应设置显著的警示标识；并应当做好药品存放区温湿度的监测与记录。

(7) 药品存放区应具备药品存放要求的温湿度条件：常温区域10～30℃，阴凉区域不高于20℃，冷藏区域2～10℃，库房相对湿度40%～65%。

(8) 药品放置与散热或者供暖设施的间距不小于30cm，距离墙壁间距不少于20cm，距离房顶及地面间距不小于10cm。

(9) 每种药品应当按批号及有效期远近依次或分开放置并有明显标识，遵循“先产先用”“先进先用”“近期先用”和“按批号使用”的原则。

(10) 对验收不合格药品的处理应当有规范的记录。

(11) 所有药品应当做到每月清点，账物相符，如有不符应当及时查明原因并上报科室负责人。

2. PIVAS危害药品的管理制度

(1) 目的：为保证PIVAS对危害药品合理的管理与使用，制定本制度。

（2）定义：危害药品是指能产生职业暴露危险或者危害的药品，即具有遗传毒性、致癌性、致畸性，或者对生育有损害作用以及在低剂量条件下可产生严重的器官或其他方面毒性的药品，包括肿瘤化疗药物和细胞毒性药物。

（3）危害药品的使用原则

1）开具、调配、给药、使用危害药品的人员必须具有开具、调配、给药、使用危害药品的权限。医师、药师、护士必须经过规范培训，经考核合格后由医务部负责分别授予危害药品的开具、调配、给药和使用权限。具有开具、调配、给药、使用权限的医师、药师、护士，必须每年定期参加危害药品安全和合理使用相关培训。

2）必须按照说明书或依据业内公认的临床诊疗指南、规范或专家共识谨慎选择、合理应用危害药品，确保药物选择正确、剂量适当、疗程合理。

3）应高度重视、注意观察危害药品可能出现的不良反应情况。充分认识并及时发现可能出现的毒副作用，毒副作用一旦发生，应立即对症处理并严格执行国家《药品不良反应报告和监测管理办法》进行上报。

4）静脉使用的危害药品必须由受过相关培训并授权的人员按照《危害药品调配操作规程》在静脉用药调配中心集中调配，并由受过相关培训并获得授权的护理人员给药使用，调配和使用均应有防护措施。

（4）危害药品的请领、验收、入库，见“PIVAS 二级药品库药品管理制度”。

（5）危害药品的存放应与药品贮存要求相符，专柜集中存放并有明显标识，不得与其他药品混合存放。

（6）危害药品的调配

1）危害药品的调配应依据《静脉用药集中调配质量管理规范》（卫办医政发〔2010〕62 号）进行集中调配。相关技术人员应经过相关专业知识、操作技能、调配流程及安全防护等培训，经考核合格后方可从事危害药品的调配工作。

2）调配好的危害药品成品输液保存条件，如放置时间、温度、是否需要遮光等应符合药品说明书要求，以保证药效及其安全性。调配好的成品输液应由专人运送到用药病区或部门，经护理人员核对后签字接收。

（7）危害药品的配送

1）危害药品的配送应遵循以下原则：尽量减少与危害药品不必要的接触；尽量减少危害药品对环境的污染。

2）为保证危害药品安全、有效地管理和使用，危害药品应仅限在院内使用，同时做好相关人员的防护和环境保护工作。

（8）废弃物处理：调配危害药品产生的废弃物应放入专用医疗垃圾袋或锐器盒内集中封闭处理，收集容器应坚固、防漏。

3. PIVAS 退药管理制度

（1）药品是特殊商品，根据《医疗机构药事管理规定》第二十八条规定："为保障患者用药安全，除药品质量原因外，药品一经发出，不得退换。"在需要退药的情况，须按规定办理。

（2）为保证药品质量和患者用药安全，凡属下列情况的，一律不予退药：

1）药品有特殊保存要求，如需冷冻、冷藏、阴凉（避光并不超过20℃）处贮存等。

2）毒性药品、危害药品等高警示药品。

3）已拆封药品、已调配的药品或已使用药品。

4）药品生产厂家、生产批号与医院现有库存药品不一致。

5）临时出院患者。

（3）考虑到临床医疗工作实际情况，对符合下列条件之一的，可予退药：

1）经调剂药品责任人确认，药品存在明显质量问题。

2）患者用药过程中出现严重过敏反应或其他未能预见的严重不良反应，无法继续使用该药。

3）经医师签字说明，确属医嘱不当（如禁忌证、超治疗用量、重复用药等），患者不宜继续使用该药。

（4）退药须严格按药学部和财务部规定的程序办理，由医师详细写明退药原因（药品质量问题除外），并经含临床组长以上的病区负责人同意后签字。

（5）医院定期公布医师退药情况，加强对临床医师的处方行为管理与监督，严格执行《退药管理办法》，有关职能部门严格监督管理，将退药情况列入医疗质量考核体系。如果退药是由于医师主观原因（如处方错误、开大处方），则产生的相关纠纷、经济损失由责任医师承担。

4. PIVAS 药品管理岗位职责

（1）二级库管理岗位由经过培训的药师以上药学专业技术人员担任，负责根据 PIVAS 内药品应用情况制订进货计划、请领、保管与养护，负责管理好二级库内的固定财产，严格管理进出库及贮存药品质量。

（2）根据 PIVAS 药品应用情况负责请领，保证调配需求。

（3）严格控制质量，在入库前必须对品名、规格、数量、生产厂家、批号、效期、质量等进行验收，发现问题及时与药品采购科联系纠正。

（4）药品与非药品分开。药品应按其性质和规定分别定位存放，先进先出，做好效期管理；确保药品的合理存放和使用，做好养护，控制温度、湿度，按有关规定存放高警示药品。

（5）二级库管理人员必须认真做好药品请领验收记录，做好药品结余及破损登记，做到账物相符。

（6）定时进行药品的盘点工作，确保药品警示信息的及时更新。盘点要账物相符。

（7）负责二级库的清洁卫生工作。

（8）破损药品统计分析。

5. PIVAS 药品存放管理　在 PIVAS 药品管理中，药品存放是用药安全的关键环节，只有做好药品的存放管理工作，才能确保调配药品的安全、有效、均一、稳定，才能更好地为临床服务。

（1）药品区域划分：按照药品管理办法，药品应存放于安全处，必须确保未授权人员不得接触，所以在 PIVAS 存放药品时应设置专门的区域，包括常温针剂药品存放区、冷藏药品存放区、工业化生产不需调配类药品存放区、贴签核对液体存放区、试验用药品存放区、特别关注药品存放区（批号更换药品、包装更换药品、新进药品）。存放区域要做到布局合理，标识清晰，药品摆放按定置管理进行坐标定位。

1）常温针剂药品存放区：PIVAS 常温针剂药品存放区按照药品管理办法分为黄色待验区、绿色合格区、红色不合格区。存放药品的药盒按照目视管理中颜色所产生的视觉差异分为蓝色药盒区、红色药盒区、黄色药盒区，方便快速、准确地锁定药品位置。①蓝色药盒区包括抗生素区、普通药品区。抗生素区药品，根据其结构不同按 β- 内酰胺类、大环内酯类、氨基糖苷类、抗病毒类、抗真菌类等进行摆放；普通药品按照药理作用细分为消化系统用药、内分泌系统用药、心脑血管系统用药等。②红色药盒区为高危药品存放区，包括中药注射剂、高浓度电解质等。③黄色药盒区为危害药品存放区，主要放置抗肿瘤化疗药品和细胞毒性药物，放置位置按照药品的作用机制划分。

2）冷藏药品存放区：冷藏药品存放区放置原则同上，但要求同一冰箱放置同类的药品，不同类的药品不得混放，注意在每一层都应放置温度计。冷藏药品的摆放，如果有条件尽量安装完善的冷链系统，美国医疗机构评审国际联合委员会要求冷藏药品必须保证连续性监测，应及时发现温度异常，并有应急及处理方法。

3）阴凉库药品摆放：阴凉库可以修建得大一些，针剂大部分均需 20℃以下保存，不妨将针剂全部放入阴凉库中保存，以利于摆药。

4）工业化生产不需调配类药品存放区：工业化生产成品输液存放区分为抗生素类药品区、电解质类药品区、肠外营养药品区、中成药品区等，每一区域内各类药品的顺序与贴签核对时输液标签顺序一致。

（2）药品的摆放：药品区域划分完成后还应关注药品的摆放，药品摆放时严格按照药品存放规定，具体要求详见二级药品库药品管理制度中的药品存放要求。

除达到以上要求外，在每个划分的区域摆放药品时应严格根据药品的类别、名称分排整齐摆放，不同品种之间有一定间距，不得倒置。如β-内酰胺类药品细分为青霉素类药物和第一代、二代、三代头孢菌素类药物等，每一个品种药品放置顺序要与药品摆药单顺序一致，方便摆药工作。同品名、规格不同的药品，要区分并间隔摆放，如可以在同一药架的上下两层区分放置，避免发生混淆，拿错剂量。药品按照效期远近摆放，先使用近效期药品，如上架时可以按照“左先右后、左出右进”的原则。在实际药品摆放过程中还应根据水针、粉针调整位置，减少药品破碎隐患，如将拿放频率高、用量大的药品放置在易拿、易放的位置，方便脱包后药品的上架，减轻二级库管理员的工作负担。

(3) 药品的标识：每一类药品都要设置统一醒目标识，每种药品标签的位置最好使用磁性标签标识，方便药品位置及信息等变更时随时移动，利用颜色所产生的视觉差异区分每种药品的类属。

(4) 药品养护管理：在PIVAS药品存放完成以后，每日的重点就转移到了药品的养护。药品在存放过程中由于每个班次都在使用药品，所以存在多种因素影响药品的安全性，药品管理人员要根据药品在存放过程中的各种变化情况制订药品的养护计划，对药品进行科学的养护，确保药品安全。

在PIVAS药品养护通常分为四级养护，一级养护人员为二级药品库日常管理人员，二级养护人员为预摆药质控小组人员，三级养护人员是每日摆药人员，四级养护人员是每组药架的管理人员。

PIVAS药品养护分为四级，看似在进行重复的工作，实际这是药品管理过程中采用的药品“冗余”管理。该理念来源于“冗余系统”，冗余系统指为增加系统的可靠性而采取两套或两套以上相同、相对独立调配的设计。看似重复、多余却使工作更加系统、精细，使药品管理全方位、多角度。

一级药品养护人员主要负责日常药品的入库、抽检、自检、药品使用监测、药品信息变更与临床交接、近效期药品使用控制、破损药品的换回、药品请领计划录入、药品盘点结账等，主要从整体结构上对药品质量进行控制。

二级药品养护人员主要是进行预摆药的质控小组人员，对药品进行预摆的目的是使摆药环节更为舒适，所以二级药品养护的重点就是督促每组药架的药品负责人对药品进行及时的整理，检查药品的存放条件（温湿度、遮光）、防护措施、卫生环境，确保二级药品库整体整齐有序。

三级药品养护人员主要是摆药人员。由于有预摆药环节的存在，所以摆药环节就能非常轻松、优雅地完成摆药工作。摆药人员在摆药时可以根据摆药单用药数量，实时监测药品的使用情况，对药品的预摆基数进行及时反馈，避免摆药差错。同时，还可以留出时间对所有药盒进行维护，如药盒中存放的药品数量较多时可以直接按一定的数量包装封口，放入备用药架，方便下一环节的使用。

四级药品养护人员是每组药架的管理人员。一般双人一组负责一个药架，每日调配工作结束后到二级药品库进行相应品种的维护，主要负责药盒及药架的卫生、药盒药品的补充、药品批号维护等，确保所有药盒及药架干净、整洁、有序。

由于 PIVAS 药品每日要经过以上四级药品养护人员的维护，所以无论何时二级药品库药品都应非常整洁有序。

（5）特殊管理药品

毒性药品管理：医疗用毒性药品，系指毒性剧烈、治疗剂量与中毒剂量相近，使用不当会致人中毒或死亡的药品。因此必须对毒性药品进行规范化管理，保证患者安全使用毒性药品。

在 PIVAS 毒性药品主要涉及亚砷酸注射液，药品在入库时实行双人验收、双人复核，未经验收合格的不得入库。在进行毒性药品验收时，除按普通药品的验收项目外，还必须对其内、外包装上印有的特殊标志进行检查，“到货验收记录单”单独存档，保存至超过药品有效期 1 年，不得少于 3 年。在

PIVAS毒性药品的存放要选择大小合适的保险柜，实施双人、双锁管理。由于PIVAS负责全院药品的调配，所以毒性药品每日都会有出库，这就对使用登记表格的设计做出了严格的要求，记录内容包括日期、使用时间、药品批号、原库存量、入库（入库数量、接收人员、审核人员）、出库（出库量、出库人员、领药人员）、结存量、备注信息等，准确记录毒性药品使用情况。毒性药品出库时必须放置有效出库凭证，即药品使用信息，在PIVAS可以直接备份毒性药品电子统计单，没有有效出库凭证不得出库，出库后做好逐日消耗记录，输液标签信息保存2年备查。

6. PIVAS药品的物流管理

（1）药品的储备：根据医疗机构的医疗、教学、科研需要，静脉用药调配中心管理人员有计划地向药品库领入本部门所需药品。由药品库发货过来的药品，经过静脉药物调配中心专人核对签收，核对内容包括品名、规格、数量以及效期是否正确，药品标签与包装是否整洁、完好，核对合格后，根据不同药品所需的不同储存条件，放置在二级库房相应的区域。在堆放药品时，要同时注意检查效期，遵循“远效期在下或内，近效期在上或外”的原则进行摆放。需冷藏的药品则放入冰箱。当对药品质量有质疑、药品规格数量不符、药品过期或有破损等情况发生时，应及时与药品库沟通，退药或者更换，并做好记录。由于二级库房为普通区，存放时药品包装无须经过特殊处理，可以整箱堆放。

（2）调配前药品的准备：调配前的药品还需要经过拆药、加药、排药和核对4个工作流程。

1）拆药：由于排药间为控制区，来自二级库房的药品必须经过去包装拆零以后才能进入排药间，不允许带有纸盒的药品进入。每日由静脉用药调配中心的工作人员根据当前库存和用药量，有计划地拆药准备当日所需药品，废弃的药盒装入黑色的普通生活垃圾袋统一处理，而已拆零的药品放在药筐里转运至排药间。运送药筐的小推车不应进入排药区，如需进入，其车轮必须经过清洁措施。大输液的外包装在二级库房拆完后放入塑料药筐，运送到排药间。

2）加药：把已拆零的药品加入相应的药架或者智能药柜里面，加药时应核对药名、厂家、规格、数量、效期，并遵循近效期先用的原则摆放。大输液加药时，应尽量把之前一批用完后再上架新拆包装的输液。

3）排药：药师根据审方打印间打印出来的输液标签正确摆药和贴输液标签，一药一筐，注意近效期药品先用的原则。

4）核对：排好的药品经主管药师核对后，由小车推送至对应的进药传递仓口，传递药筐进入药物调配间。根据需调配药物的性质，抗生素和化疗药物进入危害药品调配间，全肠外营养液和普通药物进入普通药物调配间。

7 药物的调配、成品核对和发送 经传递仓进入的药筐由洁净区专门的药车运送到相应的调配操作台，危害药品调配间的药物在生物安全柜调配，普通药物调配间的药物在水平层流洁净台调配。调配前用扫码枪先扫描收费。①提示“收费成功”才可以进行调配。②若提示“医嘱已停止”，则需撕掉标签放到传递仓退药。③若提示“欠费”，则需把药品连筐放在待处理区，等待缴费开通。④若提示“库存不足”，则需跟审方打印间的药师沟通，找出原因并解决。

调配时严格无菌操作，用75%乙醇棉球或复合碘棉签消毒安瓿及西林瓶和输液瓶的胶塞表面。保证层流台内的操作方法正确，做到不余、不漏、不污染。

调配好的药物经成品核对人员核对出仓，空安瓿和空药瓶则放入黄色医疗垃圾袋并密封统一处理。危害药品需在调配间内包装。注意避光药物需套避光袋。发送时，将药物放入密闭容器加锁或加封条，配送工人或护士及时送至各病区，接收时要由病区护士核对并签名或盖章。如有疏漏应及时联系静脉用药调配中心核查。

8. 药品效期管理

（1）药品应在有效期内使用：药品应按照供货商的标签或

说明书的规定在有效期内使用，任何无标签或标签模糊的药品不得使用。任何药品超过有效期后均不能使用，应做报废处理，不可随意抛弃。

（2）定期进行效期检查，进行有效期管理：建立效期登记表，应及时登记效期在 8 个月之内的近期失效药品，根据用药量决定对其监控至继续使用完或者退回药品库处理。

9. 药品数字化管理　现代化的药品管理与计算机网络信息系统密不可分。日常药品维护、调拨和使用均需通过网络实现信息互通，既提高工作效率又减少了人为错误。药品账目可随时清查，出库和入库的药品记录一目了然，还可以提供各种相关数据。

（1）将在计算机网络信息管理系统中申请领入的药品入库，系统自动增加库存。

（2）将调拨出去的药品出库，系统自动减去库存。

（3）对药品条形码扫描收费，系统自动减去库存。

（4）每日系统打印贵重药品及精麻药物清单，进行盘点。

（5）对于破损药品，应按上级规定的报损制度认真清点，填写报损单，上报药品库，予以报损。

六、静脉用药调配中心医用耗材管理制度

PIVAS 医用耗材管理制度		文件编号	
编写者		版本号	
审核者		版本日期	
批准者		批准生效日期	

【目的】 规范静脉用药调配中心医用耗材管理。

【范围】 适用于静脉用药调配中心医用耗材管理工作。

【责任人】 静脉用药调配中心使用医用耗材的工作人员。

【内容】

1. 医用耗材和物料使用管理制度

（1）PIVAS 所用医用耗材必须由医院相关部门统一采购，不

得自行购入和使用，一次性使用无菌医疗用品只能一次性使用。

（2）医用耗材和物料的请领、保管与养护应当由专人负责，做到定位、定物、定量。

（3）应当有适宜的储存室，按其性质与储存条件要求分类定位存放，不得堆放在过道或洁净区内。一次性使用无菌医疗用品应存放于阴凉干燥，通风良好的物架上，距地面20～25cm、距天花板50cm、距墙壁≥5cm，常温区域温度为10～30℃，相对湿度为40%～60%。

（4）无菌物品入库时，应严格抽检，检查包装是否潮湿、密封性、完整性、有效期、失效期、批号、产品合格证等。无菌物品与非无菌物品分别放置，标示清晰醒目，按有效期先后顺序摆放，近效期的先用，不得与其他物品混放。

（5）领用危险化学品（乙醇、速干手消毒剂等），应专柜、专锁、专账，做好领用及使用记录。

（6）静脉用药调配所使用的注射器等器具，应当采用符合国家标准的一次性使用产品，严格抽检，发现问题立即退回。使用前应检查包装，如有损坏或超过有效期的不得使用。

（7）发现不合格产品或质量可疑产品时应立即停止使用，并及时报告医院感染管理办公室，不得自行做退换货处理。

（8）使用后的一次性医疗用品必须按照《医疗废物管理条例》和《医疗卫生机构医疗废物管理办法》相关规定收集、暂存、转运和最终处置，禁止与生活垃圾混放，避免回流市场。

2. 医用耗材的物流管理

（1）一次性医用器材

1）领用：按实际工作需要，向医院库房申领质量合格的一次性注射器及针头、帽子、手套、口罩、纱布、棉球等。

2）储存：将收到的一次性医用器材清点后储存于二级库房或者杂物间，堆放整齐，并注意有效期限，做到过期报废，近效期先用，远效期后用。

3）使用：每日由专人将所需的耗材去掉外包装，放入控制区的传递仓，经传递仓进入调配间以供使用。对于一次性使用的医疗器材不得重复使用，使用过的应放入黄色的医疗废弃物容器，并按照国家有关规定销毁。用后的针头和针筒分离后放入利器盒，按照国家有关规定统一销毁处理。

（2）无菌调配服：重复使用的无菌调配服应该定期检查和修补。不用时不应接触到任何污染的地方，而应单独放置在明确标示的衣挂上。使用以后需在一次更衣室清洗并烘干。

（3）药筐和药车：两者皆为运输药品的工具，必须对其洁净度有一定的控制，平均每周清洁 1 次。需要注意的是，不同区域间的药车不能随意推入，若从普通控制区进入其他控制区则必须经过车轮清洁处理，而普通药物调配间和危害药品调配间的小车则固定场所专用。

（4）危险品：这里主要指乙醇，由库房领入的乙醇务必放在密闭的带锁防火柜里，入库或者出库需要专人登记，经传递仓进入调配间，瓶装的乙醇可以分装在乙醇喷壶里，并标明分装日期。用完的空乙醇瓶丢弃在黄色医疗垃圾袋内，并按照国家有关规定销毁。

（5）低值易耗品及办公用品等

1）按实际工作需要，向医院库房申领所需的低值易耗品及办公用品。

2）清点领入物品的数量及规格，储存于二级库房或者杂物间，堆放整齐，并注意有效期限，做到近效期先用，过期报废，远效期后用。注意防潮、防霉。

3）控制间的物品不应带有纸板箱进入。

4）定期统计使用量，做到按需领用，减少浪费。使用完的非医疗垃圾放入黑色生活垃圾袋处理。

3．医用耗材和物料管理员岗位职责

（1）PIVAS 所用医用耗材和物料必须由医院相关部门统一采购，不得自行购入和使用。

（2）在科主任、护士长的领导下，严格执行 PIVAS 医用耗材和物料使用管理制度，负责 PIVAS 医用耗材的申领、验收、登记、管理、使用等工作。

（3）根据库存量和使用量及时填写“医用耗材和物料申领单”，数量应合理，避免浪费，同时在保证正常使用的情况下，留有一定的余量。

（4）申领的各种医用耗材和物料等必须严格按照验收程序进行，严格把关；验收合格后方可入库，不符合要求或质量有问题的应及时反馈供应处进行退货。一般验收程序为外包装检查、开箱验收、数量验收、质量验收。

（5）收货时与配送人员当面点清、交接，防止差错发生。对验收情况必须详细记录，严格按产品的品名、规格、型号、数量逐项验收，对与出库单不符的情况应做记录，以便及时与供应处仓库管理员反馈。

（6）无菌物品入库时，应严格抽检，检查包装是否潮湿、密封性、完整性、有效期、失效期、批号、产品合格证等，做好抽检记录；无菌物品与非无菌物品分别放置，标示清晰醒目，按有效期先后顺序摆放，近效期的先用，不得与其他物品混放。

（7）领用危险化学品（乙醇、速干手消毒剂等）时，应专柜、专锁、专账，做好领用及使用记录。

（8）负责医用耗材和物料仓库的周盘点、月盘点、年终盘点工作，做好账目管理、登记工作。

（9）负责仓库物品摆放，室内的温度、湿度、安全及卫生的控制管理。注意防水、防火、防电、防爆、防潮、防盗，防止货物积压、霉变、生锈、失效，一旦发生问题及时报告并处理。应当有适宜的储存室，按其性质与储存条件要求分类定位存放，不得堆放在过道或洁净区内。

（10）一次性使用无菌医疗用品只能一次性使用，使用后的一次性医疗用品必须按照国务院、国家卫生健康委员会医疗废物管理规定收集、暂存、转运和最终处置，禁止与生活垃圾混放，避免回流市场。

（11）积极协调供应处和配送人员之间的关系，及时发放，保证各项工作顺利进行。

（12）及时听取使用者的意见和建议，统计分析，反馈给领导。

4. 医用耗材管理环节注意事项

(1) 医疗耗材和物料入库注意事项

1) 一周一次，按需领用，控制总量。

2) 按时交接，当面清点。

3) 认真查看物品是否与出库单内容相符(厂家、品名、规格、型号、数量等)；检查外包装是否破损、受潮等。

4) 做好抽检，登记表格，严把质量关。

5) 无菌物品与非无菌物品必须分类、分区域放置。

(2) 医用耗材和物料质量控制注意事项

1) 从医院正规渠道领取，由专人负责质量管理。

2) 耗材领用需按实际工作需要，向医院库房申领质量合格的一次性医用产品，不得使用未经正规渠道购入、无合格证明、过期、失效或者淘汰的一次性医用器材。

3) 申请医用耗材前，先清点现存耗材数量，并根据科室耗材消耗量情况制订领取计划。

4) 有适宜医用耗材保管的场所和环境。控制室内的温度、湿度、安全及卫生情况，注意防水、防火、防电、防爆、防潮、防盗，防止货物积压霉变、生锈、失效，一旦发生问题及时报告并处理。

5) 货架上必须有明确的标识，做到先左后右、先上后下、先进先出、定期检查；一次性无菌物品每周进行一次有效期检查并记录；新领取耗材，将相对近效期的放在外侧，易于先行使用，并且做好出入库及抽检记录。

6) 医用耗材入洁净区时必须将物品拆至最小包装。

7) 使用一次性耗材前，应认真检查包装标志是否符合标准，小包装有无破损、失效等产品质量和安全性方面问题，发现问题应及时向医院感染管理办公室及采购部门报告，不得自行做退货处理。

(3) 医用耗材和物料使用后处理注意事项

1) 一次性使用的医疗器材不得重复使用，使用过的应按照国家有关规定毁形，统一收集、集中处理，禁止重复使用和流回市场。

2）医用耗材使用后应当及时收集，并按照类别置于防渗漏、防锐器穿透的专用包装物或者密闭的容器内，并有明显的警示标识和警示说明。由医院相关部门统一规范回收，日产日清、按时交接，并做好交接记录。

（4）危险化学品管理注意事项

1）危险化学品的包装和封口必须坚实、牢固、密封，并应经常检查是否完整无损，如有渗漏，必须立即进行安全处理。

2）危险化学品储存需要专用的货柜，应杜绝一切火源，严禁烟火，并设置醒目的危险化学品标示，保管人员应做好使用消耗记录。

3）所使用的电器设备、照明等应采用防爆装置，做好防静电措施，保证通风。

4）搬运过程中要轻拿轻放，防止撞击。储存地方必须干燥，灭火时注意选择灭火器类型，使用时一定要按规定做好防护措施。危险化学品的废弃物必须放置在指定垃圾站，不得任意抛弃废弃物，污染环境。需要专用货柜和专用登记表格进行存放和登记。

（5）洁净隔离服管理的注意事项

1）洁净隔离服的选材、式样：洁净隔离服采用发尘量小、不易黏附、不易产生静电的光滑纤维面料，上下连帽式，并能阻止人体脱落物，与一般工作服易于区别。

2）不同洁净级别房间和不同的工作岗位严格区分，应与其不同性质、任务与操作要求、洁净度级别相适应，不得混穿，并应当分别清洗。

3）应符合国家标准《最终灭菌医疗器械包装》（GB/T 19633—2015）的要求。洁净隔离服只限在规定区域内穿脱，穿前检查有无破损，发现有渗漏或破损应及时更换，脱时应注意避免污染。

4）洁净隔离服由专人保管和发放，并由专人检查洁净隔离服的洗涤与灭菌。

5）洁净隔离服灭菌后存放时限为4日。

（6）医用耗材新产品使用申请注意事项

1）管理及使用人员集体讨论新产品的优缺点，评估其价值。

2）严格按医院的制度及流程申请，不准私自采购、进货。

3）首次收货时需认真核查各项信息、抽检、登记。

4）新产品使用必须交接班，工作人员及时反馈其使用情况。

七、静脉用药调配中心物料管理制度

PIVAS 物料管理制度		文件编号	
编写者		版本号	
审核者		版本日期	
批准者		批准生效日期	

【目的】 规范静脉用药调配中心物料管理工作的基本管理制度。

【范围】 适用于静脉用药调配中心物料管理环节工作。

【责任人】 参与物料管理的工作人员。

【内容】

1. 药品与物料领用管理规程

（1）药品、物料的请领、保管与养护应当由专人负责。

（2）药品的请领

1）静脉用药调配中心原则上不得调剂静脉用药以外的处方。个别医疗机构为加强危害药品的统一管理，依据医疗机构内部管理规定，将膀胱或胸腔冲洗用、皮下注射用、肝动脉介入用以及鞘内注射用等非静脉使用的危害药品均纳入静脉用药调配中心调剂调配范畴。

2）作为医院药学部的一个部门，静脉用药调配中心一般不得直接对外采购药品，所需的药品一律由药学部门药品科（库）统一采购供应。

3）静脉用药调配中心的药品请领应当根据每日消耗量填写药品请领单，有计划地向药品库、物资库房、中心供应室请领，临时缺货时随时请领。负责人或指定人员应当在药品请领单上签名，或依据权限管理规定在信息系统中直接生成请领单据和完成请领工作。

(3) 药品的验收

1) 负责静脉用药调配中心等二级药品库管理的药师应当依据药品质量标准、请领单、发药凭证与实物逐项核对，包括品名、规格、数量及有效期是否正确，药品标签与包装是否整洁、完好。核对合格后，分类放置于相应的固定货位，并在发药凭证上签名，同时需完成信息系统中单据审核和登账工作。

2) 凡对药品质量有质疑、药品规格数量不符、药品过期或有破损等的，应及时与药品科(库)沟通，退药或更换，并做好记录。

(4) 药品的储存管理与养护

1) 药品库应当干净、整齐，地面平整、干燥，门与通道的宽度应当便于搬运药品和符合防火安全要求；药品储存应当按“分区分类、货位编号”的方法进行定位存放，库位上的药品标签名称及内容应与实物保持一致；对高危药品应设置显著的警示标志(高危药品标识或不同颜色的存放容器)；易燃易爆品应储存于危险品柜内，不得与其他药品同库存放，远离电源；需要特殊存储的药品应按规定存放。

2) 做好药品库温湿度的监测和记录。药品库应具备确保药品与物料储存要求的温湿度条件：常温区域 10～30℃，阴凉区域不高于 20℃，冷藏区域 2～8℃(个别药品有更严格的温度要求)，库房相对湿度 40%～65%。

3) 药品堆码与散热或者供暖设施的间距不小于 30cm，距离墙壁间距不小于 20cm，距离房顶及地面间距不小于 10cm。

4) 规范药品堆垛和搬运操作，遵守药品外包装图示标志的要求，不得倒置存放。

5) 每种药品应当按批号及有效期远近依次或分开堆码，并有明显标志，应遵循“先产先用”“先进先用”“近期先用”和“按批号发药使用”的原则；每个月都应在固定时间对药品和物料效期进行检查，对近效期药品应做好提醒标志或者及时退还药品库。

6) 对不合格药品的确认、报损、销毁等应当有规范的制度和记录。

7）有破损或超过有效期的物料不得使用。

（5）建立药品电子信息管理系统：已建立医院信息系统的医疗机构，应当建立药品电子信息管理系统，药品存量应当与一级库建立电子网络传递联系，可加强药品成本核算，方便账物管理和提高药品请领效率。

（6）定期清点：静脉用药调配中心所用药品应当做到每个月清点，账物相符，如有不符应当及时查明原因。重点药品（贵重药品、高危药品等）应每日清点。可以根据实际需要调整重点药品目录。

（7）注射器和注射针头等物料的领用和管理：注射器和注射针头等物料的领用和管理应当依据卫生行政部门的有关规定和参照药品请领、验收管理办法实施，并应当与药品分开存放。

2. 医用耗材和物料环节管理　医用耗材是指医疗器械注册证或“消”字号的一次性医疗用品、医用消耗品和试剂。它们直接用于患者的治疗，对医疗质量和医疗安全有着很大的影响，所以加强医用耗材的管理，不仅是医院医疗质量管理的完善，也是医院管理工作的重要组成部分。合理使用医用耗材，对减轻患者的医疗费用具有重要意义，有利于构建和谐的医患关系。

PIVAS 医用耗材的订购、验收、抽检、贮存、使用直接影响到下一环节工作是否顺利进行，患者用药是否安全；医用耗材环节管理的基础包括医用耗材和物料使用管理制度、医用耗材和物料管理员岗位职责等各标准操作规程。

（1）医用耗材和物料使用管理制度

1）PIVAS 所用医用耗材必须由医院相关部门统一采购，不得自行购入和使用，一次性使用无菌医疗用品只能一次性使用。

2）医用耗材和物料的请领、保管与养护应当由专人负责，做到定位、定物、定量。

3）应当有适宜的储存室，按其性质与储存条件要求分类、定位存放，不得堆放在过道或洁净区内。一次性使用无菌医疗用品应存放于阴凉干燥、通风良好的物架上，距地面 20～25cm、距天花板 50cm、距墙壁≥5cm，常温区域温度为 10～30℃，相对湿度为 40%～60%。

4）无菌物品入库时，应严格抽检，检查包装是否潮湿、密封性、完整性、有效期、失效期、批号、产品合格证等，做好抽检记录；无菌物品与非无菌物品分别放置，标示清晰醒目，按有效期先后顺序摆放，近效期的先用，不得与其他物品混放。

5）领用危险化学品（乙醇、速干手消毒剂等）时，应专柜、专锁、专账，做好领用及使用记录。

6）静脉用药调配所使用的注射器等器具，应当采用符合国家标准的一次性使用产品，严格抽检，发现问题立即退回。使用前应检查包装，如有损坏或超过有效期的不得使用。

7）发现不合格产品或质量可疑产品时，应立即停止使用，并及时报告医院感染管理办公室，不得自行做退换货处理。

8）使用后的一次性医疗用品必须按照《医疗废物管理条例》和《医疗卫生机构医疗废物管理办法》的相关规定收集、暂存、转运和最终处置，禁止与生活垃圾混放，避免回流市场。

（2）医用耗材和物料管理员岗位职责

1）PIVAS 所用医用耗材和物料必须由医院相关部门统一采购，不得自行购入和使用。

2）在科主任、护士长的领导下，严格执行 PIVAS 医用耗材和物料使用管理制度，负责 PIVAS 医用耗材的申领、验收、登记、管理、使用等工作。

3）根据库存量和使用量及时填写“医用耗材和物料申领单”，数量应合理，避免浪费，同时在保证正常使用的情况下，留有一定的余量。

4）申领的各种医用耗材和物料等必须严格按照验收程序进行严格把关；验收合格后方可入库，不符合要求或质量有问题的应及时反馈供应处进行退货。一般验收程序为外包装检查、开箱验收、数量验收、质量验收。

5）收货时与配送人员当面点清、交接，防止差错发生。对验收情况必须详细记录，严格按产品的品名、规格、型号、数量逐项验收，对与出库单不符的情况，应做记录，以便及时与供应处仓库管理员反馈。

6）无菌物品入库时，应严格抽检，检查包装是否潮湿、密封性、完整性、有效期、失效期、批号、产品合格证等，做好抽检记录；无菌物品与非无菌物品分别放置，标示清晰醒目，按有效期先后顺序摆放，近效期的先用，不得与其他物品混放。

7）领用危险化学品（乙醇、速干手消毒剂等）时，应专柜、专锁、专账，做好领用及使用记录。

8）负责医用耗材和物料仓库的周盘点、月盘点、年终盘点工作，做好账目管理、登记工作。

9）负责仓库物品摆放、室内的温度湿度、安全及卫生的控制管理。注意防水、防火、防电、防爆、防潮、防盗，防止货物积压、霉变、生锈、失效，一旦发生问题及时报告并处理。应当有适宜的储存室，按其性质与储存条件要求分类定位存放，不得堆放在过道或洁净区内。

10）一次性使用无菌医疗用品只能一次性使用，使用后的一次性医疗用品必须按照国务院、国家卫生健康委员会医疗废物管理规定收集、暂存、转运和最终处置，禁止与生活垃圾混放，避免回流市场。

11）积极协调供应处和配送人员之间的关系，及时发放，保证各项工作顺利进行。

12）及时听取使用者的意见和建议，统计分析，反馈领导。

（3）医用耗材管理环节注意事项

1）医用耗材和物料入库注意事项：①一周一次，按需领用，控制总量。②按时交接，当面清点。③认真查看物品是否与出库单内容相符（厂家、品名、规格、型号、数量等）；检查外包装是否破损、受潮等。④做好抽检，登记表格，严把质量关。⑤无菌物品与非无菌物品必须分类、分区域放置。

2）医用耗材和物料质量控制注意事项：①从医院正规渠道领取，由专人负责质量管理。②耗材领用需按实际工作需要，向医院库房申领质量合格的一次性医用产品，不得使用未经正规渠道购入、无合格证明、过期、失效或者淘汰的一次性医用器材。③申请医用耗材前，先清点现存耗材数量，并根据科室耗材消耗量情况制订领取计划。④有适宜医用耗材保管的场所和环境。控制室内的温度、湿度、安全及卫生情况，注意防水、防火、防电、防爆、防潮、防盗，防止货物积压、霉变、生锈、失效，一旦发生问题及时报告并处理。⑤货架上必须有明确的标识，做到先左后右、先上后下、先进先出、定期检查；一次性无菌物品每周进行一次有效期检查并记录；新领取的耗材，将相对近效期的放在外侧，易于先行使用，并且做好出入库及抽检记录。⑥医用耗材入洁净区时必须将物品拆至最小包装。⑦使用一次性耗材前，应认真检查包装标志是否符合标准，小包装有无破损、失效等产品质量和安全性方面问题，发现问题应及时向医院感染管理办公室及采购部门报告，不得自行做退货处理。

3）医用耗材和物料使用后处理的注意事项：①一次性使用的医疗器材不得重复使用，使用过的应按照国家有关规定毁形，统一收集、集中处理，禁止重复使用和回流市场。②医用耗材使用后应当及时收集，并按照类别置于防渗漏、防锐器穿透的专用包装物或者密闭的容器内，并有明显的警示标识和警示说明。由医院相关部门统一规范回收，日产日清、按时交接，并做好交接记录。

4）危险化学品管理注意事项：①危险化学品的包装和封口必须坚实、牢固、密封，并应经常检查是否完整无损，如有渗漏，必须立即进行安全处理。②危险化学品储存需要专用的货柜，应杜绝一切火源，严禁烟火，并设置醒目的危险化学品标示，保管人员应做好使用消耗记录。③所使用的电器设备、照明等应采用防爆装置，做好防静电措施，保证通风。④搬运过程中要轻拿轻放，防止推击。储存地方必须干燥，灭火时注意选择灭火器类型，使用时一定要按规定做好防护措施。危险化学品的废弃物必须放置在指定垃圾站，不得任意抛弃废弃物，污染环境。⑤需要专用货柜和专用登记表格进行存放和登记。

5）洁净隔离服管理的注意事项：①洁净隔离服的选材、式样。洁净隔离服采用发尘量小、不易黏附、不易产生静电的光滑纤维面料，上下连帽式，并能阻止人体脱落物，与一般工作服易于区别。②不同洁净级别房间和不同的工作岗位严格区分，应与其不同性质、任务与操作要求、洁净度级别相适应，不得混穿，并应当分别清洗。③应符合国家标准《最终灭菌医疗器械包装》(GB/T 19633—2015）的要求。洁净隔离服只限在规定区域内穿脱，穿前检查有无破损，发现有渗漏或破损应及时更换，脱时应注意避免污染。④洁净隔离服由专人保管和发放，并由专人检查洁净隔离服的洗涤与灭菌。⑤洁净隔离服灭菌后存放时限为4日。

6）医用耗材新产品使用申请注意事项：①管理及使用人员集体讨论新产品的优缺点，评估其价值。②严格按医院的制度及流程申请，不准私自采购、进货。③首次收货需认真核查各项信息、抽检、登记。④新产品使用必须交接班，工作人员及时反馈其使用情况。

八、静脉用药调配中心废弃物处理管理制度

PIVAS 废弃物处理管理制度		文件编号	
编写者		版本号	
审核者		版本日期	
批准者		批准生效日期	

【目的】 规范静脉用药调配中心废弃物处理工作的基本管理制度，确保废弃物处理工作标准化、规范化、有序化。

【范围】 适用于静脉用药调配中心废弃物处理环节工作。

【责任人】 参与废弃物处理的工作人员。

【内容】 医疗废弃物是指列入国家《医疗废物分类目录》以及国家规定按照医疗废物管理和处置的具有直接或间接感染性、毒性以及其他危害性的废弃物。医疗废弃物品处理是指有关人员对医院内部产生的对人或动物及环境具有物理、化学或生物感染性伤害的医用废弃物品和垃圾的处理流程。

静脉用药调配中心产生的医疗垃圾均为药物性废弃物，易对人体造成一定伤害。因此，按照《医疗机构药事管理规定》《静脉用药集中调配质量管理规范》《静脉用药集中调配操作规程》的相关要求，以及静脉用药调配中心的相关规定，制定医院静脉用药调配中心医疗垃圾处理的工作职责及标准，以规范化管理医院静脉用药调配中心的各种垃圾，预防医源性疾病及环境污染，更好、更有效地为临床科室服务。

1. 废弃物处理的工作职责及标准

（1）医疗废弃物应由清洁部门专人负责管理，原则上每日上午、下午各清理一次，垃圾产生较多时随时清理。全体员工均应严格遵守处理流程，严防外流垃圾污染环境，危害人民身体健康。

（2）调配中心所有垃圾均按生活垃圾、医疗垃圾分类放置，统一处理，垃圾的处置方法应根据其种类而定。

1）调配化疗药的针筒、化疗药物空药瓶应放置于红色垃圾袋内，加盖保存。

2）调配 TPN 及其他普通静脉用药的针筒及空药瓶应放置于黄色垃圾袋内，加盖保存。

3）药物外包装放置于黑色垃圾袋内，按生活垃圾处理。

4）废弃针头应放入利器盒中，再按其类别分置于相应的垃圾袋中。

5）破损泄漏的药物不得随意丢弃，应按其内容物的性质并参照相关规定将其外包装和内容物分别处理。

（3）放入垃圾袋或容器内的各类废弃物不得取出。若垃圾袋破损或容器外表面被污染，应对被污染处进行消毒处理或增加一层包装。

（4）废弃物不得在 PIVAS 尤其是在调配间内存放过夜。

（5）所有的医疗废弃物出科室须用双层黄色医用垃圾袋盛放，并标明产生科室名称、垃圾种类。

（6）建立"废弃物处理登记表"，在处理医疗废物时须认真填写并由操作人员签字。固定工人负责与医院废物处理单位进行交接，交接记录登记清楚并签名。

（7）各班次工作人员均按照管理要求执行，生活垃圾、医疗垃圾按规定分类放置，分类处理。

2. 医疗废弃物的销毁

（1）药物的空容器、针头、注射器等微量污染的药品废物，可以在被收集后在常规医疗废物焚烧炉中焚化。

（2）对于美国的《资源保护与回收利用法》（Resource Conservation and Recovery Act，RCRA）列举的危险药物，如化疗药物的非空容器和泄漏清除中的任何材料，应当按危险废物处理。

第三节 静脉用药调配中心工作管理制度

一、静脉用药调配中心工作制度

PIVAS 工作制度		文件编号	
编写者		版本号	
审核者		版本日期	
批准者		批准生效日期	

【目的】 规范静脉用药调配中心。

【范围】 适用于静脉用药调配中心全体员工。

【责任人】 静脉用药调配中心工作人员。

【内容】

1. 静脉用药调配中心要做好全肠外营养液、危害药品和普通静脉输液的调配工作。为了确保发出的药品和所调配静脉药物的质量，提高调配中心的工作质量，根据《中华人民共和国药品管理法》《医疗机构药事管理规定》《处方管理办法》《静脉用药集中调配质量管理规范》《静脉用药集中调配操作规程》和本院药学部工作制度的有关规定，制定本制度。

2. 药学技术人员要掌握相关专业知识，参与临床药学工作，促进合理用药。

3. 遵守医院医嘱管理和药品发放制度，及时供应药品，确保临床治疗需要。若有问题，及时与楼层护士联系，协同解决。

4. 关注工作质量，收集、记录相关资料，并及时分析上报。

5. 为确保患者用药安全和防止交叉感染，已调配药品不得退换。

6. 定期（每月）检查药品的质量和有效期，严防过期失效现象的发生。

7. 定期盘点调配中心库存药品，对盘点盈亏情况进行分析和说明，并将财务月报表上报科主任和财务科。

8. 保持调配中心的整齐、卫生，注意安全工作。工作人员要衣帽整齐。工作时间应保持肃静，不得大声喧哗。严格遵守劳动纪律，坚守工作岗位，有事离岗要请假，不得擅自脱岗。

9. 严格遵守调配中心各岗位标准操作规程，静脉药物的调配应在局部百级的环境下使用无菌操作技术。

10. 做好各种仪器设备的保养、使用记录和定期检修工作，做好各类文件记录工作。

11. 非本中心工作人员未经许可不得进入调配中心的控制区域。

12. 加强安全保卫工作，每日下班前检查水、电、门窗，注意安全。

二、静脉用药调配中心交接班管理制度

PIVAS 交接班管理制度		文件编号	
编写者		版本号	
审核者		版本日期	
批准者		批准生效日期	

【目的】 规范静脉用药调配中心交接班管理制度。

【范围】 适用于静脉用药调配中心全体员工。

【责任人】 静脉用药调配中心工作人员。

【内容】

1. 工作人员实行4班轮岗制，值班人员应严格遵照排班表值班。

2. 每班次必须按时交接班，接班者提前10～15分钟到岗，清点各种物品及毒麻药品，掌握当日各工作环节情况。在接班者未到之前，交班者不得离开岗位。

3. 值班者必须在交班前完成本班的各项工作，遇有特殊情况，必须做详细交代，与接班者共同做好工作方可离开。交班者必须写好书面交接班，处理好用过的物品，应为下一班次做好用物准备。

4. 交班时要具体到各环节，不得有遗漏，交班过程中发现药品、物品交代不清，应立即查问。接班时发现问题，应由交班者负责；接班后如因交班不清，发现差错事故或物品遗失，应由接班者负责。

5. 各项表格文字记录应由具有职业资格的人员书写，如进修或实习药士(护士)书写交接班时，应由带教老师负责修改并签名。

6. 内容全面客观真实，该班次发生或所遗留的问题要详细交接，不得吞噬信息，任何工作人员都要正确描述事实真相、不得隐瞒实情，以免延误问题处理或给下一班次造成重大隐患。

7. 晨会交接班由主任、护士长主持，全体人员应严肃认真听取各班次的交班内容。必须做到交班记录要写清、口头要讲清，各环节现场要看清，所有问题必须交接清楚，交接不清不得离岗。

8. 给予监督机制，质控小组适时监督，发现问题及时指正，防止交接班流于“形式”。

9. 工作人员对重点内容都要做详细记录。

三、摆药贴签核对工作制度

摆药贴签核对工作制度		文件编号	
编写者		版本号	
审核者		版本日期	
批准者		批准生效日期	

【目的】 规范静脉用药调配中心摆药贴签核对行为，确保摆药贴签的准确性。

【范围】 适用于静脉用药调配中心摆药贴签核对工作。

【责任人】 参与摆药贴签核对的工作人员。

【内容】

1. 摆药前药师应当仔细阅读，检查输液标签是否准确、完整，如有错误或内容不全，及时记录并告知审方药师校对纠正。

2. 工作人员双人为一组，一人摆药，根据输液标签，严格按照标签要求正确选择小药，另一人根据输液标签选择正确的溶媒，将标签贴上。

3. 摆药岗位可由经过培训的药师担任。

4. 摆放药品区的药品应按规定位置存放。破损药品应登记上报，及时作报废处理。

5. 制订拆药计划并及时补充药品，为次日摆药做好准备工作。

6. 不需混合调配的按药签摆药后，经药师核对直接送成品发送间收费发送。

7. 保持摆药间和拆药间的卫生环境，整洁干净。

8. 按标签摆好的药品均需经药师核对才能进入调配流程。

9. 药师需严格按照标签所示核对摆好的药品，核对标签的完整性，核对药品和大输液的名称、规格、剂量、数量，初步检查药品的外观、澄明度、有无破损等。

10. 核对时发现不整剂量应及时圈出。

11. 核对不是当日调配的输液时如果发现有需冷藏的药品，要把冷藏药品放在2～8℃冰箱，次日调配时再拿入调配间。

12. 记录核对时发现的错误需及时告知摆药人员，如有不规范配伍，应及时联系审方药师。

13. 核对完的药品应及时进仓，并放在正确的位置。

四、调配工作制度

调配工作制度		文件编号	
编写者		版本号	
审核者		版本日期	
批准者		批准生效日期	

【目的】 规范静脉用药调配中心药品调配工作，确保药品调配的准确性。

【范围】 适用于静脉用药调配中心药品调配工作。

【责任人】 参与药品调配的工作人员。

【内容】

1. 所有操作人员均应经过培训、考核，合格后方可上岗。

2. 在调配操作前30分钟必须开启紫外线灯、洁净间和层流台的净化装置。

3. 调配人员需按照更衣程序更衣后进入洁净室。

4. 调配时，同一操作台双人为一组，严格按照先收费再调配、双核对、无菌操作原则等标准操作流程执行。

5. 对于医嘱临时更改的情况，应参照工作流程，按照停药、欠费、开出院、库存不足、转床等不同情况采取不同措施。

6. 在调配时一旦发生异常应立即停止，查明原因并记录。

7. 调配好的药品出仓前应检查输液是否有渗漏和胶塞。抗肿瘤药物应用“毒”袋包装。按楼层放入药筐内，经传递窗传递至发送间。

8. 每完成一批次输液调配操作后必须立即清场，用蘸有75%乙醇的医用纱布擦拭台面，除去残留药液，不得留有与下批输液调配无关的药物、余液、用过的注射器和其他物品。认真填写各项记录，并签字。

9. 洁净服严格分类放置，每日清洗。

10. 医疗废弃物按相关规定处理。

11. 定期进行空气培养，对净化设备定期检查，及时维修更换。

五、静脉用药调配中心清场管理制度

PIVAS清场管理制度		文件编号	
编写者		版本号	
审核者		版本日期	
批准者		批准生效日期	

【目的】 规范清场工作，保障静脉用药调配中心清洁，减少医院感染的发生。

【范围】 适用于静脉用药调配中心清场工作。

【责任人】 参与清场工作的工作人员。

【内容】 清场工作是在进行每次摆药及配制结束后的后勤保障工作，要求全体工作人员要严格按照工作流程，对工作区域进行彻底清洁。

1. 医院静脉用药调配中心工作人员负责整个静脉用药调配中心环境清洁工作，每次操作结束都要进行清场工作。

2. 在调配中心负责人领导下，积极做好医院静脉用药调配中心的日常清洁卫生工作，遵照规定实施相应的卫生、消毒措施，保持静脉用药调配中心的整洁。

3. 清场是指工作结束后，对工作场所包括各项仪器设备、各种辅助用物及工作间内的门、窗、椅等进行严格清洁、消毒的卫生打扫和整理工作，确保用物干净、整洁、摆放有序，工作间内无灰尘、无药迹、无死角残留，相关调配用物符合无菌或清洁标准，保障调配环节的洁净空间的技术过程。

4. 针对清场的内容、监督机制及相关卫生标准制定清场制度。

5. 清场工作是保证药品质量、防止发生差错事故的重要举措。因此，各工作岗位操作结束后必须立即认真实施。

6. 工作结束后，各相关操作岗位（间）不得存放原料、敷料、包装材料、标签、半成品、成品。上述物品应按规定返回专用库（柜）。

7. 因特殊情况不宜转移的半成品（中间体）及相应设备，

应有工作状态标志，其周围环境必须清场到位。

8. 小型器具送至器具间进行清洗后放入器具存放间，专用工具经清洁处理后定位存放。

9. 清场工作与卫生工作应相互结合、同时进行。

10. 清场工作中同时做好安全工作，对水、电、气、门面以及各种设施进行检查，防患于未然。

11. 认真做好各操作岗位清场记录，并由清场人与复核人签字，将清场记录存入调配记录中。

六、质量管理工作制度

质量管理工作制度		文件编号	
编写者		版本号	
审核者		版本日期	
批准者		批准生效日期	

【目的】 规范质量管理人员的质量管理全过程，保证静脉用药正确调配，保障静脉用药安全。

【范围】 静脉用药调配的质量管理工作。

【责任人】 质量管理人员。

【内容】

1. 静脉用药调配质量管理是指对静脉药物进行加药混合调配过程规范化质量管理，应是全面、全程、全员、全方位的质量管理，建立持续自查与改进制度。

2. 静脉用药调配中心应建立专门的质量管理小组，负责全面质量管理。

3. 质量管理小组由静脉用药调配中心负责人担任组长，成员包括处方审核、摆药贴签、用药调配、成品核对、成品包装、成品运送、二级库管理各岗位主管。

4. 质量管理小组负责静脉用药调配中心质量管理方面技术性、规范性、制度性文件的制定和修订。

5. 质量管理小组定期全面审查质量管理制度和静脉用药

调配标准操作规程的实际执行情况，以及质量管理措施的落实。

6. 质量管理小组定期检查药品的储存和效期管理情况，不合格药品处理和高警示药品（或特殊药品）的使用管理情况。

7. 质量管理小组定期检查调配后输液的质量情况，确保所用的注射剂符合现行版《中国药典》的质量规范。

8. 质量管理小组对合理用药情况进行监管，监管包括用药合理性、相容性分析讨论，医嘱用药情况分析等。

9. 质量管理小组对静脉用药调配中心净化系统运行情况进行监督，对洁净台质量管理进行评估，检查设备工作状态、温度、湿度是否达标，并每月定期检查洁净区的空气菌落数。

10. 质量管理小组对各种仪器设备的运行及养护情况进行监督，组织定期检测和校正。

11. 质量管理小组应每月召开一次例会，讨论研究静脉用药调配中心工作质量情况，进行工作质量评价及差错事故分析，处理存在的问题，并做好会议记录。

12. 质量管理小组定期对全体工作人员进行质量安全教育及相关专业技能培训，提高全员质量安全意识和相关业务水平，并做好培训记录。

13. 质量管理小组参与由医院感染管理部门组织的质量管理检查，查明问题、明确对策、改进落实。

14. 建立质量管理文档，所有质量管理相关文件和记录应归类存档。

七、差错、事故登记报告管理制度

差错、事故登记报告管理制度		文件编号	
编写者		版本号	
审核者		版本日期	
批准者		批准生效日期	

【目的】 规范医疗行为，预防医疗缺陷、差错和事故发生，及时有效处理纠纷，杜绝重大医疗过失行为和医疗事故的发生。

【范围】 所有参与静脉用药调配相关工作的人员。

【责任人】 静脉用药调配中心所有工作人员

【内容】

1. 发生差错、事故后，有关责任人必须及时进行差错登记。

2. 登记内容

（1）差错、事故发生的时间、地点、有关责任人。

（2）差错、事故发生的经过。

（3）差错、事故发生的原因。

（4）差错、事故发生后采取了何种补救措施。

3. 发现差错、事故后，应立即采取有效措施进行补救，并立即上报科主任。

4. 相关责任人如实汇报，全力配合，及时采取措施，尽可能将差错危害降到最低；相关责任人应提交书面材料，填写"差错记录登记表"。有关差错事故的各种记录，药品等均应妥善保管，不得擅自涂改、销毁，以备鉴定之用。

5. 差错发生后，按其性质、情节轻重提出处理意见，并分别组织全科或有关人员进行讨论，分析差错事故发生原因，制订整改措施。

6. 及时交接班，通报差错全过程，定期组织安全教育，杜绝此类事件重复发生。

7. 奖罚分明，对相关责任人严肃处理，并做出深刻检讨；发生差错的个人如不按规定报告，有意隐瞒，按情节轻重给予处分。

8. 差错、事故发生后，所有相关人员不得弄虚作假、隐瞒掩盖事实。

9. 重大事件登记由专人负责，统一摆放于文件柜，保留5年。

八、安全与环保工作制度

安全与环保工作制度		文件编号	
编写者		版本号	
审核者		版本日期	
批准者		批准生效日期	

【目的】 保障安全生产，保证人身安全不受伤害以及环境不被污染。

【范围】 适用于静脉用药集中调配和日常工作运行。

【责任人】 全体工作人员。

【内容】

1. 成立安全管理小组，建立健全静脉用药调配中心安全和监督体系，定期进行安全生产教育，落实安全责任制。

2. 全体工作人员应严格遵循各项规章制度，严格执行安全操作规程。

3. 非本科室人员不得擅自进入。

4. 全体工作人员均应注意职业防护。

（1）按规定穿戴与静脉用药集中调配相关的专用工作服装，并按规定定期清洗。

（2）用于洁净区的服装和普通工作服应分开存放在有标识的衣柜中。

（3）私人衣服放在普通更衣柜中，不准带入洁净区和非洁净控制区。

（4）在工作区域严禁吸烟，不准带入食品或进行饮食。

（5）在对眼睛有害的地方工作时，一定要戴上防护眼镜和进行其他保护设施。

（6）调配危害药品和毒性药品应在生物安全柜中进行，并应严格按操作规程调配。

（7）在处理废弃物时要戴手套，若手套有破损则需更换手套，更换前后要彻底洗手，丢弃的手套须同其他废弃物一起处理。

5. 全体工作人员均应注意药品和物品存放。

（1）个人物品不准带进洁净区和非洁净控制区。

（2）药品与一次性耗材分开放置。

（3）药品应按说明书贮存，分类存放，标识清楚。

（4）毒麻药品必须安全存放，双人双锁管理，并有接收、贮存、领用记录。

（5）对所有易燃易爆的液体，接收后立即存放在符合消防要求的专库保管。

6. 在使用操作台时，要尽量减少浮尘的产生。特定药物摇匀、混合及使用超声波破碎时，在打开容器前，至少要在工作台中放置5分钟使浮质沉降。

7. 调配过程中产生的废弃物必须同一般废弃物分开处理。使用过的注射器，应剪断针头。针头应放入利器盒。废弃液体药物应稀释后排放。有毒药物丢弃前应经特殊处理。

8. 应尽量减少意外事故的发生，当有意外事故发生时，首先应考虑工作人员受伤害及被污染的危险。当有毒药物溢出时，应立即关上门离开，清洗手和暴露的皮肤，换上干净的衣服。报告主管，采取相应处理措施并填写报告。受污染人员应得到相应的休息和治疗。

9. 静脉用药调配中心应配备品种、数量充足的消防设施，工作人员应熟练掌握消防器材的使用方法。

10. 定期对静脉用药调配中心设备进行维修保养。电器设备在使用前应检查有无漏电情况，确认正常后方可使用。

11. 对水、电、气的阀门或开关，除清场时检查外，还应由专人负责定期检查。

12. 所有工作结束离开工作场所时，应检查确认门窗关严、锁好。

九、静脉用药调配中心文件管理制度

PIVAS 文件管理制度		文件编号	
编写者		版本号	
审核者		版本日期	
批准者		批准生效日期	

【目的】 规范文件文档的管理，对 PIVAS 管理体系运行中使用的各类文件实施有效控制，以确保各过程、环节、场所使用的文件具有统一性、完整性、正确性和有效性，为 PIVAS 管理

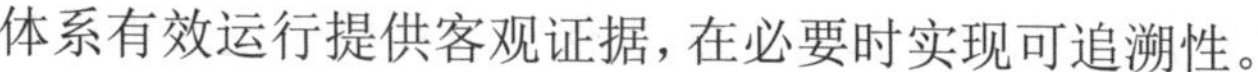

体系有效运行提供客观证据，在必要时实现可追溯性。

【范围】 适用于各过程管理体系文件的控制。

【责任人】 静脉用药调配中心管理人员

【内容】

1. 医院静脉用药调配中心制定文件应符合相应法律法规的规定与要求。

2. 确定文件种类　为便于文件管理，一般将文件分为两类——外来文件和综合管理体系文件。其中综合管理体系文件包括阐述要求的文件（标准程序类文件）和阐明结果或证据的文件（记录文件）。

3. 提出文件的编制和修改需求　科室所有人员都有提出编制和修改文件的权利，但是必须向过程负责人提出申请。在文件编制时应符合相应的法律、法规、规章的规定和要求。

4. 指定编写人　如需要编制或修改，对所需的文件进行讨论并安排专人编写；各环节管理类文件（管理过程的程序、规定、表格）由过程负责人负责组织编制。

5. 进行编写　按照体系文件编写的格式要求进行文件编写，所有文件（包括表格）必须有版本标识，如有文件更新，版本随之更新。

6. 文件审核　各环节管理文件（程序、规定、制度、表格）由该环节负责人审核，科室负责人批准。

7. 使用控制　质控小组负责更新管理体系有关文件，保证体系文件始终保持最新有效状态；管理体系相关的文件必须妥善保存；各环节负责保管本环节相关文件；不得在文件上乱涂画改，不准私自外借，确保文件的清晰、易于识别和查找。

8. 文件更新　当文件在实施过程中因组织结构、工作流程、法律法规、标准等发生变化时，质控小组需对文件进行评测，如果需要进行修改，由原文件编写小组负责文件更改。

9. 文件记录管理　质控小组制定文件记录清单，使用统一表格；记录时按规定的项目填写，所有记录应及时、真实，字迹整洁、清楚，不得随意涂改，不能使用铅笔填写；定期对文件记录进行收集并整理，放到指定的地点保存或存档。记录可以是纸质或电子媒体，对于电子媒体形式的记录，必须保证所保存的记录不被非记录人员或计算机病毒干扰，应留有备份；保存期限依据具体文件保存的期限规定。记录保存人员按照具体文件规定的处置要求在保存期满后进行处置，包括销毁或归档。

10. 有关医师用药医嘱（处方）和静脉用药调配记录等医疗文件应保存1年备查。

11. 有关医院静脉用药调配中心工作的不合格处方修改记录、网络系统正常运行及故障相关记录、处方双签名、药品出入库、药品抽检和相关特殊保存记录、有关调配环节的各项记录、质量管理与整改记录、药品配送与验收记录、病房医护人员及患者反馈与整改记录等各项工作，均需有相关文字记录，有效保护患者、病房医护人员及调配中心的合法权益。

第四节 静脉用药调配中心工作标准操作规程

一、审核处方标准操作规程

审核处方标准操作规程		文件编号	
编写者		版本号	
审核者		版本日期	
批准者		批准生效日期	

【目的】 制定静脉用药集中调配中心药品处方审核标准的操作规程，确保静脉用药安全、合理、有效。

【范围】 适用于静脉用药调配中心药品处方审核工作。

【责任人】 参与处方审核的工作人员。

【内容】

1. 提取医嘱信息并进行医嘱审核。审方人员审核医嘱应严格遵循“四查十对”原则。用药医嘱审核主要包括以下内容。

(1) 药品名称：同一药物不同剂型。如缩宫素注射液有每

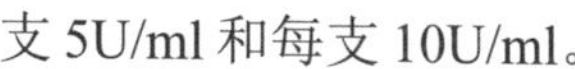

支 5U/ml 和每支 10U/ml。

（2）药品规格：开具医嘱时存在输入失误导致用量异常。如维生素 B_6 100mg 开成 100g。

（3）溶媒种类：临床上医师往往只关注药物治疗作用，而对于载体的选择相对不重视。许多药物说明书对药物载体种类有明确规定，如依托泊苷在葡萄糖注射液或葡萄糖氯化钠注射液中可形成微细沉淀而失效，应使用 0.9% 氯化钠注射液进行稀释。

（4）载体量：正确选择溶媒后，恰当的载体量就成为要关注的问题。有些药物因自身稳定性差、半衰期短、体内清除率大等问题，需短时间输注。而有些药物有最高浓度限定，载体量又不能太少。可见，载体量不恰当使用可导致药物浓度及输注时间控制不当，进而影响药物的疗效。如依托泊苷说明书规定用 0.9% 氯化钠注射液稀释后浓度不超过 0.25mg/ml，且滴注时间不少于 30 分钟。

（5）给药途径：不同的给药途径影响药物的吸收速率，药物分布不同甚至改变药物的作用性质。因此，在医嘱审核时要严格按照说明书推荐的用药方式用药。如苯巴比妥钠有肌内注射剂型和可供静脉注射剂型，应依据说明书的给药途径选择使用。

（6）药物相互作用：如维生素 C 与维生素 K_1 放在同一输液瓶内会使维生素 K_1 被强还原剂维生素 C 破坏，从而失去止血作用；维生素 C 与胰岛素配伍会使胰岛素作用失活。

（7）用法用量：如注射用磷酸肌酸钠每支 1g，说明书明确要求 1 支 / 次，每日 1～2 次。如果快速静脉滴注 1g 以上的注射用磷酸肌酸钠可能会引起血压下降。

2. 接收医嘱信息，进行调配批次安排　静脉用药调配中心 24 小时负责住院、门诊患者的长期和临时医嘱调配，PIVAS 管理系统对各类医嘱进行系统化的批次设置，审方药师对接收的医嘱执行批次、优先次序等进行合理安排，使摆药操作人员清晰明了。同时，负责与各病区的电话联系，应对处理临床的特殊要求和突发情况。

3. 确认医嘱信息，打印处方标签　医嘱审核完毕，审方人员按科室打印处方标签，打印过程中避免标签歪斜破损，防止条形码不全。更换打印标签时，需仔细核对首尾页是否连接正确，避免缺失。

二、打印标签标准操作规程

打印标签标准操作规程		文件编号	
编写者		版本号	
审核者		版本日期	
批准者		批准生效日期	

【目的】 制定静脉用药调配中心标签打印的操作规程。

【范围】 适用于静脉用药调配中心打印标签工作。

【责任人】 参与打印标签的工作人员。

【内容】

1. 经药师适宜性审核的处方或用药医嘱，通过 PIVAS 管理系统接收打印，生成输液标签。

2. 计算机对输液标签进行自动编号或生成条形码，系统自动记录标签内容以及操作人员信息。

3. 输液标签包含以下基本信息　患者姓名、病区、床号、住院号、日期、医嘱信息、批次、调配日期、执行时间、给药速率、成品输液的稳定时间等。

4. 先确定需打印的处方性质（普通药物医嘱、抗生素医嘱、静脉营养液医嘱、细胞毒性药物医嘱，长期医嘱，临时医嘱等）和用药时间顺序（输液批次），然后以病区或药品（统排模式）为单位打印输液标签。输液标签打印后如遗失或其他原因需要重新补打印，可按住院号或其他信息在系统中查询到输液标签后单独打印。

5. 将输液标签放置于不同颜色和式样（区分医嘱性质和不同病区）的塑料筐等容器内，以方便调配操作。

6. 输液标签贴于输液袋（瓶）上，但不得遮盖大输液的原始标签，使得溶媒的品名、规格、有效期清晰可见。

7. 输液标签内容除上述基本信息外，还可注明需要特别提示的下列事项，PIVAS 系统支持标签信息的后台维护。

（1）按规定应当做过敏性试验或者高危药品等某些特殊性质药品的输液标签，应当有明显标识。

（2）药师在摆药准备或者调配时需特别注意的事项及提示性注解，如禁止振荡、余药废弃等。

（3）临床用药过程中需特别注意的事项，如特殊滴注、避光、冷藏以及特殊用药监护等其他需备注的信息。

（4）PIVAS 管理系统为防止重复调配，在补打印的输液标签标记“重打”以及次数，提示该输液标签重复打印。如患者出现临时转床、转科情况，则成品输液核对环节应重新打印转床、转科后的输液标签，重新打印的新标签显示更新后的内容，以避免成品输液配送错误。

三、贴签摆药标准操作规程

贴签摆药标准操作规程		文件编号	
编写者		版本号	
审核者		版本日期	
批准者		批准生效日期	

【目的】 规范静脉用药调配中心贴签摆药的操作程序。

【范围】 适用于静脉用药调配中心贴签摆药工作。

【责任人】 参与贴签摆药的工作人员。

【内容】

1. 贴签摆药及核对实行双人制，一人摆药，一人核对。

2. 摆药前，药师应当仔细阅读，核查输液标签是否准确、完整，如有错误或不全，应当告知审方药师校对纠正。

3. 按输液标签所列药品顺序摆药，按其处方药品性质、不同用药时间，分批次将药品放置于不同颜色的容器内。

4. 摆药以及核对时均需认真检查药品的品名、剂量、规格等是否符合标签内容，同时应当注意药品的完好性及有效期，并签名或者盖章。

5. 将输液标签整齐地贴在输液袋（瓶）上，但不得将原始标签覆盖。

6. 将摆有注射剂与贴有标签的输液袋（瓶）的容器按病区、处方药品性质不同，通过传递窗送入和放置于不同的混合调配区内。

7. 冷藏药品摆药完毕应统一放置到规定的药品冷藏柜中，混合调配前由专人临时送至洁净调配区内。

8. 摆药注意事项

（1）摆药时，确认同一患者所用同一种药品的批号尽量相同。

（2）摆好的药品应当擦拭清洁后，方可传递入洁净室，但不应当将粉针剂西林瓶盖去掉。

（3）目前部分医院因为电子信息系统或排班系统可以进行溯源追踪，所以危害药品或高危药品的输液标签不再签名或者盖章；但为了确保危害药品或高危药品摆药的准确性，危害药品摆药时必须在标签上签名或者盖章。

（4）每日应当对用过的容器按规定进行整理、擦洗、消毒，以备下次使用。

（5）目前有医疗机构摆药按照药品采取集中摆药模式，调配也按照药品采取集中混合调配模式，其调配效率可以提高，但其合理性存在不同的见解。

9. 摆药准备室补充药品

（1）每日完成摆药后，应当及时对摆药准备室短缺的药品进行补充，并应当校对。

（2）补充的药品应当在专门区域拆除外包装（为杜绝危害药品摆药差错，有些医疗机构规定拆包装时保留危害药品的中包装，便于区别），在补充药品时要核对药品信息，严防错位，如有灰尘，需擦拭清洁后方可上架。

（3）补充药品时，应当注意药品有效期，按“先进先用、近期近用”的原则。

（4）对氯化钾注射液等高危药品应当有特殊标识和固定位置。

（5）对看似、听似以及多规药品应当有特殊标识。

（6）已摆药但计费前被作废的医嘱，因为其药品尚未混合调配，所以在清理干净原输液标签的前提下，药品可以专人负责放回摆药准备室，归位时务必严格校对药品信息，严防错位。

四、核对标准操作规程

核对标准操作规程		文件编号	
编写者		版本号	
审核者		版本日期	
批准者		批准生效日期	

【目的】 规范静脉用药调配中心核对操作程序，确保药品调配质量，防止差错事故发生。

【范围】 适用于静脉用药调配中心核对工作。

【责任人】 参与核对的工作人员。

【内容】

1. 摆药核对

（1）摆药时需认真检查药品的品名、剂量、规格等是否符合标签内容，同时应当注意药品的完好性及有效期，并签名或者盖章。

（2）发现错误及时记录并告知摆药人员，如有不规范配伍应及时联系审方药师。

2. 成品输液核对

（1）软包装成品输液检查方法：“一挤二照三倒转四复照”。一挤——双手用力挤压软包装，检查有无渗液，尤其是加药处，如发现有渗液，说明软包装已有裂缝，溶液已被污染，不能使用。二照——对光照看溶液的质量，认真观察溶液有无沉淀、絮状物、霉点、异物、变色等。三倒转——将溶液上下倒转后再检查有无漂浮物或絮状物。四复照——再一次对光照看溶液，检查其质量。如检查溶液时发现有异常应马上上报处理。

（2）瓶装成品输液检查方法：与软包装溶液检查法类似，“一拧二摇三照四倒转”。一拧——用拇指、示指、中指 3 个手指轻轻地拧瓶塞，检查其松紧情况，如不能拧动或轻微动视为正常，如轻轻一拧其活动度很大，则提示该溶液不能使用。加药处有无渗液需认真排查。二摇——轻轻地摇动瓶身。三照、四倒转与软包装成品输液检查方法相同。

（3）按输液标签内容逐项核对所用输液和空西林瓶与安瓿的药名、规格、用量等是否相符。

（4）核检非整瓶（支）用量的患者的用药剂量剩余药量和调配药师记录标识是否相符。

（5）成品复核确认无误后，核对者扫描输液标签的条形码，进行系统内信息记录。未应用扫码系统的医院药师完成核对后签章确认。

（6）核查完成后，空安瓿等废弃物按规定进行处理。

五、全肠外营养液配制标准操作规程

全肠外营养液配制标准操作规程		文件编号	
编写者		版本号	
审核者		版本日期	
批准者		批准生效日期	

【目的】 制定静脉用药集中调配中心全肠外营养（Total Parenteral Nutrition，TPN）配制的操作规程，保证成品的质量。

【范围】 适用于静脉用药调配中心 TPN 配制工作。

【责任人】 参与 TPN 配制的工作人员。

【内容】

1. 医师开具 TPN 医嘱，发送到静脉用药调配中心，经药师审核后打印医嘱标签，预摆药，经药师核对准确后，由传递窗送入调配间进行调配。

2. 调配前查对　调配人员在操作前必须进行核对，确认无误后方可调配。

3. 调配 TPN 时严格按照无菌操作技术，保证全肠外营养液的安全无菌。操作时还应注意正确的混合顺序。如钙剂和磷酸盐应分别加入不同的溶液内稀释，以免发生磷酸钙沉淀；在加入氨基酸和葡萄糖混合液后，检查有无沉淀生成，如确认没有沉淀再加脂肪乳液体，而且混合液中不能加入其他药物，除非已有资料报道或验证过。

4. 具体调配操作步骤

（1）将电解质、微量元素、胰岛素加入到葡萄糖或氨基酸中（胰岛素最好单独用到）。

（2）分别加入高渗葡萄糖或高渗氯化钠溶液。

（3）将磷酸盐加入另一瓶氨基酸中。

（4）将水溶性维生素加入脂溶性维生素溶解后再加入脂肪乳中。

（5）将微量元素加入葡萄糖或氨基酸中。

（6）将已加入组分的氨基酸、葡萄糖，分别经过输注管滤入营养袋内，在注入混合过程中轻轻摇动，并用肉眼检查袋中有无沉淀和变色等现象。

（7）确认无沉淀和变色后，再将含维生素的脂肪乳加入营养袋内。

（8）应不间断地一次性完成混合、充袋，并不断轻摇使之混合均匀，充袋完毕时尽量挤出袋中存留的空气。

（9）贴上全肠外营养液输液标签（病区、床号、姓名、全肠外营养液的处方组分），注意标签条形码应保持平整清晰。

5. 成品检查和配送　调配好的全肠外营养液传出加药仓，复核人员再次进行检查，查看调配是否准确，以及外观有无异常，然后放入洁净密闭的转运箱中。全肠外营养液尽量现用现配，若配好后暂不输注，可放置 2～8℃条件下储存，并于 24 小时内使用。

六、细胞毒性药物溢出处理标准操作规程

细胞毒性药物溢出处理标准操作规程		文件编号	
编写者		版本号	
审核者		版本日期	
批准者		批准生效日期	

【目的】 规范细胞毒性药物溢出处理操作规程，加强医务人员的职业防护。不慎发生细胞毒性药物外泄时，能正确采取暴露后的应急措施，将危害减到最低。

【范围】 适用于细胞毒性药物在摆药、调配、核对、发送、签收以及使用全过程中发生的包装意外破损而导致泄漏的情况。

【责任人】 输送人员和静脉用药调配中心的药学技术人员。

【内容】

1. 处理细胞毒性药物溢出的人员要求　细胞毒性药物溢出，应当由进行过专项培训的人员进行处置操作。

2. 处理细胞毒性药物溢出的准备

（1）细胞毒性药物溢出应急箱的准备：应急箱中配备一次性手术帽2顶、鞋套2双、口罩4只、医用橡胶手套2副、普通隔离衣2套、一次性防护服1件、一次性吸附垫5张、红色胶袋5个、护目镜2副、便捷性组合刷子1套。

（2）人员处理

1）被污染人员处理：眼部污染时，立即使用大量清水彻底冲洗眼部，并及时咨询眼科医师进一步处理。其他部位污染时，应立即脱去被污染的衣物和手套，用洗涤剂和清水清洗污染处，用大量冷自来水冲洗污染皮肤15分钟，必要时再咨询医师。

2）限制其他人员进入污染区域，关闭抽风、空调等通风装置。

3）将应急箱搬运至距污染中心距离约1m处。启封，戴一次性手术帽，双层口罩、双层手套、护目镜（如有挥发性药物），穿隔离衣。

3. 处理细胞毒性药物溢出的注意事项

（1）处理含玻璃碎片的细胞毒性药物溢出时，用一次性吸附垫将外渗药液吸干，然后将废弃吸附垫放入红色胶袋中，再将玻璃碎片扫入红色胶袋，最后一并放置到有警示标识的红色锐器盒中再处理。操作时尽量小心，避免玻璃刺伤和药液洒出。

（2）处理外渗塑料袋危害静脉输液时，直接将外渗输液袋装入红色胶袋中，然后用一次性吸附垫将外渗药液吸干，废弃吸附垫放入红色胶袋中，然后一并放置到有警示标识的红色锐器盒中再处理，操作时尽量小心，避免药物洒出。

（3）处理粉末状的细胞毒性药物外泄时，先将吸附垫用清水湿润后覆盖在粉末上，待溶解吸附后擦拭清理，最后将吸附垫放入红色胶袋。

（4）受污染的物品和脱卸后的个人防护器必须放置于有警示标识的红色锐器盒中再处理。

（5）如皮肤或衣服直接接触到危害药品，必须立即用肥皂和清水清洗。凡要反复使用的物品，在穿戴好个人防护器材后用清洁剂彻底清洗2遍，再用清水洗净。

（6）清理完毕，脱下的防护衣、口罩、帽子、护目镜、手套、鞋套等物品放入红色化疗废弃物收集箱。

4. 上报溢出事件的注意事项

（1）通过不良事件上报系统报告药物使用不良事件。上报时记录信息包括药物名称，大概的泄漏量，泄漏如何发生，处理泄漏的过程，暴露于泄漏环境中的员工、患者和其他人员。

（2）及时报告班组长以及保卫科，24小时内将消耗的应急箱物品补充到位。

七、药品请领、验收标准操作规程

药品请领、验收标准操作规程		文件编号	
编写者		版本号	
审核者		版本日期	
批准者		批准生效日期	

【目的】 制定静脉用药集中调配中心药品请领、验收标准操作规程，保证药品的供应及时、质量可控、库存量适宜。

【范围】 适用于静脉用药调配中心药品请领、验收工作。

【责任人】 参与药品请领、验收的工作人员。

【内容】

1. 药品的请领

（1）静脉用药调配中心原则上不调剂静脉用药以外的处方。但为加强危害药品的统一管理，用于膀胱或胸腔冲洗、皮下注射、肝动脉介入以及鞘内注射等非静脉使用的危害药品，可纳入静脉用药调配中心集中调配。

（2）静脉用药调配中心不直接对外采购药品，需将所需的药品提交请领计划后，由药品库统一采购供应。

（3）静脉用药调配中心的药品请领应当根据每日消耗量，定期制订请领单向药品库请领，领药人应当在请领单上签名或依据权限管理规定在信息系统中直接生成请领单据审核和登账工作。

2. 药品的验收

（1）负责静脉用药调配中心二级药品库管理的药师应当依据药品质量标准、请领单、发药凭证与实物逐项核对，包括品名、规格、数量及有效期是否正确，药品标签与包装是否整洁、完好。核对合格后，分类放置于相应的固定货位，并在发药凭证上签名，同时需完成信息系统中单据审核和登账工作。

（2）凡对药品质量有质疑、药品规格数量不符、破损或在有效期内不能够使用完的，应及时与药品库沟通，更换或退药，并做好记录。

3. 药品的储存管理与养护

（1）药品库应当干净、整齐，地面平整、干燥，门与通道的宽度应当便于搬运药品和符合防火安全要求；药品储存应当按“分区分类、货位编号”的方法进行定位存放，按药品性质分类集中存放；对高危药品应设置显著的警示标志；并做好药品库温湿度的监测与记录。

（2）药品库具备确保药品与物料储存要求的温湿度条件：

常温区域10～30℃，阴凉区域不高于20℃，冷藏区域2～8℃，库房相对湿度40%～65%。

（3）药品堆码与散热或者供暖设施的间距不小于30cm，距离墙壁间距不少于20cm，距离房顶及地面间距不小于10cm。

（4）规范药品堆垛和搬运操作，遵守药品外包装图示标志的要求，不得倒置存放。

（5）每种药品应当按批号及有效期远近依次或分开堆码并有明显标志，遵循“先产先用”“先进先用”“近期先用”和按批号发药使用的原则。

（6）对不合格药品的确认、报损、召回、销毁等依照相应的制度执行和记录。

4. 静脉用药调配中心所用药品应做到每个月盘点，账物相符，如有不符应当及时查明原因。

5. 注射器和注射针头等物料的领用、管理按本规范的有关规定和参照药品请领、验收管理办法实施，并与药品分开存放。

八、药品盘点标准操作规程

药品盘点标准操作规程		文件编号	
编写者		版本号	
审核者		版本日期	
批准者		批准生效日期	

【目的】 制定静脉用药集中调配中心药品盘点的操作规程。

【范围】 适用于静脉用药调配中心药品盘点工作。

【责任人】 参与药品盘点的工作人员。

【内容】

1. 盘点前注意事项

（1）盘点前应提前控制入库数量，尽量保证二级库药品和储存区药品数量，减少拆零，方便清点。

（2）盘点当日应整理当月入库单、出库单，统计报损、退库药品，保证盘点顺利、账目准确。

(3) 盘点前注意清场，整理药品，以提高盘点效率和盘点结果的准确性。

(4) 双人核对盘点表信息、药盒药品信息与药品计算机台账是否一致(包括品名、规格、剂型、产地等)。

2. 盘点时注意事项

(1) 双人清点药品，一人清点数目、另一人监督并做好登记签名。登记数目要认真仔细，字迹工整清晰。盘点人员需再次核对盘点表的药品信息与药盒药品信息。

(2) 盘点需清点到药品的最小包装，如"瓶""支"等，在药品库、储存区均有存放的药品，注意合并数量，避免疏漏。

(3) 近效期药品、用量较少但库存较多的药品应在盘点表上做好标识；近效期药品需按照效期管理制度进行预警，登记。

3. 盘点后注意事项

(1) 药品拆零、补充药架(将次日使用药品拆除药品外包装)。

(2) 对环境及用过的容器进行整理、清洁、消毒。

(3) 在管理系统中录入盘点数量、金额，出现盘点差错时，需经第三人再次核对。

(4) 近效期药品需及时采取调换或退货处理；用量较少但库存较多的药品需要根据其实际用量退回药品库。

九、更衣标准操作规程

更衣标准操作规程		文件编号	
编写者		版本号	
审核者		版本日期	
批准者		批准生效日期	

【目的】 规范静脉用药调配中心工作人员更衣操作规程。

【范围】 适用于静脉用药调配中心工作人员更衣。

【责任人】 进出静脉用药调配中心的人员。

【内容】

1. 进出静脉用药调配中心(室)更衣规程　进出静脉用药

调配中心（室），应当更换该中心（室）工作服、工作鞋，并戴发帽。非本中心（室）人员未经中心（室）负责人同意，不得进入。

2. 进入十万级洁净区规程（一更）

（1）换下普通工作服和工作鞋。

（2）按七步手清洁消毒法消毒手并烘干，穿好指定服装。

3. 进入万级洁净区规程（二更）

（1）更换洁净区专用鞋、洁净区隔离服并戴好发帽、口罩。

（2）手消毒，戴一次性手套。

4. 离开洁净区规程

（1）临时外出：在二更室脱下洁净区专用鞋、洁净隔离服及帽子、口罩，整齐放置。一次性手套丢入污物桶内；在一更室应当更换工作服和工作鞋。

（2）重新进入洁净区时，必须按以上更衣规定程序进入洁净区。

（3）当日调配结束时，对脱下的洁净区专用鞋、洁净隔离服进行清洗；一次性口罩、帽子、手套一并丢入污物桶。

十、清洁、消毒标准操作规程

清洁、消毒标准操作规程		文件编号	
编写者		版本号	
审核者		版本日期	
批准者		批准生效日期	

【目的】 规范静脉用药调配中心清洁、消毒操作程序，保证静脉用药调配中心洁净度的要求。

【范围】 适用于静脉用药调配中心清洁、消毒工作。

【责任人】 参与清洁、消毒的工作人员。

【内容】

1. 地面消毒剂的选择与制备

（1）次氯酸钠：为强碱性溶液，用于地面消毒为 1% 溶液。本溶液须在使用前新鲜配制。处理 / 分装高浓度（5%）次氯酸钠溶液时，必须戴厚口罩和防护手套。

（2）季铵类阳离子表面活性剂：有腐蚀性，严禁与肥皂水或阴离子表面活性剂联合使用。应当在使用前新鲜配制。

（3）甲酚皂溶液：有腐蚀性，用于地面消毒为5%溶液。应当在使用前新鲜配制。

2. 静脉用药调配中心（室）清洁与卫生管理的其他规定

（1）各操作室不得存放与该操作室工作性质无关的物品，不准在静脉用药调配中心（室）用餐或放置食物。

（2）每日工作结束后应当及时清场，各种废弃物必须每日及时处理。

3. 非洁净区的清洁、消毒操作程序

（1）每日工作结束后，用专用拖把擦洗地面，用常水擦拭工作台、凳椅、门框及门把手、塑料框等。

（2）每周消毒1次地面和污物桶：先用常水清洁，待干后，再用消毒液擦洗地面及污物桶内外，15分钟以后再用常水擦去消毒液。

（3）每周1次用75%乙醇擦拭消毒工作台、成品输送密闭容器、药车、不锈钢设备、凳椅、门框及门把手。

4. 万级洁净区清洁、消毒程序

（1）每日的清洁、消毒：调配结束后，用常水清洁不锈钢设备，层流操作台面及两侧内壁，传递窗顶部、两侧内壁、把手及台面，凳椅，照明灯开关等，待挥发至干后，用75%乙醇擦拭消毒。

（2）每日按规定的操作程序进行地面清洁、消毒。

（3）墙壁、顶棚每个月进行一次清洁、消毒，操作程序同上。

5. 清洁、消毒注意事项

（1）消毒剂应当定期轮换使用。

（2）洁净区和一般辅助工作区的清洁工具必须严格分开，不得混用。

（3）清洁、消毒过程中，不得将常水或消毒液喷淋到高效过滤器上。

（4）清洁、消毒时，应当按从上到下、从里向外的程序擦拭，不得留有死角。

（5）用常水清洁时，一定待挥发干后才能再用消毒剂擦拭，保证清洁、消毒效果。

（何艳玲）

第十五章 妇幼保健院中药饮片调剂与质量管理

中药在我国有悠久的历史，在人类历史上发挥了重要作用。人们习惯把凡是以中国传统医药理论为指导采集、炮制、制剂，以及说明作用机制、指导临床应用的药物，统称为中药。简而言之，中药就是指在中医理论指导下，用于预防、治疗、诊断疾病并具有康复与保健作用的物质。

中药饮片的概念：《中国药典》(2010 年版)首次明确了中药饮片的定义，药材经过炮制后可直接用于中医临床或制剂生产使用的处方药品。国家药品标准明确了直接入药者均为饮片。“饮片入药，生熟异治”。由此可见，中药饮片是指在中医药理论指导下，根据辨证论治和调剂、制剂的需要，对中药材进行特殊加工炮制后的制成品，包括部分经产地加工的中药切片，原形药材饮片以及经过炮制的饮片。

第一节 规 章 制 度

一、中药饮片管理制度

中药饮片管理制度		文件编号	
编写者		版本号	
审核者		版本日期	
批准者		批准生效日期	

【目的】 加强中药饮片质量与使用监督管理，保障中药饮片质量与患者用药安全。

【范围】 适用于中药饮片使用全过程。

【责任人】 中药饮片采购、验收、保管、调配和发药人员。

【内容】 为加强中药饮片管理，体现中药治病特色，发扬祖国传统医药，根据《中华人民共和国药品管理法》等相关法律法规，特制定本制度。

1. 医疗机构必须从具有合法生产、经营资质的饮片生产、经营企业购入中药饮片。

2. 购进进口中药饮片应有加盖供货单位质检部门原印章的《进口药材批件》及《进口药材中药报告书》复印件。

3. 购进中药饮片，必须标明品名、规格、产地、生产企业、产品批号、生产日期、购进数量、购进价格、购进日期等内容，票据和购进记录保存至超过药品有效期1年，但不得少于3年。

4. 购进的中药饮片应有包装，包装必须印有或者贴有标签，包装不符合规定要求的，不得购进和使用，实施批准文号管理的中药饮片还应注明批准文号。

5. 验收中药饮片应符合规定，对照实物进行品名、规格、批号、生产厂家以及数量的核对，并附有质量合格的标志。如发现有质量不合格现象或票货不符的，有权拒收，不得入库。

6. 中药饮片出库应执行先产先出、先进先出的原则，不合格饮片一律不得出库。

7. 在库中药饮片应定期进行养护，根据药品特性及季节变化特点，采取通风、调温、调湿、防潮、防虫、防鼠、防尘等方法进行养护。

8. 中药饮片装斗前应进行质量复核，不得错斗、串斗。饮片斗前应写中药正名。

二、中药饮片采购制度

中药饮片采购制度		文件编号	
编写者		版本号	
审核者		版本日期	
批准者		批准生效日期	

【目的】保证购进合法、质优的中药饮片。

【范围】适用于中药饮片采购的全过程。

【责任人】中药饮片采购人员。

【内容】

1. 采购中药饮片必须严格按《中华人民共和国药品管理法》《药品经营质量管理规范》及医院的相关规定执行。

2. 购进中药饮片必须坚持公开、公平、公正的原则，考察、选择合法、合格的中药饮片供应单位。严禁擅自降低中药饮片等级、以次充好，为个人或单位牟取不正当利益。

3. 采购中药饮片，应当审核供货公司提供的“营业执照”“药品经营许可证”、销售人员的授权委托书、资格证明、身份证复印件，审查合格后将相关资料归档保存以备查。

4. 每年与中药饮片供应单位签订明确质量条款的“药品采购合同”“质保协议”和“廉洁协议”，供应单位保证所供药品是合法的，质量是合格的。

5. 调剂室人员根据库存与临床用药情况提出采购计划，采购人员根据调剂室人员提出计划拟订采购计划，采购员从已备案合法的供应单位购进中药饮片。

6. 所购中药饮片应有包装，中药饮片包装上应有生产企业、品名、产地、产品批号、生产日期、药品生产许可证号。实施批准文号管理的中药饮片，还应当验证批准文号并将复印件存档备查。每批中药饮片还需提供质量检验报告。

7. 中药饮片的购进坚持“按需进货、择优选择、质量第一”的原则，注重药品购进时的时效性和合理性。做到供应及时，合理使用。

8. 购进进口中药饮片应有加盖供货单位质量管理部门原印章的“进口药材批件”及“进口药材检验报告书”复印件。

9. 该炮制而未炮制的中药饮片不得购入。

10. 每年应当对供货单位供应的中药饮片质量进行评估，并根据评估结果及时调整供货单位和供应方案。

三、中药饮片验收管理制度

中药饮片验收管理制度		文件编号	
编写者		版本号	
审核者		版本日期	
批准者		批准生效日期	

【目的】 保证购进中药饮片包装完整、规格和数量准确、质量合格。

【范围】 适用于中药饮片购进验收全过程。

【责任人】 中药饮片验收人员。

【内容】

1. 验收员应严格按照法定标准和合同规定的质量条款对购进的中药饮片进行逐批验收。

2. 验收时应同时对中药饮片的包装、规格、数量、生产日期、标签及质量检验报告进行逐一检查。

3. 验收应按照规定的方法进行抽样检查，抽取的样品应具有代表性。

4. 验收应按规定做好验收记录，记录供货单位、数量、到货日期、品名、规格、生产厂商、生产日期、质量状况、验收结论和验收人员等内容，实施批准文号管理的中药饮片还应记载药品的批准文号和生产批号。

5. 验收记录应保存至超过药品有效期1年，但不得少于3年。

6. 对特殊管理的中药饮片，应实行双人验收制度。

四、中药饮片储存保管制度

中药饮片储存保管制度		文件编号	
编写者		版本号	
审核者		版本日期	
批准者		批准生效日期	

【目的】 保证中药饮片储存科学、合理，使中药饮片在储存过程中不变质，不降效。

【范围】 适用于中药饮片储存保管全过程。

【责任人】 中药饮片保管人员和调剂人员。

【内容】

1. 按照中药饮片储存的规范要求分类分区存放，以防止或减少害虫和霉菌污染，便于发放、保管和实施养护。按温度、湿度要求储存于相应的库中，易串味的药品单独存放。

2. 中药饮片应按其特性采取通风、调温、调湿等方法养护，根据实际需要采取防尘、防潮、防污染以及防虫、防鼠等措施，做到“四勤”(勤打扫、勤通风、勤晒晾、勤清理)。

3. 中药饮片应定期采取养护措施，每月对饮片全部巡检一遍，高温多雨季节应增加检查次数。

4. 饮片的发放应按“先产先出、先进先出、易变先出”的原则。

5. 将植物药、动物药和矿物类分别储存保管。

6. 对易虫蛀的饮片应经常检查货架四周有无虫丝、虫粉，尤其是多雨季节，若发现虫丝、虫粉，应立即通知质量管理组检查，根据检查结果及时采取处理措施。必要时易虫蛀饮片应低温保存，以防虫蛀。

7. 对易发霉、泛油饮片应重点检查包装是否受潮，同时要特别注意对药柜(斗)四周或接近墙壁易受潮部位的检查。

8. 毒性和贵重饮片应由专人管理和分开放置。

9. 药品养护人员应对饮片按其特性，采取晾晒等方法养护，并做好中药饮片在库养护记录。

10. 不合格的中药饮片的处理应按照有关制度执行处理，严禁不合格中药饮片进入调剂室销售；发现问题，应立即报告质量管理小组，并采取有效措施。

11. 中药饮片应分类存放，药斗应贴明标签，位置相对固定。新增及短缺品种，应及时通知有关科室。

12. 中药饮片装斗前应进行装斗复核，不得错斗、串斗，并做好记录。

13. 中药饮片装斗前应定期清理格斗，必要时过筛。饮片标签应用正名、正字，与《中国药典》(2020 年版)名称相一致，防止混淆、混药。

14. 补充药品时，原有药品应置放在新补充药品上面或前面，以避免药品积压，保证药品质量。

15. 调剂室的衡量器具应经常保持清洁，固定位置存放，并按照质量技术监督部门的规定定期检查校正，不合格的不得使用。

五、中药饮片调配管理制度

中药饮片调配管理制度		文件编号	
编写者		版本号	
审核者		版本日期	
批准者		批准生效日期	

【目的】 提高中药饮片调配质量，减少差错率发生。

【范围】 适用于中药饮片调配全过程。

【责任人】 调剂室全体人员。

【内容】

1. 严把中药饮片质量关，调配的中药饮片应符合炮制规范，并做到计量准确。配方使用的中药饮片，处方未注明“生用”的，应给付炮制品。

2. 中药饮片必须凭具有相应资质的医师开具的处方，经药师审核合格后方可调配，调配完后需再次复核，无误后方可发药。调配和复核药师均应在处方上签字或盖章，处方留存 1 年备查。

3. 中药处方调配药师、审核药师应严格按照处方内容调配、发药，对处方所列药品不得擅自更改和代用。对有配伍禁忌或者超剂量的处方应当拒绝调配，必要时，经处方医师更正或重新签字，方可调配、发药。

4. 严格按调配、发药操作规程操作，坚持一审方、二核价、三调配、四核对、五发药的程序。

5. 按方调配，称准分匀，一方多剂时按“等量递减，逐剂复戥”的原则分剂量，中药饮片调配每剂重量误差应当在 ±5% 以内。

6. 毒性中药按有关毒、麻药品管理条例管理。罂粟壳不得单方发药，必须凭有麻醉药处方权的执业医师签名的淡红色处方方可调配，每张处方不得超过 3 日用量，连续使用不得超过 7 日，成人一次的常用量为每日 3～6g。处方保存 3 年备查。贵重药品要由专人负责，专柜保管，专册登记，逐方销存，并定期检查销存情况。

7. 调配过程中，凡矿石、贝壳、果实种子类，均需打碎配方；“先煎”“后下”“烊化”“冲服”“包煎”等药品，均应按医嘱另包，并在小包上注明煎服方法。对需临时炮制的中药材，应切实按照医疗要求进行加工，以保证中药汤剂的质量。应对先煎、后下、包煎、分煎、烊化、兑服等特殊用法的中药向患者交代清楚，并主动耐心介绍服用方法。

（1）服药时间：汤剂一般每日 1 剂，煎 2 次，2 次煎液去渣滤净混合后分 2 次服用。临床用药时可根据病情增减，如急性病、热性病可 1 日 2 剂。至于饭前服还是饭后服则主要决定于病变部位和性质。一般来讲，病在胸膈以上者如眩晕、头痛、目疾、咽痛等宜饭后服；如病在胸膈以下，如胃、肝、肾等脏疾病，则宜饭前服。某些对胃肠有刺激性的药物宜饭后服；补益药多滋腻碍胃，宜空腹服；治疟药宜在疟疾发作前的 2 小时服用；安神药宜睡前服；慢性疾病定时服；急性疾病、呕吐、惊厥及石淋、咽喉病须煎汤代茶饮者，均可不定时服。

（2）服药方法：汤剂一般宜温服。但解表药要偏热服，服后还须盖好衣被，或进热粥，以助汗出；寒证用热药宜热服，热证用寒药宜冷服，以防格拒于外。如出现真热假寒当寒药温服，真寒假热者则当热药冷服，此即《黄帝内经》所谓“治热以寒，温以行之；治寒以热，凉以行之”的服药方法。

此外，危重患者宜少量频服；呕吐患者可以浓煎药汁，少量频服；对于神志不清或因其他原因不能口服时，可采用鼻饲给药法。在应用发汗、泻下、清热药时，若药力较强，要注意患者个体差异，一般得汗、泻下、热降即可停药，适可而止，不必尽剂，以免汗下、清热太过，损伤人体的正气。

8. 非本院处方不调配，并向患者讲清楚情况，或经过本院医师审核后重新开具处方后方可调配。

9. 调剂室应保持良好的工作秩序环境，其他人员未经允许不得随便进入，做好安全保卫工作。

六、中药处方管理制度

中药处方管理制度		文件编号	
编写者		版本号	
审核者		版本日期	
批准者		批准生效日期	

【目的】 规范中药饮片的开具和使用。

【范围】 适用于中药饮片处方的开具、调剂及管理。

【责任人】 开具中药饮片处方的医师和调剂室全体人员。

【内容】

1. 中医类别医师应当按照《中成药临床应用指导原则》《医院中药饮片管理规范》等，遵照中医临床基本的辨证施治原则开具中药处方。

2. 其他类别的医师，经过不少于1年系统学习中医药专业知识并考核合格后（具体培训考核管理办法由中医药管理局另行制订印发），遵照中医临床基本的辨证施治原则，可以开具中成药处方；取得省级以上教育行政部门认可的中医、中西医结合、民族医学专业学历或学位的，或者参加省级中医药主管部门认可的2年以上西医学习中医培训班（总学时数不少于960学时）并取得相应证书的，或者按照《传统医学师承和确有专长人员医师资格考核考试办法》有关规定，跟师学习中医满3年并取得“传统医学师承出师证书”的，既可以开具中成药处方，也可以开具中药饮片处方。

3. 中药饮片应当单独开具处方。

4. 中药饮片处方的书写，一般应当按照“君、臣、佐、使”的顺序排列；调剂、煎煮的特殊要求注明在药品右上方，并加括号，如另包、先煎、后下等；对饮片的产地、炮制有特殊要求的，应当在药品名称之前写明。

5. 患者一般情况、临床诊断填写清晰、完整，并与病历记载相一致。

6. 每张处方仅限于一名患者的用药。

7. 字迹清楚，不得涂改；如需修改，应当在修改处签名并注明修改日期。

8. 患者年龄应当填写实足年龄，新生儿、婴幼儿应写日、月龄，必要时要注明体重。

9. 药品用法用量应当按照常规用法用量使用，特殊情况需要超剂量使用时，应当注明原因并再次签名。

10. 除特殊情况外，应当注明临床诊断。

11. 鼓励中药处方使用中医临床诊断，包括病名和证型（病名不明确的可不写病名）。

12. 开具处方后的空白处画一斜线以示处方完毕。

13. 处方医师的签名式样和专用签章应当与院内药学部门留样备查的式样相一致，不得任意改动，否则应当重新登记留样备案。

14. 药品剂量与数量用阿拉伯数字书写。剂量应当使用法定剂量单位：重量以克（g）、毫克（mg）为单位。

15. 中药饮片调剂人员在调配处方时，按照《处方管理办法》和中药饮片调剂规程的有关规定进行审方和调剂。对存在“十八反”“十九畏”、妊娠禁忌、超过常用剂量等可能引起用药安全问题的处方，由处方医师确认（“双签字”签或重新开具处方后方可调配。

16. 中药饮片调配后，必须经复核后方可发出。二级以上医院由主管中药师以上专业技术人员负责调剂复核工作，复核率应当达到100%。

17. 调配含有毒性中药饮片的处方，每次处方剂量不得超过2日极量。对处方未注明“生用”的，应给付炮制品。如在审方时对处方有疑问，必须经处方医师重新审定后方可调配。处方保存2年备查。

18. 罂粟壳不得单方发药，必须凭有麻醉药处方权的执业医师签名的淡红色处方方可调配，处方保存3年备查。

七、中药调配差错、事故登记报告制度

中药调配差错、事故登记报告制度		文件编号	
编写者		版本号	
审核者		版本日期	
批准者		批准生效日期	

【目的】 对出现的差错、事故认真分析、讨论，防止再次发生。

【范围】 适用于中药饮片调配全过程。

【责任人】 调剂室全体人员。

【内容】

1. 严格执行“四查十对”。

2. 中药饮片调配人员在发生调配差错事故后，应及时采取补救措施，尽可能减轻差错事故造成的后果，同时向科室负责人报告，严重的差错事故应及时向医务部门及分管院长报告，以便及时处理，将后果和损失降到最低。

3. 调配药师、核对药师和发药药师为差错事故主要责任人，中药调剂室组长为差错事故主要负责人，各岗位人员要履行好职责。建立差错事故登记本，每个月组织人员对本月发生的差错事故认真分析、讨论，总结发生的原因，提出防范和整改措施。

八、煎药室工作制度

煎药室工作制度		文件编号	
编写者		版本号	
审核者		版本日期	
批准者		批准生效日期	

【目的】 保证煎药全过程符合要求，包装完好无损。

【范围】 适用于煎药的全过程。

【责任人】 煎药室全体人员。

【内容】 为保证中药煎药质量和患者服药安全，根据《医疗机构中药煎药室管理规范》的规定，制定中药煎药工作制度。

1. 煎药人员要求 应具备一定的中药专业知识，熟悉煎药技能和煎药操作常规，经培训后在药师指导下上岗工作；煎药人员必须身体健康，无传染病、精神病、皮肤病，每年必须进行一次健康检查并建立健康档案。

2. 煎药人员收到药剂时，应详细核对患者姓名、性别、年龄、科别、服药时间、剂数与煎煮方法，经核对无误后，在收药登记本上记录签收。如有疑问，应及时与医师、调剂人员联系。

3. 煎药时应认真执行煎药操作规程，按照标准化操作程序使用煎药设备。煎药应当使用符合国家卫生标准的饮用水。

4. 煎煮时间应当根据方剂的功能主治和药物的功效确定。某些药物因其质地不同，煎法比较特殊，处方上需加以注明。归纳起来包括先煎、后下、包煎、另煎、熔化（烊化）、泡服、冲服、煎汤代水等不同煎煮法。

5. 每剂药一般煎煮2次，将两煎药汁混合后再分装。

6. 包装药液的材料应当符合国家药品包装材料标准。

7. 药煎好后，必须检查煎药设备的标签和中药包装标签姓名是否相符，无误者方可签字领取。药渣应保存24小时备查。

8. 煎药室要注意安全，保持清洁卫生，严防火灾和用电安全。非工作需要其他人员不得进入煎药室。

9. 对急重患者的药剂，应即领、即煎、即取，全程不得超过2小时。

10. 煎药室应有翔实的收发药记录、煎药记录及差错事故记录。

九、煎药室清洁消毒制度

煎药室清洁消毒制度		文件编号	
编写者		版本号	
审核者		版本日期	
批准者		批准生效日期	

【目的】 保证煎药室及煎药器具卫生符合标准。

【范围】 适用于煎药室、煎药器具及煎药人员的清洁消毒。

【责任人】 煎药室全体人员。

【内容】 煎药室工作人员上岗前接受消毒技术培训并按规定严格执行清洁消毒制度。

1. 工作场所的清洁、消毒规程

（1）每日工作结束后，用清洁湿布擦拭工作场所物体表面，用拖布湿式清洁地面，遇污染时随时清洁消毒。

（2）每日开窗通风2次，每次30分钟。

（3）定期消毒工作台、洗涤盆、不锈钢设备及室内环境，遵循从上到下，从内到外原则。先用常水清洁，待干后，用75%乙醇擦拭消毒，填写记录。

2. 煎药机清洁

（1）煎药机煎药包装完毕后，煎药机表面、玻璃筒、锅底用干净的抹布蘸清水擦拭后，用清水清洗，过滤网及充填管道用清水清洗。

（2）过滤网应当在设备以外的水池中清洗。

（3）玻璃筒及锅底的清洗禁止使用铁刨花或掉毛毛刷工具。打开主阀门备用阀门，洗刷水可以从备用阀门迅速放掉。

（4）充填管道的清洗，利用“清洗”键，在玻璃筒中倒入清洁水，打开主阀门反复开启“清洗”键，将水从注入管排出，充填管道即得到充分的清洗。

3. 煎药用器具清洁

（1）采用手工方法清洗刮掉沾在器具表面上的大部分药物残渣、污垢。

（2）用含洗涤剂溶液洗净器具表面，最后用清水冲去残留的洗涤剂。

4. 煎药人员工作时应当穿戴专用的工作服并保持工作服清洁，煎药时戴一次性口罩、帽子，注意个人卫生，煎药前要进行手的清洁，操作过程中勤洗手或涂擦快速手消毒剂消毒。

第二节 操作规程

一、中药饮片处方调配操作规程

中药饮片处方调配操作规程		文件编号	
编写者		版本号	
审核者		版本日期	
批准者		批准生效日期	

【目的】 使调剂室人员熟悉岗位操作流程，保证调配工作流程优化，确保调配准确无误。

【范围】 适用于中药饮片处方调配全过程。

【责任人】 中药调剂室全体人员。

【内容】 中药调剂按工作流程分为审方、计价、调配、复核和发药5个环节。

1. 审方　严格遵守操作规程和岗位责任制，认真执行“四查十对”（查处方，对科别、姓名、年龄；查药品，对药名、规格、数量、标签；查配伍禁忌，对药品性状、用法用量；查用药合理性，对临床诊断）。

（1）收方时对处方形式审查

1）患者基本信息：姓名、性别、年龄、体重、科别、住院号等。

2）临床诊断。

3）处方内容：包括药品名称、剂型、规格等是否正确。

4）医师签名。

5）处方日期：处方日期超过3日的应请处方医师重新开具。

6）缺药与否。

（2）收方时对处方的内容审查

1）用药与临床诊断是否相符。

2）配伍：特别是配伍禁忌。

3）剂量：尤其是贵重药与有毒药的剂量。

4）用药疗程是否符合要求。

5）用法：用法是否适宜。

6）毒、麻药品是否合法合规。

如发现处方中药味或剂量字迹不清时，不可主观猜测以免错配；发现配伍禁忌、超剂量用药、超时间用药、服用方法有误、毒麻药使用有违反规定等方面的疑问，及时与处方医师联系，请处方医师更改或释疑后重新签字，否则可拒绝调配。

（3）缺药或自备药向患者声明：对于处方中的缺药，在审方时应先告知患者，并征得医师修改调换后方可调配。此外，对处方中的患者自备药引，也应向患者说明，讲清自备的方法及用量。

（4）收方及审方人员无权涂改医师处方。

2．计价　计价是按处方中的药味逐一计算得出每剂的总金额，填写在处方药价处，一般由收方者完成。药价涉及国家的物价政策，不得任意抬高药价，必须明码实价，计算准确无误。

3．调配

（1）中药调配前的准备：调配时使用洁净工具，如药盘、天平、戥子等。检查定盘星，固定盘星的零点，即称药时零点的标准。要注意称量准确，不可眼估手抓。

（2）调配前对处方的再次审查：调剂人员接到计价收费后

的处方，应再次审方，特别注意处方中有无配伍禁忌药、需特殊管理的毒性药品或麻醉药品，是否有需临时炮制或捣碎药，别名、并开药名、剂量是否有误等。

（3）中药调配人员的职责：调剂人员对所调配的饮片质量负有直接的责任，所调配的饮片应洁净、无杂质、符合中药炮制规范，如发现发霉变质或假冒伪劣等质量不合格饮片应及时向有关责任人提出，更换后才可继续调配。并开药应分别称取。

（4）中药调配时的饮片摆放要求：为便于复核，应按处方药味顺序调配，间隔摆放，不可混成一堆。调配饮片的排列方法一般为，色白块片压四角，子实粉末中间搁；花叶全草放里面，质地重实内层落；另包药物称一边，逐一查对无差错；然后包扎小（包）压大（包），包装药袋写姓名；注明煎法和服法，讲清医嘱再发药。

（5）中药调配时的称量要求：一方多剂时按“等量递减，逐剂复戥”的原则分剂量，每一剂的重量误差应控制在 ±5% 以内。

（6）特殊煎煮药物的处理要求：需先煎、后下、包煎等特殊处理的饮片不论处方有无脚注，都应按调剂规程的要求处理（应分剂单包，注明用法后与其他药一并装袋，有鲜药时应分剂另包，以利患者低温保存）。对质地坚硬的药物，必须放于铜冲筒内捣碎，并在使用冲筒前后清洁冲筒内外，使之不留残渣。如有特殊气味或毒性更要洗涤，以免串味串性，影响疗效或发生事故。

（7）调配一张处方的人员要求：一张处方不宜双人共同调配，防止重配或漏配。

（8）毒麻药品的调配要求：含毒麻药品处方的调配按《医疗用毒性药品管理办法》与麻醉药品管理规定调配。

（9）调配人员签名：调配完毕后，应按处方要求自查，确认无误后签字，交复核人员复核。

4．复核

（1）复核原则

1）确保调配质量：复核人员应有强烈的责任心和谙熟的技

术能力，确保调配的准确无误。调配完毕的药品必须经他人按处方要求逐项复核，发现错味、漏味、重味、重量有误或该捣未捣以及需临时炮制而未炮制的饮片等应及时纠正。

2）人员要求：调配人员原则上不能再行复核，应由上一级药师进行复核。

3）签名：复核后，复核者签名，以示负责。

（2）复核的工作程序

1）首先复核处方前记，患者基本信息。

2）复核药品与临床诊断是否相符。

3）药味复核：调配的药味是否与处方应付的要求相一致。

4）数量复核：称取的分量是否与处方相符。

5）质量复核：药料（饮片）有无虫蛀，发霉变质和该制不制、该捣不捣、生制不分的药材。

6）用法复核：有特殊煎服法的药物是否已作另包和说明。

7）配伍复核：配伍禁忌和毒剧药，贵细药物应用是否得当。

8）签字：处方经全面复核无误后，即可签字（章），而后将药物装袋或包扎。

5. 发药　发药是中药调剂工作的最后一个环节。对调配装（包）好的药剂，发药人员应再次核对，无误后，立即发给患者。必须注意以下几点。

（1）坚持三对：对取药凭证、对姓名、对剂数。

（2）检查包装：内服、外用药是否用专用包装，外用药是否标明用法。此外，要检查药品包扎是否坚固，药袋有无破损。

（3）检查种类：检查附带药品是否齐全。

（4）做好用药交代：向患者说明用法用量、煎服方法及有无禁忌。

（5）提供用药咨询服务：答复患者提出的有关用药问题。

（6）发药人签名。

二、煎药室操作规程

煎药室操作规程		文件编号	
编写者		版本号	
审核者		版本日期	
批准者		批准生效日期	

【目的】 保证煎药全过程符合要求。

【范围】 适用于煎药的全过程。

【责任人】 煎药室全体人员。

【内容】 汤剂的制作对煎具、用水，火候、煮法都有一定的要求。

1. 煎药用具以砂锅、瓦罐为好，不锈钢器皿、搪瓷罐次之，忌用铁锅、铝锅、铜锅等金属器皿，以免发生化学变化，影响疗效。

2. 煎煮前将药材用冷水浸泡，浸泡时间一般不少于 30 分钟。煎煮开始时的用水量一般以浸过药面 2～5cm 为宜，花、草类药物或煎煮时间较长的应当酌量加水。

3. 煎药火候有文、武火之分。文火，是指使温度上升及水液蒸发缓慢的火候；而武火又称急火，是指使温度上升及水液蒸发迅速的火候。

4. 煎煮方法　先将药材用冷水浸泡 30～60 分钟，用水量以高出药面为度，一般中药煎煮 2 次，第二煎加水量为第一煎的 1/3～1/2，两次煎液去渣滤净混合后分 2 次服用。煎煮的火候和时间要根据药物性能而定。一般来讲，解表药、清热药宜武火煎煮，时间宜短，煮沸后煎 3～5 分钟即可；补养药需用文火慢煎，时间宜长，煮沸后再续煎 30～60 分钟。

5. 特殊煎法

（1）先煎：主要指一些有效成分难溶于水的金石、矿物、介壳类药物，应打碎先煎，煮沸 20～30 分钟，再下其他药物同煎，以使有效成分充分析出。如磁石、赭石、生铁落、生石膏、寒水

石、紫石英、龙骨及牡蛎、海蛤壳、瓦楞子、珍珠母、石决明、紫贝齿、龟甲、鳖甲等。此外，附子、乌头等毒副作用较强的药物，宜先煎45～60分钟后再下他药，久煎可以降低毒性，安全用药。

（2）后下：主要指一些气味芳香的药物，久煎其有效成分易于挥发而降低药效，须在其他药物煎沸5～10分钟后放入，如薄荷、青蒿、香薷、木香、砂仁、沉香、豆蔻、草豆蔻等。此外，有些药物虽不属芳香药，但久煎也能破坏其有效成分，如钩藤、大黄、番泻叶等亦属后下之列。

（3）包煎：主要指那些黏性强、粉末状及带有绒毛的药物，宜先用纱布袋装好，再与其他药物同煎，以防止药液混浊或刺激咽喉引起咳嗽及沉于锅底加热时引起焦化或煳化。如蛤粉、滑石、青黛、旋覆花、车前子、蒲黄及灶心土等。

（4）另煎：又称另炖，主要是指某些贵重药材，为了更好地煎出有效成分，还应单独另煎即另炖2～3小时。煎液可以另服，也可与其他煎液混合服用，如人参、西洋参、羚羊角、麝香、鹿角等。

（5）熔化：又称烊化，主要是指某些胶类药物及黏性大而易溶的药物，为避免入煎粘锅或黏附其他药物影响煎煮，可单用水或黄酒将此类药加热熔化即烊化后，用煎好的药液冲服，也可将此类药放入其他药物煎好的药液中加热烊化后服用，如阿胶、鹿角胶、龟甲胶、鳖甲胶、鸡血藤胶及蜂蜜、饴糖等。

（6）泡服：又叫焗服，主要是指某些有效成分易溶于水或久煎容易破坏药效的药物，可以用少量开水或方中其他药物滚烫的煎出液趁热浸泡，加盖闷润，减少挥发，半小时后去渣即可服用，如藏红花、番泻叶、胖大海等。

（7）冲服：主要指某些贵重药用量较轻，为防止散失，常需要研成细末制成散剂，用温开水或复方其他药物煎液冲服，如麝香、牛黄、珍珠、羚羊角、猴枣、马宝、西洋参、鹿茸、人参、蛤蚧等；某些药物根据病情需要，为提高药效，也常研成散剂冲服，如用于止血的三七、花蕊石、白及、紫珠草、血余炭、棕榈炭及用于息风止痉的蜈蚣、全蝎、僵蚕、地龙和用于制酸止痛的乌贼骨、瓦楞子、海蛤壳、延胡索等；某些药物高温容易破坏药效或有效成分难溶于水，也只能做散剂冲服，如雷丸、鹤草芽、朱砂等。此外，还有一些液体药物如竹沥汁、姜汁、藕汁、荸荠汁、鲜地黄汁等也须冲服。

（8）煎汤代水：主要指某些药物为了防止与其他药物同煎使煎液混浊，难以服用，宜先煎后取其上清液代水再煎煮其他药物，如灶心土等。此外，某些药物质轻用量多，体积大，吸水量大，如玉米须、丝瓜络、金钱草等，也须煎汤代水用。

注：先煎、后下、另煎（另炖）、包煎、煎汤代水的中药饮片在煎煮前均应当先行浸泡，浸泡时间一般不少于30分钟。

6. 煎煮注意事项

（1）药料应当充分煎透，做到无糊状块、无白心、无硬心。

（2）煎药时应当防止药液溢出、煎干或煮焦。煎干或煮焦者禁止药用。

（3）内服药与外用药应当使用不同的标识区分。

（4）使用煎药机煎煮中药，煎药机的煎药功能应当符合规范的相关要求。应当在常压状态煎煮药物，煎药温度一般不超过100℃。煎出的药液量应当与方剂的剂量相符，分装剂量应当均匀。

（5）煎药量应当根据儿童和成人分别确定。儿童每剂一般煎至100～300ml，成人每剂一般煎至400～600ml，一般每剂按两份等量分装，或遵医嘱。

（6）煎药应当使用符合国家卫生标准的饮用水。待煎药物应当先行用冷水浸泡，浸泡时间一般不少于30分钟。

（7）煎好的药液应当装入经过清洗和消毒并符合盛放食品要求的容器内，严防污染。

（8）包装药液的材料应当符合药品包装材料国家标准。

（景秀荣　范惠霞）

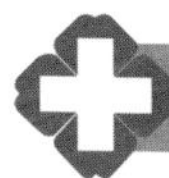

附　录

附录 1　麻醉药品目录

品名	规格	剂型
盐酸哌替啶注射液	50mg/ 支	注射剂
盐酸吗啡注射液	10mg/ 支	注射剂
枸橼酸芬太尼注射液	0.1mg/ 支	注射剂
枸橼酸芬太尼注射液	0.5mg/ 支	注射剂
盐酸瑞芬太尼注射液	1mg/ 支	注射剂
枸橼酸舒芬太尼注射液	50μg/ 支	注射剂
盐酸瑞芬太尼注射液	2mg/ 瓶	注射剂
复方福尔可定口服溶液	150ml/ 瓶	溶液剂

附录 2　第一类精神药品目录

品名	规格	剂型
盐酸麻黄碱注射液	30mg/ 支	注射剂
盐酸氯胺酮注射液	0.1g/ 支	注射剂

附录 3　第二类精神药品目录

品名	规格	剂型
地西泮注射液	10mg/2ml	注射剂
苯巴比妥钠注射液	0.1g/ml	注射剂
苯巴比妥片	30mg × 100 片	片剂
咪达唑仑注射液	10mg/2ml	注射剂
地西泮片	2.5mg × 100 片	片剂
艾司唑仑片	1.0mg × 150 片	片剂

续表

品名	规格	剂型
阿普唑仑片	0.4mg × 20 粒	片剂
布托啡诺注射液	1mg/ml	注射剂
曲马多注射液	0.1g/2ml	注射剂
喷他佐辛注射液	30mg/ml	注射剂
地佐辛注射液	5mg/ml	注射剂
枸橼酸咖啡因注射液	20mg × 1 支	注射剂

附录 4　急救车备用药品目录

品名	规格	数量
肾上腺素	1mg/ml	10 支
异丙肾上腺素	1mg/2ml	10 支
阿托品	0.5mg/ml	10 支
毛花苷 C	0.4mg/2ml	10 支
利多卡因	0.2g/10ml	10 支
10% 葡萄糖酸钙	1g/10ml	10 支
地塞米松	5mg/ml	10 支
间羟胺	19mg/ml	10 支
多巴胺	20mg/2ml	10 支
洛贝林	3mg/ml	10 支
尼可刹米	19mg/ml	10 支
氨茶碱注射液	250mg/2ml	10 支
呋塞米注射液	20mg/2ml	10 支
重酒石酸去甲肾上腺素	2mg/ml	10 支

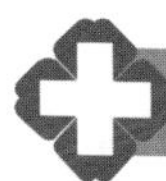

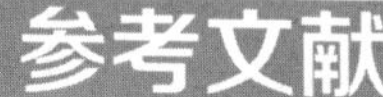

参考文献

[1] 中华人民共和国全国人民代表大会常务委员会. 中华人民共和国药品管理法.（2019-12-01）[2021-3-8]. http://www.nhc.gov.cn/fzs/s3576/201909/345adc3c39e74a348b45cc29ee87a7c9.shtml.

[2] 中华人民共和国全国人民代表大会常务委员会. 中华人民共和国中医药法.（2016-12-25）[2021-3-8]. http://www.nhc.gov.cn/fzs/s3576/201808/a6b71efcea4546bf89241252d0659eb6.shtml.

[3] 中华人民共和国国务院. 麻醉药品和精神药品管理条例（2016 修订）.（2016-2-06）[2021-3-8]. http://www.gov.cn/zhengce/2020-12/27/content_5573558.htm.

[4] 中华人民共和国卫生部. 卫生部国家中医药管理局总后勤部卫生部关于印发《医疗机构药事管理规定》的通知.（2011-03-30）[2021-3-8]. http://www.nhc.gov.cn/cms-search/xxgk/getManuscriptXxgk.htm?id=0149ba1f66bd483995bb0ea51a354de1.

[5] 中华人民共和国卫生部. 处方管理办法.（2007-02-14）[2021-3-8]. http://www.nhc.gov.cn/fzs/s3576/201808/d71d4735f6c842158d2757fbaa553b80.shtml.

[6] 中华人民共和国卫生部. 抗菌药物临床应用管理办法（卫生部令第 84 号）.（2012-4-24）[2021-3-8]. http://www.nhc.gov.cn/cms-search/xxgk/getManuscriptXxgk.htm?id=347e8d20a6d442ddab626312378311b4.

[7] 中华人民共和国卫生部. 药品不良反应报告和监测管理办法（卫生部令第 81 号）.（2011-5-4）[2021-3-8]. http://www.nhc.gov.cn/cms-search/xxgk/getManuscriptXxgk.htm?id=b442a66fc52b4793a57160002ac2a1a9.

[8] 李桂茹. 药剂科管理规范与操作常规. 北京：中国协和医科大学出版社，2018.

[9] 中国药学会医院药学专业委员会.《医疗机构药学工作质量管理规范》操作手册. 北京：人民卫生出版社，2016.

[10] 中国药学会医院药学专业委员会. 医疗机构药学工作质量管理规范. 北京：人民卫生出版社，2013.

[11] 国家卫生健康委员会办公厅. 关于印发医疗机构处方审核规范的通知：国卫办医发〔2018〕14 号.（2018-06-29）[2021-3-8]. http://www.nhc.gov.cn/yzygj/s7659/201807/de5c7c9116b547af819f825b53741173.shtml.

[12] 国家卫生健康委员会. 关于印发加强医疗机构药事管理促进合理用药的意见的通知：国卫医发〔2020〕2 号.（2020-02-01）[2021-3-8]. http://www.nhc.gov.cn/yzygj/s7659/201807/de5c7c9116b547af819f825b53741173.shtml.